心血管疾病
临床护理

主编 陈 凌 杨满青 林丽霞

SPM 南方出版传媒

广东科技出版社｜全国优秀出版社

·广州·

图书在版编目（CIP）数据

心血管疾病临床护理 / 陈凌，杨满青，林丽霞主编. —广州：广东科技出版社，2021.12
ISBN 978-7-5359-7732-8

Ⅰ. ①心…　Ⅱ. ①陈…　②杨…　③林…　Ⅲ. ①心脏血管疾病—护理　Ⅳ. ①R473.5

中国版本图书馆CIP数据核字（2021）第186191号

心血管疾病临床护理

Xinxueguan Jibing Linchuang Huli

出　版　人：严奉强
责任编辑：李　旻
装帧设计：友间文化
责任校对：陈　静　李云柯
责任印制：彭海波
出版发行：广东科技出版社
　　　　　（广州市环市东路水荫路11号　邮政编码：510075）
销售热线：020-37607413
http：//www.gdstp.com.cn
E-mail：gdkjbw@nfcb.com.cn
经　　销：广东新华发行集团股份有限公司
印　　刷：广州市彩源印刷有限公司
　　　　　（广州市黄埔区百合三路8号201栋　邮政编码：510700）
规　　格：889mm×1 194mm　1/16　印张29.75　字数500千
版　　次：2021年12月第1版
　　　　　2021年12月第1次印刷
定　　价：198.00元

如发现因印装质量问题影响阅读，请与广东科技出版社印制室联系调换（电话：020—37607272）。

编委会名单

主　审　林展翼

主　编　陈　凌　杨满青　林丽霞

副主编　崔　虹　申铁梅　魏丽君

编　委（按姓氏声母顺序排列）

陈　凌　陈晓霞　陈贤元　崔　虹　程云清　何振爱
黄嘉熙　黄淑萍　林丽霞　刘　智　赖敏华　梁巧容
凌　云　罗思妮　丘伟燕　申铁梅　宋亚敏　魏丽君
吴　岚　王　玮　谢　庆　谢雪均　严秋萍　杨满青
杨　轶　杨旭希　袁　静　张国林　詹惠敏　钟　杏

封面绘图　余露珊

心血管疾病目前已成为我国居民死亡的首位病因，严重威胁人民的身体健康和生命安全。心血管疾病医疗技术水平和护理质量的发展和提升，已经成为医院发展的关键因素和重点任务。

广东省心血管病研究所始建于1958年，是世界卫生组织（WHO）目前在中国唯一的心血管培训与研究合作中心。作为国家心脑血管疾病疑难病诊治中心和委省共建的国家心血管区域医疗中心，其以高水平的医疗技术和高质量的护理服务在国内外心血管防治领域享有盛誉。

为了更好地适应飞速发展的心血管医疗技术，促进心血管护理专科的发展，广东省心血管病研究所的护理专家团队秉承科学实施、紧贴临床、关爱患者的护理理念，编写了《心血管疾病临床护理》一书。该书凝聚了广东省人民医院心血管医疗、护理专家团队的集体智慧，内容涵盖心内科、心外科、心儿科的疾病治疗护理常规，手术、介入治疗的护理流程与配合，专科仪器使用的方法与注意事项等。该书既注重心血管专科护理基础，又强调疾病的观察、心理护理、健康教育、慢性病预防等，融基础护理、专科护理、病情观察及护理、康复、健康指导为一体，使临床护理工作更贴近临床和患者。

现代护理学的发展，历经了"以疾病为中心、以患者为中心、以人的健康为中心"三个阶段，具有很强的科学性和独立性。心血管护理学通过护理程序这一科学工作方法，评估、诊断、计划、实施和评价，完成对心血管患者健康问题的诊断和处理。希望本书能给广大心血管护理人员在临床工作中提供借鉴和帮助。

中华医学会胸心血管外科分会秘书长

中国医师协会心血管外科医师分会副会长

广东省医学会胸心外科学分会副主任委员

广东省医学会心外科医师分会主任委员

广东省心血管病研究所所长

主任医师

2021年9月

序二

心血管疾病已经成为严重威胁人类健康的最主要疾病，其高患病率、高致残率和高死亡率的特点，让全球每年有超过1500万人死于心脑血管疾病。

广东省心血管病研究所作为我国仅有的被世界卫生组织（WHO）任命的"世界卫生组织心血管病防治与培训研究合作中心"，是国家卫健委与广东省共建的国家心血管病区域医疗中心，是中国南方地区最具规模的心血管疾病医院之一，集医、教、研、防于一体的专业医护团队，一直在为心血管疾病的救治和预防进行不断的辛勤工作和创新研究。

广东省人民医院护理学科作为"国家临床护理专业重点学科"，一直致力于医疗技术与护理技术紧密结合、共同发展，在兢兢业业做好护理本职工作之余，他们也勤于动笔。如今，凝聚了广东省人民医院、广东省心血管病研究所护理专家团队的集体智慧，数次易稿，最终编撰而成的《心血管疾病临床护理》一书终于要与读者见面了。本书编者力求为广大心血管护理同仁提供一本紧贴学科发展，满足临床需求，对心血管疾病护理发展能提供有益帮助的书籍。

本书按心血管内科、外科、儿科疾病护理，手术与介入治疗，专科发展的配置，专科仪器的使用等六方面进行分类介绍，融基础护理、专科护理、疾病观察、用药指导、心脏康复、健康指导、疾病预防于一体，更突出专科发展特点，充分体现了"改革护理模式，履行护理职责，提供优质服务，提高护理水平"的护理专业发展宗旨。

我作为一名从事心血管疾病诊疗30多年的临床医师，真切希望广大护理工作者以南丁格尔为榜样，多到病房巡视，充分利用信息化技术，把现代护理学记录以更科学直观的图表进行统计学表达。希望本书能为广大读者的临床工作带来启发与借鉴。

感谢本书全体作者让我作序。

国务院特殊津贴专家

中华医学会儿科学分会委员兼心血管病学组顾问

广东省医学会儿科学分会第十六届委员会主任委员

广东省介入心脏病学会结构性心脏病分会名誉主任委员

广东省心血管病研究所副所长

广东省儿童心脏中心主任

张智伟　主任医师

2021年9月

心脑血管疾病是严重威胁人类的疾病，即使应用目前最先进、完善的治疗手段，仍可有50%以上的心脑血管意外幸存者生活不能完全自理，给社会和家庭带来很大影响。

广东省心血管病研究所作为我国最负盛名的心血管病治疗中心之一，在心血管内科、心血管外科、心血管儿科的疾病救治方面一直处于国内领先水平，前沿创新技术应用与国际同步。俗话说："三分治疗，七分护理"，广东省心血管病研究所在拥有国内领先、位列国际前沿的医疗技术团队外，还拥有一支紧跟医疗技术发展、护理水平精湛的护理团队。为了促进心血管护理学科的发展与医疗技术水平的提升紧密结合，广东省人民医院组织心血管病研究所的心血管护理团队编写了《心血管疾病临床护理》一书，将广东省心血管病研究所在心血管护理领域的工作经验与广大护理人员分享，以期为广大护理工作者提供参考与借鉴。

该书紧密结合临床护理特点，从心血管内科、心血管外科、心血管儿科三个学科出发，从疾病概述、一般护理、专科护理、健康教育、专科仪器使用等多个角度对心血管各常见、罕见的临床疾病的护理进行全面的阐述。同时紧跟专科医疗技术水平的发展，摒弃了一些不适合现代心血管护理工作需要的陈旧做法，及时融入近年新开展的新技术、新方法，不断促进护理专业的发展。

本书编写凝聚了广东省人民医院、广东省人民医院心血管病研究所护理专家的集体智慧，他们以严谨务实的工作态度，反复思考、修改、校正，经过八次修改才最终定稿。希望本书的出版，能为心血管护理事业的发展起到促进作用。

中国医师协会心血管病分会副会长

中国心血管健康联盟副理事长

亚洲心脏病学会理事会副主席

广东省介入性心脏病学会理事长

广东省医学会心血管病学分会主任委员

陈纪言 主任医师

2021年9月

随着心血管疾病诊疗技术和仪器的不断发展，对广大的一线临床心血管护理工作者的专科知识水平和专科技术能力提出了更高的要求。为了便于临床心血管护士系统、全面地掌握最新的、最循证的、最贴近临床工作的心血管专科知识，了解和熟悉各种先进的诊疗技术和仪器，提高心血管疾病护理的专业能力，在广东省人民医院（广东省医学科学院）、广东省心血管病研究所的领导和支持下，心血管护理重点专科从事心血管疾病临床护理多年的工作者组织编写了本书，旨在为临床一线护士提供一本与时俱进、内容实用、贴近临床、重点突出、可操作性强的参考用书。

本书综合了最新、最佳的护理证据，在编写思路上注重以下方面：一是力求符合心血管高级专科护理人才的培养目标、人才的专业知识和业务能力；二是突出心血管临床护理的专业特色，以生物—心理—社会医学模式和整体护理观为指导思想，培养护士的临床思维和及时发现并正确解决临床护理问题的工作能力；三是适应心血管疾病诊疗技术和仪器的不断更新，以及人们健康需求的不断变化，所撰写的知识内容也不断更新；四是贴近临床实际护理工作，着重关注实际临床护理难点，强化了知识转化和证据应用，为患者的护理质量安全保驾护航。

全书按疾病类型、专科性质共分为十八章，涵盖了心血管所有常见疾病的护理，包括内科疾病护理、外科疾病护理，其中包括心力衰竭护理、心律失常护理、冠状动脉硬化性心脏病护理、血管疾病护理、高血压病护理、心脏炎症疾病护理、心肌疾病护理、心脏肿瘤疾病护理、心脏瓣膜疾病护理、先天性心血管结构异常疾病护理、心脏移植护理和妊娠合并心血管疾病护理。在此基础上，本书还增加了心血管疾病介入诊疗护理、心血管疾病手术护理、心脏康复、心血管疾病常用诊疗技术及护理，以及心脏辅助装置护理。全书按疾病类型的结构进行分章节阐述，具有心血管内、外科护理结合的特点，为读者系统、全面、完整地介绍了心血管疾病诊疗和护理的全过程，具有较强的连贯性和临床适用性。

本书是为从事临床护理的护士、护士实习生所撰写的参考用书，也可作为护理教育工作者、护理科研工作者的临床实践用书。

本书的编者均为广东省人民医院（广东省医学科学院）、广东省心血管病研究所心血管护理组的临床护理专家、护士长、护理骨干，他们具有丰富的临床工作经验和循证护理实践经验。在编写过程中，各编者以求真务实、治学严谨的态度，投入了大量的时间和精力，不断完善书籍的内容，保证了每一章节的内容均为最新证据又具有实用性。在此向各位编者及所有支持帮助本书编写的人士致以最诚挚的感谢！

书中内容如有疏漏、不足之处，恳请广大读者提出宝贵的意见及建议。

主编

2021年6月18日

目录
Contents

CHAPTER 1 第一章
心血管疾病护理概论

第一节
心血管疾病护理

📷 疾病概述

循环系统由心脏、血管和调节血液循环的神经体液机制组成。其主要功能是为全身各器官组织运输血液，通过血液将氧、营养物质等供给组织，并将组织产生的代谢废物运走，以保证人体新陈代谢的正常进行，维持生命活动。循环系统疾病包括心脏病和血管病，主要症状和体征：心源性呼吸困难、心源性水肿、胸痛、心悸、心源性晕厥。

心血管疾病的分类如下：

（一）按病因分类

分为先天性和后天性两类。先天性心脏病为心脏、大血管在胚胎期发育异常所致，如动脉导管未闭、房间隔缺损、室间隔缺损、法洛四联症等。后天性心血管病为出生后心脏、大血管受外界因素或机体内在因素作用而致病，如冠状动脉粥样硬化性心脏病（简称"冠心病"）、风湿性心脏病、原发性高血压、肺源性心脏病、感染性心内膜炎、甲状腺功能亢进性心脏病、贫血性心脏病。

（二）按病理解剖分类

分为心内膜病（心内膜炎、心瓣膜狭窄或关闭不全等）、心肌病（心肌炎症、肥厚、缺血、坏死等）、心包疾病（心包炎症、积液、缩窄等）、大血管疾病（动脉粥样硬化、夹层分离、血栓形成或栓塞、血管炎症等）。

（三）按病理生理分类

分为心力衰竭、心律失常、心源性休克、心脏压塞等。

🩺 护理评估

（一）病史及心理-社会反应

评估患者患病及诊疗经过、相关的病史（如糖尿病、高血压等心血管相关疾病）、对疾病的认知、心理状况、社会-家庭支持情况、个人史（如居住环境、职业等）、生活方式（如饮食习惯、运动情况等）等。症状评估：评估呼吸困难发生的缓急、时间、特点、严重程度，能否平卧，夜间有无憋醒，何种方法可使呼吸困难减轻，是否有咳嗽、咳痰、乏力等伴随症状，痰液的形状和量。对日常生活和活动耐力的影响，大小便是否正常，患者是否有精神紧张、焦虑不安等负面情绪。

（二）身体评估

包括呼吸频率、节律、深度，脉搏，血压，意识状况，体位，面容和表情，皮肤黏膜有无发绀。双肺是否可闻及湿啰音或哮鸣音，啰音的分布是否可随体位而改变。心脏有无扩大，心率、心律、心音的改变，有无奔马律等。

（三）相关检查

血液检查、心电图检查（包括心电图、动态心电图、运动心电图）、动态血压监测、心脏影像学检查（包括超声心动图、X线胸片、心脏CT、MRI、放射性核素检查等）、心导管术和血管造影等。

一般护理

（一）心理护理

关心、体贴、鼓励患者，做好充分的解释、安慰工作，协助其克服各种不利于疾病康复的生活习惯和嗜好（不良的生活习惯包括不合理膳食、吸烟、缺乏运动和体力活动），保持良好的情绪。

（二）生活护理

对心功能不全、急性心肌梗死、严重心律失常、急性心肌炎患者协助其生活起居及个人卫生。注意保暖，避免受凉。

（三）休息及卧位

保持病室安静、清洁、空气流通，病情较重者应减少探视。保证足够的睡眠，重症患者应卧床休息，病情稳定者逐渐鼓励床上活动乃至下床活动，长期卧床者每2h更换体位，严重心功能不全不能平卧患者予半卧位或端坐卧位。

（四）饮食护理

给予高维生素、优质蛋白、易消化饮食，少量多餐，避免刺激性食物。高血压病、冠心病、心功能不全患者应限制钠盐摄入。

（五）排泄护理

鼓励长期卧床患者多食蔬菜、水果及富含纤维素食物，对有便秘史患者指导顺时针揉搓腹部促进肠蠕动，养成每日排便习惯，必要时可给予缓泻剂。

（六）用药护理

掌握心血管病常用药物的剂量、配置方法、浓度、用法，密切观察药物的作用及副作用，根据病情能准确控制和调节药物的浓度与输注速度。

（七）皮肤护理

对于需卧床休息且病情稳定的患者，护士应鼓励患者床上翻身，指导患者行踝泵运动（详见P57），预防压疮和下肢静脉血栓。对于重症患者，护士应协助患者每2h床上翻身。做好皮肤护理，避免潮湿、摩擦及排泄物的刺激，在潮湿的环境下患者发生压疮的危险会增加5倍，大便失禁比尿失禁更危险，这种污染物浸渍诱发感染使情况更趋恶化，因此必须保持皮肤干燥。压疮的风险评估常用的有Braden压疮评分法，评分内容包括感觉、潮湿、活动、移动、营养、摩擦力和剪切力6部分。对于压疮风险高危的患者，应使用气垫床、赛肤润外涂等措施保护骶尾部、外踝等易受压皮肤，以防压疮发生。对于已发生压疮的患者，应评估压疮的分期，必要时请伤口护理专科护士会诊处理。

专科护理

（一）氧气治疗

心功能不全，静息时出现呼吸困难者，应予半卧位或坐位，两腿下垂以减少回心血量，降低心脏前负荷，根据血气分析结果遵医嘱给予相应流量的氧气吸入。当$SpO_2<90\%$或$PaO_2<60mmHg$（$1mmHg=0.133kPa$）时应给予氧疗，使患者$SpO_2>90\%$（伴慢性阻塞性肺疾病者$SpO_2>90\%$）。吸氧方式有①鼻导管吸氧：低氧流量（$1\sim2L/min$）开始，若无CO_2潴留，可采用高流量给氧（$6\sim8L/min$）；②面罩吸氧：适用于伴呼吸性碱中毒的患者。护士应严密观察病情，注意心率、心律、呼吸及血压的变化，当患者出现心力衰竭症状时，应及时处理，详见"第二章心力衰竭护理"。

（二）活动原则

1. 评估患者活动耐力 评估患者的心功能状态，判断活动受限程度。了解患者过去和现在的活动形态，确定既往活动的类型、强度、持续时间和耐受力，判断患者恢复以往活动形态的潜力。

2. 制订活动目标和计划 与患者及家属一起确定活动量和持续时间，循序渐进增加活动量。患者可遵循卧床休息→床边活动→病室内活动→病室外活动→上下楼梯的活动步骤。根据患者身体状况和活动时的反应，确定活动的强度、持续时间和频率。当患者活动耐力有所增加时适当给予鼓励，增加患者信心。随着病情的好转，逐渐增加活动量，以活动后不出现呼吸困难、气促等不适症状为宜。

3. 监测活动过程中的反应 若患者活动中出现明显心前区不适、呼吸困难、头晕眼花、面色苍白、极度疲乏时，应停止活动，就地休息。若休息后症状仍不缓解，应报告医生，协助处理。

（三）容量管理

对于有怀疑或确诊心源性水肿的患者，应记录24h出入量，每周测量体重1次，必要时每天晨起定时测量1次。肺淤血、体循环淤血及水肿明显者应严格限制饮水量和静脉输液速度。无明显低血容量因素（如大出血、严重脱水、大汗淋漓等）者，每天摄入液体量一般宜在1 500mL以内，不要超过2 000mL。保持每天出入量负平衡约500mL，严重肺水肿者负平衡为1 000~2 000mL/d，甚至可达3 000~5 000mL/d，以减少水、钠潴留，缓解症状。3~5天后，如肺淤血、水肿明显消退，应减少负平衡量，逐渐过渡到出入量大体平衡。在负平衡液体管理下，应注意防止发生低血容量、低钾血症和低钠血症等并发症。

（四）药物护理

1. 强心苷类药 强心苷类是一类具有强心作用的苷类化合物。常用的有地高辛、去乙酰毛花苷等，临床用于治疗心力衰竭及某些心律失常。不良反应有①心脏反应：是强心苷最严重、最危险的不良反应，约有50%的病例发生各种类型心律失常。②胃肠道反应：是最常见的早期中毒症状，主要表现为厌食、恶心、呕吐及腹泻等。③中枢神经系统反应：主要表现有眩晕、头痛、失眠、疲倦和谵妄及视觉障碍，如黄视、绿视及视物模糊等。视觉异常是强心苷中毒的先兆，可作为停药的指征。

护理对策：①注射给药时最好选用静脉给药，静脉注射应以5%葡萄糖注射液或氯化钠注射液10mL稀释后缓慢静脉注射，禁止与钙注射剂合用，并持续心电监测，以免洋地黄中毒。注射时间不少于5min。避免注射液漏出血管，产生局部刺激或组织坏死。②每次给药前应先测心率，如<60次/min（儿童70次/min）不可用药。③用药过程中应监测血压、心电图、心率及心律、心功能变化，电解质，尤其是血钾、血钙、血镁。

2. 抗心绞痛药　心绞痛是冠心病的重要临床症状，其发生原因一般认为是由于冠状动脉粥样硬化引起管腔狭窄，心肌血液供应不足，造成心肌需氧与供氧之间的平衡失调。常用的药物有硝酸甘油、硝酸异山梨酯等。不良反应有①心血管系统：常见直立性低血压引起的眩晕、晕厥、面颊和颈部潮红等，严重时可出现心动过速。②血液系统：血中硝酸盐增多，变性血红蛋白也可增加。大剂量可引起高铁血红蛋白血症，表现为发绀。③消化系统：可见恶心、呕吐等。④其他：可见头痛、烦躁、视物模糊、耳鸣、皮疹等。

护理对策：①心绞痛发作急性治疗用药时，患者宜采取坐位或半卧位，因立位易发生脑缺血且患者难以支撑，而卧位会因静脉回流增加影响缓解效果。舌下含服前最好使口腔湿润，便于药物融化。药物含入口腔后有灼热、麻、刺感，否则可能失效。药物未完全融化前不可吞下。静脉给药应严格控制药物入量。不可用聚氯乙烯材质输液器，以免药物被容器吸收，降低疗效。②因本类药物可扩展全身容量血管、眼内血管和颅内血管，导致眼内压和颅内压升高，故青光眼、高颅压、低血容量、低血压患者禁用。③本药有挥发性，遇光、遇热不稳定，故应遮光、密封、阴凉处保存。片剂应放在棕色玻璃瓶内，每次用后立即拧紧瓶盖，以防失效。

3. 他汀类药　能有效降低总胆固醇和低密度脂蛋白胆固醇，还有延缓斑块进展、稳定斑块和抗炎等调脂以外的作用。常用药物有阿托伐他汀、辛伐他汀等。不良反应：他汀类药不良反应较少而轻，大剂量应用时患者偶可出现胃肠道反应、肌痛、皮肤潮红、头痛等暂时性反应；偶见有无症状性转氨酶升高、肌酸磷酸激酶升高，停药后即恢复正常。

护理对策：①用药前患者检查肝功能，孕妇及有活动性肝病（或转氨酶持续升高）者禁用。原有肝病史者慎用。用药2周后复查1次肝功能，以后定期检查肝功能，如血清丙氨酸氨基转移酶增高达3倍正常高限，或肌酸磷酸激酶显著增高或有心肌炎，应立即停药。②鼓励患者改变不良的生活方式；告知患者用药期间切勿过量饮酒；在治疗过程中，均应进行标准的低胆固醇饮食控制。③定期监测胆固醇、低密度脂蛋白水平，评价药物治疗效果。④嘱患者晚餐时药物与饮食同服，以利吸收；因胆固醇合成的高峰发生在0:00~5:00，可产生最大效应。

4. 抗心律失常药　通过改变心肌细胞的电生理特性，使心律失常发作减少或消失。可分为Ⅰ类：钠通道阻滞药（普罗帕酮、利多卡因）；Ⅱ类：β肾上腺素受体拮抗剂（美托洛尔）；Ⅲ类：延长动作电位时程药（胺碘酮）；Ⅳ类：钙通道阻滞剂（维拉帕米）。不良反应有①引起心律失常。②消化系统：味觉异常为最常见，可引起口干或舌唇麻木，还可出现食欲减退、恶心、呕吐及便秘。③神经/精神系统：可有头痛、头晕、眩晕、视物模糊、精神障碍、失眠、抑郁、感觉异常、手指震颤或癫痫发作。减药或停药可消失。

护理对策：①宜在餐后与饮料或食物同时吞服，不得嚼碎。②使用时宜从小剂量开始，逐渐加量。不宜与负性肌力药物合用，尤其在静脉给药时。③静脉给药时需严密监测心率、血压及心电图。当心率<50次/min、血压降低、发生心律失常等，应及时报告医师。④老年人及体弱者用药后可能引起眩晕，故应嘱患者在给药后卧床休息1～2h，起床时宜扶持。⑤酒石酸美托洛尔静注时，应缓慢推注，速度以1～2mg/min为宜，注射期间严密监测血压。长期口服应用需停药时，不可擅自骤然停药，应逐渐递减，至少应经过3天，一般需2周，骤然停药可增加心绞痛的发生，诱发心肌梗死及致甲状腺功能亢进患者甲状腺危象。酒石酸美托洛尔可掩盖低血糖症状，故糖尿病患者应注意降血压及心率变化之外的出汗、疲劳、饥饿、注意力不集中等低血糖症状。⑥盐酸胺碘酮日剂量>1g时，应分次服用，并在进食时服药。盐酸胺碘酮口服的起效及消除均缓慢，不宜为获得疗效而在短期内使用过大剂量。严密观察临床表现，若出现气短、干咳、胸痛、发热及进行性呼吸困难等，立即报告医生，警惕发生间质性肺炎和肺纤维化等。静脉给药须采用定量输液泵。若药液浓度>2mg/mL应采用中心静脉导管给药。

5. 抗高血压药　按其作用可分为钙离子拮抗药、血管紧张素转化酶抑制药（ACEI）、利尿降压药等。临床较常用的药物有硝苯地平和血管紧张素转化酶抑制药。不良反应：①常见面部潮红（通常在较高剂量时），其次有心悸、窦性心动过速。②较多见踝、足与小腿肿胀，持续时间短暂，用利尿药可消退。③还可见消化不良、胃部烧灼感、嗜睡、皮肤反应、感觉异常。④咳嗽，无痰干咳是血管紧张素转

化酶抑制药较常见的不良反应。

护理对策：①应视患者的耐受性和对血压的控制情况逐渐调整，过量服用可导致低血压。②缓释剂型或控释剂型不能掰开、粉碎、咬碎或嚼烂服用。某些缓释剂型要求空腹服用。胶囊应完整吞服。③用药前后及用药时应当监测血压，在开始用药以及增加用量时尤需注意。④用药后应注意降压后是否有反射性交感神经兴奋、心率加快甚至加剧心绞痛。⑤长期给药不宜骤停，以避免发生停药综合征而出现反跳现象，如心绞痛发作。⑥ACEI治疗中注意监测患者血压、心率变化，特别是首剂应用时，如有恶心、呕吐、出汗及严重低血压等情况，应立即停药。⑦对心力衰竭患者，需避免过度活动，防止出汗过多及腹泻、呕吐等，以免体液减少致血压骤降。

6. 周围血管扩张药　血管扩张药能直接扩张小血管平滑肌或通过作用于肾上腺素能受体而舒张血管。临床上用于充血性心力衰竭、体循环与肺循环高压，以及各种周围循环障碍性疾病等的治疗。硝普钠是最常用药物之一。不良反应：①硫氰酸盐中毒或过量时，可出现视物模糊、眩晕、运动失调、头痛、谵妄、意识丧失、恶心、呕吐、气短。②氰化物中毒，可出现皮肤粉红色、呼吸浅快、昏迷、低血压、脉搏消失、反射消失、瞳孔散大。③血压下降过快过剧，可出现眩晕、大汗、头痛、肌肉抽搐、神经紧张或焦虑、烦躁、胃痛、反射性心动过速或心律不齐等，症状与给药速度有关。

护理对策：①本药只宜静脉微量泵入，泵入速度每分钟不应超过10μg/kg。②本药溶液应新鲜配制，剩余部分应弃去；溶液的保存与应用不应超过12h。③本药见光易分解，输液

器需用不透光材料包裹使其避光。④为达合理降压，最好使用输液泵，以便精确调节滴速。抬高床头可增进降压效果。药液有局部刺激性，谨防外渗，推荐使用中心静脉滴注。⑤如有特殊情况需暂停用药，用药过程中有回血处理、留置针封管时，推注速度宜慢，以免血压下降过剧引起休克。

7. 抗凝血药　抗凝血药是通过影响凝血因子，从而阻止血液凝固过程的药物，主要用于心脑血管性疾病的预防与治疗。常用药物有阿司匹林、华法林、氯吡格雷等。不良反应有①出血：全身皮肤出血点、瘀斑、牙龈出血、尿血、月经量增多、上消化道出血、脑出血。②上腹不适、恶心、纳差。③过敏反应。

护理对策：①应注意观察用药后的不良反应，尤其是出血反应。如出现便血、瘀斑、牙龈出血、月经量增多等，应立即报告医师停药。②为减轻胃肠道反应和提高生物利用度，本品应餐后给药。③接受侵入性检查时，给予加压包扎或冰敷以减少出血。

8. 利尿药　利尿药是一类能促进尿量增多、用于消除水肿的药物，通过影响肾小球的滤过、肾小管的再吸收和分泌等功能而实现利尿作用。常用的利尿药有呋塞米、氢氯噻嗪、螺内酯等。不良反应有①电解质紊乱：低钾和低钠血症最常见。②体位性低血压或血压下降。③血尿酸升高、痛风。④糖耐量减低。⑤脂代谢紊乱。⑥氮质血症。

护理对策：①应在早晨服用，避免夜尿过频。②严密监测用药剂量，若同时服用其他降压药，可适当减少用药剂量。注意体液丢失可能诱发低血压。③监测用药反应，如血压、尿量、体重。④根据所选利尿药指导患者合理饮食。

健康教育

1. 疾病相关知识指导　向患者及家属宣传相关疾病的防治与急救知识，鼓励患者积极治疗各种原发病。

2. 运动指导　根据疾病种类指导患者选择合适的运动康复方案，保证足够的睡眠并避免精神刺激。详见"第十六章心脏康复"。

3. 饮食指导　根据疾病种类指导患者选择不同的治疗饮食，少量多餐，忌烟酒。

4. 用药指导　向患者说明长期服用抗凝药、降脂药、降压药、强心利尿药等药物的重要性，不能擅自增减药量，应遵医嘱按时服药，定期随访。

（罗思妮　褥海燕　赖敏华）

第二节
心血管疾病外科护理

疾病概述

心血管外科疾病的种类有先天性心脏病、心脏瓣膜病、缺血性心脏病、大血管疾病、心脏大血管创伤、心包疾病、心脏肿瘤、心肌病等。大部分心脏疾病均在全麻、体外循环下进行传统的开胸心脏直视手术。近十余年来，心脏外科领域在"微创心脏外科技术"的治疗上取得了重要进展，尤其在先天性心脏病、心脏瓣膜病、冠心病及肥厚性心脏病中得到迅速发展。

心血管外科患者年龄跨度大，病情危重复杂、变化迅速，需要高质量、高水平的护理。这要求护士必须具备扎实的理论知识和娴熟的操作技能，进行详细的护理评估和疾病宣教；观察病情要细致、严密，从连续的动态病情变化中捕捉转危为安的宝贵时机，得出客观、全面、准确的判断和结论；凭借敏锐的观察和发现能力，在危急情况下迅速反应，与医生密切配合，对患者采取针对性、有效的处理，防范或中止恶性循环的病情，使患者脱离危险，顺利康复。

护理评估

（一）病史及心理-社会反应

1. 评估患者本次疾病的类型、特征、发病及以往诊疗过程。

2. 评估患者的用药史和药物过敏史，特别是影响凝血功能的药物，如氯吡格雷、华法林及阿司匹林等。

3. 了解患者的家族成员有无心脏疾病史。

4. 评估患者及家属是否存在焦虑、恐惧和无助的心理；评估患者家庭的经济和社会支持情况。

（二）身体评估

1. 评估患者的意识、生命体征。

2. 评估患者心脏功能情况、活动耐力情况。

3. 评估患者皮肤及口腔黏膜有无感染病灶、溃疡和蛀牙残根等。

4. 评估患者的日常生活自理能力，评估患者有无血栓、跌倒、压疮等风险。

5. 评估营养状况。

6. 女性患者评估月经史及月经周期。

（三）相关检查

包括各项实验室检查、心电图、X线、超声心动图、心脏CT、MRI、放射性核素检查、心导管术等。

一般护理

参照本章"第一节心血管疾病护理"。

专科护理

（一）术前护理

1. 术前注意口腔清洁，避免受凉，预防呼吸道感染。若发现口腔有感染病灶，如蛀牙残根，或有呼吸道感染症状，应及时报告医生处理。

2. 对长期使用利尿剂的患者，记录每日尿量并注意观察有无低血钾、电解质紊乱情况。使用洋地黄者，用药前测心率，成人心率<60次/min时暂停给药，注意补钾，预防并及早发现洋地黄中毒。

3. 介绍手术前后的注意事项及术后康复过程，说明术后留置各种管道的必要性和重要性。针对每个患者的心理特点进行心理疏导。

4. 术前训练 指导患者进行有效咳嗽和深呼吸训练，练习床上排尿、排便。

5. 术前一日 ①抽取血液标本配血。②进行有关药物的过敏试验。③按手术要求备皮，备皮过程中避免损伤皮肤。④了解患者排便情况。按医嘱口服缓泻剂，效果不佳者予开塞露塞肛。⑤术前3天用含氯己定的皮肤消毒剂沐浴，漱口液漱口。⑥手术前一晚进食半流质或流质饮食。成人术前禁食、禁饮6~8h。儿童禁食、禁饮时间详见"第十一章第一节先天性心脏病护理"。

（二）监护室准备

术日监护室必须备好床单位，检查监护仪和抢救器械全部处于功能完好的备用状态，包括呼吸机、多功能监护仪［心电监护、有创血压监测、中心静脉压（CVP）监测、血氧饱和度监测、中心温度］、呼吸囊、除颤仪、临时起搏器、吸痰和吸氧的装置等；仪器的报警系统始终打开，尤其设置好呼吸机、监护仪的报警界限和音量。

（三）接收患者

手术操作的结束，意味着术后监护的第一重要阶段开始。当接到患者即将返回ICU通知时，应提前开启监护仪、呼吸机及湿化器等电源开关。患者到达ICU，医护人员共同有序接收患者，由麻醉师、外科医生、手术室护士与1名ICU医生和2~3名ICU护士共同完成交接。

1. 常规程序 患者转运过程应用监护设备持续监测生命体征。入ICU后要求5min内以最快速度从床旁监护仪上获取血压、心率、经皮血氧饱和度数值。监护模块如兼容直接调换模块可更加迅速地了解患者当前情况。接收手术患者流程详见图1-2-1。

注意：①将气管插管与呼吸机连接时，观察胸廓运动幅度及双侧是否对称，患者口唇及四肢有无青紫，检查气管插管距门齿的刻度及固定是否稳妥，听诊双肺呼吸音是否清晰对称，呼吸机运转情况及各呼吸参数设置是否适宜。②连接有创压力测压管，校正零点，获得相应压力数值并观察波形是否准确。③有临时起搏器时，妥善固定，记录起搏器的使用参数，观察心电图起搏情况。④连接各种静脉输液系统，升压药、扩血管药及抗心律失常药等应分别连接于不同通道，转换微量泵时，需保证血流动力学稳定。⑤将心包、纵隔或胸腔引流瓶连接负压吸引装置，观察引流管是否通畅，注意水位基线和引流瓶中水柱的波动变化以及有无气泡逸出，观察引流液颜色、性状以及引流速度。⑥测量核心体温时选择型号适合的肛温探头插入肛门4~6cm，如为带膀胱温导尿管可直接与监护仪温度监测连接线连接，

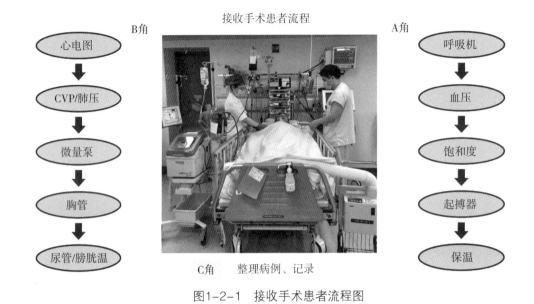

接收手术患者流程

B角
心电图 → CVP/肺压 → 微量泵 → 胸管 → 尿管/膀胱温

A角
呼吸机 → 血压 → 饱和度 → 起搏器 → 保温

C角　整理病例、记录

图1-2-1　接收手术患者流程图

从监护仪获取核心温度。⑦接收患者后检查全身皮肤情况，按需约束肢体。转运、搬动等因素对心脏手术后患者血流动力学影响较大，转入ICU后必须保证血流动力学平稳再翻身查看皮肤情况，并防止压力性损伤。必要时遵医嘱禁止翻身。⑧责任护士详细听取手术室护士交班。了解术前病情及术中特殊病情变化及处理，尤其注意患者术中的出入量和手术室最后一次动脉血气分析结果；检查带入的血管活性药物种类及剂量、动静脉管路及各管道情况；了解手术后监护的特殊要求等。⑨转入ICU半小时内采集动脉血气、生化、血常规和凝血指标等血液标本。婴幼儿出现低血压状态时暂时不抽取其他血液标本或分次采集，以免一次抽取过量血液标本导致有效血容量不足。

2．异常情况与处理　对出现的异常情况应迅速反应并做出判断，无论这种异常是真实情况还是假象。接收环节最常见的紧急异常情况是：通气不良、低血压和心电图异常。

（1）通气不良　①连接气管插管与呼吸机后，若患者胸廓无运动，口唇发绀，双肺未闻及呼吸音，经皮血氧饱和度急速下降，最可能原因是呼吸机管路脱落、漏气或呼吸机未开启。发现以上情况，应立即分离呼吸机，予纯氧，呼吸囊辅助通气，同时寻找原因。待管路系统连接好后，呼吸机接模拟肺，运转良好后再与患者气管插管相连。②经皮血氧饱和度低，呼吸机气道压力高，提示可能呼吸机管道扭曲、打折或分泌物堵塞导致气道不通畅，后者多见于小儿。分泌物堵塞患儿给予生理盐水气道冲洗，加强气道内吸引。

（2）低血压　最常见原因是血容量不足或药物的突然中断，也可能是由于换能器零点不准、测压管路打折或是压力在传导过程中出现衰减。有创动脉压力监测系统连接后，如显示血压过低，应立即采取以下措施：①触摸股动脉或肱动脉搏动是否清晰有力，估测血压。同时用袖带测量无创血压进行对比，在通过另一种测量方法证实前，切不可将低血压视为任何机械故障。必要时，可置入另一条动脉测压通路。②检查血管活性药物输入通路是否顺畅，给药速度设置是否准确，升压药有无突然中断输注，是否输注扩血管药或输注速度有改变等。③评估患者血容量状态，在容量不足情况下，搬动患者或给予暖风机复温易导致低血压发生，应遵医嘱积极给予扩容治疗。④迅速检查胸腔及心包引流是否通畅，寻找有无大量出血等。⑤初始低血压治疗方案为加快补液速度，容量冲击，如果血压无回升，遵医嘱调节已使用的血管活性药物速度，或联合应用其他升压药，适当补充钙剂。如果上述处理仍不能纠正低血压，同时ECG也出现异常，应假设最坏的情况发生，在没有找到问题根源前按心搏骤停处理。

（3）心电图异常　首先查看监护仪上动脉血压波形或血氧饱和度波形，如果均正常，通常为心电图导联线连接不稳或脱落，给予调整至清晰。如果动脉血压波形不显示，应立即触摸大动脉搏动。心率、动脉血压、血氧饱和度3条波形当中，如有2条及以上不显示，应假设心搏骤停发生给予CPR，CPR时如动脉血压波形恢复正常可确认发生心搏骤停，给予积极处理。婴幼儿心搏骤停诱发因素多数为呼吸道原因导致，因此应同时给予纯氧，呼吸囊手控通气。

（四）术后护理

1. 循环系统监护

（1）心电监测　手术后患者转入ICU需24h持续心电监测，实时观察心率、心律、QRS波群形态、ST-T变化，了解心脏功能、心肌缺血、电解质紊乱及组织供氧等变化。冠状动脉旁路移植术及动脉调转手术后，需结合十二导联心电图判断心肌供血情况。心率往往在其他指标尚未出现明显异常时即可有所变化，对其异常变化应保持高度警惕，及早发现潜在的血流动力学异常，及时处理。

（2）有创动脉血压监测　有创动脉血压监测是手术后早期监测患者血压的主要方法，不仅可连续监测收缩压、舒张压、脉压差和平均动脉压及其波形变化，还可通过导管采血进行血气分析等实验室检查。在动脉血压监测中，平均动脉压优于收缩压，不受测压部位影响，平均动脉压要求至少>60mmHg，才能保证重要脏器的血供。正常脉压差为30~40mmHg；>60mmHg为脉压差过大，见于主动脉瓣关闭不全、主动脉硬化、甲状腺功能亢进症、严重贫血、风湿性心脏病等；<20mmHg时为脉压差过小，常见于心包填塞、血容量不足、主动脉狭窄、缩窄性心包炎等。体位变化后注意压力传感器及时校零；零点置于腋中线第4肋间水平；应用生理盐水/肝素盐水持续冲洗测压管道，防止凝血；密切观察置管侧远端肢体的皮温、颜色，当发现肿胀、发绀等症状时报告医生，必要时拔除管道。术后早期预防术后出血，血压过高时及时遵医嘱使用降血压药物。

（3）中心静脉压（CVP）　CVP常作为评估右心室充盈的指标，但易受体位、胸内压变化等因素影响。术后每2h测量CVP，取平卧位，换能器零点对准腋中线第4肋间。测压过程注意保持管道通畅，防止静脉回流；系统连接密闭，避免气体进入；疑有导管堵塞，不可强行冲管，避免血栓栓塞。CVP正常参考值为5~10cmH$_2$O。

单独监测CVP的临床意义存在局限性，应结合血压及对扩容的反应、尿量及临床检查来整体评估。①CVP与血压同时低下，提示循环血量不足，应补充血容量。②CVP正常、血压低，可能为血容量不足或心排血量低。应用强心药或升压药，并适当输血输液。③CVP高、血压正常提示血容量超负荷或右心衰竭，应强心利尿。④CVP与血压同时高，提示周围血管阻力增加，循环血量增多，可用血管扩张剂和利尿剂，控制输血、输液速度。⑤CVP进行性升高、血压低，可能为急性心包填塞或严重心功能不全，应强心利尿，必要时行心包引流术。

（4）血流动力学监测　患者术后因心功能不全、肺动脉高压等导致血流动力学不稳定。为更好地了解心功能和循环灌注，常需监测肺动脉压、肺毛细血管楔压、心排血量、心指数、体循环阻力和肺循环阻力等指导临床决策，患者需留置PICCO或肺动脉漂浮导管。护理详见本书相关章节。

（5）外周及末梢循环　皮肤与末梢循环的温度、湿度、颜色、弹性、毛细血管的充盈程度等均可反映外周的循环状态。当血容量不足、药物作用或体温过低时，可引起外周血管收缩，外周阻力增加，每搏输出量减少，舒张压上升，脉压差减少，组织器官的灌注减少，表现为皮肤湿冷、颜色发白、青紫。循环功能良好表现为皮肤、黏膜色泽红润、毛细血管充盈良好、末梢皮肤温暖、尿量正常、神志清楚等。

2. 呼吸功能监护　患者术后入ICU时常处于麻醉复苏阶段，无自主呼吸或自主呼吸较弱，需借助呼吸机辅助通气；通过听诊双肺呼吸音、观察胸廓起伏、结合动脉血气分析和经皮血氧饱和度（SpO_2）、X线胸片等，确保气管插管的位置适当；复查呼吸机各项设置，评估通气效果。实时监测脉搏、血氧饱和度可间接评估外周循环灌注情况及动脉血氧饱和度是否正常，末梢血氧饱和度的变化可提醒临床注意患者氧合、通气情况，也是指引及时复查动

脉血气的指标。妥善固定气管插管，保持呼吸道通畅，充分地气道湿化，根据患者肺部体征及监测的各项指标适时吸痰。拔除气管插管后选择合适的吸氧方式，包括鼻导管吸氧、面罩吸氧、呼吸机氧疗、加温加湿高流量吸氧、高流量氧疗仪氧疗等。

（1）气管插管的护理

1）每班听诊肺部，检查气管插管的位置是否正确；记录气管插管距门齿或鼻尖的深度。气管插管过深易进入右侧支气管，左肺呼吸音低或听不到；气管插管过浅，有漏气声、双肺呼吸音低。

2）妥善固定　使用胶布或绑带固定好气管插管，预留头部活动需要的长度，防牵扯、扭曲、打折或脱出。患者变换体位时，由专人负责固定气管插管。患者躁动时可适当约束或使用镇静剂，防止气道黏膜的损伤和气管插管脱出。

3）按需吸痰，保持呼吸道通畅　①气道充分湿化，防止分泌物黏稠形成痰痂。②吸痰前选择呼吸机智能吸痰模式，给予纯氧2~3min，预防吸痰过程中低氧的出现。③吸痰中严格无菌操作，调节好负压表的压力，避免因吸引压力过大而损伤气道。④选择质地柔软适中的吸痰管，吸痰动作轻柔，忌上下反复吸引，以免损伤黏膜。⑤吸痰时严密监测血氧饱和度，观察患者口唇有无青紫，若SpO_2下降明显、心率增快或减慢、发生异位心律、血压下降等，均须立即停止吸痰，报告医生。⑥吸痰时间<15s。⑦及时清除口鼻咽腔分泌物，防止分泌物反流入气道，引起感染。⑧吸痰后及时记录痰液的颜色、黏稠度及痰量。

（2）拔管程序及护理　当患者神志清醒、自主呼吸平稳有力、循环功能稳定、末梢

皮肤温暖、尿量满意、血管活性药物用量小、动脉血气在正常范围时，符合拔管指征，尽快拔除气管插管。

拔管程序：①拔管前停用镇静剂和鼻饲。②备好吸氧管、雾化器和雾化药物。③做好患者的解释工作，教会患者拔管时应如何配合。④充分吸净气道内的分泌物。⑤松开固定气管插管的胶布或绑带，抽空气管插管气囊的空气，在患者屏气过程中拔出。⑥氧气雾化。⑦选用合适的吸氧方式。⑧鼓励患者咳痰，做好口腔护理。

拔管后护理：①观察患者有无呼吸困难，如呼吸急促、烦躁不安、经皮血氧饱和度降低、口唇及甲床发绀等缺氧表现。②拔管后0.5～1h复查动脉血气分析。③痰液黏稠量多者，加强雾化，指导有效咳嗽、咳痰。咳痰时可用双手抱肩或环抱枕头，防止过度震动引起患者胸部正中切口的疼痛，必要时予吸痰。④协助患者在床上、床边、离床的肢体活动，减少呼吸道并发症。

3. 脑功能监测　脑组织对缺血缺氧耐受性低，心脏手术和体外循环时间越长，脑部出现缺血性损伤的危险性越大。术中气体、血栓、动脉粥样硬化斑块脱落等造成的脑栓塞也是心脏术后并发症之一。常见的临床表现有：①意识淡漠、嗜睡，不同程度昏迷。②谵妄、惊厥，全身或肢体的抽搐。③双眼或单眼斜视，瞳孔不等大、不等圆，对光反射迟钝或消失。④患者烦躁不安（排除循环和呼吸问题的原因）、异常举动。术后使用Glasgow（GCS）昏迷评分量表，进行脑科观察；记录麻醉清醒时间；判断患者意识、精神状态、瞳孔变化、四肢肌力和运动有无异常，及时识别和处理脑组织缺血性和阻塞性损伤。

4. 尿液监测

（1）术后留置尿管至心功能和肾功能稳定。

（2）观察并记录每小时尿量及尿的性状。正常尿液一般为淡黄色或深黄色，每小时每千克体重尿量>1mL，如出现尿少或血红蛋白尿、血尿等及时报告医生。

（3）尿少或无尿时注意寻找原因，检查尿管是否通畅，有无扭曲、打折，切忌盲目使用利尿剂。使用利尿剂后，及时观察和记录用药的反应和效果。

（4）及时拔除尿管，预防导尿管相关性感染。

5. 消化系统的护理

（1）患者清醒拔除气管插管后，如无恶心、呕吐，2h后可少量饮水。肠鸣音恢复，无腹胀者可进食流质或半流质饮食，逐渐过渡到普食。

（2）不能顺利拔除气管插管者，及时留置胃管鼻饲。

（3）观察大便的性状，有无柏油样便，警惕消化道出血。

（4）腹胀留置胃管胃肠减压时，观察胃液颜色、量及性质。

6. 心包或纵隔、胸腔引流管监测

（1）引流液的监测　引流管连接三腔安全型水封瓶引流。监测水位线是否合适，水封腔水位线位于+3～+4cmH$_2$O处，调压腔水位线位于−9～−8cmH$_2$O处；接中心负压吸引，压力−15～−10mmHg；记录引流管外露刻度，保持引流管通畅，避免受压、扭曲、打折；严密监测引流液的性状、颜色及量。引流管如有气体溢出，应警惕是否管道脱出、移位、松脱，是否气胸。引流量多时，及时复查

HCT、ACT，按医嘱使用鱼精蛋白中和肝素；如大量的引流液突然减少或停止，要考虑发生心包填塞的可能；若引流液颜色鲜红、温度高，或引流量持续2h超过4mL/（kg·h）、有较多血凝块、伴血压下降、脉搏增快、躁动、出冷汗等低血容量表现，应考虑活动性出血，及时应用止血药物和血制品，并做好床边开胸止血准备。

（2）乳糜胸的观察　心脏手术损伤或阻塞胸导管，引起淋巴管内乳糜外漏导致胸膜腔内大量乳糜液聚集，可导致乳糜胸。临床表现为胸液呈白色、乳白色或外观浑浊的液体。

1）乳糜胸首先考虑保守治疗，控制饮食，给予戒脂、高热量、高蛋白饮食。对于较长时间引流，引流量不减少者，必要时可以使用理化物质粘连疗法或手术治疗，如胸导管结扎法。

2）引流量少者可以免脂或低脂饮食，对引流量多的患者应禁食，应用静脉营养液补充热量及营养素，维持水电解质、代谢平衡。

3）观察胸液的性质、颜色、量，以及与进食的关系。

4）保持胸腔引流管的通畅，保持肺膨胀，做好引流管的固定，防止引流管脱管及扭曲，经常挤压引流管防止纤维素沉着堵塞引流管。

5）指导患者取半坐卧位，以利于引流通畅，减缓压迫症状。教会患者深呼吸，练习吹气球等促进肺的扩张，如病情允许，可以尽早下床活动。

6）乳糜胸患者病程较长，患者及家属容易出现焦虑、恐惧的心理。护士应多与患者及家属沟通，讲解疾病相关知识，向其强调控制饮食及做好营养管理的重要性，提高患者战胜疾病的信心和依从性。

7．体温监测　心血管手术常在亚低温、中度低温或深低温下进行。术后早期连续监测核心体温（膀胱温、肛温）及末梢皮肤温度，对体温偏低患者予保暖，维持体温正常。体温<36℃可用升温毯、暖风机等复温，体温>38.5℃采取冰敷或降温毯等物理降温措施，必要时药物降温。复温会导致外周血管扩张，在低血容量情况下易诱发严重低血压，因此在复温或使用扩血管药物的同时，应注意血容量补充，减少风险发生。

8．维持水、电解质和酸碱平衡　心脏术后有效循环血量与心脏功能是否相匹配是体液平衡管理的关键。术后准确记录24h出入量，动态观察各项血流动力学指标的变化，评估血容量状况，做好液体管理，防止单位时间内补充过量，诱发或加重心功能不全。术后早期，末梢血管处于收缩状态，随着复温，末梢血管扩张，可出现血容量不足，应密切关注患者的CVP、血压、心率、胸液量等；及时复查动脉血气分析，发现并处理低血钾、高血钾、低血钠、低血钙、代谢性/呼吸性酸中毒、代谢性/呼吸性碱中毒等。ICU内患者发生低血钾时可在严密监测的情况下，经深静脉用微量泵匀速高浓度补钾；患者发生高血钾时立即停止输入所有含钾补液，按医嘱使用50%葡萄糖＋胰岛素泵入，也可应用钙剂对抗高钾或使用利尿剂促进钾的排出。用药后及时复查血清钾。代谢性酸中毒应及时按医嘱应用碳酸氢钠静脉滴注。特别注意代谢性酸中毒同时合并低血钾时，应先补充一定量的钾后再补充碳酸氢钠，以免酸中毒纠正后细胞外钾向细胞内转移而加重低钾血症。

9．镇痛、镇静管理　心血管手术创伤较

大，患者常因不适、疼痛、焦虑和恐惧等导致出现躁动，引起循环、呼吸功能紊乱。剧烈的躁动还可引起气管导管或中心静脉管脱出等意外发生。因此术后适度的镇静、镇痛可减轻患者的痛苦，减少氧耗，避免意外脱管以及保护脏器功能等。在应用镇静药物过程中：①密切观察镇静后心率、血压、自主呼吸和氧合情况，出现心率、血压波动应及时调整镇静药。②每班应用RASS评分评估镇静的深度。③长期镇静患者，执行每日唤醒计划。

术后常规留置镇痛泵持续镇痛。在护理中：①每班评估患者的疼痛程度，重视患者疼痛的主诉。常使用数字分级法（NRS）或视觉模拟法（VAS）：疼痛评分≤3分时，责任护士进行健康宣教及心理疏导；当疼痛评分≥4分时，及时通知医生给予处理。②指导患者正确活动，避免牵拉管路造成疼痛。③教会患者保护伤口的方法，减轻咳嗽、活动时对伤口的震动和牵拉。

10. 术后活动　鼓励做床上肢体活动和呼吸训练。拔除气管插管后，尽早协助患者离床活动，活动量循序渐进，以不感到劳累为宜。详见心脏康复章节。

11. 心理护理　患者清醒后，护士应及时告诉患者手术已经完成，目前在ICU监护；生命体征平稳后可拔除气管插管；告诉患者术后可能存在的不适，指导患者如何正确活动。患者表现焦虑、躁动、疼痛、呼吸机对抗等时，要及时安慰患者，指导患者正确呼吸。

12. 心脏骤停　心血管疾病术后发生心脏骤停的原因有急性心包填塞、大量急性失血、严重低心排血量综合征、急性心肌缺血（冠脉血管桥内血栓形成、冠脉痉挛）、大量升压药物的突然中断、无自主心率患者临时起搏器障碍等。术后要严密观察生命体征。

（1）患者一旦发生心脏骤停，需立即行心肺复苏术，持续胸外心脏按压，呼吸囊辅助通气，通知医生，立即气管插管。

（2）床边备好抢救药物。

（3）维持中心静脉管路的通畅，按医嘱使用抢救药物。

（4）密切观察心电监护显示的抢救效果，必要时除颤。

（5）头部置冰帽，保护脑组织。

（6）及时复查动脉血气分析，纠正酸中毒、高血钾等。

（7）床边备好开胸包，必要时协助外科医生床边开胸，进行心脏按摩、止血等。

13. 延迟关胸　部分重症心脏病患者手术后因心、肺及胸壁广泛水肿，关胸使心脏受压，出现低心排血量；或并发凝血机制障碍、广泛渗血，一时难以彻底止血；或出现顽固性反复发作的心律失常，致血流动力学不稳定等，关胸可使病情加重，甚至心脏骤停，故暂不关胸。待心肌水肿消退、血流动力学稳定后再关闭胸骨或等待时机行二次手术。延迟关胸时间视病情而定，一般2～5天。

（1）患者床头需挂"延迟关胸"的警示牌，严密监测血流动力学的变化、尿量情况及末梢循环等。

（2）充分镇静、镇痛，禁止翻身，取平卧位，可定时转动头部及平托骶尾部以预防压疮。

（3）严格无菌操作，保持环境清洁，未缝皮肤者在无菌透明膜上加盖无菌治疗巾，每4h更换一次。

（4）尽量不使用胸腔负压吸引，以免与外界空气相通，胸液多者可低负压定时吸引，保持引流管通畅，观察正中伤口渗液及引流量情况，保持伤口贴膜与皮肤的紧密性，若伤口敷料出现渗血、渗液，及时更换伤口敷料避免感染。用胶皮者观察胶皮有无凸起，谨防心包填塞。

14. 胸腔镜辅助心脏外科手术护理

（1）术前护理　①评估患者胸廓有无畸形。②术前进行肺功能检查，评估患者可否耐受术中单侧肺通气。③X线或CT检查患者有无胸膜炎、肺炎、肺结核等肺部疾病，防止术后发生胸膜粘连。④指导患者进行呼吸功能的锻炼，练习有效的深呼吸、咳嗽、咳痰等，以利于术后肺的有效膨胀和呼吸道分泌物的排除。⑤术前评估股动、静脉，排除血管畸形；并注意保护该处血管，禁止在此部位进行穿刺。

（2）术后护理

1）双腔气管插管的管理　术中采用双腔气管插管呼吸机辅助通气。术后麻醉师与外科医生根据病情决定是否立即更换单腔气管插管。如考虑患者手术顺利、病情稳定，入ICU后短时间内会撤除呼吸机者，麻醉师暂不更换双腔气管插管；若考虑手术当天不能撤离呼吸机，则予更换单腔气管插管。患者由于术中单侧肺通气，术后易发生对侧肺不张。护理要点：①患者入ICU后，检查双腔气管插管的支气管腔气囊（一般为蓝色）是否已抽空气体。主支气管气囊（一般为白色）应保持充气，每班监测气囊压力在25～30cmH$_2$O，并观察置管刻度，以免管道漏气或脱出。②呼吸机辅助通气期间，设置小潮气量为6～8mL/kg，呼气末正压通气（PEEP）5～8cmH$_2$O。③术后密切观察双侧呼吸音是否清晰对称，胸廓起伏是否正常，是否发生肺不张。④密切观察患者的血氧饱和度，及时发现缺氧。⑤双腔气管插管吸痰时选择足够长度的专用吸痰管，双腔均要吸痰。⑥密切关注血气乳酸值及X线胸片结果。⑦双腔气管插管较粗，拔管时动作轻柔；拔管时双气囊放气完全后回充0.5～1mL气体，防止拔管过程中气囊皱襞损伤气道；拔管后观察是否有血性痰。⑧拔除气管插管后使用呼吸助力器进行肺功能锻炼。

2）胸腔闭式引流的护理　手术结束通过胸壁操作孔置入胸腔闭式引流管，引流位于第4肋间的腋前线与锁骨中线之间，位置偏高，术后放置的引流管易与胸壁形成一个较小的弧度。因此，术后规范的胸腔闭式引流护理包括：①血流动力学稳定后均采取床头抬高30°～45°的半卧位，利于改善呼吸及保持引流管通畅。②严密观察引流管内有无气体溢出、水柱波动情况，同时妥善固定引流管，防止引流管扭曲、受压。③术后密切观察胸液量及性质，尤其翻身前后要密切观察胸液量有无明显增加。如超过2mL/（kg·h）应警惕活动性出血，需及时报告医生，必要时尽早再次入手术室开胸止血。④患者生命体征不稳定或有出血风险禁止翻身时，可平抬背部和臀部减压，外涂赛肤润液体敷料保护皮肤，骶尾部可垫水垫保护皮肤。

3）胸腔镜下心脏手术的体外循环时间比开胸手术时间长，因此术后更容易出现血红蛋白尿，术后要严密监测尿色及尿量。

4）疼痛　腔镜术后疼痛严重，主要原因是手术操作对周围组织和神经的挤压刺激，术后组织炎性水肿；胸腔引流管对周围神经的刺激和牵拉。加强术后镇静、镇痛的管理。

5）患者清醒后应观察其右上肢、右下肢的活动能力，指导肢体活动。

6）颈部和腹股沟处动、静脉插管伤口护

理　胸腔镜下心脏手术需要经颈动、静脉或股动、静脉插管来建立体外循环，术后易发生穿刺处血肿，特别是凝血功能异常的患者；术中穿刺不顺者有可能会损伤动、静脉。术后要注意观察穿刺处局部皮肤有无肿胀以及足背动脉搏动情况，保持穿刺口清洁、干燥；观察双下肢肢体的颜色、温度是否一致，发现异常及时处理。如颈部或腹股沟有青紫、肿胀，早期可给予烟卷加压压迫，避免加重出血，24h后青紫处皮肤可给予水胶体敷料保护。

7）肺部的并发症　肺损伤、肺不张、气胸、复张性肺水肿。术中单侧肺通气，易导致对侧肺不张或复张性肺水肿；肺组织脆，较锐利的器械或用力牵扯均可造成损伤、漏气，导致气胸，护理中做好呼吸系统的管理，观察痰液量及性质，密切监测有无低氧血症的发生。发生低氧血症时应及时报告医生，排除气道分泌物堵塞或其他诱因，如确认为复张性肺水肿应调整呼吸机参数（增加PEEP、氧浓度等），控制液体入量，遵医嘱利尿。肺水肿时痰液可呈粉红色或血浆样、量多，难以清理干净。可使用密闭式吸痰管，尽量减少分离呼吸机管，使用正压通气。保证患者安静，必要时使用镇静剂。

8）皮下气肿　皮下气肿是由胸壁软组织损伤或壁层胸膜撕裂、引流管放置后缝合不严密等原因造成的。护理措施：①皮下气肿的局部皮肤有捻发感，观察皮下气肿活动度及范围。②听诊双肺呼吸音、心搏是否有力。③观察患者的呼吸及血氧饱和度情况。④胸腔引流管持续负压吸引。⑤必要时协助医生进行皮下穿刺排气。

9）出血/心包填塞　胸腔镜术后胸液量较开胸手术的胸液量少。严密观察引流液的性质和量，及时发现活动性出血以及心包填塞。胸腔镜心脏手术一旦术后怀疑活动性出血，应尽早止血。如出血速度快，应暂时夹闭引流管，快速输血、输液，同时准备再次手术止血。如出现休克或心搏骤停，应紧急床边开胸止血抢救。腔镜患者胸骨完好，紧急床边开胸时需快速准备好电锯，锯开胸骨探查，争取电锯以最快速度到位，这是能否及时止血挽救患者生命的关键。

10）臂丛神经受损　术中长时间维持操作侧上肢外展体位，可致术侧肢体功能障碍。临床表现为该侧上肢感觉麻木、疼痛和活动障碍。护理中每班：①指导患者进行肩关节功能锻炼，促进臂丛神经功能恢复。②指导患者进行肘关节主动/被动屈伸练习，促进肌皮神经功能恢复。

11）穿刺侧小腿筋膜损伤　术中体外循环经股动、静脉插管后影响下肢的血流，小腿缺血时间长，出现酸中毒、肌细胞和神经细胞坏死，表现为小腿肿胀、肌张力高、皮温凉、足背动脉搏动弱。术后要密切观察穿刺侧下肢的活动情况、皮肤的血液循环和肢体感觉；注意肢体的保暖；循序渐进地进行肢体活动。

12）神经系统并发症　胸腔镜心脏手术经外周插管，逆行灌注全身，有可能带来神经系统并发症，尤其对于合并血管病变的老年人，神经系统并发症的发生率更高。术后注意行脑科观察，评估神志、瞳孔、GCS评分情况。

健康教育

1. 饮食指导　合理膳食，选择高维生素、高纤维、优质蛋白、易消化的饮食，避免刺激性食物或饮品。

2．生活指导　养成良好的生活习惯，戒烟酒；保持心情愉快，避免情绪激动；保持大便通畅，必要时可服缓泻剂。避免着凉，预防上呼吸道感染。

3．疾病指导　胸部伤口干燥愈合后可用温和的沐浴露清洗，保持皮肤清洁干爽；胸骨约半年才能愈合，出院后伤口仍会感觉疼痛，必要时可遵医嘱服用止痛药。勿过度伸展胸骨以免影响愈合。如发现伤口有红、肿、渗液，及早就诊。

4．药物指导　掌握所服用药物的种类、剂量、时间、副作用和注意事项。按医嘱准时服药，如有不适或疑问，及时与医生联系，不适随诊。

5．运动指导　根据自身情况进行适当的体育锻炼，避免过度劳累。胸腔镜心脏手术后患者恢复快，一周左右即可出院。注意加强术侧肢体的功能锻炼。

6．随访　定期门诊复查。

（杨满青　宋亚敏　凌　云）

CHAPTER2 第二章
心力衰竭护理

第一节

急性心力衰竭护理

疾病概述

心力衰竭（heart failure，HF）是各种心脏疾病导致的心功能不全的一种临床综合征，因心肌收缩力下降而致心排血量不能满足机体生理需要，临床上以肺循环和/或体循环淤血以及组织灌注不足为主要特征。心力衰竭的症状和体征在短时间内快速发生失代偿或恶化称为急性心力衰竭，包括新（首次）发生心力衰竭和原有慢性心力衰竭出现了急性失代偿。临床表现有①不论病因如何，急性心力衰竭均表现为容量负荷过重引起心功能恶化、组织灌注减少，患者症状从呼吸困难、外周水肿加重到威胁生命的肺水肿或心源性休克，均可出现。左心功能降低的早期征兆为：患者出现原因不明的疲乏或运动耐力明显减低，心率增加15～20次/min；急性肺水肿的典型表现为：患者突发严重呼吸困难、端坐呼吸、喘息不止、烦躁不安，呼吸频率可达30～50次/min，听诊心尖部舒张期奔马律，双肺布满湿啰音；心源性休克主要表现为持续性低血压，收缩压<90mmHg，且持续30min以上。②慢性心力衰竭急性失代偿（加重）患者常见症状或体征是呼吸困难、肺部啰音、下肢水肿、乏力。急性心力衰竭发作迅速，可以在几分钟到几小时内（如急性心肌梗死引起的急性心力衰竭），

或在1周内恶化（如慢性心力衰竭急性失代偿）。患者临床症状严重，常危及生命，须紧急救治。

护理评估

（一）病史及心理-社会反应

1. 评估患者急性发作的诱因，既往史、用药史、过敏史和手术史。

2. 评估患病的起始时间、危险因素、治疗经过等。

3. 了解患者的家族成员有无心脏疾病，患者有无引起心力衰竭的基础疾病，如冠心病、风湿性心脏病、心肌病。

4. 评估患者有无窒息感、极度烦躁不安、恐惧，对疾病的认知程度、心理状态和社会支持情况，以及家属有无恐惧慌乱、不理解、身心疲惫、失落感。

（二）身体评估

1. 评估患者的精神意识状态、生命体征、心肺听诊情况，有无急性肺水肿的体征。

2. 评估患者有无呼吸困难、端坐呼吸、频繁咳嗽、咯粉红色泡沫痰、尿量情况。

3. 评估患者颈静脉情况，心肺检查，腹水，皮肤和黏膜水肿情况，有无嘴唇发绀、大

汗淋漓、皮肤湿冷，有无心源性休克。

（三）相关检查

胸部X线检查、超声心动图、脑钠肽或N端脑钠肽前体（BNP）、心肌标志物检测（心肌肌钙蛋白或CK-MB）、有创的导管检查（安置Swan-Ganz漂浮导管进行血流动力学监测）、血常规、电解质、肝肾功能、血糖、高敏C反应蛋白（hs-CRP）及血气分析等检查。

一般护理

（一）控制出入量

适当限制钠和水的摄入，低钠饮食，少量多餐，进食易消化、高纤维的食物，预防便秘的发生。控制液体入量，以"量出为入"为原则。心力衰竭患者宜低脂饮食、戒烟，肥胖患者应减轻体重。严重心力衰竭伴明显消瘦者应给予营养支持。

（二）心理和生活护理

避免劳累、情绪波动、精神紧张、饱餐、感冒等诱发因素，做好卫生宣教。注意口腔及皮肤的清洁，伴有水肿时应加强皮肤护理，以防感染及发生压疮。着装宜宽松，盖被不宜太厚重，以减少憋闷感。呼吸困难者取半卧位或端坐位。

专科护理

（一）快速评估

出现突发性呼吸困难、水肿、乏力时，应迅速评估容量（血压、经静脉充盈度）和灌注状况（脉压、啰音、皮温），识别可疑急性

心力衰竭患者。对可疑急性心力衰竭患者，应协助医生收集N末端B型脑利钠肽前体（NT-proBNP）/脑利钠肽（BNP）、病史、心电图、胸部X线片、心脏超声、血气分析等检查结果，推荐使用有效临床评估工具，以快速明确诊断，识别病因及诱因。如依据患者血压水平、末梢循环状况、肺部听诊情况，进行急性心力衰竭临床程度床边分级（表2-1-1）。

表2-1-1　急性心力衰竭的临床程度床边分级

级别	血压	皮肤	肺部啰音
I	正常	干燥温暖	无
II	升高	潮湿温暖	有
III	降低	干燥寒冷	无或有
IV	降低	潮湿寒冷	有

引自：国家心血管病中心，中国医师协会心力衰竭专业委员会，北京护理学会. 成人急性心力衰竭护理实践指南（2016）[J]. 中国护理管理，2016，16（9）：1179-1188。

（二）专业管理

疑似急性心力衰竭患者，建议尽早由心血管专业团队进行管理。确诊急性心力衰竭患者，应尽快收入心脏科病房或监护病房，给予一级或特级护理。

（三）专业护理

1. 氧气治疗　对于呼吸困难严重（呼吸频率>25次/min，呼吸窘迫，吸氧状态下SaO₂<90%）、血流动力学不稳定（血压升高或降低，严重心律失常，心率<40次/min或>130次/min）的患者，须立即实施紧急救助。急性心力衰竭患者呼吸困难明显并伴有低氧血症（SaO₂<90%或PaO₂<60mmHg）时，短暂给予高浓度氧吸入，必要时遵医嘱予无创辅助通

气。烦躁不安时，遵医嘱给予镇静剂。不推荐给予酒精湿化吸氧，这可能导致支气管和肺泡壁损伤。

2. 机械辅助性治疗管理　急性心力衰竭常规药物治疗效果不理想时，可根据具体的临床情况给予机械辅助治疗，如机械通气、超滤治疗、主动脉内球囊反搏（IABP）和左心室辅助装置（LVAD）等。护理人员应了解机械辅助治疗的适应证：心源性肺水肿患者伴有严重呼吸困难和/或酸中毒时，可考虑立即给予无创通气；伴有呼吸衰竭、意识减退或呼吸肌疲乏、呼吸无力时，可考虑给予有创通气；出现利尿剂抵抗时，可考虑给予超滤治疗；出现心源性休克，药物治疗效果不佳时，可考虑给予机械循环支持，作为恢复或心脏移植的过渡。应用机械辅助治疗，应由经过培训的专业人员进行管理。

3. 病情观察　尽早予以连续心电监测（包括心率、心律、血压、呼吸频率、血氧饱和度），须在几分钟内完成；伴胸痛时，应协助医生在最初30～60min内，排查急性冠脉综合征。密切监测心力衰竭相关症状及体征以评估容量负荷，根据生命体征调整和控制补液滴速，一般以每分钟20～30滴为宜；每日监测出入量（尿量）、体质重；密切监测电解质及肾功能等；及时评估营养、活动、皮肤、认知水平、家属及患者需求等。应准确、规范记录患者病情变化、处理措施、临床疗效及需求，及时与医生沟通。

4. 最佳体位　出现突发性呼吸困难时，应协助患者采取被迫端坐位。出现意识丧失、大动脉搏动不明显甚至消失时，应立即给予患者复苏体位，做好心肺复苏抢救准备。病情相对平稳时，推荐急性心力衰竭患者采取自感舒适的体位（如半卧位或平卧位）。卧床患者需多做被动运动以预防深静脉血栓形成。临床情况改善后在不引起症状的情况下，应鼓励进行运动训练或规律的体力活动。

5. 出入量管理　肺淤血、体循环淤血及水肿明显者应严格限制饮水量及静脉输液速度。无明显低血容量因素（大出血、严重脱水、大汗淋漓等）者，每天摄入液体量一般宜在1 500mL以内，不超过2 000mL，保持每天出入量负平衡500mL，体重下降0.5kg，在负平衡状态下应防止发生低血容量、低血钾、低血钠等。如果评估容量负荷重，严重肺水肿者一般每日尿量目标可为3 000～5 000mL或负平衡1 000～2 000mL/d，必要时甚至可以达到3 000～5 000mL/d，以减少水、钠潴留，缓解症状，直至达到最佳容量状态。3～5天后，如肺淤血、水肿明显消退，应减少液体负平衡量。

（四）用药护理

1. 及时为患者建立有效静脉通道，推荐静脉给予利尿剂，建议采用负荷量推注和/或持续静脉泵入。

2. 静脉给予利尿剂期间，应密切监测患者尿量，以评价利尿剂疗效（开始2h尿量＞100mL/h），体重每天减轻0.5～1.0kg为宜；利尿剂开始应用或增加剂量后，应常规监测症状、肾功能和电解质，警惕发生低血钾等不良反应，预防低钾、低镁血症，适量补充微量元素，给予补钾治疗。一旦症状缓解、病情控制，即以最小有效剂量长期维持。

3. 改口服利尿剂治疗后，仍须观察是否存在容量负荷过重，至少应监测24h。

4. 收缩压＞90mmHg的急性肺水肿患者，应考虑静脉给予血管扩张药物，如硝酸酯类、硝普钠等，以加速改善充血症状，建议采用静脉泵入方式。使用此类药物扩张血管期间，应密切监测患者血压变化，出现低血压或肾功能恶化时，应减少剂量或停药。

5. 容量充足但血压仍低和/或有低灌注症状/体征患者，可短期静脉给予正性肌力药或血管收缩剂（如多巴胺、多巴酚丁胺、左西孟旦、磷酸二酯酶抑制剂等）以缓解症状，一般从小剂量起始，逐渐增加剂量，建议采用静脉泵入方式。使用此类药物期间，应持续监测患者血压、心律、心率。

6. 急性心力衰竭患者，不常规给予阿片类药物（如吗啡）；若使用阿片类药物，应监测呼吸困难及焦虑缓解状况，警惕呼吸抑制、意识改变的发生。

（五）心理支持

急性心力衰竭发作时，患者有濒死恐惧感，要关心安慰患者，给予适当的心理支持，使其有安全感。为缓解患者紧张情绪，应提供安全舒适的环境，及时解答患者及家属疑问，给予心理支持。

（六）住院期间健康指导

1. 健康指导策略　首先评估教育内容对患者而言的可行性、重要性和优先性；运用示范、解释、描述或讨论等形式进行讲解；急性期指导时，须注意减少患者因焦虑或环境压力而导致的对信息的曲解；建议采用健康教育路径进行。

2. 健康指导内容　讲授内容应简明、个性化，主要包括药物治疗、症状监测、适度活动与休息、日常体重管理、营养与饮食。

3. 药物治疗　急性心力衰竭患者病情稳定后，须在医生指导下接受心力衰竭药物规范化治疗。护理人员应向患者及家属解释常用药物，如血管紧张素转化酶抑制剂（ACEI）、醛固酮受体拮抗剂等的用法、疗效及不良反应的观察，指导患者遵医嘱服药、定期随访。

4. 症状监测　教会患者了解心力衰竭的症状和体征，识别心力衰竭加重的临床表现，如疲乏加重、水肿再现或加重、体重增加等，及早、积极控制各种急性心力衰竭诱发因素。

5. 适度活动与休息　避免过度劳累，体力活动以不出现疲乏、活动无耐力等为宜；急性期须卧床休息，多做被动运动以预防深静脉血栓形成。

6. 日常体重管理　晨起排空大小便后，在固定时间同一着装下测量。若体重在1～2天内突然增加2kg或3天内体重增加2kg，应警惕急性心力衰竭的发生，须排除由于食欲改善导致体重增加；部分心力衰竭患者存在体重不增，因此出现体重不增或减少时，除警惕血容量不足外，还需要考虑患者是否因饮食不足、出现恶液质而导致体重减轻。

7. 营养和饮食　急性发作紧急救治期间应禁食；病情相对平稳后，均衡清淡饮食，每天入量控制在1 500～2 000mL；适量补充维生素和矿物质，服用利尿剂期间，警惕发生低钾血症、低钠血症。每天限制钠摄入＜2g。

健康教育

（一）疾病知识介绍

对进行疾病相关的心功能分级（NYHA）、分期，心力衰竭的病因、诱因、合并症的诊治和管理等进行宣教。

（二）限钠

心力衰竭急性发作伴容量负荷过重时，每天限制钠摄入<2g；轻度或稳定期时不主张严格限制钠摄入。

（三）限水

轻、中度心力衰竭患者常规限制液体并无获益。慢性心力衰竭患者可将液体摄入量控制在1500～2000mL/d，也可根据体重设定液体摄入量，体重<85kg患者每日摄入液体量为30mL/kg，体重>85kg患者每日摄入液体量为35mL/kg。

（四）监测体重、出入量

每天定时测量并记录体重。

（五）监测血压、心率

介绍血压、心率的测量方法，血压应控制在130/80mmHg以下，心率控制在合适范围（建议静息心率控制在60次/min左右为宜）。

（六）营养饮食

低脂饮食，戒烟限酒，肥胖者需减肥，营养不良者需给予营养支持，饮食护理限制盐及水分的摄入，向患者及家属说明限制钠盐和养成清淡饮食习惯的重要性，少量多餐，进食易消化、高纤维的食物，预防便秘的发生，避免用力排大便。

（七）监测血脂、血糖、肾功能、电解质情况

血脂、血糖、肾功能、电解质控制在合适范围。

（八）用药指导

详细讲解药物使用及相关注意事项（详见"用药护理"），定时服药，自我观察药物副作用，服用洋地黄类药物时学会自我监测脉搏。

（九）症状自我评估及护理

呼吸困难加重、活动耐量下降、静息心率增加≥15次/min、水肿加重、体重增加（3天内增加2kg以上）时，应及时就诊。

（十）康复指导

不建议完全卧床静养，建议到康复专科就诊，遵循现有指南进行康复训练，根据心功能情况合理安排休息和运动，活动量以不引起气促为宜。避免各种诱发因素，如感染、情绪激动、过度劳累等。生活要有规律，保证充足睡眠，忌烟酒，预防感冒。

（十一）心理和精神指导

建议患者保持积极乐观的心态，给予心理支持，必要时使用抗焦虑或抗抑郁药物。

（十二）心力衰竭的随访管理

1. 随访时间　出院后的长期随访以及康复、预防、健康宣教可在对应的社区卫生服务中心进行，根据患者情况制订随访频率和内容。心力衰竭住院患者出院后2～3个月内每2周随访一次，病情稳定后改为每1～2个月随访一次。由社区卫生服务中心的全科、中医康复医师完成，以提高患者就医的方便度和可及性，同时将随访信息同步到急性心力衰竭中心。如果社区卫生服务中心医生难以判断和评估患者病情时，应及时联系对应的急性心力衰竭单元，沟通是否需要调整方案或再次转诊。

2. 随访内容　包括：监测症状、NYHA心功能分级、血压、心率、心律、体重、肾功能和电解质；调整神经内分泌拮抗剂剂量达到最大耐受或目标剂量；利尿剂剂量逐渐过渡为口服最小有效量；针对病因的药物治疗；合并症的药物治疗；评估治疗依从性和不良反应；必要时行BNP/NT-proBNP、胸片、超声心动图、动态心电图等检查；关注有无焦虑和抑郁。

3. 心力衰竭的动态管理内容　患者如出现原因不明的疲乏或运动耐力明显降低，以及心率增加15～20次/min，可能是心力衰竭加重的最早期征兆。观察到患者体重短期内明显增加、尿量减少、入量大于出量提示液体潴留，需要及时调整药物治疗，如加大利尿剂剂量或静脉应用利尿剂，根据患者生命体征调整其他药物的剂量，必要时转专科医院。

（十三）预防

1. 对心力衰竭危险因素的干预　高血压患者血压应控制在130/80mmHg以下；对冠心病、血脂异常的高危人群，应遵医嘱定期服用他汀类药物预防心力衰竭；有研究表明具有心血管高危风险的2型糖尿病患者使用SGLT2抑制剂能降低心力衰竭的死亡率和住院率；控制肥胖、糖代谢异常等异常因素，戒烟和限酒有助于预防或延缓心力衰竭的发生。

2. 对无症状的左心室收缩功能障碍的干预　所有无症状的左室射血分数（LVEF）降低的患者，推荐使用ACEI或血管紧张素Ⅱ受体拮抗剂（ARB）和β受体阻滞剂预防或延缓心力衰竭发生。血压不达标患者应优化血压控制，预防发展为有症状的心力衰竭。冠心病伴持续缺血表现的患者应尽早行血运重建治疗。

（林丽霞　赖敏华　黄嘉熙）

第二节
慢性心力衰竭护理

📷 疾病概述

慢性心力衰竭（chronic heart failure，CHF）是在原有心脏疾病基础上出现心力衰竭的症状、体征，是心血管疾病的终末期表现和最主要死亡原因。

🩺 护理评估

（一）病史及心理-社会反应

1. 评估患病及诊治经过，有无冠心病、高血压、心肌病等基础心脏病史；有无呼吸道感染、劳累等诱发因素；询问病程经过；有无咳嗽、咳痰、乏力、少尿、夜间阵发性呼吸困难等呼吸困难的特点和严重程度。

2. 有无纳差、恶心、颈静脉充盈、肝大、水肿、体重增加等右心衰竭表现。

3. 了解相关检查结果、用药情况及效果。评估目前病情与一般情况及心理–社会状况。

（二）身体评估

1. 一般状态包括生命体征（如呼吸状况、脉搏快慢、节律、有无血压下降）及意识与精神状况。

2. 心脏是否扩大，心尖搏动的位置和范围，有无心尖部舒张期奔马律、病理性杂音，双肺有无湿啰音。

3. 其他 如体位，皮肤黏膜发绀，水肿的部位及程度，有无压疮。

（三）相关检查

1. 心电图 明确心律、心率、QRS形态、QRS宽度等，怀疑存在心律失常或无症状性心肌缺血时应行24h动态心电图。

2. X线胸片 对疑似、急性、新发的心力衰竭患者应行胸片检查，以识别/排除肺部疾病或其他引起呼吸困难的疾病，提供肺瘀血/水肿和心脏增大的信息。

3. 心脏超声心动图 比X线更准确地提供各心腔大小变化及心脏瓣膜结构及功能情况。以收缩末期及舒张末期的容量差计算LVEF，可反映心脏收缩功能，正常LVEF＞50%，LVEF≤40%提示收缩功能障碍。

4. 生物标志物

（1）BNP/NT-proBNP 出院前的BNP/NT-proBNP检测有助于评估心力衰竭患者出院后的心血管事件风险，通常BNP＜35ng/L、NT-proBNP＜125ng/L时通常可排除慢性心力衰竭。

（2）可溶性生长刺激表达基因2蛋白（ST2） 是白介素–1受体家族成员，是一个反映心肌纤维化和心室重塑病变发展的标志物，住院基线ST2值和治疗期间的ST2值动态变化均与出院预后有关。正常值＜35ng/mL，心力衰竭患者体内升高的ST2表明患者的心力衰竭进程、再住院率、心脏移植和死亡风险加大。

5. 实验室检查 血常规、血钠、血钾、血糖、尿素氮、肌酐或估算的肾小球滤过率等。

6. 其他特殊检查 心脏MR、心脏CT、冠脉造影、6min步行试验、心肺运动试验、有创血流动力学检查等。

❤ 一般护理

（一）氧疗

存在低氧血症时，根据缺氧程度选择吸氧方式及氧浓度，注意避免无效吸氧和氧中毒。

（二）休息与体位

有明显呼吸困难者予高枕卧位或半卧位，下肢水肿者如无明显呼吸困难，可抬高下肢，注意患者体位的舒适与安全，心力衰竭发作时卧床休息，根据心功能分级（表2-2-1）制订活动计划，多做被动运动以预防深部静脉血栓形成。

表2-2-1 美国纽约心脏病协会（NYHA）分级

级别	症状
I	活动不受限。日常体力活动不引起明显的气促、疲乏或心悸
II	活动轻度受限。休息时无症状，日常活动可引起明显的气促、疲乏或心悸

续表

级别	症状
III	活动明显受限。休息时可无症状，轻微日常活动即引起显著的气促、疲乏、心悸
IV	休息时也有症状，任何体力活动均会引起不适。如无需静脉给药，可在室内或床边活动者为IVa级；不能下床并需静脉给药支持者为IVb级

（三）饮食护理

心力衰竭患者宜低盐低脂饮食，限制含钠量高的食品如烟熏制品、香肠等，钠摄入量<6g/d，急性心力衰竭发作时钠摄入量<2g/d。吸烟患者应戒烟，肥胖患者应减轻体重。严重心力衰竭伴明显消瘦（心脏恶病质）者，应给予营养支持。

（四）监测24h液体出入量

关注患者24h尿量，严重心力衰竭患者入量限制在1.5~2.0L/d，有利于减轻症状和充血。

（五）皮肤护理

保持床褥清洁、干燥、平整，严重水肿者可使用气垫床，定时协助或指导患者变换体位。

（六）排泄护理

保持大便通畅，多吃新鲜蔬菜水果，必要时口服通便药或使用开塞露，有助于排除体内的代谢废物，减轻心脏负担。

（七）心理护理

定期用量表筛查和评估焦虑、抑郁，鼓励患者保持积极乐观的心态，给予心理支持。

专科护理

（一）氧疗

保持呼吸道通畅，持续低流量吸氧，如低氧血症时短暂给予高浓度氧气吸入，必要时遵医嘱予无创辅助通气。烦躁不安时，遵医嘱给予镇静剂。

（二）用药护理

1. 血管紧张素转化酶抑制剂（ACEI）/血管紧张素受体拮抗剂（ARB）　主要通过抑制肾素-血管紧张素-醛固酮系统激活，用药期间需监测血压，避免体位突然改变，监测血钾水平和肝、肾功能。

2. β受体阻滞剂　注意监测心率和血压，当患者心率<50次/min或低血压（收缩压<90mmHg）时，应停止用药并及时报告医生。

3. 利尿剂　注意药物不良反应的观察，大剂量的利尿剂会导致血容量不足，增加发生低血压、肾功能恶化和电解质紊乱的风险，应定期监测血钾及肾功能水平。

4. 洋地黄类药物　注意服药期间监测血药浓度，有无胃肠道及神经精神症状。

5. 血管紧张素受体脑啡肽酶抑制剂（ARNI）　ARNI具有ARB和脑啡肽酶抑制剂的作用，代表药物是沙库巴曲缬沙坦钠片。用药期间注意监测血压、电解质及肾功能情况。

6. 伊伐布雷定　伊伐布雷定是心脏窦房结起搏电流（If）的特异性抑制剂，以剂量依赖性方式抑制If电流，降低窦房结发放冲动的频率，减慢心率，而对心内传导、心肌收缩力或心室复极化无影响。用药期间应注意监测心率变化，将患者的静息心率控制在约60次/min，不宜低于55次/min。避免与强效CYP3A4

抑制剂（如唑类抗真菌药、大环内脂类抗生素、HIV蛋白酶抑制剂）合用。

（三）病情监测

1. 指导患者每日晨起排尿后、早餐前使用标准秤测体重，体重3天内突然增加2kg以上时，应增加利尿剂的剂量。腹水严重者应每日监测腹围。

2. 准确记录24h出入量　建议患者使用带刻度的饮水杯及量尿杯，伤口渗液或汗液，使用尿布者，应先称湿床单或湿纱布总量减去干的床单、纱布及干尿片的重量，换成毫升量；输液、输血时换算后及时记录；根据食物含水量表每班将患者饮食量准确换算成毫升后做好记录及跟踪，若尿量<30mL/h，应及时报告医生并做好相关饮食宣教。

3. 观察患者呼吸困难程度、发绀、水肿、肺部啰音等变化情况，密切监测血压及心率变化。

（四）容量管理

肺淤血、体循环淤血及水肿明显者应严格限制饮水量和静脉输液速度。无明显低血容量因素（如大出血、严重脱水、大汗淋漓等）者，每天摄入液体量一般宜在1 500mL以内，不宜超过2 000mL。保持每天出入量负平衡约500mL，严重肺水肿者水负平衡为1 000～2 000mL/d，甚至可达3 000～5 000mL/d，以减少水、钠潴留，缓解症状。

健康教育

（一）疾病知识指导

向患者及家属宣传有关疾病的防治知识，积极干预各种高危因素，包括控制血压、血脂、血糖，积极治疗原发病；育龄妇女应在医师指导下决定是否可以妊娠与自然分娩；避免可增加心力衰竭危险的行为，如吸烟、饮酒；避免各种诱发因素如感染、过度劳累、输液过快过多等。强调生活方式及服药依从性与再住院率和病死率息息相关，应重视生活方式及服药依从性。

（二）生活方式指导

1. 饮食指导　限制钠盐的摄入，心力衰竭急性发作伴有明显水肿的患者，限制钠摄入<2g/d；轻度或稳定期时不主张严格限制钠摄入。家用控盐勺常规容量为5g。低脂饮食，戒烟限酒，酒精性心肌病患者戒酒，肥胖者需减肥，营养不良者需给予营养支持。

2. 监测液体出入量　记录每日出入量、做好居家自我管理，让患者及家属知晓记录出入量的意义。不口渴时不饮水，如嘴干可尝试含冰块、糖等。饮水饮料口服液用容量度专用杯；糊状食物或奶粉先量好水再加溶质，只记含水量；使用有刻度的尿壶或便盆，尿失禁者使用尿片；每天清晨空腹排尿后称体重，注意保证称重时穿着的衣物重量基本一致，可不穿或只穿少量衣物；监测血压、心率，指导患者血压、心率的测量方法，并记录。限制液体的摄入，包括水、饮料、汤等的摄入。严重心力衰竭患者液体入量应控制在1.5～2.0L/d；轻、中度心力衰竭患者常规限制液体并无获益。

3. 休息与活动　急性期或病情不稳定者应限制体力活动，卧床休息，以降低心脏负荷，有利于心功能的恢复。长期卧床者可在床上进行主动或被动运动，如踝泵运动，预防深静脉血栓形成。病情稳定的患者根据病情轻重不同，在不诱发明显的气促、心悸、乏力等不适症状的前提下从床边小坐开始，逐步增加有氧运动，如慢走、太极拳等。

4．预防感染　每年接种流感疫苗、定期接种肺炎疫苗。

（三）用药指导与病情监测

1．用药指导　详细讲解药名、剂量、时间、频次、用药目的、不良反应和注意事项等，规律服药、不随意增减药物，严格遵医嘱，出现不良反应时早发现、早就医。

2．相关指标　监测并控制血脂、血糖、肾功能、电解质在合适范围内。

3．症状的自我评估及处理　指导患者尽早发现心力衰竭恶化的症状及如何应对；出现心力衰竭加重的症状和/或体征，如疲乏加重、呼吸困难加重、活动耐量下降、静息心率增加≥15次/min、水肿（尤其下肢）再现或加重、体重增加（3天内突然增加2kg以上）时，应增加利尿剂剂量并及时就诊。

4．随访安排　详细讲解随访时间安排及目的，根据病情制订随访计划，并需根据随访结果及时给予相应的干预措施。

（四）家庭支持

指导患者家属协助患者保持积极乐观的心态，积极配合治疗，家人多关心、多帮助，必要时教会主要照顾者掌握心肺复苏技术。

（杨旭希　冯晓媚　陈　玲）

第三节
小儿心力衰竭护理

疾病概述

心力衰竭的病因在儿童与成人有很大的不同。先天性心脏病及心肌病是儿童，特别是婴儿心力衰竭的主要病因。儿童心脏移植是心力衰竭终末的治疗方案。

护理评估

（一）病史及心理–社会反应

1．评估患儿的病因和诱因，既往史、过敏史、治疗经过。

2．评估患儿母亲孕期情况、胎儿宫内发育情况。

3．了解患儿的家族成员有无心脏疾病患者以及基因表达异常情况。

4．评估患儿和家属对疾病的认知程度、心理状态和社会支持情况。

（二）身体评估

1．评估患儿的精神状态、生命体征，有无咳嗽、咳痰，活动能力及吸吮情况，以及颈静脉充盈情况，肝脏大小、腹水，皮肤和黏膜有无水肿，尿量情况。

2．评估患者的生长发育情况，如体重、身高、营养、有无贫血等情况。

3．评估心脏储备功能、心力衰竭程度，进行6min步行试验。

4．评估患儿的生活自理能力，评估患儿的血栓、跌倒等风险。

（三）相关检查

实验室检查、BNP或NT-proBNP、影像学检查、超声心动图、心电图检查等。

一般护理

（一）休息和饮食护理

保持病房安静，环境舒适，嘱患儿多休息。心功能尚可者可下床活动，自理大小便，严重心力衰竭患儿应绝对卧床休息。婴儿喂奶，少量多餐，每日所需热量约130～140cal/kg（544～586J/kg），水分限制在每日80～120mL/kg。儿童应予营养丰富、高维生素、易消化的食物，低钠饮食，控制液体入量，以"量出为入"为原则。

（二）心理护理

安抚患儿，让患儿有安全感，避免哭闹、精神紧张、饱餐、感冒等诱发因素。哭闹、烦躁不安者予镇静。

（三）口腔护理

保持口腔清洁卫生。

（四）皮肤护理

保持床单位、皮肤清洁，定期检查皮肤伴有水肿时定时翻身或给予气垫、水垫、安普贴保护，防压疮。

（五）生活护理

注意保暖，予合适的衣被，避免受凉感染。

专科护理

（一）快速评估

心力衰竭时，婴幼儿多以呼吸系统的表现起病，出现四肢活动减少，呼吸、吸乳均有困难，哭声弱，呼吸浅促，出现三凹征，精神萎靡，嗜睡，面色苍白，皮肤湿冷，尿少汗多，毛细血管充盈时间延长，心率快，体重不增。对于早产低体重新生儿，心力衰竭可表现为酸中毒、贫血和低氧血症等。对于足月新生儿，气促、喂养困难和尿少是最常见的心力衰竭表现。儿童体力活动能力减退，端坐呼吸。应迅速识别心力衰竭患儿。小儿年龄不同，心率及呼吸的生理标准也不同，心力衰竭的严重程度采取综合多种症状和体征分析的方法进行评估。小儿的心功能分级常使用NYHA心功能分级法（表2-3-1），婴儿的心力衰竭程度常根据患儿奶量判断，使用标准的ROSS心力衰竭评分法（表2-3-2），1~14岁小儿推荐使用改良　　　的ROSS心力衰竭评分法（表2-3-3）。

表2-3-1　NYHA心功能分级

级别	儿童	婴儿
Ⅰ级	体力活动不受限	无症状，吸乳和活动与正常儿无异
Ⅱ级	体力活动轻度受限（可能存在继发性生长障碍）	在乳儿吸乳时，可有轻度呼吸急促或多汗，较大婴儿活动时有异常的呼吸困难，但生长发育正常
Ⅲ级	体力活动明显受限（存在继发性生长障碍）	吸乳和活动有明显的呼吸急促，喂哺时间延长，生长发育因心力衰竭而落后
Ⅳ级	不能从事任何体力活动（存在继发性生长障碍）	休息时也有症状，呼吸急促，有三凹征，呻吟和多汗

表2-3-2　标准的ROSS心力衰竭评分法

项目	评分		
	0	1	2
	每次喂养情况		
喂奶量/mL	>100	70 ~ 100	<60
喂奶时间/min	<40	>40	—
呼吸次数/min	>50	50 ~ 60	>60
心率/min	<160	160 ~ 170	>170
呼吸形态	正常	异常	—
末梢充盈	正常	减少	—
第三心音	无	存在	—
肝肋下缘/cm	<2	2 ~ 3	>3

注：0~2分无心力衰竭，3~6分轻度心力衰竭，7~9分中度心力衰竭，10~12分重度心力衰竭。

表2-3-3　改良的ROSS心力衰竭评分法

症状和体征	计分		
	0	1	3
病史			
出汗	仅在头部	头部、躯干（活动时）	头部、躯干（安静时）
呼吸过快	偶尔	较多	常有
呼吸	正常	吸气凹陷	呼吸困难

续表

症状和体征	计分		
	0	1	3
呼吸次数/次·min⁻¹			
0~1岁	<50	50~60	>60
1~6岁	<35	35~45	>45
7~10岁	<25	25~35	>35
11~14岁	<18	18~28	>28
心率/次·min⁻¹			
0~1岁	<160	160~170	>170
1~6岁	<105	105~115	>115
7~10岁	<90	90~100	>100
11~14岁	<80	80~90	>90
肝大（肋缘下）	<2cm	2~3cm	>3cm

注：0~2分无心力衰竭，3~6分轻度心力衰竭，7~9分中度心力衰竭，10~12分重度心力衰竭。

（二）专科护理

1. 氧疗护理　予持续低流量吸氧，如低氧血症时短暂给予高流量吸氧（不推荐给予酒精湿化吸氧，这可能导致支气管和肺泡壁损伤）。选择头罩或鼻导管吸氧，以患儿乐意接受的方式进行，以免造成患儿抗拒骚动，加重缺氧的程度。对依靠动脉导管开放而生存的先天性心脏病新生儿，如主动脉弓中断、大动脉转位、肺动脉闭锁等，则不宜吸氧。因为供给氧气可使血氧增高而促使动脉导管关闭，危及生命。

2. 病情观察　持续心电监测（包括心率、心律、血压、呼吸频率、血氧饱和度）；密切监测心力衰竭相关症状及体征以评估容量负荷。6min步行试验判断心功能（判断标准：6min步行距离<150m，为重度心力衰竭；步行距离在150~450m，为中度心力衰竭；步行距离>450m，为轻度心力衰竭）。根据生命体征调整和控制补液滴速，一般以2~3mL/（kg·min）为宜；每日监测出入量（尿量）；密切监测电解质及肾功能等；及时评估营养、活动、皮肤、家属及患儿需求等。应准确、规范记录患儿病情变化、处理措施、临床疗效及需求，及时与医生沟通。

3. 体位　心力衰竭时患儿的肺血增多和心脏扩大使肺的呼吸活动空间缩小，以及肝脏增大，膈肌运动受限，应协助患儿采取端坐位或半坐位。小婴儿可抱起，使下肢下垂，减少静脉回流。

4. 用药护理

（1）利尿剂　各种利尿剂能抑制肾小管再吸收钠，增加钠、水排泄，缓解体循环、肺循环淤血。静脉注射呋塞米（每次1~2mg/kg）。用药期间密切监测患儿尿量，以评价利尿剂疗效，常规监测肾功能和电解质，警惕发生低血钾等不良反应，预防低钾、低镁血症，适量补充微量元素，给予补钾治疗。

（2）血管扩张剂　扩张小动脉的平滑肌，减轻后负荷，增加心搏量，扩张静脉使静脉血管床容量增加，减少回心血量。硝普钠可同时扩张动、静脉。使用硝普钠应避光，现配现用，静脉持续泵入控制剂量，用药期间密切监测患儿血压与肾功能变化。使用血管紧张素转换酶抑制剂（ACEI）时需注意有无干咳等副作用。

（3）正性肌力药　容量充足但血压仍低和/或有低灌注症状或体征的患儿，短期静脉给予正性肌力药。使用此类药物期间，应持续监测患者血压、心律、心率。①静脉用多巴胺时，注意避免药物外渗，以免引起局部坏死，如药物外渗，局部予酚妥拉明封闭治疗或50%硫酸镁湿敷，喜疗妥乳膏外涂。②强心苷（洋地黄类）治疗剂量与中毒剂量接近，监测血药浓度。每次给药应监测心率，避免同时使用钙剂，观察有无恶心、呕吐、厌食、腹泻等胃肠反应、室性期前收缩、房室传导阻滞等心脏毒性反应，头痛、失眠等神经系统反应。强心苷中毒处理：立即停药；对低血钾伴快速性心律失常而无Ⅱ度或Ⅱ度以上房室传导阻滞者，应注意补充钾盐；根据不同类型的心律失常或传导阻滞，使用药物治疗。

5．急性心力衰竭　急性心力衰竭患者，合并肺水肿，可用吗啡（0.1~0.2mg/kg静脉注射或肌内注射）镇静，警惕呼吸抑制、意识改变的发生，床旁备急救用物。

6．器械治疗　对药物治疗无效及急性心功能失代偿和低心排血量患儿，有部分病程进展快或发生猝死，可考虑进行器械治疗。包括植入型心律转复除颤器（ICD）、心脏再同步化治疗（CRT）、体外膜肺氧合（ECMO）和心室辅助装置（VAD）。护理上注意镇静制动，预防感染、出血、血栓，加强管道的护理。详见"第十八章心脏辅助装置护理"。

7．心脏移植　是儿童心力衰竭终末治疗方案，详见"第十二章第二节儿童心脏移植护理"。

健康教育

1．疾病知识指导　向患者及家属宣传有关疾病的防治知识。

2．疾病指导　积极治疗原发病，积极干预各种高危因素，避免各种诱发因素，如哭闹、情绪激动、饱餐、用力排便等。生活要有规律，保证充足睡眠，预防感冒。

3．饮食宣教　向患者及家属宣教饮食习惯的重要性，少量多餐，限制盐及水分的摄入，进食易消化、高纤维的食物，预防便秘的发生。

4．运动与休息　根据心功能情况合理安排休息和运动，活动量以不引起气促为宜。

5．药物指导　定时服药，教会患者及家属服用地高辛时注意数脉搏及观察患儿的胃肠道反应。脉搏若新生儿<100次/min，1~3岁<90次/min，4~6岁<80次/min，7~9岁<70次/min，10岁以上<60次/min暂停给药。

6．随访　加强随访，定期复诊。

（严秋萍　蔡婷婷）

CHAPTER 3 第三章
心律失常护理

1 | 第一节 |
心律失常护理

疾病概述

正常心率起源于窦房结，正常频率为60~100/min（成人）。心律失常是指心脏冲动的频率、节律起源部位、传导速度、激动次序的异常。临床上按心律失常发作时心率的快慢分为快速性和缓慢性心律失常两大类。

护理评估

（一）病史及心理-社会反应

1. 患病的起始时间，诱因，主要症状，用药情况，有无晕厥史等既往史。

2. 评估生活方式　日常生活是否规律，有无烟酒嗜好或摄入含咖啡因过多的食物，有无熬夜生活习惯，有无睡眠障碍等。

3. 评估患者对疾病的了解程度。

4. 心理-社会状况　有无负面情绪及程度，是否适应角色的转变，家庭成员对患者关心和支持的程度，家庭经济情况。

（二）身体评估

1. 评估患者生命体征、体位、皮肤黏膜情况，目前的主要不适及病情变化，对日常活动、饮食、睡眠、大小便有无影响，营养状况有无改变。

2. 评估患者的生活自理能力，评估患者有无血栓、跌倒等风险。

（三）相关检查

血液检查、十二导联心电图检查、24h动态心电图检查、心脏超声心动图、经食管超声心动图、经食管心脏起搏术、心脏电生理检查、X线胸片、心脏MRI、运动试验等。

一般护理

（一）按循环系统疾病一般护理常规护理

（二）饮食

给予富含纤维素的食物，以防便秘；避免饱餐及摄入刺激性食物如咖啡、浓茶等。

（三）休息

心律失常发作引起心悸、胸闷、心脏停搏感、乏力、气促、出汗、头晕、黑矇等不适症状时应卧床休息，保证充足睡眠，休息时避免左侧卧位，以防左侧卧位时心脏搏动感明显而加重不适。

（四）密切观察病情

监测心率、心律变化，及早发现危险征兆。密切测量生命体征，如出现危险心律，及时告知医生并配合处理。监测电解质变化，尤其是血钾情况。备好抢救器材（如除颤仪、临时起搏器、心电图机）及各种抗心律失常抢救药品。

专科护理

（一）室上性心动过速（SVT）护理

1. 协助检查　未明确诊断的窄QRS波心动过速急性期和未明确诊断的宽QRS波心动过速急性期，对于血流动力学稳定者，协助患者行十二导联心电图检查。

2. 终止急性发作的护理　指导患者终止心动过速急性发作的物理方法，首选迷走神经刺激操作法，最好保持仰卧位且腿部抬高，或深吸气后屏气同时用力做呼气动作（Valsalva法），或用压舌板等刺激咽喉部产生恶心感，可终止发作。迷走神经刺激过程中做好安全护理，选择床边操作，避开餐后刺激咽喉部以免恶心、呕吐引起窒息。密切观察效果及患者生命体征变化，无效或生命体征有异常时及时告知医生。

3. 电复律护理　SVT伴明显低血压和严重心功能不全者，应使用电复律终止发作，食管心房调搏可用于所有室上性心动过速患者，特别适用于因各种原因无法用药者，如有心动过缓病史。如果所有药物均无效或存在应用禁忌，即便此时血流动力学稳定，直流电复律仍可用于终止心动过速。预激合并房颤的急性期，血流动力学稳定的患者如果药物治疗不能逆转或控制心动过速，建议行同步直流电复律。电复律术前做好患者评估，做好解释工作，备好抢救药物及急救仪器，术中及术后密切观察患者生命体征，及时发现病情变化告知医生。详见"第七节心脏电转复律术护理"。

4. 用药护理　抗心律失常药物主要用于SVT急性发作的终止，长期应用由于疗效差及相关不良反应，临床应用价值有限。妊娠前3个月，建议尽量避免使用所有抗心律失常药物，如果必要，一些药物可以谨慎应用。妊娠女性禁用胺碘酮。应用抗心律失常药物时，密切观察药物疗效及不良反应，防止毒副作用的发生。根据不同抗心律失常药物的作用及副作用给予相应的护理。

（1）进行心房扑动的转复，静脉注射应用伊布利特时，避免用于QT间期延长、明显低钾血症、左心室肥厚、LVEF明显降低（<30%）者，以免发生促心律失常作用。用药前做好准备，详细了解病史；复查心电图，测量QTc间期；QTc间期>440ms者禁用伊布利特；了解患者年龄、体重和一般状况；需常规有效抗凝治疗3周，或行食管超声检查证实心房内无血栓；心室率<55次/min，控制血压；患者禁食2h，复查电解质、吸氧，开通2条静脉通道，用药前纠正低钾或低镁血症，当血钾>4.0mmoL/L时给药相对安全，血钾<3.5mmoL/L时，应补钾后再用伊布利特。应充分准备好血压监测仪、除颤器、床旁临时起搏器、抢救药物等急救设备和药品，转复前10min开始描记心电图，并持续心电监护。静脉注射伊布利特时应密切监测心电，包括QTc间期、心率、QRS波形态等，用药过程中需在床旁密切观察45min以上，及时发现多形性室速/尖端扭转性室速（TdP）等不良的心脏电生理作用。推药的速度要缓慢、匀速（建议使用

恒速微量泵），推注速度忽快忽慢容易发生短阵室速。停药指标：用药剂量不超过2mg；成功转复或出现快速型心律失常、QTc间期延长>60ms、心室率<50次/min、Ⅱ度或Ⅱ度以上房室传导阻滞、TdP、收缩压<90mmHg、QRS波时限的延长超过50%时立即停止给药。用药后监测方案：持续心电监测4h；监测QTc间期；十二导联心电图；针对肝功能异常、血流动力学不稳定的室速，延长监测时间至QTc间期恢复正常，除颤器应一直处于备用状态。

（2）使用普罗帕酮终止室上性心动过速，心动过速终止后应即刻停止注射，使用时应注意生命体征及心电监护，观察有无低血压、心动过缓并发症。

5. 射频消融治疗护理　对于所有折返性及大多数局灶性心律失常，详细解释潜在风险和获益后，首选导管消融治疗。持续性心律常发作的妊娠女性如果药物疗效不佳或存在药物禁忌证，可以考虑采取新型导管消融技术（零射线导管消融）。对于房颤消融术后房速（局灶性或大折返性），消融治疗应推迟至房颤消融术3个月后。对于导管消融患者做好术前宣教及术前准备，消除其紧张心理，完善术前检查，按医嘱停用抗心律失常药物。术后平卧8~12h，严密观察生命体征、伤口及足背动脉搏动情况及术后并发症。正确指导活动，协助做好生活护理。详见本章"第三节心脏消融术护理"。

6. 加强疾病知识宣教　房性早搏负荷高（>500个/24h）的患者应被视为发生心房颤动的风险增加，应进行有关心房颤动症状的健康教育。节律监测如果观察到短暂的心房颤动发作（其本身并不是口服抗凝的指征）时，必要时进行抗凝药使用的宣教。

（二）室性心律失常护理

1. 严密观察患者生命体征及心电监护情况，室性早搏负荷>20%是全因死亡和心血管死亡的高危因素，要及时发现室性心动过速、室颤及猝死等恶性心血管事件。

2. 用药护理　遵医嘱给予抗心律失常药物并观察疗效。根据不同抗心律失常药物的作用及副作用给予相应的护理，室性心动过速应用利多卡因可致头晕、嗜睡、视物模糊、抽搐和呼吸抑制，因此静脉注射累积不宜超过300mg/h。

3. 对于LVEF<35%的持续性室性心动过速且没有可逆原因的患者应植入心脏复律除颤器。注意观察起搏器伤口有无感染，给予患者肢体活动指导，避免不当活动引起电极移位等并发症。密切观察心率、心律及起搏器的功能。详见"第五节永久性人工心脏起搏器植入术护理"。

（三）心房颤动护理

1. 伴有血流动力学障碍的心房颤动是紧急复律的指征，复律方法有电复律和药物复律。①复律前应检测电解质，但紧急复律不需等待结果。②神志清醒者应给予静脉注射镇静剂（如地西泮、咪达唑仑等），直至意识模糊状态后进行电复律。③新发心房颤动无明显器质性心脏病，不伴有低血压及明显左室肥厚（室壁厚度>1.4cm），血电解质和QTc间期正常，可使用伊布利特。开始给药至给药后4h需持续心电图监护，防止发生药物促心律失常，如尖端扭转性室性心动过速。④有器质性心脏病的新发心房颤动患者，推荐静脉应用胺碘酮。胺碘酮负荷量150mg，稀释后10min静脉注射，继之以恒速泵静脉泵注，维持剂量根据心律失常情况，酌情调整，24h最大静脉用量不超过2.2g。亦可按照如下用法：负荷量5mg/kg，0.5~1.0h静脉输注，继之50mg/h静脉输注。⑤电复律应采用同步方式。起始电量100~200J（双相波），200J（单相波）。一次复律无效，应紧接进行再次复律（最多3次）。再次复律应增加电量，最大可用到双相波200J，单相波300J。⑥胺碘酮可扩张外周血管和冠状动脉，使用过程中要监测患者血压。⑦严密观察注射部位血管情况，避免静脉炎的发生。如发生静脉炎，立即更换注射部位并于原注射部位予喜辽妥软膏外涂。

2．胺碘酮临床上主要用于房颤、房扑和室速等心律失常。口服需要先给负荷量，然后改为维持量。常用负荷量的方法为2周内给药7g，即第1周每日3次，每次0.2g，第2周每日2次，每次0.2g，第3周改为维持量，每日1次，每次0.2g，一般维持半年后可酌情减量。胺碘酮的2个严重不良反应为甲状腺功能亢进或减低、肺间质病变，所以用药过程中要每半年左右查1次甲状腺功能和拍1次胸X线片。静脉使用胺碘酮时容易出现静脉炎，应及时更换注射部位，交替肢体选择静脉通道。

3．地高辛能很好地控制休息心率但不能完全控制运动心率。在收缩性心力衰竭的患者中使用它是正确的。应用地高辛时每次监测脉搏后给药，当脉搏<60次/min时，应告知医生，暂停给药。定期监测地高辛浓度，观察有无恶性心律失常等副作用。

4．及时查看患者食管B超或肺静脉CT有无血栓形成，观察患者有无血栓脱落引起的卒中等栓塞症状。

5．服用抗凝药时注意观察患者有无出血先兆，定期复查凝血指标、大便常规等。

（四）心动过缓的护理

1．予持续心电监护，密切观察心电图变化及生命体征变化。必须有家属24h陪护，外出检查必须使用轮椅协助。

2．有晕厥时的患者，做好跌倒评估，并宣教跌倒相关措施，避免发生跌倒不良事件。

3．需要安装永久起搏器的患者，做好术前及术后护理及活动指导。详见"第五节永久性人工心脏起搏器植入术护理"。

4．停留临时起搏导线接临时起搏器者，密切观察患者心率、心律、呼吸及血压的变化及临时起搏器的功能，发现异常及时报告医生处理。

🌱 健康教育

1．疾病宣教　讲解心律失常的常见病因、诱因，如情绪紧张、过度劳累、急性感染、寒冷刺激、不良生活习惯等防治知识。

2．心理健康宣教　注意劳逸结合、生活规律；保持乐观、稳定的情绪；戒烟酒，避免摄入刺激性食物如咖啡、浓茶等，避免饱餐、过度劳累、情绪激动及感染，以防止诱发心律失常。

3．控制体重　超重或者肥胖的房颤患者建议减重。肥胖与心房电重构相关。一方面，症状性房颤的肥胖患者在体重减轻后症状缓解，房颤发作频率降低。另一方面，肥胖的房颤患者在导管消融后减重效果更佳。减重还可以延缓阵发性房颤向持续性房颤的进展，在减重的房颤患者中会出现持续性房颤转变为阵发性房颤或恢复窦性心律的良好效果。

4．药物宣教　讲解遵医嘱服用抗心律失常药物的重要性，不可擅自减量、停药或改用其他药物。教会患者观察药物疗效和不良反应。房颤患者射频消融术后需口服抗凝药如华法林、达比加群酯、利伐沙班等，口服华法林者应严密监测INR在2.0～3.0。服用达比加群酯或利伐沙班者应每3个月或6个月监测肝、肾功能，发现异常及时就诊。

5. 生活宣教　有晕厥史者应避免从事驾驶、高空作业等有危险的工作。有头昏、黑矇时应立即平卧休息以免摔伤，并及时就诊。对于有心律失常、结构性心脏病或其他心血管疾病症状与体征的运动员，除了评估运动的影响外，其他评估应同非运动员患者。有晕厥或晕厥前症状、有严重症状的运动员，在充分评价心血管疾病的风险前，应停止竞技性比赛。

6. 家庭护理　教会患者及家属测量脉搏的方法，心律失常发作时的应对措施，包括教会其刺激迷走神经的方法，教会院外心肺复苏术，以便院外自我监测病情和自救。向植入有永久心脏起搏器的患者讲解起搏器自我监测内容与家庭护理方法，并按时复查检测起搏器性能。

（罗思妮　刘新荣）

2 | 第二节 |
心脏电生理检查护理

 ## 概　述

有创性电生理（EP）检查是指通过把多极导管置入不同心腔内，然后予以程序心脏刺激并记录心电活动。该检查用于怀疑或已经明确记录到的心律失常诊断，尤其精确的EP检查可以为导管消融或必要的治疗提供重要依据。

心脏电生理检查是以心脏整体或心脏的一部分为对象，记录腔内心电图、标测心电图，以及应用各种特定的电脉冲刺激，一般先行心室刺激，然后行心房刺激，用于诊断和研究心律失常的一种方法。心脏电生理检查对窦房结、房室结功能评价，预激综合征旁路定位、室上性心动过速和室性心动过速的机制研究，以及筛选抗心律失常药物和拟定最佳治疗方案，均有重要意义。

临床应用的适应证：①确定房室传导阻滞的精确部位；②鉴别异位激动的起源；③对预激综合征进行精确分型；④检查窦房结功能；⑤明确某些异位性心动过速的折返机制；⑥对某些复杂的心律失常揭示发病的特殊机制及某些特殊生理现象；⑦晕厥原因不明；⑧心律失常考虑介入性治疗或植入起搏器；⑨抗心律失常药物筛选或药理学研究。

禁忌证：①严重心功能不全；②长QT间期且伴室性心动过速；③全身感染、局部化脓、细菌性心内膜炎；④出血性疾病和严重出血倾向；⑤严重肝肾功能障碍、电解质紊乱、恶病质；⑥不具备心脏电生理检查条件。

护理评估

（一）病史及心理-社会反应

1. 评估患者的病史，包括患病的起始时间、有无诱因、主要症状、用药情况、患者的心肺功能情况、既往史等。

2. 评估患者对疾病的了解程度，家庭成员对患者关心和支持程度，家庭经济情况，有无焦虑、抑郁等负面情绪及程度。

3. 评估患者的日常生活是否规律，有无烟、酒嗜好或摄入含咖啡因过多的食物。

4. 评估药物过敏史，因为电生理检查除了应用麻醉药外，在未诱发心律失常时，会进行异丙肾上腺素激发试验。如果仍不能诱发，则进行阿托品激发试验。

（二）身体评估

1. 评估患者的生命体征、体位、皮肤黏膜情况。

2. 评估目前的主要不适及病情变化，对日常活动、饮食、睡眠、大小便有无影响，营养状况有无改变。

3. 评估疼痛、营养状况，以及有无血栓、跌倒、压疮等风险。

（三）相关检查

实验室检查、心电图检查、心脏超声心动图、X线胸片等。

一般护理

（一）家属宣教

向患者及家属说明检查的目的及费用，做好解释工作，取得配合。

（二）生活护理

保持病室环境安静，保证充足的睡眠，避免劳累，注意保暖，预防呼吸道感染。

（三）饮食护理

术前不需禁食，术前一餐饮食以6成饱为宜。

（四）血液检查

了解患者的肝功能、出凝血等有关实验室检查结果是否正常。

（五）心理护理

关心、体贴患者，消除紧张情绪，及时给予心理疏导和鼓励。

专科护理

（一）检查前护理

1. 相关知识宣教

（1）护理人员需要对患者进行针对性的病症普及，让患者对自己的病症有正确认知。

（2）进行健康指导，即告知患者该检查的流程、步骤，做此项检查的目的以及作用，同时对此检查中存在的风险因素做简单的解答，让患者能够事先了解此项检查，从而做好心理准备。

（3）在检查过程中，指导患者应该如何配合医护人员的工作，避免患者盲目操作和触碰电生理检查室内的仪器，从而影响检测效果。

2．饮食护理　术前不需禁食，术前一餐饮食以6成饱为宜。

3．用药护理　遵医嘱停用抗心律失常药5个半衰期以上，房颤术前服用华法林维持INR在2.0～3.0，或者口服抗凝药物至少3周或行食管超声检查确认心房内无血栓，华法林抗凝达标者术前无须停药，新型口服抗凝药用于术前抗凝，不需要常规调整剂量。如在术前停药后出现心动过速发作，则尽量用刺激迷走神经、食管调搏等方法终止。

4．检查前准备　心脏电生理检查经皮穿刺部位有左锁骨下静脉，左上肢贵要静脉，左、右股静脉。临床常采用左、右股静脉穿刺，所以术前1天双侧腹股沟及会阴部备皮；进导管室前在患者左上肢留置静脉留置针；指导患者练习床上排大小便；送导管前排尿；检查日晨嘱患者穿患者服（无金属扣、金属拉链等），取下所有饰品及活动性义齿。

5．相关宣教　确保检查同意书有医生、患者、家属的签名，填写检查前交接单，保持生命体征的稳定，指导家属交好费用，做好患者及家属的心理护理。

6．相关检查　指导患者完成必要的实验室检查（血尿常规、血型、出凝血时间、电解质、肝肾功能）、胸部X线、超声心动图等。

（二）检查后护理

1．术后返病房协助患者过床，取平卧位。

2．密切观察伤口及足背动脉搏动情况，注意有无渗血、肿胀、瘀斑、穿刺侧肢体远端血运情况，发现异常立即报告医生并协助处理。

3．经右颈内静脉或左锁骨下静脉穿刺者，密切观察穿刺部位的渗血、出血及皮肤状况；经股静脉穿刺者，伤口用弹性胶布包扎且卧床6～8h，术肢伸直并向术侧翻身，主动或者被动做好踝泵运动。卧床期间做好预防VTE宣教，术侧肢体严禁冷热敷和用力按摩下肢。

4．监测患者的一般状态及生命体征。观察术后并发症，如心律失常、空气栓塞、出血、感染、热原反应、心脏压塞、心脏穿孔等。

5．行射频消融术后患者按"第三章第三节心脏消融术护理"。

🌱 健康教育

1．休息与睡眠　注意劳逸结合、生活规律，保证充足的休息与睡眠，保持乐观稳定的情绪。

2．自我监测　教会患者及家属测量脉搏的方法，以便于自我监测病情和自救，心律失常发作时应及时到附近医院就诊，情节严重者如多次复发室速、室颤、晕厥等应尽快到专科医院就诊。

3．伤口观察　伤口换药当天嘱患者勿做过度深蹲的动作，未愈合前伤口勿碰水，出院后若发现伤口周围出现红肿、疼痛明显、有硬结、脓点等情况应及时去医院就诊。

（罗思妮　任　琼）

第三节
3 心脏消融术护理

概述

射频消融术是利用电极导管在心腔内某一部位释放射频电流而导致局部心内膜及心内膜下心肌的凝固性坏死，达到阻断快速心律失常异常传导束和起源点的介入性技术。射频电流是一种正弦波形，是频率为300~750kHz的交流电流。该手术具有创伤小、恢复快、成功率高、并发症少等优点，避免长期服用抗心律失常药物的不便及外科手术治疗的痛苦。

此外，各种类型室性心动过速、心内膜消融复发、折返环或异位起搏点位于心外膜的患者，适用于在心外膜进行电生理标测和消融，该方法称为心外膜射频消融术。

近年来探索更为安全、高效且操作相对简单的新方法来隔离肺静脉前庭成为研究热点。冷冻球囊消融术应用于房颤消融是一项重要的技术突破，它最突出的优势在于安全性：①圆形的冷冻球囊导管的形态是针对肺静脉前庭的解剖学特点定制，冷冻球囊可和绝大多数肺静脉前庭牢固贴合，单次消融就可形成连续的环形消融径线，组织损伤灶更为均匀、边界更加清晰，可最大限度保留组织的完整性，从而降低动脉栓塞、肺静脉狭窄和心房食管瘘等严重并发症发生的风险。②冷冻消融过程中球囊与组织密切贴合牢固黏附，很少发生导管移位，可明显降低损伤肺静脉前庭毗邻结构的风险。③在深低温冷冻消融前，组织损伤多为可逆的一过性，从而降低了重要组织永久性损伤的风险。

护理评估

（一）病史及心理-社会反应

1. 评估患者的病史，包括患病的起始时间，有无诱因，主要症状，用药情况，既往史等；室性早搏最常见的症状包括心悸、胸闷、心脏停搏感。

2. 评估患者对疾病的了解程度，是否适应角色的转变，家庭成员对患者关心和支持的程度，家庭经济情况；有无焦虑、抑郁等负面情绪及程度。

3. 评估患者的日常生活是否规律，有无烟、酒嗜好或摄入含咖啡因过多的食物。

（二）身体评估

1. 评估患者的生命体征、体位、皮肤黏膜情况。

2. 评估目前的主要不适及病情变化，对日常活动、饮食、睡眠、大小便有无影响，营养状况有无改变。

（三）相关检查

实验室及其他检查：血液检查、心电图检查、心脏超声心动图、经食管超声心动图、经食管心脏起搏术、心脏电生理检查和X线胸片等。冷冻球囊消融术术前需行CT或MRI或超声成像检查，心外膜导管消融术需要排除非缺血性心肌病和其他疾病引起的室性心动过速，胸部X线检查、超声心动图和CT或MRI已被证明有利于患者的筛选。

一般护理

（一）家属宣教

向患者及家属说明检查的目的及费用，做好解释工作，取得配合。

（二）相关检查

了解患者的肝功能、出凝血等有关实验室检查结果是否正常。冷冻球囊消融术中肺静脉造影需要使用相当剂量的造影剂，不适用于肾功能不全的患者。

（三）药物护理

遵医嘱停用抗心律失常药5个半衰期以上，房颤消融者术前服用华法林，维持INR在2.0～3.0。或者口服抗凝药物至少3周，或行食管超声检查确认心房内无血栓，华法林抗凝达标者术前无需停药，新型口服抗凝药用于术前抗凝，不需要常规调整剂量。如在术前停药后出现心动过速发作，则尽量用刺激迷走神经、食管调搏等方法终止。2019年ESC室上性心动过速患者管理指南建议：对于血流动力学不稳定的患者推荐同步直流电复律（I类推荐，B级证据）；对于血流动力学稳定的患者首先记录十二导联心电图（I类推荐，B级证据），建议采用迷走神经刺激方法终止心动过速，推荐平卧腿抬高位（I类推荐，B级证据）。

专科护理

（一）术前护理

1. 完善术前检查　血常规、尿常规、大便常规、甲状腺功能评估，血生化检查，肝、肾功能和出凝血功能；记录窦性心律和心律失常发作时的十二导联心电图，最好行动态心电图检查，以便了解伴随的心律失常及窦房结和房室结功能；消融3天内常规行经食管超声心动图（TEE）检查，排查左心房血栓。如有心房血栓证据，须规范抗凝至少3个月，证实血栓消失后再行消融治疗。

2. 饮食指导　房颤及房扑患者术前72h内完善食管超声心动图检查需禁食8h，或增强CT扫描，无需禁食，但TEE所起作用较CT更优。排除左心耳/心房血栓，检查过程中可使用局部麻醉药，以减轻患者咽喉部不适，提高配合程度，检查后1h嘱患者进食温凉软食，减轻对食管黏膜的刺激。

3. 术前准备　术前1天备皮双侧腹股沟及会阴部，并预留左上肢留置针；指导患者练习床上排大小便；送导管前排尿；术日晨嘱患者穿患者服（无金属扣、金属拉链等），取下所有饰品及活动性义齿。术前不需禁食，术前一餐饮食以6成饱为宜。

4. 其他　确保手术同意书有医生、患者、家属的签名，填写术前交接单，保持生命体征的稳定，指导家属交好手术费用，做好患者及家属的心理护理。

（二）术后护理

1. 术后返病房协助患者过床，取平卧位。行心外膜射频消融术患者需要查看有无留置心包穿刺管，观察引流情况，引流管留置最长不超过7天。

2. 密切观察伤口及足背动脉搏动情况，指导患者做踝泵运动，注意伤口有无渗血、肿胀、瘀斑、穿刺侧肢体远端血运情况，发现异常立即报告医生并协助处理。

3. 观察术后并发症

（1）较常见的并发症 包括心包积液、心脏穿孔、冠状动脉破裂、心包填塞等，部分心包积液患者还可引起心包炎。如果心外膜射频消融术后患者出现发热、胸痛、心包积液、心电图ST段抬高等表现，应考虑心包积液、心包炎的可能。急性出血者出血速度快，需紧急心包穿刺、引流。慢性出血者因病情发展缓慢、症状不典型而易被忽视。临床表现为：①突发呼吸困难、烦躁、意识模糊或丧失；②血压突然降低；③心率变化；④特征性X线表现（心影搏动消失和透亮带），心脏超声检查可确诊。

（2）左心房-食管瘘/左心房-心包瘘 左心房-食管瘘是房颤导管消融最严重的并发症，食管瘘的原因主要是消融温度过高对毗邻的食管组织造成水肿甚至坏死，如坏死灶与左房后壁穿孔灶紧邻，则形成"瘘道"，一旦出现，可致残或致命。对于消融术后数日至数周出现的发热、畏寒和动脉栓塞症状，一定要首先警惕左心房-食管瘘，此时应避免再行TEE检查以免加重病情。CT和MRI对于明确诊断有重要价值。消融术后应用质子泵抑制剂预防左心房-食管瘘。

（3）其他并发症 若发生下肢皮温凉及无搏动、呼吸困难、剧烈腹痛等应警惕出现下肢静脉血栓、血气胸、腹膜后血肿等。

4. 经股动脉穿刺者，伤口用弹性绷带加压包扎且卧床12h；经静脉穿刺者，伤口用弹性胶布包扎且卧床6～8h；次日伤口消毒后更换敷料。

5. 予心电监护12～24h（心房颤动术后心电监护24h）、血压监测6～12h，密切观察患者的生命体征变化，并做好记录。

6. 按医嘱给予非房颤/房扑患者口服拜阿司匹林0.1g，每日1次。房颤/房扑患者术后止血充分，且无心包积液，鞘管拔出3～4h后恢复使用非维生素K拮抗剂口服抗凝药（NOACs）或华法林，出血风险高的患者可延迟到48～72h再重新开始抗凝治疗。

7. 判断出血程度 一般将出血程度分为轻微出血（包括鼻衄、皮肤小瘀斑、轻微外伤后出血）、中度出血（肉眼血尿、自发大片瘀斑、无血流动力学障碍而需要输血治疗）和严重出血（指具有生命危险的出血，包括关键部位出血，如颅内出血和腹膜后出血，及导致血流动力学不稳定的出血）。

8. 指导患者进食，避免低血糖反应。房颤/房扑患者术后1个月内勿进食有刺有骨头的食物，以软食为主。

9. 协助做好生活护理。

🎗 健康教育

（一）休息与睡眠

注意劳逸结合、生活规律，保证充足的休息与睡眠，保持乐观稳定的情绪。

（二）药物宣教

1. 术后抗凝 非房颤/房扑射频消融术后

遵医嘱服用拜阿司匹林0.1g，每日1次，持续1个月；房颤/房扑患者术后需口服抗凝药如华法林、达比加群酯、利伐沙班等。服用达比加群酯及利伐沙班者使用前应评估肝、肾功能，使用后至少每年检查肝、肾功能。口服华法林3个月，根据患者卒中风险积分确定是否停用。

2. 术后抗心律失常药物　长期口服胺碘酮治疗的患者需每半年进行甲状腺功能及X线胸片检查，必要时评估呼吸功能。至少每3个月进行电解质、肝、肾功能及心电图的评估，每半年进行1次动态心电图及超声心动图的评估。使用胺碘酮者需告之皮肤露出部位少晒阳光，以免发生日光性皮炎。

3. 术后抑酸治疗　房颤射频消融术后食管内镜检查可能发现不同程度的食管损伤，在经过2～4周的抑酸剂治疗后这些病变则逐渐消散；而心房–食管瘘的高发时段又多在术后2～4周，因此术后给予消融损伤广泛者4周质子泵抑制剂抑酸治疗是合理的。冷冻球囊消融时注意：当食管内温度<15℃时应停止冷冻消融，建议术后3天行食管内镜检查并口服2～6周的质子泵抑制剂。

4. 患者宣教　教会患者观察药物疗效和不良反应，告知患者不可自行减量、停药或擅自改用其他药物。

（三）伤口观察

伤口换药当天嘱患者勿做过度深蹲的动作，未愈合前伤口勿碰水，出院后若发现伤口周围出现红肿、疼痛明显、有硬结、脓点等情况应及时去医院就诊。

（四）自我监测

教会患者及家属测量脉搏的方法，以便于自我监测病情和自救；心律失常发作时应及时到附近医院就诊，情节严重如多次复发室速、室颤、晕厥等应尽快到专科医院就诊。

（五）随访护理

术后非房颤患者1个月后随访，房颤/房扑患者随访至少3个月，以后每年至少随访一次，应对患者的临床状态进行评估，包括是否存在房颤、卒中风险及规范抗凝情况，相关疾病治疗效果及生活方式改善等。随访时，对心电监测的基本要求①阵发性房颤最少随访3次（如3个月、6个月、12个月），每次随访需行十二导联心电图检查，最后一次随访需行24h Holter治疗；消融3个月后，不使用抗心律失常药物而无房颤/房扑/房速发作。如术后使用抗心律失常药物，判断时间应是停用抗心律失常药物5个半衰期以后或停用胺碘酮3个月后。②治疗有效：消融3个月后，使用术前无效的抗心律失常药物而无房颤、房扑或房速发作；或消融术后房颤发作负荷明显降低。③早期房颤复发：指术后3个月内发生持续时间≥30s的房颤/房扑/房速。鉴于约60%的早期复发会自行纠正，故早期复发不计入总复发率内，依此将术后3个月定义为"空白期"。

（罗思妮　任　琼）

第四节

4 临时起搏器置入术护理

概　述

　　临时起搏器是指非永久性起搏导管，脉冲发生器放置于体外，达到治疗或诊断目的后即可撤除。临时起搏器可采用不同的电刺激途径，包括经静脉起搏、经皮起搏、经胸起搏、经食管起搏和外科术后心外膜起搏等。临时起搏器的外形及控制板面见图3-4-1。适用于缺血、炎症、药物中毒、电解质紊乱、急性心肌梗死以及心脏手术后引起的一过性心动过缓或传导障碍的治疗，也用于快速心律失常在电转复心律时的支持疗法。

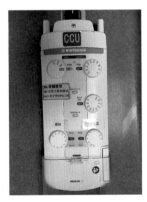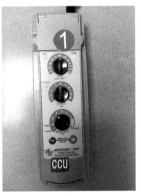

图3-4-1　临床上常用的两款临时起搏器
Reocor（左）和Medtronic（右）

　　临时起搏器置入术是一种常见的心脏介入手术，其目的主要为解决患者心脏骤停，保障外科手术安全，以及在紧急情况下提高患者心室率、改善血流动力学而进行的预防和治疗措施。临时起搏器一般用于严重缓慢性心律失常的临时抢救或预防性治疗（如完全性房室传导阻滞、Ⅱ度Ⅱ型房室传导阻滞、高度房室传导阻滞及束支阻滞、药物或电解质紊乱等引起的症状性心动过缓）、对药物治疗无效或不宜用药物、电复律的快速性心律失常（超速抑制）、各种原因引起Q-T间期延长并发尖端扭转型室速以及对合并有缓慢性心律失常的患者，在进行外科手术前预防性或保护性置入临时起搏器预防术中心脏停搏、阿斯综合征、严重致命性心律失常等情况的发生，提高麻醉和手术的耐受性和安全性。在非心脏外科手术的患者中，对于患有冠心病、窦性心动过缓、房室传导阻滞的患者，慢快型房颤射频消融术后出现慢心率时，手术时需安置临时起搏器渡过术中风险。置入临时起搏器之后，如评估患者有植入永久性起搏器的指征，应尽早更换为永久性起搏器。

护理评估

（一）病史及心理-社会反应

　　评估患者原发病及诊治经过，目前病情与一般情况，心理-社会状况。评估是否有黑矇、晕厥等适应证。

（二）身体评估

评估患者一般状态、配合程度、心肺检查及术野皮肤情况。

（三）相关检查

胸部X线检查、超声心动图、心电图，血生化、血常规、肝肾功能及凝血功能等检查。

一般护理

（一）生活护理

保持病室安静，根据患者的病情监测生命体征的变化。

（二）饮食护理

宜给予高维生素、易消化饮食，少量多餐，避免刺激。

（三）药物护理

掌握心血管常用药物的剂量、浓度、作用等，注意用药前后的情况，准确控制和调节药物的浓度和速度。

（四）心理护理

关心、体贴、鼓励患者，做好充分解释和安慰工作，配合治疗。

专科护理

（一）术前护理

1. 使用经静脉心内膜起搏法的患者，术前向患者和家属介绍临时性心脏起搏器的作用、术中的配合和术后的注意事项，检查患者和/或家属在安装临时起搏器知情同意书上的签名。

2. 开胸手术的患者，向其说明术中可能需要使用临时起搏器，介绍起搏器的作用、起搏导线停留的位置和停留的时间、患者配合的方法等。

3. 准备好临时起搏器，检查其功能是否正常，电池是否足够。

4. 皮肤准备 双侧颈部备皮，必要时备皮双侧腹股沟及会阴部，保留永久性起搏器植入的左侧锁骨下常规穿刺部位。

5. 按医嘱做药物过敏皮试。临时起搏器安装一般不需应用抗生素，依据病情如患者以股静脉入路并且停留时间长，可预防性应用抗生素。

6. 术前测量体温、心率、呼吸、血压并记录，排空大小便，建立静脉通道。

7. 床边准备好急救药品和物品，如心电监护仪、心电图机、吸引器、氧气、气管插管用物等。

8. 术前应用抗凝药者需停用至凝血酶原时间恢复正常。如不能停用药物者，术前应准备止血药，以备术中使用。

（二）术中护理

1. 床边连接心电监护仪、血压和血氧饱和度监测。

2. 用物准备 体外心脏起搏器、普通临时起搏电极、6F血管鞘及扩张管、18号穿刺针、心电监护仪或心电图机1台、除颤仪1台。

3. 协助医生穿好手术衣，打开手术包，消毒皮肤，按手术过程需要传递器械；开胸手术的患者，配合医生把起搏导线缝在心肌或心外膜无血管区。

4. 密切观察病情，心电监护，观察有无心律失常，发现异常及时报告医生并协助抢救。

5．协助医生预调好起搏器各参数，穿刺成功后协助医生连接起搏器，固定好导管，记录导线外露刻度，密切观察心电监护起搏波的情况。

6．留置起搏器期间，护理人员需严密观察患者情况。对于意识清醒者，需耐心向患者讲解起搏器留置的作用与价值，提高患者配合度，尽可能满足患者的合理需求；对于伴有明显烦躁症状者，需予以适当约束及镇静处理，以防起搏器脱位；同时还需定时检查接头连接部位，以确保安全起搏。

7．严密观察患者穿刺部位渗血情况，且需进行合理处理，以防感染。

（三）术后护理

1．术后立即做十二导联心电图，并持续心电监测。

2．做好护理记录，密切监护生命体征，观察血压、呼吸、意识的变化，起搏与感知的功能是否正常，正确识别起搏心电图及起搏相关的心律失常，及时处理，记录起搏器的各项参数和心率、心律、血压情况。

3．临时起搏器参数调试　临时起搏器建议由医生根据患者病情调整参数。起搏频率调试：设置比患者自身心率要快的起搏频率，心电监护显示出相应的心率，并出现起搏信号（起搏钉），反之当自身心率快于起搏器预定频率时，起搏器脉冲发放功能全被抑制，完全是自身心律，心电图上见不到起搏信号；输出电流/起搏电压：起搏器所需的最小输出电流理想阈值<1.0mA，通常0.3～0.7mA，正常的输出电流为起搏阈值的2.5倍（通常2～3mA），以保证起搏的稳定性；感知灵敏度：可以被起搏器感知的最小的心脏触发信号，能够触发或

抑制起搏器发放冲动，调节灵敏度时，数值越低，则灵敏度越高。心室感知敏感度一般设定在2～5mV，敏感度设置过高（敏感性低）会出现感知不足，相反会出现感知过度；超速抑制：设定超速抑制频率，按"Select burst"按键，然后在2s内按住"Start burst"，burst发放刺激。

4．心电监护可见间断或持续发放的起搏信号，每个起搏信号后跟随一个与之相关联的QRS波群。如果有起搏信号，无相关联的QRS波形或起搏信号时有时无或完全消失，提示起搏电极接触不良、心肌水肿、起搏器输出电流太低、起搏器功能障碍等可能，应及时报告医生进行处理。

5．临时起搏器置入术后，应使患者保持舒适体位，观察有无贴壁。若出现膈肌与起搏次数一致的抽动，可能是因为电极穿孔刺激膈肌或电压过高所致，立即协助医生行床旁超声及X线检查，做好抢救准备，排除心脏穿孔可能。临时起搏器置入术后最常见的并发症是电极脱位，可导致起搏失败；当出现感知功能不良时可引起室速、室颤，危及患者生命。

6．检查临时起搏器与起搏电极是否保持紧密稳妥的连接。妥善固定起搏电极，尤其是经胸壁心肌或心外膜起搏法的电极细小，容易发生脱落或折叠，对使用临时起搏器的患者一定要做好床头交接班，查看起搏器设置参数、起搏效果、起搏心律、穿刺部位、导管置入刻度，检查起搏电极的固定是否良好，起搏导线外露刻度是否改变等，防止因体位改变而导致起搏电极扭曲移位，同时妥善固定放置体外脉冲发生器，以防滑脱而牵拉导致电极脱位。

7．临时起搏器在使用期间务必盖上保护滑盖，保护滑盖可以防止不经意碰触控制面板

的按钮，确保患者的安全。此外，患者在卧床时，临时起搏器应悬挂于固定的挂钩；患者在下地活动时，临时起搏器应绑带固定于患者身上，如手臂。

8．部分患者心脏大、心肌变薄，容易引起心肌穿孔，导致心脏压塞，危及患者生命。要注意患者血压、脉搏、呼吸等情况，发现异常及时报告医生处理。

9．起搏器管理的注意事项　搬动患者要小心，防止电极脱开或刺破右心室。在进行外科手术前预防性或保护性置入临时起搏器时，术中应尽量不连续使用电灼，以免导致起搏系统误感知，也可以设置为非同步心脏起搏。高钾血症、代谢性酸中毒可提高心肌起搏阈值，导致丧失夺获；反之，缺氧和低钾血症则可降低心肌起搏阈值，从而可诱发心室颤动。妥善固定临时心脏起搏器：清醒患者安装起搏器后6h内保持卧位，限制活动，6h后局部伤口没有出血可协助半卧位，协助各项生活护理；昏迷患者6～8h内不搬动患者，避免大动作搬动发生出血或电极移位。

10．嘱患者保持平卧休息，如穿刺股静脉，穿刺侧下肢不得弯曲；如穿刺颈内静脉或锁骨下静脉，穿刺侧上肢不能过度伸展，以免引起伤口出血或电极导管移位、折断，双下肢可以活动。指导患者定时做肢体的主动和被动运动以防止静脉血栓的形成。

11．观察穿刺口有无出血肿胀以及敷料包扎有无松动。穿刺口应保持干燥、清洁，检查有无感染炎症的情况，如穿刺口渗血、渗液，应协助医生及时更换敷料。定时监测体温及感染指标情况。起搏导管最佳留置时间为7～10天，一旦发生感染，应尽快拔出起搏电极并做细菌培养，针对病原菌选用抗生素。

12．注意周围电场对临时起搏器造成的危害，及时发现和处理起搏器电池低电量。临时起搏器低电量时，应有医生在场及备好抢救用物后方可更换电池。一般临时起搏器自带15s储电功能，如患者自主心率较快且稳定时，先将起搏频率逐渐减慢，观察自主心律能否出现，若心率稳定，迅速更换电池。如患者心律不稳定，则准备好另一台电量充足的临时起搏器，并调整好跟原起搏器相一致的参数后，快速更换到准备好的起搏器，撤下电量不足的起搏器，重新更换电池。临时起搏器放置时间一般不超过2周。

13．停止临时起搏器步骤　首先将起搏频率减慢，持续观察24～48h，患者仍能保持自主心律，则可拔除起搏电极。

14．饮食　宜进食富含营养、高维生素易消化饮食，保持大便通畅；少食产气类食品，以免引起腹胀。

☤ 健康教育

1．体位宣教　术后患者平卧或抬高床头30°～60°。术侧肢体不宜过度活动，勿用力咳嗽，以防电极移位或脱出。

2．仪器宣教　禁止自行调节起搏器参数，起床活动时保护和固定好起搏器。使用经胸壁心肌或心外膜起搏的患者，起搏电极拔出后，体内的残端在X线下可显影，应向患者解释说明，避免误解。

3．疾病宣教　嘱咐患者，如果有出现植入临时起搏器前的头晕、黑矇、晕厥等不适，应及时告知。

（林丽霞　赖敏华　黄嘉熙）

第五节

5 永久性人工心脏起搏器植入术护理

概　述

永久性人工心脏起搏器（简称起搏器）是一种能产生脉冲电流以刺激心肌某部分产生兴奋点并传导至整个心脏，产生收缩和舒张活动，以维持有效的血液循环的一种装置。常见起搏器功能类型包括心室按需（VVI）型起搏器、心房按需（AAI）型起搏器、双腔（DDD）起搏器、频率自适应（R）起搏器、植入式心脏转复除颤器（ICD）、心脏再同步治疗起搏器（CRT）、心脏再同步化治疗及埋藏式心脏自动除颤器（CRTD）。另外，无导线起搏技术已经逐渐应用于临床，无导线起搏器在临床的护理仍有待进一步深入研究，本节暂不包括。

护理评估

（一）病史及心理–社会反应

1. 评估患者既往史、家族史、用药及过敏史等（是否有头晕、黑矇等症状，发作时的症状及诱因），评估适应证。

2. 评估心理–社会情况，关注患者及对疾病知识的认识、生活习惯、心理精神状态、生活自理能力、经济状况及家庭社会支持情况。

（二）身体评估

1. 评估患者生命体征，特别关注患者心律和心率。

2. 评估患者营养状态、术野皮肤和黏膜等情况。

（三）相关检查

胸部X线检查，超声心动图，心电图，动态心电图，血生化，血常规，肝、肾功能等检查。晕厥患者必要时行心内电生理检查、植入式心电记录仪（ICM）、CT、MR或核素检查、相关基因检测等。

一般护理

（一）生活护理

保持病室安静，根据患者的病情监测生命体征的变化。

（二）饮食护理

高维生素、易消化饮食，少量多餐，避免刺激。

（三）用药护理

掌握患者心血管常用药物的剂量、浓度、作用等，注意用药前后的情况，准确控制和调节药物的浓度和速度，密切观察药物作用和副作用。

（四）心力衰竭护理

做好心力衰竭患者的用药护理及液体管理，避免诱发因素。详见"第二章心力衰竭"。

（五）恶性心律失常护理

持续心电监测，做好心率、心律观察，发现心内科心电图危急值及时报告医生处理。详见"第三章心律失常"。

（六）心理护理

关心、体贴、鼓励患者，尤其是恶性心律失常、反复恶性心律失常患者常有恐惧心理，做好充分解释和安慰工作，避免紧张情绪，使其配合治疗。

♥ 专科护理

（一）术前护理

1. 术前向患者说明手术的目的、注意事项，消除紧张，以取得患者的配合。检查患者和/或家属是否已经签署安装永久起搏器知情同意书。必要时手术前应用镇静药保证充足的睡眠。

2. 双侧颈胸部备皮，上至下颌，下至乳头，颈部至斜方肌前缘，胸部至腋后线及肩，包括腋下。备皮后注意局部皮肤清洁，心电监护电极片应避免贴在手术区域。

3. 做好药物使用管理，术前30min至术中预防性应用抗生素1次。术前根据患者情况酌情停用抗凝、抗血小板药物。

4. 术前测量体温、心率、呼吸、血压并记录，告知患者排空大小便，建立静脉通道。

5. 备常规术后用物，如心电监护仪、血压监测仪、心电图机及抢救用物。

6. 慢心律护理使用异丙肾上腺素恒速泵入，必要时安装临时起搏器。

（二）术后护理

1. 休息与活动　术后将患者平移至床上，患者取仰卧位4~6h，如卧床导致排尿困难，可抬高床头30°~60°。6h后可下床活动，仅更换永久起搏器的患者术后取仰卧位4h，4h后可下床活动。指导正确起床方式（图3-5-1），术后第一次下床活动应动作缓慢，防止跌倒。

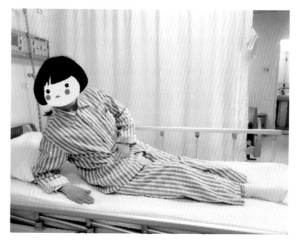

图3-5-1　起床动作

2. 监测心律至少24h，监测血压至少4~6h，密切观察患者临床表现、自觉症状、体温、心律、心率、血压等变化，及时发现有无起搏器感知、功能障碍及电极移位或脱出。

3. 伤口护理与观察　伤口局部弹力胶布加压包扎12~24h，并严密观察起搏器囊袋有无肿胀，伤口有无渗血、红、肿、痛。术后第1天换药1次，以后伤口无异常可2~3天换药1次。禁用活血化瘀药物防止皮下瘀血。禁止按摩肩部牵拉伤口周围皮肤。

4. 饮食 宜进食富含营养、高维生素、易消化饮食，保持大便通畅。

5. 做好术后并发症观察。

健康教育

（一）活动指引

1. 手术当天平卧4~6h，前臂能伸曲活动（在肩关节水平位范围内）。

2. 术后第二天，可曲臂运动 患侧手臂弯曲至胸部，再自然下垂。5~10min/次，2~3次/天。握拳运动（图3-5-2）：患侧五指用力伸直，再用力握拳。5~10min/次，3~4次/天。

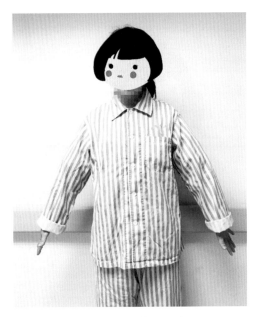

图3-5-3 外展运动

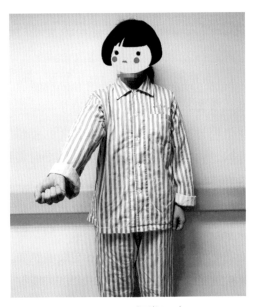

图3-5-2 握拳运动

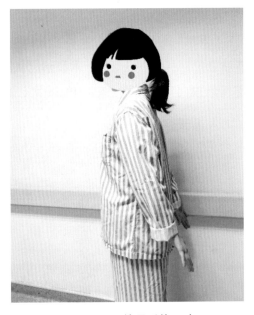

图3-5-4 前屈后伸运动

3. 术后第三天，外展运动（图3-5-3）上肢往两侧伸展，回收再打开。重复以上动作，逐渐过渡到与肩关节持平。10~15min/次，2~3次/天。

4. 术后第四天，前屈后伸运动（图3-5-4）站立将患肢前伸和后摆。逐渐增加伸展的幅度，不超过45°。10~15min/次，2~3次/天。

5. 手术2周后，可做旋臂运动和攀岩运动 旋臂运动：患者呈站立位，上肢自然下垂，术侧以肩为轴，前旋和后旋。10~15min/次，2~3次/天。攀岩运动（图3-5-5）：面对墙壁，术肢手指在墙壁上逐渐上爬，应小于90°。5~10min/次，1~2次/天。

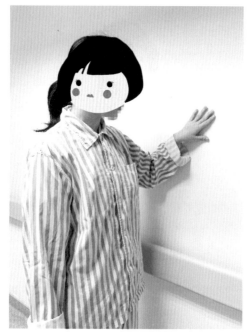

图3-5-5 攀岩运动

6．手术3个月后，绕头运动（图3-5-6）患者站立位，身体不可弯曲，术肢抬起从同侧耳部逐渐摸向对侧耳后。5～10min/次，1～2次/天。

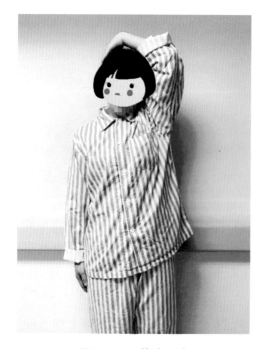

图3-5-6 绕头运动

7．注意术侧上肢避免提、推、拉重物，避免剧烈运动，避免用力过度或幅度过大的动作，如打网球、举重物等，以免影响起搏器功能或电极移位，但可以进行骑车、慢跑、游泳、跳舞等活动。

（二）起搏器维护

1．保持起搏器囊袋表面皮肤的清洁，并观察有无红肿、破溃，如出现以上症状，应立刻来医院就诊。

2．植入ICD的患者如有放电情况发生，应立即卧床休息，不要接触他人，病情稳定后前往医院就诊，频繁放电时应立即拨打120急诊就诊。告知患者ICD放电的意义，避免恐惧心理。

3．植入CRTD的患者在心力衰竭门诊就诊，调节心功能并观察心功能改善情况。

4．避免进入强磁场和高电压的场所（如核磁、激光、变电站等），家庭生活常用家电一般不影响起搏器工作（如微波炉、电视机、收音机、吸尘器、电脑等）。推荐平时将移动电话放在与起搏器囊袋相距15cm的地方，拨打和接听时采用对侧，嘱患者一旦接触某种环境或电器后出现头晕、心悸等不适，应立即离开现场或不再使用该电器，仍不能缓解则要立即到医院就诊。一般起搏器不能做MR检查，但个别新型起搏器患者如需做MR检查，则程控后才能做。

5．术后按照医院要求到医院领取起搏器质保卡，告知患者起搏器的设置频率及使用年限，指导其妥善保管好起搏器质保卡，外出时随身携带，便于出现意外时为诊治提供信息。

6．教会患者每天自测脉搏2次，出现脉率比设置频率低10%或再次出现安装起搏器前的症状应及时就医。

（三）定期门诊复查

建议患者出院后1个月、3个月、6个月、12个月各复诊1次，稳定后每年复查1次，如有不适随时就诊。接近起搏器使用年限时，应按医生要求缩短随访时间为3个月、1个月，在电池耗尽之前及时更换起搏器。

（黄淑萍　杨丹莉　单　颖）

6 第六节
经皮左心耳封堵术护理

概　述

经皮左心耳封堵术是指使用特制的封堵器闭塞左心耳，从而达到预防房颤血栓栓塞的目的，是近年发展起来的一种创伤较小、操作简单、耗时较短的治疗方法。目前主要适应证包括非瓣膜性房颤患者，不适于长期应用华法林抗凝治疗或对华法林过敏，具有血栓栓塞高危因素（如年龄>65岁、高血压、冠心病、心力衰竭、糖尿病、TIA或卒中病史）的患者，以及经食管心脏超声检查（TEE）显示左心房自发显影或左心耳最大排空速度<0.2m/s伴卒中高危因素的患者。

护理评估

（一）病史及心理-社会反应

1. 评估患病的起始时间，有无诱因，主要症状，用药情况，既往史（如脑梗史）。

2. 评估患者对疾病的了解程度，是否适应角色的转变，家庭成员对患者的关心和支持程度，家庭经济情况。

3. 评估患者日常生活是否规律，有无烟、酒嗜好或摄入含咖啡因过多的食物。

（二）身体评估

1. 评估患者目前的主要不适及病情变化，对日常活动、饮食、睡眠、大小便有无影响，营养状况有无改变。

2. 评估患者的生命体征、体位、皮肤黏膜情况。

（三）相关检查

血液检查、心电图检查、心脏超声心动图、经食管超声心动图和X线胸片等。

一般护理

（一）饮食护理

饮食给予富含纤维素的食物，以防便秘；避免饱餐及摄入刺激性食物，如咖啡、浓茶等。

（二）病情观察

密切观察病情，监测心率、心律变化，及早发现危险征兆。及时测量生命体征。如出现危险心律，及时通知医生并配合处理。监测电解质变化，尤其是血钾。

（三）药物护理

应用抗心律失常药物时，密切观察药物的效果及不良反应，防止毒副作用的发生。

专科护理

（一）术前护理

1. 局部麻醉者术日晨正常进餐，全身麻醉者术前禁食8h、禁饮6h，术前72h内完善TEE检查，或行增强CT扫描，无需禁食，但TEE检查所起作用较CT更优。排除左心耳/心房血栓，同时测量左心耳的基底径及深度，为术者选择封堵器型号提供依据。

2. 术前服用华法林维持INR在2.0～3.0，或者口服抗凝药至少3周，或行食管超声检查确认心房内无血栓，华法林抗凝药物达标者术前无需停药，新型抗凝药用于术前抗凝不需要常规调整剂量。

3. 术日晨嘱患者穿手术服（无金属扣、金属拉链等），取下所有饰品及活动性义齿，监测生命体征稳定，左手停留静脉留置针，建立静脉通道。若是全身麻醉手术（深度镇静或

局部麻醉），需留置导尿管。

4. 术前一日予备皮，备皮后酌情洗头洗澡，避免受凉，预防感染。

5. 术前30min静脉应用抗生素。

（二）术后护理

1. 全身麻醉患者

（1）严密观察生命体征　患者手术结束后，待苏醒期间需密切观察患者的意识恢复程度，并及时使用负压吸引器吸出气管导管内的分泌物，积极预防误吸的发生，准确把握拔管时机。待患者完全清醒后，应立即拔除气管插管，减轻患者痛苦，观察半小时后，若无生命体征异常可送患者回病房。应严密观察患者神志、心率、心律、呼吸、血压、血氧饱和度、管道、伤口、肢体活动及尿量情况，如有异常，应报告医生并协助处理。

（2）气道护理

1）机械辅助通气　患者麻醉清醒前予机械辅助通气，应注意保持气道通畅，吸痰动作轻柔，保持无菌操作；气管插管固定牢固，防脱管；密切观察患者呼吸、血氧饱和度、血气分析情况，如有异常，报告医生并协助处理。

2）氧疗　患者麻醉清醒后应尽快拔除气管插管，根据血气分析结果给予合适的吸氧方式及吸氧浓度。注意观察患者有无出现心慌、气短、胸闷、呼吸困难、血氧饱和度下降、严重心律失常等症状，如有上述症状应立即通知医生处理。

2. 非全身麻醉患者　情况稳定后即可护送回病房，严密监测生命体征，按医嘱术后心电监护至少24h，动态血压监测6～8h。

3. 伤口护理　术毕拔管后局部按压止血5～10min，确认穿刺处无出血后加压包扎，密

切观察穿刺部位的渗血、出血、动脉搏动及皮肤状况的变化，并与对侧肢体对照。行股静脉穿刺肢体术后制动6～8h，术肢伸直并向术侧翻身，可适当缓解腰部不适并行踝泵运动。制动时间后如穿刺处无出血且患者无不适，应鼓励患者下床活动以预防血栓形成，嘱患者48h内不能开车，5～7天内不能剧烈活动，以预防晚期股静脉并发症。

踝泵运动（图3-6-1）步骤如下：

步骤1：患者平卧或坐位，双下肢伸直、放松。

步骤2：缓慢、用力，尽量最大角度足向上勾脚（让脚尖朝向躯体，即背伸），到最大角度维持5s。

步骤3：脚尖缓慢下压，到最大角度后维持5s（让脚尖向下，即跖屈），然后放松5s。

步骤4：踝关节做顺时针及逆时针环绕运动（背伸、内翻、跖屈、外翻）。

以上动作每次每小时做5min，每天5～8次。

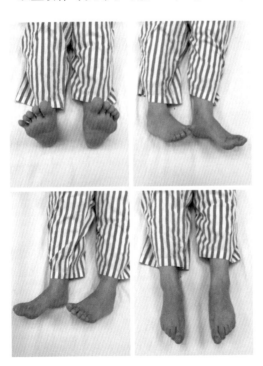

图3-6-1 踝泵运动

4．饮食护理 非全身麻醉术后以清淡、易消化、半流质为主，避免进食产气食物，全身麻醉术后患者完全清醒后先少量饮水，无呛咳不适方可进食。术肢解除制动后可逐渐恢复普食。

5．并发症的观察及预防

（1）穿刺点出血及血肿 应加强巡视，术后每30～60min观察一次伤口有无渗血、出血、血肿及术肢血液循环情况。若有出血现象，应及时更换敷料，采取正确的按压手法。

（2）封堵器脱落 持续的心电监护，手术当天避免咳嗽、用力排便、憋尿等增加动脉压及腹压的行为。注意观察患者有无心慌、气短、胸闷、呼吸困难、严重心律失常等症状，如出现心悸、胸闷、心律失常等表现，应立即行TEE检查确认，安抚患者避免惊慌而导致血压升高，搬运时注意动作轻柔，避免封堵器继续往血管远端脱落而阻断远端血运，并协助医生取出装置。

（3）动、静脉血栓及出血 主动询问患者有无头晕、肢体麻木等现象，观察有无意识改变、疼痛、言语是否清晰、口角有无歪斜、四肢肌张力及有无偏瘫、有无干咳、突发呼吸困难等症状，抗凝治疗的同时，需注意患者有无自发出血症状。

（4）心包填塞 责任护士需与导管室护士详细交接，了解术中情况。重视患者主诉，严密观察病情，若出现心前区疼痛、胸闷气急、面色苍白、烦躁多汗、血压进行性下降、脉压差减小等应立即行床旁超声检查以明确诊断。一旦确诊，协助医生心包穿刺引流，记录引流液的质、色、量，保持引流管通畅，观察生命体征，同时做好心理护理。

（5）体温异常 护理人员术后应密切关

注患者的体温变化，若发现有体温异常则考虑有无感染及心内膜炎等相关病情的变化，及时采取抗感染治疗，控制感染。

🌿 健康教育

1. 休息　指导患者适当休息，出院1周内避免提举重物，3个月内避免剧烈活动和重体力活动，防止封堵器移位、脱落。

2. 疾病宣教　定时随诊，及时发现封堵器是否脱落，若出现头晕、黑矇、心慌等不适及时就诊。

3. 药物宣教　经皮左心耳封堵术后的抗栓方案有以下两种可供选择：①建议无抗凝禁忌证的患者术后至少规范抗凝治疗（服用华法林）45天，继之以阿司匹林81～325mg/d和氯吡格雷75mg/d，联用至术后6个月，之后长期服用阿司匹林81～325mg/d。②对于存在抗凝禁忌证的患者，术后使用双联抗血小板药物（阿司匹林81～325mg/d＋氯吡格雷75mg/d）1～6个月，之后长期服用单一抗血小板药物，建议使用阿司匹林。

服用华法林患者定期门诊复查监测INR，保证INR在2.0～3.0。嘱患者定时服药，不能自行减量、换药或停药，服用抗凝药期间要密切观察是否出现皮肤的大片瘀斑、牙龈出血、眼球结膜出血、鼻出血、黑便、血尿、关节血肿甚至意识丧失，在有异常时及时通知医生。近年来研究发现，饮食中维生素K的摄入对华法林治疗的反应有很大影响，饮食中维生素K主要来自绿叶蔬菜和植物油（富含维生素K的食物有菠菜、花茎甘蓝、芽甘蓝、动物肝脏、酸奶酪、蛋黄、大豆油、唐莴苣、鱼肝油、胡萝卜、海藻类、芜菁叶、豆奶、绿茶等）。对于华法林抗凝治疗中的患者，合理的维生素K摄入方式并非限制患者摄入维生素K，而是足量稳定地摄入维生素K。经皮左心耳封堵术后如果出现如下情况，建议不要中断口服抗凝药治疗：①器械周边残余漏＞5mm；②术后发生血栓栓塞事件和植入装置表面血栓形成。

4. 随访　术后随访时间节点为术后30～45天、6个月和1年，之后每2年进行1次随访。术后第45天门诊复查，进行食管超声检查确认左心耳封堵器是否已完全贴合。如已贴合可停用华法林，开始每天使用氯吡格雷75mg和阿司匹林6个月，之后终身服用阿司匹林。出院后分别1个月、3个月、6个月及12个月各复查超声心动图1次，直至封堵器内皮化后不再复查。

5. 预防出血　向患者讲解预防出血的防范措施：防止碰撞摔伤；勿挖鼻孔及用力擤鼻涕；在清洁口腔时需用软毛牙刷或棉签，禁用牙签剔牙；饮食上应进食易消化软食，避免带刺、带骨、过硬食物；养成定时排便的习惯，防止大便干结，用劲过度，必要时使用缓泻剂。

（罗思妮　褚海燕）

第七节

⁊ 心脏电转复律术护理

📦 概　述

心脏电转复律术是指在短时间内向心脏通以高压强电流，使心肌瞬间同时除极，消除异位性快速心律失常，使之转复为窦性心律的方法。

🩺 护理评估

（一）病史及心理-社会反应

1．评估患者及家属对电转复律术的认知情况及心理反应。

2．了解家庭成员对患者的关心及支持程度，家庭的经济承受能力等。

（二）身体评估

1．评估患者疼痛、营养状态、日常生活自理能力，评估患者有无血栓、跌倒、压疮等风险。

2．评估患者意识、生命体征及术野皮肤情况。

（三）相关检查

食管超声、心脏彩超、心电图等技诊项目，血生化、血常规、血型、肝功能、肾功能、凝血时间等实验室检查。特别关注食管超声是否有血栓、生化检查是否有低钾。

💓 一般护理

（一）生活护理

保持病室安静，根据患者的病情监测生命体征的变化。

（二）饮食护理

宜给予高维生素、易消化饮食，少量多餐，避免刺激。

（三）用药护理

掌握心血管常用药物的剂量、浓度、作用等，注意用药前后的情况，准确控制和调节药物的浓度和速度。

（四）心理护理

关心、体贴、鼓励患者，做好充分解释和安慰工作，配合治疗。

✋ 专科护理

（一）术前护理

1．术前向患者说明手术的目的、注意事项，消除紧张，以取得患者的配合。检查患者和/或家属是否已经签署知情同意书。家属在病房外等候。

2．遵医嘱停用洋地黄类药物1～3天，给予改善心功能、纠正低钾血症和酸中毒的药物。

3．电转复律前禁食4h。

4．建立有效静脉通道，遵医嘱补钾、镁。

5．予双腔鼻导管低流量吸氧。

6．准备好心电图机、除颤仪、抢救车和植入临时起搏器用物一套；准备急救药物阿托品和肾上腺素（图3-7-1至图3-7-3）。

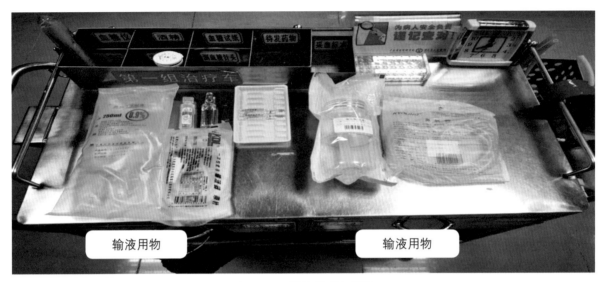

图3-7-1　输液及吸氧用物

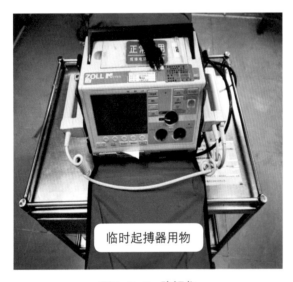

图3-7-2　除颤仪

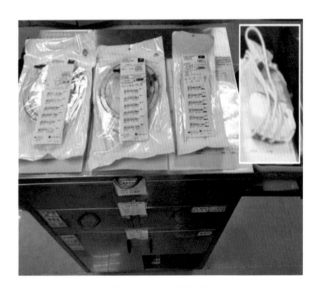

图3-7-3　抢救车

（二）术中护理

1．连接心电图机肢导连，并在电转前录制一份原始心电图作对照，正确连接除颤监护仪电极，避开除颤部位，理顺监护导联线。

2．遵医嘱使用镇静药物，需缓慢推注，并嘱咐患者倒数50数字，观察患者入睡情况，待患者停止数数后触碰眼睫毛再次评估入睡程度，停止静脉推注镇静药物。

3. 正确除颤　操作者持除颤仪站在患者右侧，取出电极板，涂上电击糊，调节除颤模式为同步，双电波选择100~150J电量，低能量型号除颤仪选择80~100J电量。电极板放置于正确部位，压紧皮肤后按充电键，听到充满电信号声后发出指令：离床，放电，停留5s观看除颤效果再拿开电极板。复律成功后立即录制心电图，测量血压并做好记录。

4. 密切观察患者的血压、心律和血氧饱和度变化，血压监测调至每30min一次，床边监护6h。注意患者神志情况。

（三）术后护理

1. 持续心电监护、血压和血氧饱和度监测6h，密切观察病情变化，及时发现有无因电击而致的各种心律失常及栓塞、局部皮肤灼伤、肺水肿等并发症。

2. 注意电击部位的皮肤情况，使用预防灼伤的药物如万花油外涂除颤部位。

3. 遵医嘱予抗心律失常药物，以维持窦性心律。

4. 做好心理护理，告知复律情况。

🌿 健康教育

1. 术后宣教　予卧床休息，上床栏，留陪人床边陪护，预防患者坠床。清醒后2h内避免进食，以防止恶心、呕吐、吸入性窒息。清醒2h后先喝温水，没有呛咳时可进食容易消化食物。

2. 药物宣教　遵医嘱正确服药维持疗效，给予药物指导，术后常规给予胺碘酮口服，每次200mg，每日3次。服用1周后改成200mg，每日2次。3周后改成200mg，每日1次，服用至3个月。对于电复律不成功的患者，需要继续口服华法林或口服新型抗凝药如达比加群酯，INR需控制在2.0~3.0，嘱患者以休息为主，避免情绪激动等影响心律因素。

3. 心理护理　告知患者情绪的稳定、心情的愉悦有助于身体康复。

4. 随访　建议患者出院后1个月门诊复查，不适随诊。

（黄淑萍　杨丹莉）

第八节

心脏骤停的急救护理

疾病概述

心脏骤停是指心脏射血功能的突然终止。心脏骤停发生后由于脑血流突然中断，10s左右患者即可出现意识丧失。如能及时救治，患者可以存活，否则将导致生物学死亡，自发逆转者少见。心脏骤停常为心脏猝死的直接原因。

护理评估

（一）环境评估

评估有无煤气泄漏、高空坠物、高压电线等，先确定环境安全。

（二）患者评估

1. 判断意识　呼唤患者的同时，轻拍患者肩部，如无反应开始急救。

2. 住院患者应评估患者现有的基础疾病及是否有外伤史。

（三）急救用物评估

保证抢救车、呼吸囊及除颤仪等急救物品100%完好率，处于应急状态。

专科护理

准确、及时识别，通过视、听、觉来判断呼吸。视患者胸廓是否起伏，听是否有呼吸音，感觉是否有气流呼出，同时触摸颈动脉观察10s。突发意识丧失，无呼吸或无正常呼吸（即仅有喘息）视为心脏骤停，呼救及请求他人帮助，立即开始CPR。

（一）基础生命支持（BLS）

1. 胸外按压　按压频率为每分钟100～120次，按压深度至少5cm但避免超过6cm，按压和放松的时间大致相等，每次按压后让胸部完全回弹，每次按压后尽可能减少按压中的停顿，中断尽量不超过10s。给予患者足够的通气。

2. 开放气道　采用仰头抬颌法开放气道。

3. 人工呼吸每30次按压后给予2次呼吸囊辅助通气，通气频率为10～12次/min。

4. 尽快除颤　判断为可电击心律时应尽快给予电除颤。室颤是心脏骤停常见并可以治疗的初始心律。除颤位置有两种。标准位置是一电极放置于胸骨上端右缘即右锁骨下缘，另一电极放置在左乳头外的左腋前线处。后前位置是一电极放置在心前区，另一电极放置于背后。能量选择为：单向波360J，双向波120～200J。

（二）高级生命支持（ACLS）

高级生命支持（ACLS）是以基础生命支持为基础，应用辅助设备、特殊技术等建立更有效的通气和血液循环。主要措施有气管插管、给氧、除颤、复律、起搏和药物治疗。

1. 气管插管与给氧　若患者无自主呼吸，应尽早行气管插管，以纠正低氧血症。非气管插管者予吸氧。

2. 药物治疗　尽早开通静脉通道，遵医嘱给予急救药物。

（1）缩血管药物　如肾上腺素，是CPR的首选药物。可用于电击无效的室颤、无脉性室速、无脉性电活动、心室停搏。每3～5min给予肾上腺素1mg。严重低血压时，遵医嘱用去甲肾上腺素、多巴胺和多巴酚丁胺。

（2）抗心律失常药物　2～3次使用肾上腺素后仍为无脉性室速或室颤，在继续CPR的过程中可遵医嘱静脉给予胺碘酮。首次150mg缓慢静脉注射。没有胺碘酮时考虑使用利多卡因1～1.5mg/kg，3～5min内静脉注射，若无效，5～10分钟后0.5～0.75mg/kg重复一次。

（3）纠正代谢性酸中毒药物　根据动脉血气分析结果，遵医嘱使用5%碳酸氢钠用于心脏骤停或复苏时间长者。

（4）脑功能保护　脑组织对缺氧耐受性最差，缺氧后可致脑水肿，颅内压升高，甚至形成脑疝，危及呼吸、循环中枢，可再度引起呼吸、心跳停止，或即使心肺复苏后患者存活，也可能因脑复苏未成功而成为植物人。主要措施有降温、脱水、防抽搐、高压氧疗和促进脑血流灌注。

（三）皮肤护理

及时清洁患者除颤部位皮肤，观察局部皮肤情况，避免受压及抓挠。

（四）用物处理

及时清理用物，归位放置，处于应急备用状态。

（五）护理记录

做好即时记录，6h内完善护理记录书写。

健康教育

1. 心理护理　复苏后做好心理护理，安抚患者和家属，避免恐惧情绪，以更好地配合治疗。

2. 疾病宣教　查找心搏骤停的原因，遵医嘱治疗原发病，避免诱因。正确使用抗心律失常药物，告知患者药物的作用和注意事项，提高患者依从性。疾病知识宣教，积极治疗原发病。

3. 家属宣教　坚持做好危险因素控制，教会患者及家属发病时的自救方式，指导家属掌握基本的急救技巧。

（黄淑萍　杨丹莉）

CHAPTER4 第四章
冠状动脉硬化性心脏病护理

第一节
慢性冠脉综合征护理

疾病概述

冠心病是冠状动脉粥样硬化性心脏病（coronary atherosclerotic heart disease）的简称，是指冠状动脉粥样硬化造成的管腔狭窄、阻塞和/或因冠状动脉功能性改变（痉挛）导致心肌缺血缺氧或坏死而引起的心脏病。动脉粥样硬化是动脉管壁增厚变硬、失去弹性和血管腔缩小为共同特点的一种最常见的血管病变。冠心病是动脉粥样硬化导致器官病变的最常见类型，随着我国社会经济的发展，冠心病患者逐年增加并有年轻化的趋势，现阶段冠心病患者约1 100万。冠心病的病因尚未完全明确，与下面危险因素有关：①年龄、性别，多见于40岁以上人群，49岁以后发病明显增加，男性发病多于女性；②血脂异常；③高血压；④吸烟；⑤糖尿病和糖耐量异常。其他危险因素包括：肥胖；缺少体力活动；进食过多的动物脂肪、胆固醇、糖和钠盐；遗传因素；A型性格等。冠心病临床分为隐匿型（无症状）、心绞痛、心肌梗死、缺血性心肌病、猝死5型。

近年趋于根据发病特点和治疗原则将冠心病分为慢性冠状动脉病（chronic coronary syndrome，CCS）及急性冠状动脉综合征（acute coronary syndrome，ACS）。2019年8月欧洲心脏病学会（ESC）年会上公布了慢性冠状动脉综合征（CCS）指南，根据临床表现将冠心病分为ACS、CCS，这样的分法不仅简单，且更能准确地涵盖疾病的不同阶段。临床最常见的CCS包括6种：①疑似冠心病和有"稳定"心绞痛症状，无论有无呼吸困难的患者；②新出现的心力衰竭或左心室功能障碍，怀疑为冠心病的患者；③ACS发病后1年内无症状或症状稳定，或近期行血运重建的患者；④无论有无症状，最初诊断或血运重建后1年以上患者；⑤心绞痛、疑似血管痉挛或微血管疾病的患者；⑥筛查时发现冠心病的无症状患者。本节主要阐述CCS的护理。心绞痛是冠心病常见的典型临床表现，主要表现为胸骨体后或心前区疼痛，呈压榨性或窒息性，可向左肩、左臂直至无名指和小指放射。疼痛持续3~5min，很少超过30min，一般休息或含用硝酸甘油可缓解。心绞痛多因劳累、饱餐、运动、情绪激动等诱发；发作时，患者面色苍白，表情焦虑，甚至可出冷汗。

护理评估

（一）病史及心理–社会反应

1. 评估患者的既往史、家族史、危险因素、过敏史、用药史、治疗经过及效果等。

2. 评估患者发病是否与活动等诱因有

关，胸痛发作的特征，尤其是起病时间、疼痛部位、性质、程度、是否有进行性加重、恶心、呕吐、乏力、头晕、呼吸困难等伴随症状，是否有心律失常、休克、心力衰竭的表现，以及胸痛的缓解方式。

3. 评估患者对疾病的认知程度、心理状态和社会支持情况。

（二）身体评估

1. 评估患者的精神意识状态、生命体征、心脏听诊情况。

2. 评估患者疼痛、日常生活自理能力，评估患者有无压疮、跌倒、血栓等风险。

（三）相关检查

静息心电图、动态心电图，胸部X线检查，超声心动图，心肌缺血的负荷试验，冠状动脉CT血管成像，冠状动脉造影检查，血清心肌标志物；评估心电监护有无心律失常等，血常规检查是否有白细胞计数增高及血清电解质、血糖、血脂等异常。

一般护理

（一）休息与活动

根据患者病情合理安排休息和活动，保证足够睡眠。避免劳累、情绪波动、精神紧张、饱餐、感冒等诱发心绞痛的因素，做好卫生宣教。

（二）饮食护理

低脂、低热量、低胆固醇、适量纤维素、易消化的清淡饮食，少食多餐，进食不宜过饱，避免暴饮暴食，控制食盐摄入量<6g/d，戒烟限酒，忌咖啡、浓茶。

（三）心理护理

给予患者安抚和心理支持，指导患者放松，消除不良情绪，心绞痛发作时常有濒死恐惧感，要关心安慰患者，解除思想顾虑。

（四）生活护理

保持大便通畅，避免用力大便，必要时使用缓泻剂或开塞露塞肛。室温不宜过冷或过热，因冷与热会增加心脏负担，诱发心绞痛。

专科护理

（一）心绞痛护理

1. 心绞痛发作时，应立即停止活动，卧床休息，保持环境安静，限制探视。

2. 及时给予硝酸甘油片0.5mg舌下含服，1~2min内显效，约30min后作用消失；每隔5min可重复一次，一般连续服用不超过3次。也可采用喷雾剂，每次1~2喷。

3. 部分患者用药后可能出现面部潮红、头部胀痛、头昏、心悸等血管扩张作用所引起的不适。对此药敏感者易发生直立性低血压，故含服硝酸甘油片时应坐位或卧床休息。

4. 观察用药后心绞痛缓解时间，如用药后15min仍不能缓解者应警惕有急性冠脉综合征发生的可能，应协助医生行心电图、心功酶、肌钙蛋白测定等检查，遵医嘱使用硝酸甘油针扩张冠状动脉或者吗啡止痛等处理。详见本章"第二节急性冠脉综合征护理"。

（二）氧疗

根据动脉血气分析或患者临床表现（血氧饱和度、呼吸及心率情况），必要时给氧。

（三）用药治疗护理

1. 缓解症状、改善缺血的药物　如β受体阻滞剂、硝酸酯类药物、钙通道阻滞剂（calcium channel blocker，CCB）、尼可地尔或伊伐布雷定等。服药期间应观察患者的疗效，如心绞痛的情况，心率一般宜控制在55~60次/min，是否有体位性低血压、气管痉挛、头痛等不良反应。

2. 改善预后的药物　如抗血小板药物、调脂药物、β受体阻滞剂、ACEI或ARB等。抗血小板药物在预防缺血性事件中起着重要作用，如无特殊，所有慢性冠脉综合征患者应服用拜阿司匹林，行PCI术后，一般应接受双联抗血小板治疗6个月以上，拜阿司匹林宜餐前服药。观察患者是否有黑便、牙龈出血等出血症状，是否有乏力、肌肉疼痛、水肿、咳嗽等不良反应。

（四）冠状动脉造影检查（CAG）或经皮冠状动脉介入治疗（PCI）护理

详见本章"第三节冠状动脉造影术护理和第四节经皮冠状动脉腔内介入治疗护理"。

（五）冠状动脉旁路移植术护理

详见本章"第五节冠状动脉旁路移植手术护理"。

（六）冠心病患者的营养及运动处方

详见"第十六章心脏康复"。

🎗 健康教育

（一）疾病知识指导

1. 保持情绪稳定，减轻心理压力，避免情绪激动、紧张、急躁、暴怒等。合并抑郁、焦虑、严重失眠等心理障碍者，积极进行心理治疗或药物治疗。

2. 指导患者戒烟限酒，如有饮酒习惯，建议男性每天的饮酒量（酒精）不超过25g，相当于50度白酒50mL，或38度白酒75mL，或葡萄酒250mL，或啤酒750mL，女性减半。

3. 指导患者和家属避免心绞痛的诱发因素：劳累、情绪激动、饱餐、用力排便、寒冷刺激等。一旦出现心绞痛，立即休息或者舌下含服硝酸甘油片，避免体位性低血压导致跌倒。若出现持续胸闷痛或服药不能缓解，或者发作频繁、程度加重、疼痛时间延长，应立即送医院就诊。

4. 积极治疗高血压、糖尿病、高脂血症等与冠心病有关的疾病。患者血压超过140/90mmHg，除了调整生活方式，应考虑使用降压药物，注意监测及记录血压、心率情况，服用降压药期间注意安全，缓慢改变体位、预防体位性低血压。降糖治疗患者应监测血糖，外出常备饼干、糖果等，避免低血糖发生。

5. 肥胖者要逐步减轻体重。目标体重指数18.5~24.9kg/m^2。

（二）饮食指导

宜摄入低热量、低脂、低胆固醇、低盐饮食，每天食盐不超过6g。多食蔬菜、水果和粗纤维食物。避免过饱、暴饮暴食，注意少量多餐。

（三）运动指导

以有氧运动为主，运动的强度和时间因病情和个体差异而不同，可散步、打太极拳、做广播操等。建议所有慢性冠脉综合征患者在日常锻炼强度（如工作间歇的步行、家务劳动）

的基础上，每天进行30～60min中等强度的有氧锻炼，每周至少5次。

（四）用药指导

1．指导患者出院后遵医嘱服药，需提醒患者注意一些特殊药物，如阿司匹林等抗血小板聚集药物、降糖药、降脂药、降血压药、β受体阻滞剂、ACEI等药物不能擅自增减药量，自我监测药物的不良反应。

2．家里常备缓解心绞痛的药物，以备急需，如硝酸甘油片。硝酸甘油片应避光保存，注意有效期，药瓶开瓶后6个月更换，以保证疗效。

（丘伟燕　彭逗英　黄嘉熙）

第二节

急性冠脉综合征护理

疾病概述

急性冠状动脉综合征（acute coronary syndrome，ACS）是指冠状动脉粥样硬化斑块破裂或侵蚀，继发完全或不完全闭塞性血栓形成所致的急性心肌缺血综合征。ACS包括ST段抬高型心肌梗死、非ST段抬高型心肌梗死和不稳定性心绞痛。急性缺血性胸痛是ACS患者最常见的临床表现。急性心肌梗死是指急性心肌损伤（血清肌钙蛋白增高和/或回落，且至少1次高于正常值），同时有急性心肌缺血的以下临床证据之一，包括：①急性心肌缺血症状；②新的缺血性心电图改变；③新发病理性Q波；④新的存活心肌丢失或室壁节段运动异常的影像学证据；⑤冠状动脉造影或腔内影像学检查或尸检证实冠状动脉血栓。临床表现有持久的胸骨后剧烈疼痛、发热、白细胞计数和血清心肌坏死标志物增高以及心电图进行性改变；可发生心律失常、休克或心力衰竭，属ACS的严重表现。

护理评估

（一）病史及心理-社会反应

1．发病特点与目前病情　评估发病诱因及时间，疼痛的部位、性质、程度，有无恶心、呕吐、乏力、头晕、呼吸困难等伴随症状，是否有心律失常、休克、心力衰竭的表现。

2．病史及危险因素评估　评估包括：年龄、性别、职业；有无家族史、肥胖、血脂异常、高血压、糖尿病等危险因素；有无高脂饮食、吸烟等不良生活习惯；睡眠、身体锻炼、工作与生活压力及性格特征等情况以及冠心病病史（心绞痛、心肌梗死、CABG或PCI治疗史）、外周动脉疾病、脑血管疾病（缺血性卒中、颅内出血或蛛网膜下腔出血）、早发冠心病家族史、消化道系统疾病（包括消化性溃疡、大出血、不明原因贫血或黑便）、出血性疾病、外科手术或拔牙史以及药物治疗史（他汀类药物及降压药物、抗血小板、抗凝和溶栓药物应用史等）。

（二）身体评估

密切注意患者生命体征及一般状态，包括患者意识、面色、表情、生命体征、血氧饱和度、有无皮肤湿冷、面色苍白、烦躁不安、颈静脉怒张、皮肤和黏膜情况等；心脏听诊有无肺部啰音、心律不齐、心脏杂音和奔马律；评估神经系统体征；建议采用Killip分级法评估心功能。

（三）相关检查

冠状动脉造影、心电图、超声心动图、血清心肌损伤标志物、血常规、电解质、血糖、血脂、肝肾功能、三大常规等。

一般护理

（一）休息与活动

胸痛发作时绝对卧床休息，保持环境安静，限制探视。行再灌注治疗后无胸痛症状及并发症的患者，鼓励早期活动。

（二）吸氧

根据动脉血气分析及患者临床表现（血氧饱和度、呼吸及心率情况），必要时给予吸氧。如$SpO_2<92\%$，有COPD患者$SpO_2<88\%$，$PaO_2<60mmHg$给予吸氧。

（三）严密监护，密切观察病情变化

密切观察心率及心律、血压、呼吸、血氧饱和度的变化，心律失常在急性心肌梗死最初24h内发生率最高。快速建立静脉通道。避免心绞痛诱发因素，如情绪激动（愤怒、焦虑、过度兴奋等），饱食、寒冷、吸烟、心动过速、休克等。

（四）相关检查

遵医嘱抽血定时查肌钙蛋白、心肌酶、血常规、血生化、凝血指标等相关实验室检查，如结果有异常，立即报告医生。

（五）保持水、电解质平衡

准确记录出入量，积极纠正酸碱平衡失调和水、电解质紊乱。

（六）饮食

低脂肪、低饱和脂肪饮食：膳食中脂肪提供的能量不超过总能量的30%，其中饱和脂肪酸不超过总能量的10%，尽量减少摄入肥肉、肉类食品和奶油，尽量不用椰子油和棕榈油。每日烹调油用量控制在20～30g。低胆固醇饮食：膳食中胆固醇摄入量不应超过300mg/d。限制富含胆固醇的动物性食物，如肥肉、动物内脏、鱼子、鱿鱼、墨鱼、蛋黄等。富含胆固醇的食物同时大多也富含饱和脂肪，选择食物时应一并加以考虑。

镁对缺血性心肌有良好的保护作用，膳食中建议成人镁的适宜摄入量为300～450mg/d，

主要从富含镁的食物中获取，如有色蔬菜、小米、面粉、肉、水产品、豆制品等。提倡少量多餐，忌过饱。

（七）排泄护理

保持大小便通畅，以免大便用力过度加重心脏负担。对有便意但排便困难者给予开塞露塞肛通便，对便秘者可按医嘱口服缓泻剂。

（八）其他

避免心绞痛诱发因素，如情绪激动（愤怒、焦虑、过度兴奋等）、饱食、寒冷、吸烟、心动过速、休克等。

专科护理

（一）心电图及酶学的监测

急诊入院患者10min内应常规做18导联的心电图，如有胸闷、胸痛不适，及时复查心电图。遵医嘱按时抽查心肌酶。

（二）溶栓的护理

1．溶栓前应做心电图检查、心肌酶、凝血时间、血常规、血型等检查，备好除颤器及抢救车。

2．同侧肢体建立两条静脉通道，便于静脉采血、血压测量及抢救用药。无溶栓禁忌证患者遵医嘱尽快使用溶栓药物。

3．溶栓后要定时抽血查心肌酶，做床边心电图。注意观察溶栓的效果，溶栓的有效指征为：溶栓后2h，抬高的ST段回落≥50%，胸痛症状缓解或消失，出现再灌注性心律失常，心肌坏死标志物峰值提前。

4．溶栓后的并发症有低血压、出血和过敏反应，应观察有无血尿、皮肤黏膜出血、牙龈出血、颅内出血、咯血、便血等出血症状及发热、寒战、皮肤过敏、过敏性休克等过敏反应。溶栓后24h内应避免肌内注射，防止穿刺部位发生血肿。

（三）急诊经皮冠状动脉介入治疗的护理

1．术前应按医嘱做好术前准备，如勿进食过饱，必要时备皮、左手留置静脉留置针，排空大小便等。

2．遵医嘱口服肠溶阿司匹林和替格瑞洛或波立维等抗血小板聚集剂。

3．术后密切观察生命体征，尤其是注意观察患者有无低血压及心律失常。警惕有无心包填塞、腹膜后血肿等并发症的发生。

4．注意观察术侧肢体血运情况、动脉搏动情况和穿刺伤口有无出血，加压止血带要定时减压放松。指导术肢活动方法及幅度。

5．术后指导患者饮水，必要时按医嘱水化治疗，促进造影剂排泄，并注意观察尿量、电解质、肾功能情况。

（四）药物治疗护理

1．抗栓药物　根据医嘱进行抗血小板、抗凝药物的治疗。注射后穿刺处应延长按压时间，防止皮下出血和深部组织血肿。观察皮肤、黏膜及牙龈有无出血，有无黑便、血尿、咯血、颅内出血等出血倾向，注意监测凝血时间，及时报告医生调整抗凝药物用量。

2．抗心肌缺血药物

（1）β受体阻滞剂　有利于缩小心肌梗死面积，减少复发性心肌缺血、再梗死、心室颤动及其他恶性心律失常，对降低急性期病死率有肯定的疗效。无禁忌证的ST段抬高型心肌梗死患者应在发病后24h内常规口服β受体阻滞剂。建议口服美托洛尔，从低剂量开始，逐渐加量。若患者耐受良好，2～3天后换用相应剂量的长效控释制剂。以下情况时需暂缓或减量使用β受体阻滞剂：①心力衰竭或低心排血量；②心源性休克高危患者（年龄＞70岁、收缩压＜120mmHg、窦性心率＞110次/min）；③其他相对禁忌证：P-R间期＞0.24s、Ⅱ度或Ⅲ度房室传导阻滞、活动性哮喘或反应性气道疾病。护士应密切观察患者的心律改变，若心率过慢，应及时报告医生是否需要暂停用药。

（2）硝酸酯类　静脉滴注硝酸酯类药物用于缓解缺血性胸痛、控制高血压或减轻肺水肿。如患者收缩压＜90mmHg或较基础血压降低＞30%、严重心动过缓（＜50次/min）或心动过速（＞100次/min）、拟诊右心室梗死的ST段抬高型心肌梗死患者不应使用硝酸酯类药物。静脉滴注硝酸甘油应从低剂量（5～10μg/min）开始，酌情逐渐增加剂量（每5～10min增加5～10μg），直至症状控制、收缩压降低10mmHg（血压正常者）或30mmHg（高血压患者）的有效治疗剂量。护士在患者静脉滴注硝酸甘油过程中应密切监测血压（尤其大剂量应用时），如出现心率明显加快或收缩压≤90mmHg，应降低剂量或暂停使用。

3. 其他药物

（1）ACEI和ARB　ACEI主要通过影响心肌重构、减轻心室过度扩张而减少慢性心力衰竭的发生，降低死亡率。所有无禁忌证的ST段抬高型心肌梗死患者均应给予ACEI长期治疗。护士应注意观察患者，心肌梗死急性期收缩压若＜90mmHg、严重肾功能衰竭（血肌酐＞265μmol/L）、双侧肾动脉狭窄、移植肾或孤立肾伴肾功能不全应报告医生是否暂停使用此药。

（2）醛固酮受体拮抗剂　通常在ACEI治疗的基础上使用。对心肌梗死后患者LVEF≤40%、有心功能不全或糖尿病、无明显肾功能不全的患者，应给予醛固酮受体拮抗剂。

（3）他汀类药物　除调脂作用外，他汀类药物还具有抗炎、改善内皮功能、抑制血小板聚集的多效性，因此，所有无禁忌证的心肌梗死患者入院后应尽早开始他汀类药物治疗，且无需考虑胆固醇水平。护士应注意观察患者的血脂四项或八项的检查结果，如发现异常，及时报告医生调整用药。

（五）二级预防与康复

急性ST段抬高型心肌梗死患者出院前，应根据具体情况制定详细、清晰的出院后随访计划，包括药物治疗的依从性和剂量调整、定期随访、饮食干预、心脏康复锻炼、精神护理、戒烟计划，以及对心律失常和心力衰竭的评估等。出院后应积极控制心血管危险因素，进行科学合理的二级预防和以运动为主的心脏康复治疗，以改善患者的生活质量和远期预后。

（六）其他

因急性ST段抬高型心肌梗死并发症引起的血流动力学不稳定或心源性休克患者，应用IABP，应做好IABP的护理；对于顽固性休克患者，使用机械循环支持，如体外膜肺（ECMO）等，做好相应的观察与护理。

❀ 健康教育

1. 保持情绪稳定和改变不良生活方式　做

好患者的心理疏导，指导患者保持乐观平和的心情。指导低热量、低盐、低脂、低胆固醇饮食，避免饱食，防止便秘，戒烟限酒。

2. 运动　低危患者（择期PCI）的早期康复运动程序一般包括三步：

第一步：热身运动。多采用低水平的有氧运动，持续5~10min。

第二步：运动训练。有氧训练是基础，抗阻训练、柔韧性训练等是补充。

有氧训练：根据患者心肺运动能力评估结果，制定和执行相应的有氧运动处方，建议运动10~16min。

抗阻训练：按运动处方的要求，每次训练8~10组肌群，躯体上部和下部肌群可交替训练。应注意训练前必须有5~10min的有氧运动热身或单纯的抗阻训练热身运动，切记运动过程中用力时呼气，放松时吸气，不要憋气。

柔韧性训练：以肩部、腰部和腿部为主，以缓慢、可控制的方式进行，逐渐加大活动范围。方法为每部位拉伸6~15s，逐渐增至30~90s，期间正常呼吸。强度为有牵拉感觉同时不感觉疼痛，每个动作重复3~5次，总时间10min左右，3~5次/周，可适当融入部分协调及平衡训练动作。

第三步：放松运动，时间5~10min。训练30~60min，频率3~5次/周，至少3次/周。

中、高危患者则应根据病情由康复医生制订运动处方进行康复活动。

3. 按时服药　指导服用抗血小板聚集药，支架植入术患者按医嘱服用替格瑞洛或波立维和肠溶阿司匹林，其中阿司匹林长期服用，不能擅自停药，注意有无皮肤、黏膜出血或黑便、血尿现象。

4. 疾病知识宣教　告知患者急性心肌梗死的疾病特点，树立终身治疗的概念，定期复查，有胸痛、气促症状及时就诊，教会家属心肺复苏的基本技巧以备急用。

5. 坚持做好危险因素控制　控制体重，积极治疗高血压、糖尿病、高脂血症等与冠心病有关的疾病。

（林丽霞　赖敏华　黄嘉熙）

3 第三节 冠状动脉造影术护理

概 述

冠状动脉造影术（coronary arterial angiography，CAG）简称冠脉造影，是指在X线显影下，用特殊形状的心导管经桡动脉、股动脉或肱动脉送到主动脉根部（目前最常选用经桡动脉途径），分别插入左、右冠状动脉口，注入造影剂使冠状动脉及其主要分支显影。冠状动脉造影术是诊断冠心病的"金标准"。冠状动脉造影术临床应用于估计需要做血运重建的心绞痛患者；其他检查提示多支血管病变、左主干病变的患者；不稳定型心绞痛患者；部分需要排查冠心病的患者；拟进行大手术的可疑冠心病患者；难以解释的心力衰竭和室性心律失常患者。

护理评估

（一）病史及心理-社会反应

1. 评估患者的现病史，尤其是不适症状、起病时间、诱因、伴随症状、缓解方式、用药情况及治疗经过等，是否有心律失常、心源性休克、心力衰竭的表现。

2. 评估患者的既往史、家族史、月经史、过敏史，特别是有无碘过敏史。

3. 评估患者对疾病及冠脉造影检查的认知程度、心理状态和社会支持情况。

（二）身体评估

患者精神意识状态、生命体征、皮肤情况。

（三）相关检查

评估患者检验、检查指标是否适合手术。包括：①术前三大常规、肝肾功能及电解质、出凝血时间和血清心肌标志物；②X线胸片；③心电图的动态变化；④心脏彩超等。

一般护理

（一）家属宣教

向患者及家属说明手术的目的及费用，做好解释工作，取得配合，并检查手术知情同意书是否已签署，关心安慰患者，解除思想顾虑。

（二）相关检查

术前协助抽血检查肝肾功能、电解质、凝血指标等，如有异常，报告医生。

（三）术前准备

患者在术前需要进行床上大小便训练，术前保持皮肤清洁，更换衣服，勿穿内衣、内裤，送导管室前排尿。

（四）身份核对

检查患者手腕带、做好身份识别及手术方式交接。

🖐 专科护理

（一）术前评估

1. 检查静脉通路，一般术前左手建立静脉通路，按要求准备术前药物。评估桡动脉情况，可行Allen试验。

2. 评估患者的生命体征、核对过敏史及月经情况等，书写介入手术交接单。

3. 术前按医嘱口服抗血小板药物（如肠溶阿司匹林、波立维或替格瑞洛），必要时使用负荷量。

（二）术后护理

术后协助患者过床，取舒适体位。检查静脉通路、用药情况、穿刺口情况、交接术中情况及血管情况。协助做好生活护理，指导患者自我观察及自我护理，鼓励患者参与医疗活动。

（三）伤口护理

密切观察穿刺口情况。注意有无渗血、肿胀、瘀斑、穿刺侧肢体远端血运情况，如发现异常立即报告医生并协助处理。

（四）股动脉的观察与护理

经股动脉穿刺者，弹性绷带加压包扎8～12h，术肢制动12h，注意穿刺口及足背动脉搏动情况，皮肤颜色、温度、感觉及疼痛情况。术肢制动期间指导患者下肢肌肉收缩运动，如踝泵运动等，以预防下肢静脉血栓形成。

（五）桡动脉的观察与护理

经桡动脉穿刺者，注意伤口及桡动脉搏动情况，术后使用桡动脉压迫装置进行止血，该装置有螺旋式或气囊充气式两种，使用后压迫2～4h后开始减压，螺旋式止血器每1～2h旋转按钮放松0.5～1圈，气囊充气式止血器每小时缓慢抽气1～2mL，注意边减压边观察，若发现渗血，及时适当还原压力，直至止血，必要时报告医生，给予重新压迫。指导患者行缓慢握拳运动，避免末梢肿胀，腕关节勿弯曲、用力，避免自行减压及拆除止血器。

（六）疾病护理

密切观察患者心率、心律、血压变化及不适症状，予心电监护、血压监测，并做好记录。患者血压下降，应警惕迷走神经反射、心包填塞、腹膜后血肿等出血并发症，及时报告医生，如迷走神经反射，可使用阿托品0.5mg静脉推注；如怀疑心包填塞，应协助医生行床边B超检查，快速补液、使用升压药物、建立2条及以上静脉通路并配血，甚至协助心包穿刺或者送导管室/手术室治疗；如怀疑腹膜后血肿，应协助CT检查，快速补液、建立2条及以上通路、配血等处理。如果出现较严重的胸闷痛不适，应警惕出现冠状动脉血管夹层、冠状动脉痉挛等急性冠状动脉闭塞并发症，协助医生床边心电图检查、复查心功酶，同时严密观察心律情况、遵医嘱用药。还应观察有无造影剂过敏、穿刺口出血、尿潴留等并发症的发生，尽早发现，及时处理。

（七）饮食护理

指导患者合理饮食，少量多餐，保持大便通畅，卧床期间加强生活护理，满足患者生活需要。嘱患者多饮水，根据病情及心功能情况6~8h内饮用1 000~2 000mL，促使造影剂通过肾脏排出。

（八）冠心病患者的营养及运动

详见"第十六章心脏康复"。

健康教育

1．疾病知识指导　注意休息，适当锻炼身体，保持心情愉快，增强体质，提高免疫力。避免诱发因素：告知患者和家属，过劳、情绪激动、饱餐、用力排便、寒冷刺激等都是心绞痛发作的诱因，应尽量避免。积极治疗高血压、糖尿病、高脂血症等与冠心病有关的疾病。

2．饮食指导　宜摄入低热量、低脂、低胆固醇、低盐饮食，多食蔬菜、水果和粗纤维食物，如芹菜、糙米等。避免暴饮暴食，注意少量多餐。

3．运动指导　适当运动，以有氧运动为主，运动的强度和时间因病情和个体差异而不同，可散步、打太极拳、做广播操等。

4．随访　遵医嘱服药，定期专科门诊复查。

（彭逐英　丘伟燕　黄嘉熙）

第四节
4 经皮冠状动脉腔内介入治疗护理

概　述

经皮冠状动脉腔内介入治疗（percutaneous coronary intervention，PCI）是采用经皮股动脉或桡动脉穿刺法，将球囊导管沿主动脉逆行送入冠状动脉狭窄部位，利用加压充盈球囊的机械作用，直接扩张粥样硬化性狭窄部位，从而增大血管内径，改善心肌血供，达到缓解症状和减少心肌梗死发生的目的。冠状动脉支架植入术时将支架永久性地放置于冠状动脉病变处，支撑住血管壁，以保持冠状动脉管腔的开放，减少了经皮冠状动脉腔内血管成形术（percutaneous transluminal coronary angioplasty，PTCA）术后残余狭窄、弹性回缩及血管再塑性，从而使再狭窄率降低。PCI术临床应用于稳定型心绞痛、不稳定型心绞痛、心肌梗死、介入治疗后血管再狭窄、冠状动脉旁路移植术后复发心绞痛的患者。

护理评估

（一）病史及心理-社会反应

1. 评估患者的现病史，尤其是不适症状、起病时间、诱因、伴随症状、缓解方式、用药情况及治疗经过等，是否有心律失常、心源性休克、心力衰竭的表现。

2. 评估患者的既往史、家族史、月经史、过敏史，特别是有无碘过敏史。

3. 评估患者对疾病及介入治疗的认知程度、心理状态和社会支持情况。

（二）身体评估

评估患者的精神意识状态、生命体征、皮肤情况。

（三）相关检查

评估患者检验、检查指标是否适合手术。包括：①术前三大常规、肝肾功能及电解质、出凝血时间和血清心肌标志物；②X线胸片；③心电图的动态变化；④心脏彩超等。

一般护理

（一）家属宣教

向患者及家属说明手术的目的及费用，做好解释工作，取得配合，并检查手术知情同意书是否已签署，关心安慰患者，解除思想顾虑。

（二）相关检查

术前协助抽血检查肝肾功能、电解质、凝血指标等，有异常报告医生。

（三）术前准备

患者在术前需要进行床上大小便训练，术前保持皮肤清洁，更换衣服，勿穿内衣、内裤，送导管室前排尿。

（四）身份核对

检查患者手腕带、做好身份识别及手术方式交接。

专科护理

（一）术前评估

1. 检查静脉通路，一般术前左手建立静脉通路，按要求准备术前药物。评估桡动脉情况，可行Allen试验。

2. 评估患者的生命体征、核对过敏史及月经情况等，书写介入手术交接单。

3. 术前按医嘱口服抗血小板药物（如肠溶阿司匹林、波立维或替格瑞洛），必要时使用负荷量。

（二）术后护理

术后协助患者过床，取舒适体位。检查静脉通路、用药情况、穿刺口情况、交接术中情况及血管处理情况。协助做好生活护理，指导患者自我观察及自我护理，鼓励患者参与医疗活动。

（三）伤口护理

密切观察穿刺口情况。注意有无渗血、肿胀、瘀斑、穿刺侧肢体远端血运情况，如发现异常立即报告医生并协助处理。

（四）股动脉的观察与护理

经股动脉穿刺者，弹性绷带加压包扎8～12h，术肢制动12h，注意穿刺口及足背动脉搏动情况，皮肤颜色、温度、感觉及疼痛情况。术肢制动期间指导患者行下肢肌肉收缩运动，如踝泵运动等，以预防下肢静脉血栓形成。

（五）桡动脉的观察与护理

经桡动脉穿刺者，注意伤口及桡动脉搏动情况，术后使用桡动脉压迫装置进行止血，该装置有螺旋式和气囊充气式两种，使用后压迫2～4h后开始减压，螺旋式止血器每1～2h旋转按钮放松0.5～1圈，气囊充气式止血器每小时缓慢抽气1～2mL，注意边减压边观察，若发现渗血，及时适当还原压力，直至止血，必要时报告医生，给予重新压迫。指导患者行缓慢握拳运动，避免末梢肿胀，腕关节勿弯曲、用力，避免自行减压及拆除止血器。

（六）疾病护理

密切观察患者心率、心律、血压变化及不适症状，予心电监护、血压监测，并做好记录。患者血压下降，应警惕迷走神经反射、心包填塞、腹膜后血肿等出血并发症，及时报告医生，如迷走神经反射，可使用阿托品0.5mg静脉推注；如怀疑心包填塞，应协助医生行B超检查、快速补液、使用升压药物、建立2条及以上静脉通路并配血，甚至协助心包穿刺或者送导管室/手术室治疗；如怀疑腹膜后血肿，应协助CT检查、快速补液、建立2条及以上通路、配血等处理。如果出现较严重的胸闷、胸痛不适，应警惕出现冠状动脉血管夹层、急性支架内血栓、冠状动脉痉挛等急性冠状动脉闭塞并发症或者无复流情况，协助医生行心电图检查、抽血查心功酶，根据情况使用抗凝、扩冠状动脉的药物，同时严密观察心律情况，预防心室颤动、心脏骤停等，床边备好除颤仪、抢救药物等。还应观察有无造影剂过敏、穿刺口出血、尿潴留等并发症的发生，尽早发现、及时处理。

（七）饮食护理

指导患者合理饮食，少量多餐，保持大便通畅，卧床期间加强生活护理，满足患者生活需要。嘱患者多饮水，根据病情及心功能情况6～8h内饮用1 000～2 000mL，促进造影剂通过肾脏排出。

（八）冠心病患者的营养及运动

详见"第十六章心脏康复"。

❀ 健康教育

（一）疾病知识指导

1. 指导患者自我观察穿刺口情况，如有头晕、胸闷、胸痛、气促等不适，及时报告医务人员。

2. 健康的生活方式是治疗冠心病的基础。保持情绪稳定，减轻心理压力，避免情绪激动、紧张、急躁、暴怒等。指导患者戒烟限酒，如有饮酒习惯，建议男性每天的饮酒量（酒精）不超过25g，相当于50度白酒50mL，或38度白酒75mL，或葡萄酒250mL，或啤酒750mL，女性减半。

3. 指导患者和家属避免心绞痛的诱发因素：劳累、情绪激动、饱餐、用力排便、寒冷刺激等。一旦出现心绞痛，立即休息或者舌下含服硝酸甘油片，避免体位性低血压导致跌倒。若出现持续胸闷痛或服药不能缓解，或者发作频繁、程度加重、疼痛时间延长，应立即送医院就诊。

4. 积极治疗高血压、糖尿病、高脂血症等与冠心病有关的疾病。

（二）饮食指导

宜摄入低热量、低脂、低胆固醇、低盐饮食，每天食盐不超过6g。多食蔬菜、水果和粗纤维食物。避免过饱、暴饮暴食，注意少量多餐。

（三）运动指导

1. 对于低危的择期PCI患者，术后第1天经桡动脉穿刺者可下床上厕所、自行进食，床边坐位及床旁轻微活动，术后第2～3天可过渡到生活完全自理，慢步行走5～10min，2～3次/天。经股动脉穿刺者卧床12h，术后第2天可下床站立及慢步行走。

2. 对于中高危PCI患者（急诊PCI，多支病变或未完全血运重建），术后第1天卧床休息，协助生活护理。术后第2天协助床边坐起，协助洗脸、擦浴等。术后第3天可协助下床活动，病房内慢速走动。术后第4天可过渡到生活完全自理，允许自行下床活动。

（四）用药指导

1. 讲解服药的重要性，支架植入术后予抗血小板聚集、降脂、改善心脏重构等药物，不能擅自停药。

2. 一般支架植入术后患者服用波立维或替格瑞洛1年以上，终身服用肠溶阿司匹林，注意观察有无皮肤、黏膜出血或黑便、血尿等现象，如有不适，随时就诊。如患者需要行其他手术治疗（如拔牙等），需要告知医生所服用的药物，以免造成严重出血。

（五）定时复诊

出院后1个月、3个月、6个月、12个月在门诊复诊，如出现心绞痛发作频繁、程度较重、持续时间较长、发作时含服硝酸甘油效果差等情形，需及时到医院就诊。

（彭逯英　丘伟燕　赖敏华）

5 第五节
冠状动脉旁路移植手术护理

概 述

冠状动脉旁路移植术（coronary artery bypass grafting，CABG），又称冠状动脉搭桥术，是取患者本身的血管（常为大隐静脉或乳内动脉，也可用桡动脉、胃网膜动脉或其他肢体动静脉），在冠状动脉狭窄的近端和远端之间建立一条通道，使血液绕过狭窄部位而到达远端血管，以恢复心肌的血液供应，解除心肌缺血缺氧状态的手术，是治疗冠心病较为有效的外科方法。冠状动脉三支病变是右冠状动脉、左冠状动脉前降支和回旋支都有≥50%的狭窄。冠状动脉搭桥的部位也主要是在右冠状动脉、左冠状动脉前降支和回旋支。手术可在体外循环（CPB）下经胸骨正中切口或全胸腔镜下进行，也可在非体外循环（OPCPB）下胸骨正中切口或小切口进行。非体外循环冠脉搭桥术是在跳动的心脏上进行手术。避免了体外循环对肺和血液的损害，对心脏的缺血和再灌注损伤较轻，避免了对全身水、电解质的干扰，手术创伤减少，术后气管插管时间短，组织间隙水肿轻，有利于术后呼吸功能的恢复，减少了术后并发症和用血量。

护理评估

（一）病史及心理-社会反应

1. 评估发病诱因、时间、治疗经过等。

2. 评估危险因素 年龄、性别、职业；有无家族史、肥胖、血脂异常、高血压、糖尿病等危险因素；有无高脂饮食、吸烟等不良生活习惯；睡眠、身体锻炼、工作与生活压力及性格特征等情况。

3. 评估患者对疾病的认知程度、心理状态和社会支持情况。

（二）身体评估

1. 评估患者精神意识状态、面色、表情、生命体征、血氧饱和度、心脏听诊、皮肤黏膜情况。

2. 评估疼痛的部位、性质、范围、放射性、持续时间、诱因、缓解方式及用药是否好转，以利于及时正确地判断处理。

3. 评估有无恶心、呕吐、乏力、头晕、呼吸困难等伴随症状，是否有心律失常、休克、心力衰竭的表现。

（三）相关检查

包括血液检查、X线检查、心电图、超声心动图、放射性核素检查、心肌酶谱的测定和冠脉造影等。

❤ 一般护理

（一）按心血管疾病和心血管疾病外科护理

（二）避免诱因

避免劳累、情绪波动、精神紧张、饱餐、感冒、用力大便、室温过冷或过热等诱发心绞痛的因素。

（三）心理护理

给予患者安抚和心理支持，指导患者放松，消除不良情绪。

❤ 专科护理

（一）按慢性冠脉综合征和心血管疾病外科护理

（二）术前护理

1. 术前戒烟　向患者说明戒烟是手术顺利进行和减少肺部并发症的关键。

2. 糖尿病患者应严格控制饮食并辅助用药，将血糖控制在正常范围。

3. 术前要控制和治愈上呼吸道感染，以免引发肺部并发症。

4. 教会患者进行深呼吸锻炼、有效咳嗽咳痰、缩唇呼吸、呼吸训练器的使用以及床上肢体功能锻炼。

5. 避免做大隐静脉穿刺，保护双下肢静脉血管不受化学、物理刺激或机械性损伤。对双侧腿部大隐静脉周围皮肤状况进行检查。

6. 为患者介绍手术室及监护室的环境，告知手术的简要过程及术后注意事项，消除其焦虑、紧张、恐惧的心理。

（三）术后护理

1. 心功能的监护　严密观察血压、心率、心律、意识及血氧饱和度的变化。

（1）术后连续3天做十二导联心电图，观察S-T段和T波改变，以及有无Q波出现，并与术前心电图比较，及早发现心肌缺血或围手术期心肌梗死的表现。

（2）严密观察有无心律失常，及早发现和治疗室性早搏、室性心动过速、快速心房颤动等。同时观察心率变化，术后心率一般维持在60~80次/min。

（3）血压监测　血压过高可能加重左心衰竭、吻合口出血。血压维持在（100~140）/（60~90）mmHg最佳。可适当使用硝酸酯类药物，对冠状动脉进行有效扩张，防止冠状动脉血管痉挛，改善血供。

（4）必要时应用肺动脉漂浮导管监测肺动脉压、心排血量、心指数、体循环阻力等血流动力学指标，及时发现病情变化，预防低心排血量综合征。

2. 取血管侧肢体护理　①取血管侧肢体垫软枕，抬高15°~20°，用弹力绷带加压包扎伤口，以预防患肢水肿及静脉炎；②观察患肢敷料有无渗血，观察外露指（趾）端皮肤的温度、颜色、肿胀及足背动脉搏动等情况；③鼓励患者早期床上活动，促进侧支循环的建立。

3. 用药护理　观察正性肌力药、扩冠脉药物、抗凝及抗血小板药物及β受体阻滞剂的效果及副作用；密切监测凝血酶原时间，调整抗凝药物的剂量；患者合并高脂血症、高血压病、糖尿病等其他疾病时，遵医嘱正确用药，以控制相关疾病的发展。

健康教育

1．疾病指导　患者及家属讲解心血管疾病的危险因素，包括吸烟、过量饮酒、熬夜、缺少锻炼、高血脂、性格急躁等，提高疾病预防的意识。

2．生活指导　养成良好的生活习惯，注意劳逸结合。

3．饮食指导　合理膳食，指导患者进食清淡、高蛋白低脂、富含维生素的食物。多进食蔬菜、水果，少量多餐，切忌暴饮暴食。

4．药物指导　术后患者终身服用抗凝药如阿司匹林，详细向患者介绍用药目的、药物名称、剂量、用法。切勿自行减药、停药。教会患者观察有无血尿、血便、牙龈出血、皮下瘀斑、女患者月经量增加等出血倾向。

5．活动指导　为促进下肢血液循环，取下肢静脉搭桥的患者可穿弹力袜；床上休息时脱去弹力袜，抬高下肢。

6．随访　出院后定期复查，若出现不适，及时就诊。

（凌　云　杨满青　宋亚敏）

第六节
6 心脏室壁瘤护理

疾病概述

室壁瘤是各种原因导致的局部心室壁运动减弱或消失，成瘤样膨凸于心室表面的病理改变。大多数室壁瘤发生在左室，其中90%的左室室壁瘤是由心肌梗死引起，其他较少见的病因有心肌病、心肌炎、Chagas、外伤等。患者大面积心肌梗死后梗死区域出现室壁扩张、变薄、心肌全层坏死，病变区薄层的心室壁向外膨出，心脏收缩时丧失收缩能力或呈现反常运动，形成室壁瘤。室壁瘤是急性心肌梗死患者严重的并发症，发生部位多为左心室前壁、心尖壁。室壁瘤严重影响心功能，常引起心肌梗死复发、心力衰竭、严重心律失常、血栓形成。

室壁瘤按病程分为急性室壁瘤和慢性室壁瘤。急性室壁瘤多在心肌梗死急性期形成，常在急性心肌梗死发病后24h内形成，易发生心脏破裂。慢性室壁瘤是指在心肌梗死愈合过程中，形成的纤维瘢痕组织。多数学者认为，心肌梗死发生15天后的室壁瘤为慢性室壁瘤。室壁瘤还可分为真性室壁瘤和假性室壁瘤。真性室壁瘤是心肌全层病变而形成的室壁瘤；假性室壁瘤是左心室缓慢破裂后由周围心包组织包裹形成的瘤样结构，详见图4-6-1。室壁瘤发生后以外科治疗为主，手术方法包括室壁瘤切除直接缝合术、室壁瘤切除补片成形术，同期行冠状动脉旁路移植术。但手术难度大、风险大、死亡率高和术后并发症发生率高，致使治愈率不高。无症状的慢性室壁瘤一般不需要手术治疗，预后较好。研究表明，当患者具有心绞痛、充血性心力衰竭、室性心律失常、血栓栓塞症状或证实有左心室附壁血栓者，行手术治疗优于药物治疗。

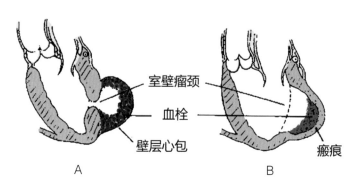

图4-6-1　假性室壁瘤（A）和真性室壁瘤（B）

护理评估

（一）病史及心理-社会反应

1. 评估患者的既往史，有无高血压、糖尿病；评估患者的用药史及过敏史，治疗经过及效果。

2. 评估患者心绞痛或心肌梗死的起始情况和时间，有无明显诱因。

3. 了解患者的家族成员有无心脏疾病。

4. 评估患者及家属是否存在焦虑、恐惧和无助的心理。

5. 了解患者家庭和社会支持情况。

（二）身体评估

1. 评估患者意识、生命体征、面容与表情、体位、皮肤黏膜等。

2. 评估患者的心功能和肺部情况。

（三）相关检查

包括血液检查、心电图检查、超声心动图、左心室造影（金标准）、心肌磁共振等。

一般护理

（一）环境

保持病室安静、清洁、空气流通，患者绝对卧床休息，病情较重者应减少探视。

（二）心理护理

关心、体贴、鼓励患者，做好充分解释、安慰工作，协助其克服各种不利于疾病治疗的生活习惯和嗜好。

（三）活动和休息

协助生活起居及个人卫生。保证足够的睡

眠，长期卧床者每2h更换体位，心功能不全者半卧位或端坐卧位；指导患者行踝泵运动，预防下肢血栓。

（四）饮食护理

低盐低脂饮食，少量多餐，避免刺激性食物。

（五）排泄护理

鼓励长期卧床患者多食蔬菜、水果及富含纤维素食物，养成每日排便习惯，必要时可给予缓泻剂。

专科护理

（一）按心血管疾病外科护理

（二）术前护理

1. 加强巡视 ①持续心电监测，密切观察心律、心率、血压的变化，注意观察患者有无胸痛、心律失常、心力衰竭的临床表现；②有无呼吸困难、端坐呼吸等急性心力衰竭症状；③观察患者有无血栓栓塞的表现，及时发现脑卒中、再发急性心肌梗死以及肢体或脏器的缺血；④重视患者的主诉。

2. 及时纠正心律失常，要注意静脉补钾及应用抗心律失常药物；定时监测电解质，及时纠正电解质紊乱；预防晕厥和猝死的发生。

3. 常规监测十二导联心电图的变化。一般急性室壁瘤的心电图特征不明显；慢性室壁瘤的心电图要点为ST段抬高，至少出现在4个导联；ST段抬高的导联有异常Q波；$V_1 \sim V_3$导联ST段抬高$\geq 0.2mV$，$V_4 \sim V_6$导联及以R波为主的肢体导联ST段抬高$\geq 0.1mV$持续1个月，或者

$\geq 0.2mV$持续15天；运动试验时，在原有异常Q波导联上出现ST段呈弓背向上抬高$\geq 0.1mV$；前壁梗死后$V_3 \sim V_5$导联出现持续性ST段抬高伴V_1导联T波直立或低平，对诊断心尖部室壁瘤有较高特异性和准确性。在心肌梗死急性期若反复发作频率高、持续时间长、难以控制的室性心动过速则是早期室壁瘤形成的标志。

4. 绝对卧床休息，减少活动，限制探视，避免因活动过度引起心脏破裂。

5. 加强和患者家属的沟通，消除患者紧张情绪，同时防止家属的负面情绪影响患者。

6. 用药护理 详见慢性冠脉综合征用药护理。

（三）术后护理

1. 持续心电监测，严密观察心律、心率的变化。手术当天收缩压<110mmHg，以防瘤体切口破裂出血。

2. 限制液体输入的量和速度，维持出入量负平衡，监测CVP、PCWP、肺部湿啰音改善情况，及时发现心源性肺水肿。

3. 患者一般留置临时起搏器，做好起搏器的观察。

4. 连续3天监测十二导联心电图，对比其变化。

5. 每天评估呼吸音、SPO_2、胸片肺渗出改善情况。及时复查血气分析，监测PaO_2、PCO_2情况，及时处理代谢性酸中毒和碱中毒。

6. 呼吸机辅助通气期间及时调整呼吸机参数，改善氧合，减少心肺负担；及时清除肺渗出液，保持气道通畅，有利气体交换。适当肺部物理治疗，以防室壁瘤切口破裂。

7. 密切观察心包引流液性状及量的变化，及早发现室壁瘤切口出血。

⚕ 健康教育

1．家属宣教　向患者及家属宣传有关疾病的防治与急救知识。

2．避免诱因　鼓励患者积极治疗各种原发病，避免各种诱因。

3．活动与休息　根据不同疾病指导患者掌握劳逸结合的原则，保证足够的睡眠并避免任何精神刺激。

4．疾病宣教　冠心病患者应随身备好急救药物。向患者说明长期服用降压药、抗凝药、抗血栓药的重要性，不能擅自增减药量，应遵医嘱按时服药，定期随访。

（杨满青　宋亚敏　凌　云）

CHAPTER5 第五章
血管疾病护理

第一节
主动脉综合征护理

疾病概述

主动脉夹层（aortic dissection，AD）是血液渗入主动脉中层形成夹层血肿，并沿着主动脉壁延伸剥离的严重心血管急症，一般可引起"撕裂样"或"刀割样"持续性难以忍受的锐痛、休克和压迫症状，造成相应脏器发生缺血症状。如血肿继续扩大，可向动脉壁外膜破裂而引起大出血，以致死亡。高血压、动脉中层囊性病变和妊娠等多种因素与主动脉夹层的发病有关。

根据夹层的起源及受累部分通常有De Bakey和Stanford 2种分型（图5-1-1）。De Bakey分为3型：I型，夹层起源于升主动脉，扩展超过主动脉弓到降主动脉，甚至腹主动脉；II型，夹层起源并局限于升主动脉；III型，病变起源于降主动脉左锁骨下动脉开口远端，并向远端扩展，可直至腹主动脉。Stanford分为A、B 2型。无论夹层起源于哪一部位，只要累及升主动脉者称为A型，相当于De Bakey I型和II型；夹层起源于胸降主动脉且未累及升主动脉者称为B型，相当于De Bakey III型。

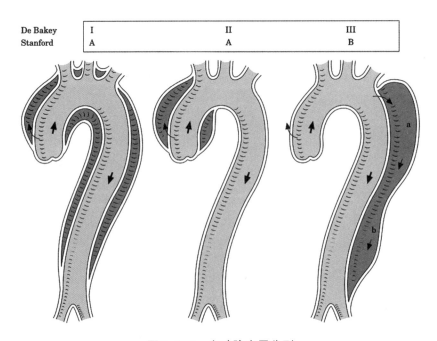

图5-1-1　主动脉夹层分型

护理评估

（一）病史及心理-社会反应

1. 评估患者既往有无高血压病史（既往服药情况和血压控制情况）、过敏史和以往诊疗过程。

2. 评估发病时间、有无诱因以及发病时的主要症状。

3. 评估患者家族中有无高血压和其他心脏疾病患者。

4. 评估患者的文化程度、工作背景、家庭的主要经济来源、家庭成员对患者的关心和支持程度。

5. 评估患者日常生活是否规律、有无烟酒嗜好或过多摄入含咖啡因类食物。

6. 评估患者和家属对疾病、治疗方案、手术风险、术前配合、术后康复和预后知识的了解程度和接受情况。

7. 评估患者是否存在焦虑、恐惧和无助的心理。

（二）身体评估

1. 评估患者的意识、生命体征、高血压表现和心肺功能情况。

2. 评估患者局部疼痛的部位、性质和诱发因素，以及疼痛时的伴随症状；了解患者全身其他重要器官功能状态。

3. 评估患者的体位以及全身皮肤情况、四肢动脉搏动情况、四肢肌力情况、四肢血压情况、四肢肢体循环状况。

4. 评估患者的依从性。

5. 评估患者发病后的饮食、睡眠及大小便情况。

6. 评估患者对手术的耐受力。

7. 评估患者的生活自理能力，评估患者有无血栓、跌倒、压疮等风险。

（三）相关检查

血液检查、血型、心电图检查、胸部X线检查、超声心动图、主动脉全程CTA及磁共振血管造影和数字减影血管造影等。

一般护理

（一）按心血管疾病护理和心血管疾病外科护理

（二）急性期护理

严格卧床休息，烦躁不安者予镇静。限制探视，加强日常生活护理。勿做腰腹过屈、深蹲等运动，注意活动幅度要小。避免剧烈咳嗽、打喷嚏、用力排便等致腹压升高的因素，防止意外因素致夹层破裂。

（三）生命体征监测

密切注意患者神志、心率、心律、呼吸、血压和疼痛症状的变化，并做好详细记录；建立静脉通道，保持水、电解质平衡；密切观察患者尿量，保持出入量平衡；根据患者血氧饱和度和动脉血气分析按需给予吸氧。

（四）心理护理

积极主动与患者沟通，解除或减轻患者各种心理负担，避免精神紧张。

（五）药物护理

注意用药后的疗效、不良反应和药物的成瘾性。

（六）相关检查

协助医生尽快完善各项临床辅助检查，做好介入和外科手术的准备。

（七）饮食护理

给予低盐、低脂、清淡易消化的半流饮食或软食，适量进食水果、蔬菜等高维生素、粗纤维的食物，禁食咖啡因等刺激性食物。

（八）生活护理

戒烟酒；保持大便通畅，必要时给予通便剂。

♥ 专科护理

（一）生命体征监测

遵医嘱应用药物控制血压及心室率。收缩压控制在100～120mmHg，心率60~80次/min。每日监测血压，以健侧肢体血压为准，并详细记录。

（二）疼痛观察

密切观察疼痛的强度、部位、性质，疼痛有无伴随放射性、放射范围及有无伴随其他症状。疼痛的部位和性质可提示主动脉夹层破口的部位及进展情况：Stanford A型夹层常表现为前胸痛或背痛，Stanford B型夹层常表现为背痛或腹痛，但两者疼痛部位可存在交叉；出现迁移性疼痛可能提示夹层进展；出现下肢疼痛，则提示夹层可能累及髂动脉或股动脉；疼痛减轻后又反复出现提示夹层分离继续扩展；疼痛突然加剧则提示血肿有破溃趋势，当血肿溃入血管腔，疼痛可骤然减轻。患者剧痛时出现面色苍白、四肢湿冷、脉搏快而弱、呼吸急促

等休克表现的同时血压不降反升，这种血压与休克呈不平行的关系也是主动脉夹层的特征表现。血压下降后疼痛明显减轻或消失是夹层停止扩展的临床指征。

（三）用药管理

药物治疗的原则是有效镇痛、控制心率和血压，减轻主动脉剪应力，从而降低主动脉破裂的风险。

1. 镇痛　适当肌内注射或静脉应用阿片类药物（吗啡、哌替啶）可降低交感神经兴奋导致的心率和血压的上升，达到控制心率和血压的效果。按医嘱给予镇痛剂止痛时，应首先关注患者的心率、血压是否处于目标范围，同时注意观察使用镇痛剂的效果，及时有效地控制心率、血压也是缓解疼痛的重要措施。

2. 控制心率和血压　主动脉壁剪应力受心室内压力变化率（dP/dt）和血压的影响。静脉应用β受体阻滞剂（如美托洛尔、艾司洛尔等）是最基础的药物治疗方法，推荐静脉制剂并序贯口服制剂，但应保证能维持最低的有效终末器官灌注。如患者不能耐受β受体阻滞剂，可用非二氢吡啶类钙离子拮抗剂。对于降压效果不佳者，可在β受体阻滞剂的基础上联用一种或多种降压药物。药物治疗的目标为控制收缩压至100～120mmHg、心率60～80次/min。

（四）密切观察颈动脉、肱动脉、桡动脉、股动脉、足背动脉搏动的变化

如有动脉搏动减弱、消失或两侧强弱不等，两侧血压差别较大、上下肢血压差减小或消失等，提示有夹层进展或影响肢体血液供应，应立即报告医生。

（五）全身系统的不良表现

1. 循环系统　心脏是Stanford A型主动脉夹层最常受累的器官。可导致心脏正常解剖结构破坏或心脏活动受限从而引起相关症状，如：夹层导致主动脉根部扩张、主动脉瓣对合不良等可引起主动脉瓣关闭不全，轻者无明显临床表现，重者可出现心力衰竭甚至心源性休克；夹层累及冠状动脉开口可导致急性心肌梗死、心功能衰竭或恶性心律失常，患者可表现为典型的冠状动脉综合征，如胸痛、胸闷和呼吸困难，心电图ST段抬高和T波改变；夹层假腔渗漏或夹层破入心包可引起心包积液或心包压塞；急性主动脉瓣关闭不全、急性心肌缺血或梗死及心包压塞常表现为心力衰竭。

2. 呼吸系统　主动脉夹层大量渗出或者破裂出血可出现气管向右侧偏移，左胸叩诊呈浊音，左侧呼吸音减弱；双肺湿啰音提示急性左心衰。

3. 神经系统　夹层累及无名动脉或左颈总动脉可导致中枢神经系统症状，患者发生脑血管意外，表现为晕厥或意识障碍；脑供血障碍时出现视觉改变、精神错乱、淡漠嗜睡、昏迷或偏瘫。

4. 运动系统　夹层影响脊髓动脉灌注时，脊髓局部缺血或坏死可导致下肢轻瘫或截瘫。脊髓供血障碍时，可有肢体麻木、感觉异常、反射消失、下肢肌力减弱甚至截瘫。夹层累及下肢动脉时可出现急性下肢缺血症状，如疼痛、无脉甚至下肢缺血坏死等。

5. 泌尿系统　夹层累及一侧或双侧肾动脉可有血尿、无尿、严重高血压甚至肾功能衰竭。

6. 消化系统　夹层累及腹腔干、肠系膜上动脉及肠系膜下动脉时可引起胃肠道缺血表现，如急腹症和肠坏死，部分患者可出现黑便或血便，可表现为腹部膨隆，叩诊呈鼓音，广泛压痛、反跳痛及肌紧张；有时腹腔动脉受累引起肝脏或脾脏梗死。

（六）主动脉夹层的内外科治疗的围术期护理

详见"主动脉夹层介入治疗护理和主动脉夹层手术护理"。

✿ 健康教育

（一）指导患者正确使用药物

主动脉夹层患者常会服用较大量的降压药物及控制心率药物，向患者说明药物的作用及副作用，尤其是一些降压药物可能引起体位性低血压，按医嘱服药，切勿擅自停药或更改剂量，服药期间改变体位需缓慢，避免驾车和高空作业，勿剧烈运动，出现头晕、乏力情况立即坐下或躺下休息。感觉不适时随时就诊。

（二）饮食指导

患者应进食低盐低脂饮食。每天食盐总量不超过3～5g，进食胆固醇不超过300mg。以下食物尽量少吃：油炸食品、动物油、动物内脏、动物脑、禽蛋黄、带壳海鲜、腌制品、熟肉制品（如香肠、酱牛肉等）、方便快餐食品、调味品（如腐乳、咸菜等）、披萨汉堡等。

（三）健康生活方式指导

养成良好的生活习惯，戒烟限酒；少食多餐，忌暴饮暴食。患者应学会自我调整心理状态，调控不良情绪，保持心情舒畅，避免情绪激动。

（四）活动与休息

患者如无胸闷痛、头晕等不适症状，在血压、心率稳定的基础上，腔内修复术后可进行有氧运动，包括打太极、慢跑、散步、骑自行车等。出院患者建议到心脏康复部门进行评估，开出运动处方，为术后出院的运动提供依据和保障。

（五）教会患者如何正确测血压

1. 定时间　测量前1h内应避免进行剧烈运动、进食、喝含咖啡的饮料、吸烟、服用影响血压的药物；精神放松、排空尿液；至少安静休息5min。测量时间：早晨6:00～8:00（或晨起后），中午12:00～14:00，下午16:00～18:00（或午睡前后），晚上20:00～22:00（或入睡前）。

2. 定体位　坐位，如有特殊情况，也可卧位。

3. 定部位　测量上臂。

4. 定血压计　血压计需至少每年检测一次。

5. 测量原则　测量血压高的一侧肢体。

大部分行腔内修复治疗的夹层患者右上肢血压较高，测右上肢的血压。注意事项：袖带的大小适合，至少覆盖上臂臂围的2/3；袖带紧贴缚在被测者上臂，袖带下缘应在肘弯上2～3cm；相隔1～2min重复测量3次，取后2次读数平均值记录；如果收缩压或舒张压的2次读数相差5mmHg以上应再次测量；每次测量的血压均应记录下来，并且复诊时带给医生，医生会根据血压情况调药。

（六）保持大便通畅

切勿用力大便，大便时间不超过10min，排便困难时应用缓泻剂（家中可备开塞露）。应避免一切增加胸腔压力及腹腔压力的动作，如提重物、剧烈咳嗽、用力大便。

（七）随访

患者术后1个月、3个月、6个月、12个月各随访一次，以后每年需回院门诊或住院随访，行主动脉全程CT/MRI、经胸超声心动图、X线胸片及心电图检查。

（杨　轶　黄丽凌　黄嘉熙）

第二节

主动脉夹层腔内修复术护理

概　述

主动脉夹层腔内修复术（endovascular aneurysm repair，EVAR）是指在胸主动脉或腹主动脉内植入支架以治疗多种胸腹主动脉病变的微创治疗方法。利用植入的人工血管在主动脉腔内重建新的血流通道，因此隔绝了腹主动脉内高压血流对血管壁的冲击，同时在瘤壁与人工血管之间继发血栓及机化，从而防止了主动脉夹层或主动脉瘤的增大与破裂（图5-2-1）。主动脉腔内修复术是一种微创技术，其手术创伤较小，使许多不能耐受手术的高危患者获得了救治机会。主要适用于：各种胸腹主动脉病变，包括胸主动脉钝性损伤、主动脉夹层、主动脉壁间血肿、主动脉穿透性溃疡、腹主动脉和髂动脉的动脉瘤等；急性期夹层破裂出血、主动脉周围或纵隔血肿进行性增大、夹层主动脉直径快速增大、主动脉重要分支的严重缺血、无法控制的疼痛，慢性期夹层破裂出血、主动脉直径快速增大（＞10mm/年）、形成动脉瘤［＞（50～60）mm］、主动脉分支严重缺血。

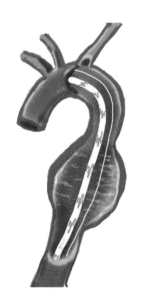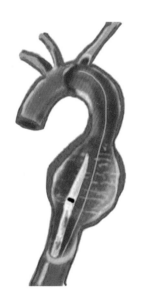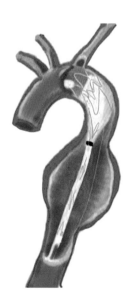

图5-2-1　主动脉夹层腔内修复术过程

护理评估

（一）病史及心理-社会反应

1. 评估患者既往有无高血压病史、过敏史和既往诊疗过程。

2. 评估患者家族中有无高血压和其他心脏疾病患者。

3. 评估患者和家属对疾病、治疗方案、手术风险、术前配合、术后康复和预后知识的了解程度和接受情况。

4. 评估患者是否存在焦虑、恐惧和无助的心理，评估患者的经济承受能力和社会支持系统。

（二）身体评估

1. 评估患者的意识、生命体征、高血压表现和心肺功能情况。

2. 评估患者局部疼痛的部位、性质和诱发因素，以及疼痛时的伴随症状；了解患者全身其他重要器官的功能状态。

3. 评估患者的体位以及全身皮肤情况、四肢动脉搏动情况、四肢肌力情况、四肢血压情况、四肢肢体循环状况。

4. 评估患者的依从性。

5. 评估患者发病后的饮食、睡眠及大小便情况。

6. 评估患者对手术的耐受力。

7. 评估患者的生活自理能力，评估患者无血栓、跌倒、压疮等风险。

（三）相关检查

1. 实验室检查 血常规、血生化、肝肾功能、出凝血时间等。

2. 辅助检查 心电图、胸部X线检查、超声心动图，对胸腔、腹腔和盆腔（包括股动脉）使用计算机断层血管造影术（computed tomography angiography，CTA），或磁共振血管成像（magnetic resonance angiography，MRA）、数字减影血管造影（digital subtraction arteriography，DSA）等对主动脉进行评估。

一般护理

（一）按心血管疾病护理常规和心血管疾病外科护理常规护理

（二）急性期护理

严格卧床休息，烦躁不安者予镇静。限制探视，加强日常生活护理。勿做腰腹过屈、深蹲等运动，注意活动幅度要小。避免剧烈咳嗽、打喷嚏、用力排便等致腹压升高的因素，防止意外因素致夹层破裂。

（三）生命体征监测

密切注意患者神志、心率、心律、呼吸、血压和疼痛症状的变化，并做好详细记录；建立静脉通道，保持水、电解质平衡；密切观察患者尿量，保持出入量平衡；根据患者血氧饱和度和动脉血气分析按需给予吸氧。

（四）心理护理

积极主动与患者沟通，解除或减轻患者各种心理负担，避免精神紧张。

（五）用药护理

注意用药后的疗效及不良反应和药物的成瘾性。

（六）相关检查

协助医生尽快完善各项临床辅助检查，做好介入和外科手术的准备。

（七）饮食护理

给予低盐、低脂、清淡易消化的半流饮食或软食，适量进食水果、蔬菜等高维生素、粗纤维的食物，禁食咖啡因等刺激性食物。

（八）生活护理

戒烟酒；保持大便通畅，必要时给予通便剂。

专科护理

（一）术前护理

1. 休息与活动　急性期患者应绝对卧床休息，严密监护生命体征。加强基础护理，满足患者基本生理需要。

2. 血压管理　血压控制动脉压力增高是动脉瘤破裂的主要因素，术前维持血压（100～120）/（60～70）mmHg，急性期患者心率应控制在60~80次/min。避免一切引起血压增高及心率增快的因素，如疼痛、用力排便、咳嗽、情绪激动、过度活动等。加强基础护理，满足患者基本生理需要。

3. 疼痛管理　常用疼痛评估方法——NRS数字评分法，评估要素包括：疼痛的部位、性质、程度、有无转移性疼痛。根据NRS评分以及用药后的效果评价，适当采取止痛措施及吸氧。

4. 四肢血运及肌力的观察　腹主动脉瘤胸腹主动脉病变常伴有附壁血栓形成，造成管腔狭窄，有时血栓脱落，出现急、慢性下肢缺血症状，因此应观察下肢有无疼痛、皮肤苍白、皮温下降、感觉减退、运动障碍和末梢动脉搏动消失等缺血症状。同时观察与记录肢体血运及肌力情况也便于术后并发症观察对照。

5. 术前准备

（二）术后护理

1. 生命体征监测　监测和控制血压与心率是主动脉腔内修复术夹层围手术期的护理重点。确定血压控制目标要考虑到主动脉疾病本身的特点与其他合并症的综合要求。对于急性主动脉夹层，应将血压降至维持循环灌注所需的最低血压值，通常控制收缩压在100～120mmHg，同时心率<60次/min。对于创伤性的主动脉损伤，平均动脉压（mean arterial pressure，MAP）应控制在80mmHg以下。对于主动脉腔内修复术后脊髓缺血高风险患者，MAP应提高至90mmHg以上。如果脊髓缺血已经发生，血压控制目标可以进一步提高。控制血压首选β受体阻滞剂，推荐静脉制剂并序贯口服制剂；如患者不能耐受β受体阻滞剂，可以用非二氢吡啶类钙离子拮抗剂。但上述药物慎用于伴有明显主动脉瓣反流的患者。

2. 体位与活动　双下肢遵医嘱伸直制动4～6h，平卧24h，术后24h无特殊情况可适当下床活动。鼓励患者在床上进行相应的锻炼，如足背屈伸活动等，加速血液的回流，预防VTE。术后避免剧烈活动，防止支架移位，勤翻身，防压疮。

3. 饮食护理　术后清醒的患者可进食清淡易消化富含纤维的食物，全麻者清醒后一般可进食流质饮食，次日起半流饮食逐渐过渡到普食。宜进食清淡、易消化、营养丰富的食物；保持大便通畅；应鼓励患者多饮水，减少造影剂对肾功能的影响。

4. 并发症的观察及预防

（1）出血　抗凝治疗期间，注意监测凝血指标。如穿刺口处有无出血、血肿，有无牙龈出血、血尿、便血，血常规、血红蛋白有无明显降低等。若术后伤口渗血较多，应当及时报告医生，并且增加包扎的压力，定期换药，避免伤口感染。观察全身系统有无出血征兆，如神经系统改变（意识神志变化）、消化系统改变（大便颜色、性状及量变化）、呼吸系统改变（咯血）、泌尿系统改变（血尿）及皮肤黏膜情况（有无皮下散在出血点、瘀斑或口腔黏膜、牙龈出血）等，如有变化及时向医生汇报。

（2）内漏　内漏是指在放置腔内移植物后仍有血液流进动脉瘤囊内。会造成动脉瘤囊扩大并可能破裂。内漏的进展，其囊腔压力会逐渐增高，瘤体破裂风险也逐渐增大，应避免便秘；向患者解释主动脉腔内修复术覆膜支架修复术的并发症，要求患者防止腹内压增高，以免发生支架移位或者内漏。康复过程中尽量不要做强体力劳动，活动时避免做下蹲动作，上厕所时尽量用马桶，指导养成良好的生活习惯，戒烟戒酒，控制血压，定期复查。患者可自愈，但若裂孔较大时，应当主动干预。

（3）急性肾损伤（acute kidney injury，AKI）　TEVAR围手术期发生AKI较为常见。一般符合以下标准之一即可考虑出现AKI：在48h内血清肌酐（serum creatinine，SCr）上升≥0.3mg/dL（26.5mmol/L）；SCr上升≥基础值的1.5倍，肾功能损害发生在7天之内；尿量<0.5mL/（kg·h），持续6h。引起AKI的原因一般包括：主动脉夹层累及肾动脉、腔内操作引起的主动脉粥样硬化斑块脱落和肾动脉栓塞、造影剂用量过多、基础肾功能减退等。

因此围术期患者应记录24h出入量，观察尿色和尿量，尿量要求不少于1mL/（kg·h）。如患者出现少尿、无尿，应注意患者有无出现夹层进展影响肾灌注、有效循环血量不足等；术后出现血尿、无尿（排除容量不足情况）、肾区疼痛，需警惕支架覆盖或移位影响肾动脉供血；针对造影剂诱发AKI的防治，可以在术前3~12h和术后6~24h进行充分水化，一般采用等渗晶体［1.0～1.5mL/（kg·h）］。

（4）脑血管缺血　由于近端封闭区邻近颈动脉和椎动脉，故TEVAR术后可能会发生栓塞性脑卒中。术后应评估患者神志及生命体征变化，进行脑科观察，发现异常应立即报告医生，及时通过CT或MRI检查确定脑血管缺血情况。

（5）脊髓缺血　脊髓缺血是TEVAR术后的严重并发症，常表现为双侧或者单侧下肢肢体运动感觉功能障碍，以及直肠膀胱括约肌功能障碍。脊髓缺血可以在术后即刻出现，也可以在患者经历了一段时间的正常脊髓功能后出现，即迟发性脊髓缺血。围手术期低血压是脊髓缺血的另一个重要危险因素，因此在术中及术后使用麻醉镇静药时，应注意患者的神志情况、镇静评分，要警惕麻醉镇静相关的血压下降，避免血管迷走反射，在使用、更换、调整降压药物剂量时避免大量药物突然进入体内，避免出血与容量不足。同时为预防脊髓缺血发生，需要识别高危因素，包括：植入长血管移植物，或移植物远端覆盖T8～L1节段；既往曾接受外科手术或者腔内治疗修复胸主动脉或者腹主动脉；同期进行腹主动脉修复术；胸主动脉腔内修复术中封闭优势椎动脉侧的锁骨下动脉；髂内动脉闭塞；术中或术后持续性低血压；血红蛋白水平低、高龄、手术时间延长、肾功能不全、严重的胸主动脉粥样硬化等。对有脊髓缺血高危因素的患者应定时检测四肢肌力及活动情况，术后常规监测评估四肢肌力，每班检查肌力情况，做好交接，直至患者下地行走。一旦发现肌力下降，立即报医生。预防与改善脊髓缺血的一个重要措施是提高脊髓灌注压。脊髓灌注压是平均动脉压（MAP）与脑脊压力的差值，可以从提高MAP和降低脑脊液压力两方面提高脊髓灌注压。脊髓缺血高危患者术后应维持MAP在90mmHg以上。为了维持理想的血压，首先应给予充分的容量，必要时可以使用缩血管升压药物。如果患者已经发生脊髓缺血事件，血压在可耐受的范围内还可以进一步提高。降低脑脊液压力最常用的方法是脑脊液引流，一般术后返室的患者出现四肢活动及感觉障碍时应尽快协助医生进行腰椎穿刺测量脑脊液压力，脑脊液压力超过10mmHg，及时放液减压，一般维持术后48~72h内脑脊液压力<10mmHg。实施脑脊液引流要注意预防相关并发症，包括中枢神经系统的感染、低颅压综合征、引流管脱落与断裂。通常引流速度应<（10~15）mL/h。当脊髓缺血发生但不具备脑脊液引流条件时，可以采用分次腰椎穿刺监测和控制脑脊液压力。脑脊液的穿刺及引流的护理详见"第十七章第九节腰大池持续引流护理"。

（6）肠系膜缺血 每班评估有无腹胀、腹痛，肠鸣音情况。若发现腹部仍有搏动，腹部包块无明显变化或增大，则提示可能修复不全或有内漏；若患者腹痛加剧，面色苍白，出冷汗，血压下降，则提示有动脉瘤破裂的可能。术后可造成乙状结肠侧支循环供血不足，应注意大便性状。如果膀胱压力>30cmH$_2$O或25mmHg，则提示有腹腔间隔室综合征，须及

时行后腹膜血肿引流。

（7）下肢缺血：术后每班观察1次双侧足背动脉的搏动、皮肤温度、颜色及感觉运动情况。术后髂支闭塞或血栓风险高者，进行完整的下肢动脉搏动检查或测量踝肱指数（ABI）。若患者术后出现新发的剧烈疼痛、麻木等情况，考虑为形成血栓；新发的下肢跛行、缺血或ABI下降，立即评估支架是否堵塞。若出现肢体温度降低、皮肤苍白、末梢循环不良，应及时处理下肢急性动脉栓塞，防止肢体坏死。存在中高危血栓风险患者，术后使用间断充气压力装置并鼓励尽早下床活动以预防深静脉血栓。

（8）伤口护理 持续观察切口敷料是否干燥、清洁，如果患者术后出现不明原因的疼痛、脓毒血症、腹股沟渗液、假性动脉瘤，同时实验室检查结果为非特异性的炎症表现，如白细胞计数升高、血沉增快、C-反应蛋白（CRP）升高等，应当重点怀疑移植物感染。

（9）植入后综合征 目前较广泛接受的诊断标准为：术后发热（体温>38℃）持续1天，合并白细胞升高（白细胞计数>12×10^9/L），同时排除感染（血培养阴性）。表现为支架植入后出现非感染性的发热和炎性因子升高。一般术后即出现持续2~3天甚至7天的发热，背部疼痛，但无白细胞升高的感染征象，可能与瘤腔内血栓形成有关，或支架植入后机体会对异物产生炎症反应。一般体温不超过38.5℃，必要时给予物理降温和非甾体类药物，常规给予抗生素抗感染。症状轻者予解释原因消除忧虑，重者报告医生对症处理。13%~60%的患者在主动脉支架植入术后会出现短暂的急性流感样炎症综合征。植入后综合征相关因素可能包括新发血栓、支架的材料成

分。该综合征的特征是植入术后7~10天内出现发热、白细胞增多、血清C反应蛋白浓度增高及支架周围的气体影。有研究也发现内毒素、IL-6水平及血小板活化水平升高；一项研究显示前降钙素保持低水平。该综合征的病因仍未最终确定，但似乎不是感染所致，也不限定于任何特定支架。当支架植入伴发该综合征时，治疗包括口服阿司匹林及监测，不需要抗生素治疗。目前学者正在研究是否有特定药物治疗能预防该综合征。

（10）谵妄　腔内修复术后谵妄的发生率为2.4%～24.7%。减少引起谵妄的诱因，如疼痛、低氧血症、感染、内环境紊乱等。为患者提供舒适的环境，允许家人亲友的陪伴。因酒精戒断导致术后谵妄患者，首选苯二氮䓬类药物，其次考虑使用α_2肾上腺素能受体激动剂和抗精神病药物。对于苏醒期谵妄，苯二氮䓬类药物可能是一个诱发因素，需引起注意。除非患者出现激越行为，威胁自身或他人安全，并且非药物治疗无效时，可使用抗精神病药物改善患者的精神行为异常。

5. 内外科杂交手术（弓上分流+EVAR）的原理　累及重要分支的主动脉夹层和动脉瘤，尤其是主动脉弓部病变，由于存在腔内支架移植物的有效锚定区不足等问题，而传统的相关腔内辅助技术（包括烟囱技术、开窗技术、分支支架技术）的治疗效果存在近/远期的血管逆撕、内漏、分支闭塞等不良结果的可能，所以全腔内技术还不适合全面推广应用于主动脉弓部病变治疗。因此，通过外科与微创腔内修复技术相融合的Hybrid技术（或称杂交技术、复合手术），一方面，运用内外科手段联合处理病灶，或分别处理不同部位的病灶，可获得确切安全的锚定区，二者相辅相成，以求达到最佳效果；另一方面，外科手段并不直接干预病灶，而是作为辅助措施，为介入操作创造便捷可行的路径或条件，最终通过介入手段和器材直接处理病灶，治疗疾病，从而大幅减轻手术创伤或缩短手术时间。临床上根据患者的病变部位进行解剖学的血管重建，一般常见术式包括：①无名动脉-左颈总动脉-左锁骨下动脉人工血管旁路手术+覆膜支架腔内修复术；②用四分支人工血管行升主动脉置换和/或升主动脉近端吻合，人工血管分支分别与无名动脉、左颈总动脉和左锁骨下动脉端端吻合完成人工血管旁路手术+覆膜支架腔内修复术；③右颈总动脉-左颈总动脉-左锁骨下动脉转流+覆膜支架腔内修复术等。

6. 内外科杂交手术（弓上分流+EVAR）的围术期护理

（1）术前1天常规备皮，禁食，遵医嘱配血，使用抗生素。

（2）了解主动脉夹层的分型、术式及术中情况。

（3）严密监测生命体征，术后早期测量四肢血压，做好记录并进行双上肢血压对比及上下肢血压对比，日常血压监测以右上肢为主，遵医嘱应用药物控制血压，收缩压控制在130～140mmHg，以保证桥血管通畅，避免桥血管远端肢体因血压过低导致缺血，或远端肢体处于身体低位而出现窃血综合征或脑灌注不足致使脑缺血发生。

（4）定时检查四肢活动及双上肢握力，四肢感觉及运动情况，四肢动脉搏动、颜色、皮温。

（5）监测动脉血气的变化及血氧饱和度。

（6）注意患者意识、瞳孔大小及对称度，拔管后要注意对答以及是否有声嘶的情况，警惕脑缺血发生。

（7）辅助呼吸的患者加强呼吸道的管理。

（8）准确记录尿量，观察是否有血尿。

（9）听肠鸣音，观察是否有腹胀、腹痛，有腹胀者要定时测量腹围；留置胃管者要观察胃液的颜色，能自己进食的患者要注意进食的量，了解患者是否有恶心、呕吐等消化道症状；观察大便的颜色，注意是否有黑便、血便等。

（10）观察术后伤口有无渗血、血肿、感染，定期检查凝血指标和血常规，渗液多的伤口要及时更换敷料，保持敷料干洁。保持伤口引流管固定通畅，引流球保持有效负压。监测体温，加强心理护理。

（11）了解患者各项检查的结果。

（12）术后24h卧床休息，做足部踝泵运动，第二、三天协助床上活动，第四天协助下床活动，逐渐增加活动量和时间。

（13）鼓励术后早期活动，床上加强翻身拍背，鼓励患者有效咳嗽、咳痰。

❧ 健康教育

（一）疾病宣教

养成良好的生活习惯，戒烟限酒；少食多餐，忌暴饮暴食。患者应学会自我调整心理状态，调控不良情绪，保持心情舒畅，避免情绪激动。

（二）运动指导

患者如无胸闷痛、头晕等不适症状，在血压、心率稳定的基础上，腔内修复术后可进行有氧运动，包括打太极、慢跑、散步、骑自行车等。出院患者建议到心脏康复部门进行评估，开出运动处方，为术后出院的运动提供依据和保障。

（三）药物护理

1. 长期坚持规律药物治疗，服用他汀类药物期间注意有无肌肉酸痛等不适，切勿停药及调药，如需停药及调药均需门诊复诊。

2. 了解药物的作用、副作用及药物使用的注意事项。服药期间密切观察有无口腔及牙龈出血、血尿、黑便、皮肤出血、瘀斑及严重头痛等情况。如出现上述情况，或拟行有创操作或手术时，请于心内科门诊复诊或与心内科医生联系调整抗血小板药物剂量。

（四）血压的监测

教会患者及家属测量血压，定期、定时测量血压，如出现较大波动应及时就诊。定期到医院进行无创四肢血压、动态血压监测。

（五）随访

患者术后1个月、3个月、6个月、12个月各随访一次，以后每年需回院门诊或住院随访，行主动脉全程CT/MRI、经胸超声心动图、X线胸片及心电图检查。

（杨　轶　黄嘉熙　黄丽凌）

3 | 第三节 |
主动脉夹层手术护理

🧰 疾病概述

主动脉夹层是一种病情凶险、进展快、死亡率高的急性主动脉疾病。内科保守治疗、外科手术和介入治疗是主动脉夹层的主要治疗方法。Stanford A型主动脉夹层手术方式取决于主动脉根部（主动脉窦、主动脉瓣、冠状动脉）及主动脉弓部病变。常见有Bentall手术（图5-3-1）、升主动脉置换、全弓置换+降主动脉内支架植入（图5-3-2）、孙氏手术等，均在体外循环下进行。目的是防止和避免夹层破

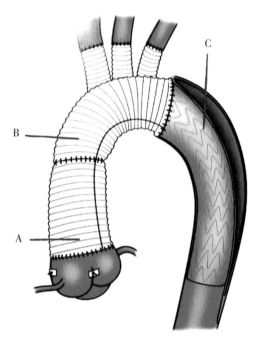

图5-3-2 升主动脉置换、全弓置换+降主动脉支架植入

A.升主动脉置换 B.全弓置换 C.降主动脉支架植入

裂出血、心包填塞和严重脏器缺血导致患者死亡；对于已经破裂或即将破裂的主动脉夹层进行假腔切除术、内膜撕裂口修补术或人工血管置换术，最大限度地恢复主动脉及其主要分支血管的血流。

Stanford B型夹层在急性期或亚急性期有并发症的患者选择覆膜支架植入术（介入治疗）或胸降主动脉置换术。这些并发症包括主动脉破裂、主动脉周围或胸腔积液增多、主动脉管

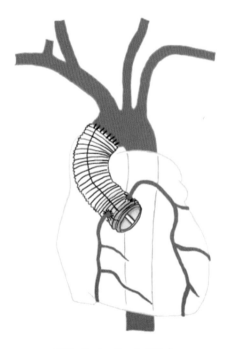

图5-3-1 Bentall手术

径迅速增大、不能控制的高血压、充分药物治疗不能缓解的持续胸痛和脏器缺血等。

图、胸部CT、磁共振血管造影和数字减影血管造影等。

护理评估

（一）病史及心理-社会反应

1. 评估患者的一般情况，包括年龄、性别、身高、体重、职业等，有无吸烟史。近期是否服用抗凝药物或其他药物。

2. 评估患者既往有无高血压病史、过敏史、手术史、外伤史和以往的诊疗过程。

3. 评估患者家族中有无高血压和其他心脏疾病患者。

4. 评估患者和家属对疾病、治疗方案、手术风险、术前配合、术后康复和预后知识的了解程度和接受情况。

5. 评估患者是否存在焦虑、恐惧和无助的心理；评估患者的经济承受能力和社会支持系统。

（二）身体评估

1. 评估患者的意识、生命体征（其中血压需测量四肢血压）。

2. 评估患者局部疼痛的部位、性质和诱发因素，以及疼痛时的伴随症状；了解患者全身其他重要器官功能状态。

3. 评估患者对手术的耐受力。

4. 评估患者生活自理能力，评估患者有无栓塞、跌倒、压疮等风险。

（三）相关检查

1. 实验室检查　血常规、血生化、肝肾功能、凝血时间等。

2. 辅助检查　胸部X线检查、超声心动

一般护理

（一）按心血管疾病和心血管疾病外科护理

（二）休息与活动

保持环境安静，绝对卧床休息，避免情绪波动，严格控制活动量，必要时应用镇静剂。避免剧烈咳嗽、打喷嚏、用力排便等致腹压升高的因素，防止意外因素致夹层破裂。

（三）术前戒烟，清淡饮食

（四）心理护理

由于发病急，病情危重，病死率高，患者及家属会出现恐惧心理，向患者及家属介绍疾病和手术相关知识，耐心解答患者和家属的问题，缓解其紧张焦虑的情绪。

专科护理

（一）术前护理

1. 疼痛管理　①密切观察疼痛的部位、性质、持续时间及有无伴随症状；②患者剧痛时可有面色苍白、四肢湿冷、脉搏快而弱、呼吸急促等休克表现，血压不下降，反而升高，这种血压与休克呈不平行的关系为主动脉夹层的特征表现；③疼痛减轻后又反复出现提示夹层分离继续扩展，疼痛突然加剧则提示血肿有破溃趋势，当血肿溃入血管腔，疼痛可骤然减轻；④按医嘱给予镇痛剂止痛，并注意观察使用镇痛剂的效果。

2．控制血压及心率　收缩压控制在100～120mmHg，心率60～80次/min。血压下降后疼痛明显减轻或消失是夹层停止扩展的临床指征。但发生休克时，血压不宜降至过低。监测血压应以血压高的一侧为准。每日测量一次四肢血压，并详细记录。如有搏动减弱、消失或两侧强弱不等，两侧血压差别较大、上下肢血压差减小或消失等，应立即报告医生。

3．神志及神经系统观察　注意观察患者有无肢体麻木、下肢无力、感觉异常、反射消失、偏瘫、截瘫、视觉改变、精神错乱、昏迷等神经精神症状。发现异常，立即通知医生，及时处理。

4．手术前准备　全身备皮、配血、了解大便情况，必要时予缓泻剂。准备好患者术中带药如抗生素、白蛋白等，备好CT、MRI及其他病历资料等带入手术室。

（二）术后护理

1．病情观察　持续心电监测、血压、饱和度等监测，术后每天测量四肢血压，做好记录并比较。术后早期收缩压控制在90～110mmHg，避免血压过高引起吻合口出血；监测动脉血气的变化及血氧饱和度。病情稳定后，根据术前基础血压确定血压控制范围，尤其高血压患者，以保证各脏器的灌注。

2．神经系统观察　检查神志、瞳孔大小及对光反射，术后清醒的时间和程度，四肢活动和感觉情况。及时协助医生判断是否有神经系统的损伤。观察是否有谵妄的发生，及时处理。

3．肾功能的观察　记录每小时尿量，关注尿素氮和血清肌酐等指标变化；减少肾毒性药物的使用。肾功能不全者，限制水、钠摄

入，控制含钾食物的摄入。

4．并发症的预防及护理

（1）吻合口活动性出血　与缝合技术不当、体外循环时间过长、鱼精蛋白中和肝素不足、患者凝血机制异常等有关。在护理中需注意：①严格控制血压；②监测凝血指标、ACT情况，及时调整抗凝药剂量；③观察皮肤黏膜、手术切口、穿刺口、牙龈、鼻腔有无出血，有无血尿、黑便、脑出血表现等；④保持引流管通畅，观察胸液的量、颜色、性状变化，一旦发现活动性大出血，及时床边开胸抢救。

（2）脑功能障碍　高龄和颅内血管病变是脑功能障碍发生的高危因素，此外还与术中气栓、血栓、动脉硬化斑块脱落、中枢神经系统保护措施不当、体外循环时间过长等有关。主要表现为苏醒延迟、昏迷、躁动、癫痫发作、偏瘫、双下肢肌力障碍等症状。术后及时给予营养神经和脱水治疗；保证充分氧供，防止脑部缺血缺氧，必要时高压氧舱治疗。

❋ 健康教育

（一）指导患者正确使用药物

主动脉夹层患者常会服用较大量的降压药物及控制心率药物，向患者说明药物的作用及副作用，尤其是一些降压药物可能引起体位性低血压，按医嘱服药，切勿擅自停药或更改剂量，服药期间改变体位需缓慢，避免驾车和高空作业，勿剧烈运动，出现头晕、乏力情况立即坐下或躺下休息。感觉不适时随时就诊。

（二）饮食指导

患者应进食低盐、低脂饮食。每天食盐总量不超过3～5g，进食胆固醇不超过300mg。尽

量少吃油炸食品、动物油、动物内脏和腌制品等食物，忌暴饮暴食。

（三）健康生活方式指导

养成良好的生活习惯，戒烟限酒；患者应学会自我调整心理状态，调控不良情绪，保持心情舒畅，避免情绪激动。

（四）活动与休息

患者如无胸闷痛、头晕等不适症状，可进行太极、慢跑、散步、骑自行车等有氧运动。出院患者建议到心脏康复部门进行评估，开出运动处方，为术后出院的运动提供依据和保障。

（五）教会患者如何正确测血压

1. 定时间　测量前1h内应避免进行剧烈运动、进食、喝含咖啡的饮料、吸烟、服用影响血压的药物；精神放松、排空尿液；至少安静休息5min。测量时间：早晨6:00—8:00（或晨起后），下午16:00—18:00（或午睡前后）。

2. 定体位　坐位，如有特殊情况，也可卧位。

3. 定部位　测量上臂。

4. 定血压计　血压计需至少每年检测一次。

5. 测量原则　测量血压高的一侧肢体。注意事项：袖带的大小适合，至少覆盖上臂臂围的2/3；袖带紧贴缚在被测者上臂，袖带下缘应在肘弯上2~3cm；相隔1~2min重复测量3次，取后2次读数平均值记录；如果收缩压或舒张压的2次读数相差5mmHg以上应再次测量；每次测量的血压均应记录下来，并且复诊时带给医生，医生会根据血压情况调药。

（六）保持大便通畅

切勿用力大便，大便时间不超过10min，排便困难时应用缓泻剂（家中可备开塞露）。应避免一切增加胸腔压力及腹腔压力的动作，如提重物、剧烈咳嗽、用力大便。

（七）随访

患者术后1个月、3个月、6个月、12个月各随访1次，以后每年需回院门诊或住院随访，行主动脉全程CT/MRI、经胸超声心动图、X线胸片及心电图检查。

（程云清　杨满青　宋亚敏）

第四节

4 主动脉食管瘘护理

 ## 疾病概述

　　主动脉食管瘘（aortoesophageal fistula，AEF）是一种预后凶险的疾病，病死率可高达50%以上，需急诊干预。该病主要由食管异物引起，也可因纵隔内肿瘤、食管癌、食管溃疡、主动脉或食管手术后并发。近年来，随着主动脉夹层、主动脉瘤发病率逐年增加，术后因支架感染等原因并发的AEF也逐年增多，TEVAR术后支架感染的发生率为0.2%～5%，而并发主动脉食管瘘的发生率为1.7%～1.9%。

　　AEF典型的临床表现为Chari's三联征，即胸骨后疼痛或吞咽困难、信号性出血、无症状间歇期后致命性大出血。目前公认有效的

治疗方式为控制感染和致命性出血、外科切除感染病变组织及支架、重建胸主动脉或腹主动脉血流、修补食管瘘等。手术方式主要是以升主动脉–腹主动脉人工血管旁路移植联合感染段血管及支架切除、胸主动脉或腹主动脉人工血管旁路移植、局部旷置引流术为主。根据患者的实际情况，手术可分为一期或两期。对于食管瘘口较小并且可耐受的患者，可同期切除病变组织、重建胸主动脉或腹主动脉血流、修补食管瘘等；对于感染比较严重或者不耐受的患者，手术一期行切除病变组织及食管局部切除、重建主动脉血流、食管旷置，二期行胃代食管手术。AEF损伤按张殿堂等的病理分类对临床诊断和治疗最具价值。详见表5-4-1。

表5-4-1　AEF临床分型

分型	64-MSCT 成像	临床表现
纤维包裹型	表现轴位主动脉窗平面食管与降主动脉之间见软组织肿块，与降主动脉右侧壁分界不清	吞咽困难，呕血，无胸痛发热
假性动脉瘤型	表现轴位主动脉弓右侧壁见憩室样改变，其周围见软组织影	吞咽困难，或伴呕血，有胸背痛及发热
纵隔脓肿型	轴位下肺静脉层面增强扫描见降主动脉右侧壁有一瘘口，对比剂流入假性动脉瘤内，食管与降主动脉周围见强化软组织影包绕，内部有低密度气体影，左胸腔见强化液性影	吞咽困难，发热，伴呕血、明显胸背痛

护理评估

（一）病史及心理-社会反应

1. 评估患者既往有无食管异物史、纵隔肿瘤、食管疾病、主动脉疾病/手术、高血压病史、外伤史等，并了解以往诊疗过程。

2. 评估患者的一般情况，包括年龄、性别、身高、体重、职业等，有无吸烟史，近期是否服用抗凝药物或其他药物等。

3. 评估患者和家属对疾病、治疗方案、手术风险、术前配合、术后康复和预后知识的了解程度和接受情况。

4. 评估患者是否存在焦虑、恐惧等心理状况；评估患者的经济承受能力和社会支持系统。

（二）身体评估

1. 评估患者的意识、生命体征，尤其体温情况，有无发热、寒战。

2. 评估患者局部疼痛的部位、性质和诱发因素，疼痛时的伴随症状以及疼痛评分。

3. 评估有无出血的表现，观察患者甲床、眼睑及嘴唇颜色，评估患者大便的颜色、性质及量，有无呕血，了解患者全身其他重要器官功能状态。

4. 评估患者对手术的耐受力。

5. 评估患者的生活自理能力，评估患者有无血栓、跌倒/坠床、压疮等风险。

（三）相关检查

多层螺旋CT、消化道X线钡餐造影、实验室检查结果、胸部X线检查、超声心动图、磁共振血管造影、数字减影血管造影等。

一般护理

（一）按心血管疾病外科和主动脉夹层手术护理

（二）活动与休息

绝对卧床休息，避免情绪波动，严格控制活动量，必要时应用镇静剂。避免剧烈咳嗽、打喷嚏、用力排便等致腹压升高的因素，防止意外因素致异物移位或瘤体破裂；在搬运患者时也应避免一切突然加大腹压时的动作。

（三）禁止经口进食

（四）心理护理

向患者及家属介绍疾病和手术相关知识，耐心解答患者和家属的问题，缓解其紧张焦虑的心情。

专科护理

1. 观察有无大出血的表现，如大量呕血、便血，血红蛋白浓度、红细胞计数、血细胞比容下降；血流动力学不稳定、胸闷、气促、面色苍白等；若出现呕血后症状缓解，应警惕患者出现无症状间歇期后致命性大出血，及时报告医生处理。

2. 疼痛管理 ①密切观察疼痛的部位、性质、持续时间及有无伴随症状；②根据患者疼痛时的临床表现进行疼痛评估；③根据疼痛评分，按医嘱给予镇痛剂止痛，并注意观察使用镇痛剂的效果。

3. 感染控制 患者发热时给予物理及化学降温，按需抽取血培养，遵医嘱给予抗感染治疗。

4. 外科手术后患者按主动脉夹层术后护理。

5. 胃造瘘管的护理

（1）采用高举平台法固定胃造瘘管，防止导管对皮肤的压迫造成损伤。

（2）术后禁止经口进食，饮食及药物均从胃造瘘管管饲，喂药前应充分捣碎药物并溶解，然后用注射器抽取注入，管饲前后均用温开水冲洗造瘘管，避免使用盐水（盐水容易导致管道内结晶并逐渐堵塞）。若管道堵塞，可在管道注入10mL温水并夹管5min，再松开管道夹，尝试使用低压力抽吸。如果管道未堵塞，用温水冲刷至洁净，如果仍然堵塞，尝试使用苏打水或碱化酶。

（3）每班听诊肠鸣音，观察有无腹胀情况，管饲温度适宜。避免温度过高烫伤胃黏膜，温度过低易引起胃肠道功能紊乱，出现腹泻等症状。每次管饲时回抽胃液，观察胃内容物的颜色、性质、量，并做好记录。

6. 食管造口护理 食管造口主要用于引流口腔分泌物，每班观察造口处的血运情况。正常情况造口部位为红色或者粉红色，富有光泽，若出现颜色变暗变紫或者水肿等情况，应警惕是否出现缺血坏死。密切观察并记录引流液的颜色、性质、量。正确使用造口袋，底盘的剪裁应用偏心圆的方法，并使用弹力胶布将造口底盘外周位置严密粘贴，维持造瘘口周围皮肤清洁、干燥且完整。造口袋如有污染应及时更换，清洁造口周围皮肤，顺序由内向外，避免使用硬质材料擦拭，以免损伤黏膜，根据需要使用皮肤保护用品，防止皮肤受损。

7. 营养支持 AEF患者禁食时间长，消耗大，进行早期营养支持更利于患者的康复。早期可通过肠外营养支持，可进食时通过术中放置胃造瘘管或空肠管置管进行营养支持。空肠管可减少误吸、胃食管反流，在保证营养的情况下减少细菌经食管瘘口移位引起的感染。

8. 并发症的预防及护理

（1）吻合口活动性出血 与缝合技术不当、体外循环时间过长、鱼精蛋白中和肝素不足、患者凝血机制异常等有关。在护理中需注意：①严格控制血压；②监测凝血指标、ACT情况，及时调整抗凝药剂量；③观察皮肤黏膜、手术切口、穿刺口、牙龈、鼻腔有无出血，有无血尿、黑便、脑出血等；④保持引流管通畅，观察引流液的颜色、性质、量变化，一旦发现活动性大出血，及时床边开胸抢救。

（2）感染 食管异物压迫损伤和继发感染，是形成假性动脉瘤进而发展为AEF的重要因素，因此术后控制感染在整个治疗环节中具有十分重要的意义。术后应密切观察伤口及监测体温，保持伤口清洁干燥，定时换药，遵医嘱使用抗生素。每天3~4次口腔护理，以减少细菌的生长繁殖，预防口腔及造口感染。

健康教育

1. 食管旷置的患者应避免经口进食，注意观察造瘘口周围的皮肤，定时清洁，并保持干燥，如有湿疹可使用糠酸莫米松软膏涂抹。更换造口袋时动作轻柔，先用清水清洗造口周围皮肤，待干后贴上造口袋，可根据皮肤情况使用护肤产品。

2. 应正确指导带胃造瘘管的患者使用正常食物自制匀浆膳，匀浆膳由谷类、肉类、蛋类及蔬菜等组成，食物煮熟后使用搅拌机打碎，采用大剂量推注的方式，每次250~300mL。指导患者选择低盐、低脂饮食，忌暴饮暴食。每次管饲前后使用温开水冲管，如果管路堵塞，可使用苏打水进行冲管。

3. 注意卧床休息、适当运动。嘱患者勿腰腹过屈、深蹲、用力排便、剧烈咳嗽、打喷嚏等，避免剧烈运动或用力过猛。如无胸闷痛、头晕等不适症状，可进行太极、散步等有氧运动。患者出院时建议到心脏康复部门进行评估，开具运动处方，为出院后的运动提供依据和保障。

4. 养成良好的生活习惯，戒烟限酒。患者应学会自我调整心理状态，调控不良情绪，保持心情舒畅，避免情绪激动。

5. 遵医嘱正确服用降压药及抗凝药物，保持血压稳定。切勿擅自停药或更改剂量，服药期间改变体位需缓慢，出现头晕、乏力等情况应立即坐下或躺下休息。

6. 不适随诊。

（杨满青　王　玮　马丹莹）

5 | 第五节 |
胸腹主动脉瘤护理

🔲 疾病概述

胸腹主动脉瘤是指胸主动脉及腹主动脉因动脉壁结构异常或腔内血流的异常导致主动脉异常扩大变形，直径超过3.0cm，或较原直径增大1.5倍以上，同时累及胸腔段和腹腔段，以及侵犯到肾动脉以上的主动脉瘤。动脉瘤从胸延伸至腹，累及胸主动脉、肋间动脉及腹主动脉内脏诸分支（图5-5-1）。如果瘤体直径>6cm，瘤体年增长率在7~8mm，40%可发生致死性动脉瘤破裂。普遍公认当瘤体直径>5cm时需行手术治疗。

🩺 护理评估

（一）病史及心理-社会反应

1. 评估患者既往有无高血压、高血脂、吸烟史，有无结核、梅毒等病史。

2. 评估患者有无家族遗传性动脉粥样硬化。

3. 评估患者近期有无慢性腹痛、体重减轻、血沉增快等表现。

4. 评估患者发病起始时间，有无上腹痛、背痛等症状，疼痛与进食是否有关。

5. 评估患者的睡眠，有无焦虑、抑郁等

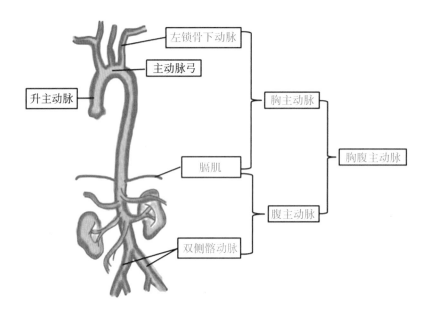

图5-5-1　胸腹主动脉的生理解剖

负面情绪及程度。

6．评估患者的文化程度、工作背景、家庭的主要经济来源、家庭成员对患者的关心和支持程度。

7．评估患者和家属对疾病、治疗方案、手术风险、术前配合、术后康复和预后知识的了解程度和接受情况。

（二）身体评估

1．评估患者的意识、生命体征、血氧饱和度、尿量情况。评估患者有无心律失常、心悸气短、呼吸困难、下肢疼痛、皮肤颜色苍白、皮肤温度下降、感觉减弱、运动障碍、胫后动脉及足背动脉搏动减弱或消失等症状。

2．评估患者疼痛的部位、性质、程度及变化情况。

3．评估患者的依从性。

4．评估患者发病后的饮食、睡眠及大小便情况。

5．评估患者对手术的耐受力。

6．评估患者的生活自理能力，评估患者有无血栓、跌倒、压疮等风险。

（三）相关检查

实验室检查、胸部X线平片、动脉造影、彩色多普勒超声（筛查、术前评估和随访检查的首选方案）、CT血管造影（CTA）、MRI、食管内超声检查等。

❤ 一般护理

（一）按心血管疾病护理常规和心血管疾病外科护理

（二）运动

患者注意休息，活动平缓，禁止将腹压运动增加，如屈髋动作。

（三）生活护理

为患者创造舒适、良好的休息环境，包

括：安静的病室，整洁的床单位，舒适的卧位，减少访客，合理安排检查、治疗时间等。

（四）药物护理

指导服药及用药方法。

（五）饮食护理

进食高蛋白、低盐低脂、富含维生素的食物，保持大便通畅，避免腹压增高。避免进食易产气、辛辣刺激、油炸的食物，修复术前需嘱咐患者戒烟。

（六）心理护理

保持乐观情绪，避免情绪紧张、焦虑、忧伤等，精神过度紧张容易导致交感神经兴奋性增高，血压上升，心率加快，进而加大主动脉瘤破裂风险。

专科护理

（一）急性期护理

急性期患者应绝对卧床休息，严密监护生命体征。加强基础护理，满足患者基本生理需要。

（二）血压控制

动脉压力增高是动脉瘤破裂的主要因素，术前维持血压（14.63～15.96）/（7.98～9.31）kPa［（100～120）/（60～70）mmHg］，避免一切引起血压增高的因素，如疼痛、用力排便、咳嗽、情绪激动、过度活动等。

（三）疼痛管理

常用疼痛评估方法——疼痛数字评分法（NRS），评估要素包括：疼痛的部位、性质、程度、有无转移性疼痛。根据NRS评分以及用药后的效果评价，适当采取止痛措施及吸氧。

（四）双下肢血运的观察

腹主动脉瘤常伴有附壁血栓形成，造成管腔狭窄，有时血栓脱落，出现急、慢性下肢缺血症状，因此应该观察下肢有无疼痛、皮肤苍白、皮温下降、感觉减退、运动障碍和末梢动脉搏动消失等缺血症状。

健康教育

（一）生活指导

养成良好的生活习惯，戒烟限酒；少食多餐，忌暴饮暴食。患者应学会自我调整心理状态，调控不良情绪，保持心情舒畅，避免情绪激动。

（二）运动指导

患者如无胸闷痛、头晕等不适症状，在血压、心率稳定的基础上，腔内修复术后可进行有氧运动，包括打太极、慢跑、散步、骑自行车等。出院时建议患者到心脏康复部门进行评估，开出运动处方，为术后出院的运动提供依据和保障。

（三）用药指导

1. 长期坚持规律药物治疗，服用他汀类药物期间注意有无肌肉酸痛等不适，切勿停药及调药，如需停药及调药均需门诊复诊。

2. 服药期间密切观察有无口腔及牙龈出血、血尿、黑便、皮肤出血、瘀斑及严重头痛等情况。如出现上述情况，或拟行有创操作或手术时，请于心内科门诊复诊或与心内科医生联系调整抗血小板药物剂量。

（四）随访

患者术后1个月、3个月、6个月、12个月各随诊1次，以后每年需回院门诊或住院随访，行主动脉全程CT/MRI、经胸超声心动图、X线胸片及心电图检查。

（杨 轶 黄丽凌 周 芬）

6 第六节
肺动脉高压护理

📷 疾病概述

肺动脉高压（pulmonary arterial hypertension，PAH）是指肺动脉压力（PAP）超过一定界值的一种血流动力学异常状态。静息状态下成年人正常平均PAP（mPAP）为（14 ± 3）mmHg，上限为20mmHg。肺动脉高压定义为在静息状态下经右心导管检查测得mPAP$\geqslant$25mmHg。肺动脉高压是临床病死率极高的恶性疾病，其发病特征为肺血管阻力、肺动脉压力进行性升高，患者出现进行性呼吸困难和运动受限，最终发生右心衰竭，严重时导致死亡。该病症可由多种机制诱发，病因复杂，左心疾病、肺部疾病、低氧血症、血栓、药物、感染、肿瘤等均可引发。可发生于任何年龄，20~40岁为该病症高发年龄段，约占75%；20岁以下，包括患先天性心脏疾病的婴幼儿约占15%。

🩺 护理评估

（一）病史及心理-社会反应

评估患者有无心脏疾病史，有无胸痛、晕厥、咯血、心悸等症状，有无焦虑、抑郁等负面情绪。

（二）身体评估

评估患者意识、营养状态；有无颈静脉压力增高、肝大、腹水、外周水肿，晚期患者评估四肢末梢皮温等，听诊肺动脉瓣区、右心室区、三尖瓣区有无异常杂音等，有无咯血。

（三）相关检查

实验室检查、心电图、心血管造影、右心导管术、6min步行试验、心脏彩超及MRI、肺功能检查、胸部X线、动脉血气分析和免疫学检查等。

💗 一般护理

（一）按循环系统疾病护理

（二）氧疗

吸氧以减轻患者缺氧症状，根据血氧饱和度选择吸氧浓度，以最低氧浓度达到最佳血氧饱和度（≥90%），必要时给予面罩吸氧，并做好吸氧记录和观察。

（三）休息指导

卧床休息，去除诱因，如避免感冒等。

（四）饮食指导

予清淡、易消化、高维生素饮食，保持大便通畅，右心衰时，限制水、钠摄入。

（五）安全护理

预防晕厥和咯血致窒息发生。

（六）心理护理

鼓励患者保持乐观情绪，树立长期治疗疾病的信心，并取得家属配合。

❤ 专科护理

（一）药物治疗观察及护理

1. 洋地黄类　常用制剂有地高辛和西地兰，可增强心肌收缩力，改善右心功能，并减慢心率。由于患者右心功能差，肝代谢能力降低，建议采用小剂量给药方式。

2. 利尿剂　减轻右心负荷，推荐小剂量使用。对于发绀患者，若血红蛋白显著升高，不建议长期使用利尿剂。注意观察患者24h出入量，监测患者电解质情况等。

3. 抗凝药物　主要针对原位血栓，并防止肺动脉血栓形成。常用药物为华法林，建议从小剂量开始使用，逐渐加量，将INR维持在1.5~2.5。咯血患者忌用。

4. 多巴胺和多巴酚丁胺　多巴胺和多巴酚丁胺是治疗重度右心功能衰竭的首选药物，血压偏低首选多巴胺，血压较高首选多巴酚丁胺。两种药物的推荐起始剂量为2μg/（kg·min），逐渐加量至8μg/（kg·min）。根据患者具体情况可选择其中一种或联合使用。注意监测血压及心率，密切观察药物副作用，加强安全护理及宣教。

5. 降低肺动脉压的药物　口服药物如万艾可、希爱力、波生坦；注射类药物如曲前列环素类药物，目前临床较常使用瑞莫杜林。

（1）口服万艾可、希爱力等药物时，注意观察患者有无低血压、头痛、消化不良等副作用，应掌握药物的用法用量、药物副作用等知识，并做好相关护理措施。

（2）口服波生坦时，注意观察患者有无肝肾功能损害等表现，应掌握药物的用法用量、药物副作用等知识，并做好相应护理措施。

（3）瑞莫杜林因为对肺血管收缩有改善作用，已成为PAH临床治疗的一线用药。该药物的作用方式是模拟人体内天然存在的前列环素，帮助扩张肺血管，使其保持正常工作，进而降低心脏负荷，减轻肺动脉高压的症状。静脉注射瑞莫杜林是通过中心静脉导管或PICC管经深静脉给药。建议使用0.9%生理盐水（0.9%NS）24h持续输注，并建议使用单独一条通路进行输注。初始剂量为1.25ng/（kg·min），不耐受或轻中度肝功能不全患者将注射速度降至0.625ng/（kg·min），之后可根据临床疗效和血液指标进行剂量调整。

该药物首次启用后30天内有效，由于价格较昂贵，护士应妥善保管好药物并做好交接班工作。临床护士应该掌握瑞莫杜林药物的相关知识，如药物的储存方式、配伍禁忌、起始剂量和维持剂量、药物的副作用等。

使用瑞莫杜林皮下注射的护理如下：

1）掌握瑞莫杜林皮下注射泵的使用流程及注意事项。

2）掌握穿刺部位选择　选择的先后顺序为腹部→上臂（成人）→大腿（儿童）→下方腰部→上臀，更换穿刺部位时可沿顺时针/逆时针方向更换。

3）掌握穿刺方法及固定方式，并告知患者谨防脱落。

4）每班要查看机器工作状态，检查输注部位、输注管路有无打折等，查看储药器剩余药液量，并做好皮肤护理。

5）掌握皮下输注泵使用期间常见报警情况及处理，如电池相关报警、无输注报警、低于剩余液量报警等。

6）注意观察不良反应，如局部皮肤疼痛，局部皮肤发红、发热、隆起、硬结、感染或脓肿，穿刺处出血，腹泻、呕吐等，及时报告医生，并做好相关护理措施。①局部皮肤疼痛：一般在更换新输注部位后12h开始出现，在第2~5天最为严重。大部分患者在7天后几乎不再疼痛或仅有轻微不适，并长时间维持这种状态。②局部皮肤发红、发热：最正常的表现，一般不需要处理，1周左右症状就会改善，必要时可以拿冷毛巾湿敷。③局部皮肤隆起、硬结：温毛巾热敷，一般硬结消散大概需要1~2个月。出现硬结，可以外涂喜辽妥药膏或芦荟胶。④局部皮肤感染或脓肿：更换注射部位；感染的伤口做好清洁、消毒，必要时前

往医院就诊，服用抗生素。当患者疼痛耐受后，出现突然疼痛是有感染迹象。⑤穿刺处出血：如果只是在更换储药器时有少量血液回流入导管，此为皮下压力大造成，不用处理。输注泵运行时会将这些液体注回体内。如果是在纱布上看到有黄色的渗液或者红色的渗血，建议更换注射部位并保证旧伤口清洁干燥。旧伤口可用清洁的纱布按压止血。⑥腹泻、呕吐：监测生命体征，观察血压、心律变化；记录大便/呕吐物色、质、量及24h出入量；必要时补液等。

7）使用瑞莫杜林患者的日常护理注意事项　①做好局部皮肤清洁：每天检查输注部位，保持穿刺处清洁、干燥。密切观察有无红肿、渗液、出血、皮下软管脱出，仔细查看输注管路有无打折，接头处有无松脱等现象，如有异常及时处理。避免药液沾到皮肤，以免造成反应。②定期维护：选择使用酒精进行穿刺处及周围皮肤消毒。请牢记：储药器3天更换一次、透明贴膜3天更换一次、输注导管根据实际情况使用1个月左右，若无感染，扎针部位不要勤换，尽可能保持3个月。③过敏：如患者对敷料过敏，粘贴部位皮肤发红及有痒感，可选择透气性能好、防水脱敏的敷料贴膜，也可以选择使用纱布覆盖穿刺部位。患者尽可能避免剧烈活动以减少出汗的机会，过敏现象会得以缓解。汗液较多时，请撕去透明贴膜，用无菌纱布擦干穿刺处周围皮肤并做好消毒后，再次贴上透明贴膜。④沐浴：可以选择淋浴。在淋浴前，请观察防水贴膜有无卷边、翘起、空隙等情况，如有发生请在沐浴前更换贴膜。若不慎将穿刺部位淋湿，请等穿刺处自然风干，不要使用任何物品擦拭；风干后由穿刺处从内向外消毒后重新贴上贴膜。请确保导管连接线向下延伸，避免淋浴时，水沿贴膜缝

隙进入穿刺部位。请保持皮下输注泵干燥。

（二）右心导管术的护理

1. 右心导管检查的目的

（1）测定肺动脉压力、肺毛细血管楔压，计算肺动脉血管阻力和心排血量。

（2）明确肺动脉高压原因（是否存在先天性心脏病）。

（3）先天性心脏病的术前检查和评估。

2. 术前准备

（1）给予术前宣教。告知患者目的、注意事项，消除患者紧张情绪。

（2）予双侧腹股沟及会阴部备皮，术前日评估睡眠情况。

（3）建立静脉通道。

3. 术后护理

（1）密切观察穿刺部位出血、血肿及杂音情况，观察足背动脉搏动情况，指导患者做术肢踝泵运动。

（2）如行肺动脉造影，可酌情给予补液，视心功能状态给予利尿剂，以尽快排出对比剂，并留取尿标本。残留对比剂可使肺动脉压增高，加重心力衰竭。

（3）予心电、血压监测，密切观察生命体征。

（4）勤巡视，及时倾听患者主诉，给予对症处理。

（三）漂浮导管的护理

详见"第十七章第九节肺动脉漂浮导管护理"。

（四）肺动脉高压危象的观察

肺动脉压的监测可防止某些术后患者发生PAH危象，同时可判断患者恢复程度。患者受烦躁状态、缺氧、气管导管内吸痰等操作的影响，可导致肺动脉压突然增高，诱发危象发生，主要表现为烦躁不安，个别患者有濒死感，出现心率增快、心排出量显著降低、血压下降、血氧饱和度下降，死亡率极高。肺动脉高压危象常在感染、劳累、情绪激动、妊娠等因素的诱发下发生。一旦诊断为肺动脉高压危象，需要立即抢救。

✿ 健康教育

1. 生活指导 预防感冒，保持充足的休息，可以减轻肺动脉高压引起的乏力症状。养成健康生活习惯，戒烟、限酒等。

2. 运动指导 保持一定的体力活动，中等程度的体力活动（如行走）对患者带来益处，但要避免参加剧烈的体育活动。

3. 避孕 采取有效避孕措施，避免使用避孕药物，因为药物会增加血栓发生风险及加重病情。

4. 避免诱因 避免接触高原等可刺激血管收缩的环境，尽量避免乘坐飞机。避免血压过低的状态，如蒸桑拿、长时间洗澡等。

5. 心理健康指导 降低精神压力，可采用以下方法：每天读书30min、听音乐、练习瑜伽等。

6. 饮食指导 合理饮食，保持健康体重，限制食盐的摄入（<2.4g/d）和饮水，以减轻水肿及心脏的负担。

7. 疾病观察指导 教会患者如何皮下注射瑞莫杜林及观察不良反应；出现任何不适时及时就诊。

（杨旭希 刘素娥 陈冬燕）

7 第七节

肺栓塞护理

疾病概述

肺栓塞（pulmonary embolism，PE）是指因内源性或外源性栓子堵塞肺动脉或其分支，引起肺循环障碍的临床或病理生理综合征。急性肺栓塞是常见的心血管系统疾病，也是常见的三大致死性心血管疾病之一。

护理评估

（一）病史及心理-社会反应

评估患者既往病史、服药史，有无长期久坐卧床史，有无焦虑、抑郁等负面情绪及程度，家属的心理状况及经济状况、社会支持等。

（二）身体评估

评估患者意识，有无不明原因的呼吸困难、胸痛、晕厥、咯血、咳嗽、烦躁不安、惊恐甚至濒死感等，以及肺部和循环系统体征，血栓形成的表现。

（三）相关检查

动脉血气分析、D-二聚体检查、超声心动图、下肢深静脉超声、心电图检查、X线胸片、胸部CT检查、放射性核素肺通气/灌注扫描、磁共振显像、肺动脉造影检查。

一般护理

（一）吸氧

氧气吸入是一项重要的治疗措施，也是护理的重点之一。有低氧血症者可经鼻导管或面罩给氧，根据缺氧严重程度选择适当的给氧方式和吸入氧分数，严重缺氧时需要机械辅助通气。

（二）镇痛

部分急性肺栓塞，特别是肺梗死的患者存在轻重不同的胸痛症状，对于胸痛较轻能够耐受者，可不处理；但对胸痛较重、影响呼吸的患者，应予以镇痛处理，以免剧烈胸痛影响呼吸运动。

（三）休息与卧位

保证足够的睡眠。急性肺栓塞患者应绝对卧床休息。病情稳定者逐渐鼓励床上活动乃至下床活动，长期卧床者每2h更换体位，气促不适时取端坐卧位或半卧位。

（四）生活护理

协助其生活起居及个人卫生。除此之外，还要给患者营造一个安静整洁的静养环境，保持良好的心情，调节适度的灯光，嘱咐患者多卧床休息，注意保暖，做好皮肤护理。

（五）饮食护理

宜高维生素、高纤维素、低盐、低脂、易消化饮食，少量多餐，保持适当的饮水量，尽量避免辛辣刺激性及高油脂性食物。

（六）排泄护理

鼓励长期卧床患者多食蔬菜、水果及富含纤维素食物，养成每日排便习惯。必要时给予缓泻剂。

（七）药疗护理

掌握抗凝药物的剂量、方法、浓度、作用及副作用，注意用药前后的情况，准确控制和调节药物的浓度与使用速度。指导患者正确服药，观察药物反应，评估药物疗效。

（八）心理护理

向患者宣传肺栓塞的治疗原理，介绍患者在治疗期间需要注意的相关事项；关心、体贴、鼓励患者，做好充分的解释、安慰工作，避免谈论任何令患者烦恼、激动的事，协助克服各种不利于疾病治疗的生活习惯和嗜好。

（九）检查护理

协助患者进行CT、B超等检查，定期复查动脉血气及心电，及时向患者解读相关检查结果。

（十）监测呼吸及重要脏器的功能状态

对高度怀疑及确诊肺栓塞的患者，需住监护病房，对患者进行严密监测，包括呼吸、意识、循环状态（左、右心功能不全，心电活动）等。

专科护理

（一）急性肺栓塞治疗的护理

溶栓治疗是针对急性大块肺栓塞，特别是存在血流动力学障碍的患者积极有效的治疗方法之一。通过溶栓可以使堵塞的肺动脉再通，恢复肺功能，改善预后，但溶栓治疗也存在一定的危险性，适当的护理，可以加强疗效，减少并发症，从而达到更好的治疗效果。

1. 溶栓前的护理

（1）将患者安置在安静、舒适、便于医护人员工作的单人房间内，并备好一切急救物品及仪器，如抢救车、除颤仪、止血药等。

（2）在治疗开始前，患者必须接受全面细致的检查以及时发现增加出血危险性的因素，包括详细询问病史、体格检查以及发现颅内病变和胃肠道出血。最初的实验室检查包括测定血红蛋白、血细胞比容、血小板计数、出凝血时间、活化的部分凝血激酶时间、动脉血气分析、肝肾功能，并检查血型以备输血。

（3）配血。

（4）建立静脉通道，最好选择较粗、易固定的静脉，留置静脉留置针，便于取血及给药。

（5）密切监测生命体征，描记十八导联心电图。

（6）注意心理护理，急性肺栓塞患者几乎全部有不同程度的恐惧和焦虑，护士在评估后，根据不同情况给予恰当的心理护理，解除心理负担，使其能很好地配合治疗，以到达预期的治疗效果。

2. 溶栓过程中的护理配合

（1）遵医嘱给予溶栓剂，常用的溶栓药物有链激酶、尿激酶和重组组织型纤溶酶原激活剂（rt-PA）。

链激酶 ①负荷量25万U，静脉注射30min，继以10万U/h持续静脉滴注12～24h；②快速给药：150万U持续静脉滴注2h。

尿激酶 ①负荷量4 400U/kg，静脉注射10min，继以2 200U/（kg·h）持续静脉滴注12h；②快速给药：2万U/kg持续静脉滴注2h。

rt-PA 50mg持续静脉滴注2h。

（2）注意给药时间及要求，保证药物输入剂量的准确。一般采用微量泵泵入为宜，以便控制时间和速度，避免药物输入皮下或管道堵塞不畅。

（3）监测疗效及不良反应，应注意对临床及相关实验室检查情况进行动态观察。

（4）溶栓过程中注意倾听患者主诉，及时发现病情变化。如诉头痛、胸痛、咳嗽、咯血等，应及时报告医生处理。

3.溶栓治疗后的护理

（1）病情观察 溶栓治疗结束后，应每2～4h测定1次APTT，当其水平小于正常值的2倍，即应重新开始规范的抗凝治疗。考虑到溶栓相关的出血风险，溶栓治疗结束后，可先应用UFH抗凝，然后再切换到LMWH、磺达肝癸钠或利伐沙班等，这样更为安全。注意密切观察患者用药反应，特别是应用溶栓剂和抗凝剂后，密切观察出血征象，如严重头痛、神志改变、鼻出血、咯血、牙龈出血、呕血、腹部或背部疼痛、血尿、尿潜血及便潜血、血管穿刺处出血过多、皮肤青紫、皮下出血点等。

（2）心理护理 随着溶栓药物的应用，血栓的逐渐溶解，肺动脉的再通，患者在临床上自觉症状减轻，最明显的喘憋、气短明显好转，心率减慢，患者均有不同程度的想下床活动的要求，这时要做好解释工作，让其了解溶栓后仍需卧床休息，以免栓子脱落，造成再栓塞，避免患者由于知识缺乏导致不良后果。

（3）有效制动 急性肺栓塞溶栓后，下肢深静脉血栓松动，极易脱落，此时告知患者要绝对卧床2周，不能做双下肢用力动作及双下肢按摩。另外，避免腹压增加的因素，如上呼吸道感染，要积极治疗，以免咳嗽时腹压增大，造成血栓脱落；吸烟者劝其戒烟。卧床期间所有的外出检查均要平车接送。

（4）消除再栓塞危险因素 恢复期预防下肢静脉血栓形成，如患者仍需卧床，下肢需进行适当的活动或被动关节活动，穿抗栓袜或气压袜，不在腿下放置垫子或枕头，以免加重下肢循环障碍；观察下肢深静脉血栓形成的征象，血栓以单侧下肢肿胀最为常见，测量比较双下肢周径，并观察有无局部皮肤颜色的改变，如发绀等。

（5）做好皮肤护理 急性肺栓塞溶栓治疗后，卧床时间较长，平时要注意患者皮肤保护，如床垫的软硬度要适中，床单平整，保持皮肤干燥，对于易受压部位予赛肤润外涂。在护理人员的协助下，每2h翻身一次。避免局部皮肤长期受压、破损。

（6）合理营养 患者起初多有食欲不振，另有部分患者惧怕床上排尿排便而不敢进食，护士要做好患者的思想工作，饮食以清淡、易消化、富含维生素为宜，保证疾病恢复期的营养。

（7）保持大便通畅 急性肺栓塞一般发病急，很多患者对床上排便不习惯，加之卧床时间长，便秘是很常见的。便秘可使腹压增加，造成深静脉血栓的脱落。所以，在卧床期间要保持大便通畅，除吃富含纤维素的食物外，必要时可以给予缓泻剂或甘油灌肠。

（8）出院指导　定期随访，按时服药，特别是抗凝剂的服用，一定要保证按医嘱服用；自我观察出血现象；出院后要按医嘱定期复查凝血指标；平时生活中注意下肢活动，有下肢静脉曲张者可穿弹力袜等，病情有变化要及时就医。

（二）肺栓塞介入治疗的护理

肺栓塞（PE）和深静脉血栓形成（DVT）是同一疾病即静脉血栓栓塞症不同阶段的两种临床表现，常合并发生。PE是DVT最严重的并发症。通过导管去除血栓或联合局部药物溶栓可以快速恢复肺血流动力学状态，增加心排出量，对挽救患者的生命至关重要。

1. 术前准备

（1）做好必要的解释工作，使患者以良好的心态接受并配合治疗。

（2）肺动脉血栓消融术前应吸氧。术中监测心率及血氧饱和度。术前应测出凝血时间、血红蛋白、血细胞比容、电解质及肝肾功能等。

（3）配血。

（4）术前备皮，必要时行青霉素皮试。

（5）术前应更换床单及患者服，并练习床上排尿。

（6）术前左上肢输液，建立静脉通道。

（7）观察双下肢皮肤颜色、温度、测量周径等以便术后对比。

2. 术后病情观察及护理

（1）妥善安置患者，查看静脉输液、伤口、末梢循环情况等，了解患者术中情况，如术中生命体征情况、血栓处理情况等。

（2）患者回病房后，记录护理记录，并观察生命体征特别是血压、体温等的变化，以

及患者的临床表现，如胸闷、气短症状是否减轻，血气分析是否好转，心电图是否有动态改变等。

（3）要重视主诉，密切与医生联系，出现问题及时处理。

（4）适当补液并注意尿量　对术中进行肺动脉血栓消融术的患者，为减轻和避免造影剂以及溶血对肾功能的影响，使造影剂尽快全部排出体外，应鼓励适当多饮水或给予静脉补液，使患者在术后3h左右尿量达到800mL为宜。

（5）静脉滤器置入术，血管使用缝合器缝合，弹力胶布包扎。术中应用溶栓剂留有静脉鞘管的患者，在术后3～4h测活化的部分凝血酶时间，待恢复到基础值的2倍以内即可拔出鞘管。

（6）压迫止血后局部加压包扎。

（7）12h后去除绷带或胶布。

（8）在拔出鞘管的过程中，要有专人配合，不得离开，直至全过程结束。

（9）手术肢体制动12h，术侧下肢腹股沟避免屈曲超过45°。如并发出血、血肿等要延长术肢制动及卧床时间。

（10）观察穿刺部位局部伤口情况，注意是否有血肿、出血等，以便及早处理。

（11）观察血管部位有无杂音　穿刺股静脉时由于血管解剖部位异常，特别是老年、血管硬化严重的患者及少数可能误穿股动脉或其分支造成假性动脉瘤或动静脉瘘，出现血管杂音。杂音较轻者给予加压包扎；杂音较重者予行血管超声检查，根据具体情况决定处理方式。

（12）观察双下肢足背动脉搏动情况及皮肤颜色、温度、周径及有无疼痛等。

（13）介入治疗后根据患者下肢深静脉

血栓的具体情况，决定卧床时间，INR达到2.0～3.0可下床活动。

（14）急性期患者需卧床制动2周左右。

（15）在卧床期间，以食用易消化、多纤维素和维生素的食物为宜，并注意保持大便通畅。

（三）外科血栓清除术的护理

高危急性肺栓塞、选择性中高危急性肺栓塞、存在溶栓禁忌或失败者通常选择血栓清除术治疗，即肺动脉血栓内膜剥脱术。

1. 术前准备

（1）讲解疾病和手术相关知识、手术前后注意事项、术后留置各种管道的重要性，做好心理疏导，签署知情同意书。

（2）完善术前相关检查、配血、备皮、胃肠道准备。

（3）讲解ICU探视规定，备齐生活用品。

2. 术后监护

（1）了解患者术前、术中情况。

（2）严密监测生命体征　持续心电监护，观察心率、血压、CVP、体温、血氧饱和度及呼吸情况，维持血流动力学稳定，注意监测肺动脉压力情况。

（3）观察意识状态和肢体活动情况，做好心理护理。

（4）维持出入量平衡，适当控制液体入量和饮食量。

（5）遵医嘱使用抗凝药　监测凝血指标，观察患者外科术后出血情况。

（6）加强呼吸管理　监测动脉血气，根据氧合及呼吸情况调整呼吸机参数；吸痰操作轻柔，注意观察是否有气道出血，无禁忌证者适当抬高床头，拔管后予氧疗，加强肺部理疗。

（7）防脱管　妥善固定，维持各管道安全、通畅。

（8）加强基础护理，适时翻身，预防压疮，鼓励早期康复锻炼，防止深静脉血栓形成，指导其做主动及被动踝泵运动。踝泵运动方法参见P57。注意：下肢静脉血栓已形成者，不适宜此套运动。开始做踝泵运动时活动范围、频率与持续时间应由小到大、由少到多，以不引起明显的疼痛与疲劳为原则。

✤ 健康教育

1. 疾病预防指导　介绍疾病的相关病因，避免诱发因素，如避免久坐、盘腿、长途坐车或坐飞机等，指导肢体活动，避免血液瘀滞，指导卧床患者穿弹力袜，应用下肢间歇序贯加压充气泵等促进下肢血液回流。指导患者适当增加液体摄入，防止血液浓缩。指导患者积极治疗糖尿病、高脂血症等原发病。

2. 病情监测　指导、介绍深静脉血栓及肺栓塞的表现。如突然出现呼吸困难、胸痛、咯血等需及时就诊。

3. 自我症状观察　配合医生做好出院指导，特别是服用抗凝剂者，指导患者按医嘱使用抗凝剂，防止血栓形成。使其了解药物的作用和副作用、用药方案，掌握正确的服药方法。指导其定期复诊，学会看抗凝指标，自我观察出血情况，如严重头痛、神志改变、鼻腔出血、牙龈出血、咯血、呕血、腹部或背部疼痛、血尿、尿潜血及便潜血阳性、皮肤青紫、皮下出血点等，预防下肢深静脉血栓形成、肺栓塞等。

（陈淑玲　杨旭希　苏芝琪）

第八节

8 多发性大动脉炎护理

疾病概述

大动脉炎（takayasu arteritis，TA）是累及主动脉及其主要分支的慢性进行性非特异性炎性疾病，又称主动脉炎综合征、主动脉弓综合征、无脉症等。病因迄今尚不明确，可能与感染引起的免疫损伤等因素有关。本病特点是主动脉及其主要分支的多发性、非化脓性炎症性疾病，病变多见于主动脉弓及其分支，其次为降主动脉、腹主动脉和肾动脉，主动脉的二级分支，如肺动脉、冠状动脉也可受累，受累的血管可为全层动脉炎使受累血管发生狭窄或闭塞，少数可引起扩张或动脉瘤形成。病变的血管呈灰白色，管壁僵硬、钙化、萎缩，与周围组织粘连，管腔狭窄或闭塞。可根据病变侵犯动脉的分布将疾病类型分为头臂型、胸腹主动脉型、肾动脉型、混合型、肺动脉型。在初始期应用糖皮质激素，后期应用血管扩张药及抗凝药物进行治疗。

护理评估

（一）病史及心理–社会反应

1. 评估患者既往有无病毒、细菌、寄生虫等感染，有无动脉硬化、结核、风湿性疾病、结缔组织病、代谢异常和自身免疫等疾病。

2. 评估患者平时生活是否规律、有无不良嗜好和家族史。

3. 评估患者的文化程度、工作背景、家庭的主要经济来源、家庭成员对患者的关心和支持程度。

4. 评估患者和家属对疾病、治疗方案、手术风险、术前配合、术后康复和预后知识的了解程度和接受情况。

5. 评估患者是否存在焦虑、恐惧和无助的心理，评估患者的经济承受能力和社会支持系统。

（二）身体评估

1. 评估患者肢体皮温、颜色及足背动脉搏动情况，有无下肢麻木无力、间歇性跛行、下肢缺血等情况。

2. 评估患者有无胸闷痛、心悸、发热、头痛、关节痛等症状。

3. 评估患者的意识、生命体征、高血压表现和心肺功能情况。

（三）相关检查

评估白细胞、血小板、红细胞沉降率、C反应蛋白等反映疾病活动的指标，抗结核菌素试验，及影像学检查如彩色多普勒超声、眼底动脉检查、血管造影、数字减影血管造影

（DSA）、CT和MRI。

♥ 一般护理

（一）活动与休息

根据病情适当休息。活动期病情较重者应卧床休息，病情稳定后鼓励患者逐渐增加活动量，防止静脉血栓，密切观察有无肢体麻木。

（二）加强心理护理

对病程长、症状明显或治疗效果不理想的患者，要指导其了解疾病的特点，调动其主观能动性，增强战胜疾病的信心。

（三）生活护理

多发性大动脉炎累及双侧颈总动脉，可致脑供血不足，发生昏厥；眼底视网膜贫血造成视力障碍，甚至失明，生活不能自理，要在生活上给予照顾，多巡视，防止发生意外。

♥ 专科护理

大动脉炎的治疗原则是以风湿免疫科为主导的多学科协作诊疗模式；早期诊断，早期治疗，积极控制炎症，诱导病情缓解，保护脏器功能，防治合并症；同时加强饮食、运动、药物等宣教，积极预防感染，提倡慢病自我管理，提高患者生命质量；必要时根据并发症、靶器官损伤的严重性，制定个体化治疗方案。

（一）病情观察

1. 严密观察生命体征变化，测量双侧上、下肢血压进行比较，并记录数值，以判断病情进展情况及治疗效果等。

2. 观察患者不适症状　在局部症状或体征出现前，少数患者可有全身不适、易疲劳、发热、食欲不振、恶心、出汗、体重下降、肌痛、关节炎和结节红斑等症状，可急性发作，也可隐匿起病。当局部症状或体征出现后，全身症状可逐渐减轻或消失，部分患者则无上述症状。

3. 观察局部症状与体征　按受累血管不同，出现相应器官缺血的症状与体征，如头痛、头晕、晕厥、卒中、视力减退、四肢间歇性活动疲劳，肱动脉或股动脉搏动减弱或消失，颈部、锁骨上下区、上腹部、肾区出现血管杂音，双上肢收缩压差＞10mmHg。

4. 降压治疗的目标与选择　高血压患者制定降压目标时需兼顾考虑肾脏的灌注水平，一般降压靶目标是＜140/90mmHg，若耐受良好，可降至＜130/80mmHg。专家共识建议如高血压合并单侧肾动脉狭窄的患者使用血管紧张素转化酶抑制剂（aACEI）/血管紧张素受体拮抗剂（ARB）降压治疗时需监测肾功能和血钾情况；合并颈动脉受累的患者降压治疗需充分保证脑灌注，急性脑梗死时谨慎快速降压，一侧颈动脉狭窄＞70%时，收缩压控制在130～150mmHg；双侧颈动脉狭窄≥70%时，收缩压控制在150～170mmHg；颈动脉狭窄＜70%的高血压患者，降压治疗同一般人群。

（二）预防并发症

1. 注意观察患者有无脑部缺血、头晕伴黑矇、上下肢缺血、肾动脉狭窄或头臂动脉狭窄的征象，如头痛、四肢无力、酸痛、间歇性跛行、心悸、气短等。

2. 密切观察患者有无肢体疼痛，并给予相应处理，如按摩、制动等，遵医嘱给予止痛剂。

3．长期或大剂量应用糖皮质激素治疗者，加重高血压、低血钾、骨质疏松，诱发加重消化性溃疡出血或穿孔、感染、创口愈合不良、内分泌功能紊乱等。注意激素引起的库欣综合征（表现为向心性肥胖、满月脸、水牛背、皮肤菲薄有紫纹、多毛、痤疮、浮肿）、高血压、糖尿病、精神症状等不良反应，防治骨质疏松。

4．长期或大剂量应用糖皮质激素治疗者，应监测血常规、尿常规、肝功能、肾功能。

（三）饮食护理

大动脉炎患者宜多食绿叶蔬菜和水果，菌类食物，宜进食高蛋白、高维生素饮食，忌辛辣食物，忌食海鲜，避免进食高脂饮食。

（四）术前宣教

为明确大动脉炎部位需进行选择性动脉造影时，做好各项常规准备及术前宣教和术后护理，协助医生进行诊断性检查。

🌣 健康教育

1．药物指导　坚持定时、定量服用药物。了解药物的作用、副作用及药物使用注意事项，尤其是激素、抗凝药物和免疫抑制剂。

2．高血压的监测与随访　教会患者及家属测量血压，定期、定时监测血压，如出现较大波动，应及时就诊。定期到医院进行无创四肢血压、动态血压监测。

3．教会患者观察脉搏的变化　病变在主动脉弓分支的患者，左、右的桡动脉可摸不到或减弱。要注意经常触摸，了解用药后的效果。同时，要观察颞动脉、颈动脉、足背动脉的强弱及频率、节律变化，并注意动脉有无压痛。

4．指导预防疾病和自我护理的措施　保持肢端温暖，可热水沐浴，促进血液循环。多进行保健锻炼，提高机体抵抗力。戒烟酒。

（杨　轶　黄丽凌　周　芬）

| 第九节 |
下肢动脉硬化闭塞症护理

疾病概述

下肢动脉硬化闭塞症（arteriosclerosis obliterans，ASO）是指由于动脉硬化造成的下肢供血动脉内膜增厚、管腔狭窄或闭塞。病变肢体血液供应不足，引起下肢间歇性跛行、疼痛、乃至发生溃疡或坏死等临床表现的慢性进展性疾病。常为全身性动脉硬化血管病变在下肢动脉的表现。本病好发于中老年人。大部分早期下肢ASO病例没有间歇性跛行等典型的肢体缺血症状，有时仅表现为下肢轻度麻木不适，部分患者可以检测到动脉功能的异常，且发生心血管缺血性事件的风险增加。下肢ASO的主要症状有间歇性跛行、静息痛等。下肢ASO的体征主要有肢端皮温下降、皮肤菲薄、毛发脱落等营养障碍性改变，下肢动脉搏动减弱或消失，动脉收缩压下降，肢体溃疡、坏疽等。下肢ASO的治疗主要通过针对危险因素的治疗（降脂药物治疗、抗高血压药物治疗、糖尿病治疗、戒烟、抗血小板及抗凝治疗）、手术治疗或腔内治疗进行血运重建。

护理评估

（一）病史及心理-社会反应

1. 评估患病的起始时间，主要症状，用药情况，既往史（有无糖尿病、高血压、高血脂、慢性肾功能不全、动脉粥样硬化等）。

2. 评估患者的文化程度、工作环境以及对疾病的了解程度，是否适应角色的转变，家庭成员对患者的关心和支持程度，家庭经济情况。

3. 评估患者是否存在焦虑、恐惧和无助的心理。

4. 评估患者和家属对疾病、治疗方案、手术风险、术前配合、术后康复和预后知识的了解程度和接受情况。

5. 评估患者日常生活习惯，有无烟酒嗜好。

（二）身体评估

1. 评估患者肢体皮温、颜色及足背动脉搏动情况，有无下肢麻木无力、缺血性疼痛、间歇性跛行等下肢缺血情况，有无溃疡或感染、肢体坏死等表现。

2. 评估患者目前的血压、血脂控制情况、服药情况以及依从性。

3. 评估患者的体位以及全身皮肤情况。

4. 评估患者目前的主要不适及病情变化，对日常活动、饮食、睡眠、大小便有无影响。

5. 评估患者对手术的耐受能力。

6. 评估患者的生活自理能力，评估患者有无血栓、跌倒、压疮等风险。

（三）相关检查

实验室检查：血常规、尿常规、肾功能、血脂、血糖等；辅助检查：踝肱指数（ABI）测定、超声、心肺功能、CT血管成像（CTA）、磁共振血管成像（MRA）、数字减影血管造影（DSA）等，目前DSA仍是诊断ASO的"金标准"。

一般护理

（一）饮食护理

给予低盐、低脂、高蛋白饮食，糖尿病患者给予糖尿病饮食，保持大便通畅，如感觉大便困难，遵医嘱使用通便剂。

（二）生活护理

下肢ASO因疼痛等原因可能会行动不便，协助其生活护理。

（三）心理护理

大部分患者存在焦虑、恐惧、抑郁等情绪，在评估患者心理状态的基础上，倾听患者心声，对其表示理解和认同，引导患者说出想法，根据患者的心理情绪状态及需求给予针对性心理疏导；同时做好疾病相关健康宣教，帮助患者树立战胜疾病的信心，必要时可请心理科会诊。

（四）疼痛护理

对患者进行全面的疼痛评估，包括疼痛的评分（NRS评分）、部位及性质，并教会患者使用疼痛评估工具表达疼痛的程度。个体化疼痛管理：根据患者的年龄及身体状况，采取不同的镇痛方式。非重度疼痛患者还可结合非药物疗法（如呼吸镇痛法、松弛镇痛法等）或转移镇痛法（如看电视、讲故事、听音乐等）。

专科护理

（一）腔内治疗术前护理

1. 保持患肢皮肤清洁与干燥。重视足部保暖，尽可能穿透气性好、相对柔软的布鞋，注意修剪指甲。对于已经发生足部坏疽或湿性溃疡患者，应根据局部创面情况清创处理；对干性坏疽患者使用无菌敷料加以保护，遵医嘱给予抗生素治疗。

2. 术日晨嘱患者穿患者服（无金属扣、金属拉链等），取下所有饰品及活动性义齿，监测生命体征稳定，左手留置静脉留置针，建立静脉通道。

3. 术前一日予备皮（双侧腹股沟、会阴部），备皮后酌情洗头洗澡，避免受凉，预防感染。

4. 术前一晚嘱患者尽早休息，保持充足的睡眠，术日晨间正常进餐。

5. 指导患者戒烟，行床上大小便训练。

6. 向患者行腔内治疗相关知识宣教，交代注意事项，减轻患者焦虑情绪。

（二）腔内治疗术后护理

1. 严密观察生命体征　应严密观察患者心率、血压、体温及白细胞等变化。

2. 术后体位及术肢的护理　患者术后取平卧位，需翻身时必须轴线翻身，拔除动脉鞘后按医嘱对穿刺部位切口实施压迫，术肢制动24h，保持自然伸直；动态观察患者肢体皮温、颜色、疼痛、足背动脉搏动、肢体感觉情况；密切观察穿刺口有无渗血或肿胀。不宜对术肢热敷。

3. 指导患者做踝泵运动　详见第三章第六节。

4. 留置导管护理　术后详细讲解留置导管的重要性与注意事项。妥善固定好导管、鞘管等。指导患者在翻身时防止导管挤压、滑脱等。每班密切观察穿刺口情况，如有渗血、渗液，及时更换。协助患肢保持功能体位，防止皮肤受压，预防导管阻塞，遵医嘱正确使用输液泵及导管输注药物时，需注意区分导管和鞘管端，将输液器或输液泵管道对接在导管端（而非导管鞘的分叉远端），保证药液直接作用到血栓部位。对接时，先将输液管道对接在导管端的三通管上，再将三通管打开。对接过程中需注意无菌操作。暂时停止或结束输液时，使用肝素钠盐水20mL（肝素浓度50~250U/mL）封管，关闭三通处开关，接头处予无菌敷料包裹。若穿刺口处敷料渗出及敷料污染，应及时给予更换。

5. 使用溶栓药物的护理　常规动脉置管溶栓可有两种给药方法，持续灌注法和脉冲喷射法。持续灌注法是通过微量泵或加压输液袋将溶栓药物匀速、持续地经溶栓导管推注到患肢局部。脉冲喷射法是用注射器抽取溶栓药物后，在短时间内快速注入导管，这种方法可以起到冲刷作用，并使药液分散到血栓中。

6. 并发症护理

（1）动脉远端栓塞　安慰患者，解释疼痛原因，通过与患者交谈、让患者听音乐等分散注意力，指导患者深呼吸等缓解疼痛；疼痛剧烈的遵医嘱给予止痛剂，并观察药效。严密观察术侧肢体搏动、腿围、皮肤颜色、温度等。及时发现病情变化，必要时进行超声检查及血管造影，根据造影情况，积极配合医生，立即采取动脉溶栓等。

（2）出血　术后护士应提醒患者避免剧烈咳嗽等导致腹压剧增而发生穿刺口出血的动作，所有的诊疗护理操作应轻柔，遵守抗凝药的给药时间及复查抽血时间，严格掌握药物用量，密切观察疗效及不良反应，穿刺后应延长按压时间，监测患者全身症状及监测凝血酶原时间（PT）、活化部分凝血酶原时间（APTT）、血小板计数、血红蛋白和游离血红蛋白等检验结果，观察患者穿刺口及切开伤口有无出血、皮下血肿及皮温、足背动脉搏动情况，有渗血者及时更换敷料，必要时遵医嘱调整抗凝药物的用量、间隔时间或暂停使用。一般患者术后需进行抗凝溶栓治疗，应警惕全身系统有无出血征兆，如神经系统改变（意识神志变化）、消化系统改变（大便颜色、性状及量变化）、呼吸系统改变（咯血）、泌尿系统改变（血尿）及皮肤黏膜情况（有无皮下散在出血点、瘀斑，或口腔黏膜、牙龈出血）等，如有变化及时向医生汇报。

（3）再灌注损害　严密观察开通动脉的肢体血运情况，鼓励患者适时多活动患肢，肿胀不严重时抬高患肢促进血液回流，肿胀部位给予硫酸镁每日3次湿敷，疼痛难忍者遵医嘱予止痛剂，观察小腿或足部有无坏死。症状轻者，5~7天肿胀消退，疼痛减轻或完全缓解；疼痛和肿胀进行性加重出现骨筋膜综合征者，应积极行筋膜室切开减压术；肌肉坏死者果断行截肢术，并预防多器官衰竭。

（4）急性血管闭塞　按医嘱及时准确给予抗凝药（肝素钠或克赛），注意下肢动脉搏动及皮温、皮肤颜色，认真进行床头交接班，按时巡视，嘱患者有不适随时通知医务人员。未留置导管患者，协助并督促其按医嘱要求离床活动，促进下肢血液循环。严格要求患者戒烟。

健康教育

1．功能锻炼与康复护理　指导患者取合适体位，对其进行肢体功能锻炼，指导患者进行等长阻力运动。取仰卧位，将患肢抬高30°，保持10s后放下，2min后抬高另一只腿，将两只腿交换进行锻炼，共10次。辅助患者下床活动，进行站立及步行锻炼，先指导患者平行站立，然后单腿站立，每次坚持30min，再换另侧肢体，纠正患者的不正确走路姿势，提高患者行走能力。

2．服药指导　跟患者及家属强调遵医嘱服药的重要性，观察药物的不良反应，特别是有无皮肤、黏膜出血，如有出血倾向应及时就诊。

3．自我管理　绝对戒烟戒酒；注意对患肢的保护，如保暖、防碰撞、勿久站久坐及搔抓局部皮肤，注意观察患肢的皮温、皮肤颜色、有无麻木或疼痛等。积极治疗原有的或合并的高血压、高血脂、糖尿病、慢性肾功能不全等基础疾病。

4．随访　根据医嘱要求，患者术后定时回院门诊随访，遵医嘱复查血常规、尿常规、肾功能、血脂、血糖、踝肱指数（ABI）测定、超声、CT血管成像（CTA）、磁共振血管成像（MRA）、数字减影血管造影（DSA）等检查，如有异常变化及时就诊。

（杨　轶　黄丽凌　李洁媚）

CHAPTER 6 第六章
高血压病护理

第一节

原发性高血压病护理

疾病概述

原发性高血压病是指原因未明的、以体循环动脉血压升高为主要表现的临床综合征，是最常见的心血管疾病之一，也是导致人类死亡的常见疾病如脑卒中、冠心病、心力衰竭等的重要危险因素。各国医学界和卫生主管部门都高度重视高血压病的防治工作。

（一）疾病诊断

目前，我国采用国际上统一的诊断标准，即在非药物状态下，非同日3次测量诊室血压，收缩压（SBP）≥140mmHg和/或舒张压（DBP）≥90mmHg。患者既往有高血压史，目前正在使用降压药物，血压虽然<140/90mmHg，仍应诊断为高血压。

（二）分类与分层

1. 根据血压升高水平，将高血压分为1级、2级和3级（表6-1-1）。

2. 影响高血压患者心血管预后的重要因素包括血压水平、心血管危险因素、靶器官损害因素、其他合并症。综合以上因素对心血管风险进行分层，分为低危、中危、高危和很高危4个层次，见表6-1-2。

（1）血压水平　见表6-1-1。

（2）心血管危险因素　①高血压（1~3级）；②男性>55岁，女性>65岁；③吸烟

表6-1-1　血压水平的分类和定义

分类	收缩压/mmHg		舒张压/mmHg
正常血压	<120	和	<80
正常高值	120~139	和/或	80~89
高血压	≥140	和/或	≥90
1级高血压（轻度）	140~159	和/或	90~99
2级高血压（中度）	160~179	和/或	100~109
3级高血压（重度）	≥180	和/或	≥110
单纯收缩期高血压	≥140	和	<90

注：当收缩压和舒张压属于不同分级时，以较高的级别为准。

或被动吸烟；④糖耐量受损（餐后2h血糖7.8～11.0mmol/L和/或空腹血糖异常6.1～6.9mmol/L）；⑤血脂异常（TC＞5.2mmol/L或LDL-C≥3.4mmol/L，HDL-C＜1mmol/L）；⑥早发心血管病家族史（一级亲属发病年龄＜50岁）；⑦腹型肥胖（腰围：男≥90cm，女≥85cm）或肥胖（BMI≥28kg/m²）；⑧高同型半胱氨酸血症（≥15μmol/L）。

（3）靶器官损害因素　①左心室肥厚：心动图，Sokolow-L-yon电压＞3.8mV或Cornell乘积＞244mV·ms；超声心动图，LVMI：男≥115g/m²，女≥95g/m²。②颈动脉超声：IMT≥0.9mm或动脉粥样斑块。③颈-

股动脉脉搏波速度≥12m/s。④踝/臂血压指数＜0.9。⑤估算的肾小球滤过率降低或血清肌酐轻度升高：男性115～1 336μmol/L，女性107～124μmol/L。⑥微量白蛋白尿：30～300mg/24h，或白蛋白/肌酐≥30mg/g。

（4）其他合并症　①脑血管病：脑出血、缺血性卒中、短暂性脑缺血发作。②心脏疾病：心肌梗死、心绞痛、冠状动脉血运重建、慢性心力衰竭、心房颤动。③肾脏疾病：糖尿病肾病、肾功能受损，血肌酐升高（男≥133μmol/L，女≥124μmol/L），蛋白尿≥300mg/24h。④外周血管疾病。⑤视网膜渗出，视盘水肿，糖尿病。

表6-1-2　心血管风险评估和分层

其他危险因素和病史	血压/mmHg			
	收缩压130～139和/或舒张压85～89	收缩压140～159和/或舒张压90～99	收缩压160～179和/或舒张压100～109	收缩压≥180和/或舒张压≥110
无	—	低危	中危	高危
1～2个危险因素	低危	中危	中/高危	很高危
≥3个危险因素，靶器官损害，慢性肾病3期，无并发症的糖尿病	中/高危	高危	高危	很高危
有症状的脑血管疾病，4期以上的慢性肾病，或有并发症的糖尿病	高/很高危	很高危	很高危	很高危

护理评估

（一）病史及心理-社会反应

1．家族史　询问患者有无高血压家族史以及心血管疾病家族史。

2．病程　初次发现或诊断高血压的时间、场合，了解血压最高水平。

3．高血压药物治疗史　说明既往及目前使用的降压药物种类、剂量、疗效及有无不良反应。

4．高血压相关的心脑血管疾病的病史　如卒中或一过性脑缺血、冠心病、心力衰竭、心房颤动、外周血管病、糖尿病、痛风、血脂异常、肾脏疾病和性功能异常等症状和治疗情况。

5. 临床症状　表现各异，部分高血压患者并无特异性症状。询问是否有头痛、头晕、恶心、颈项强直以及夜尿多、无力、发作性软瘫等；阵发性头痛、心悸、多汗；打鼾伴有呼吸暂停和胸闷气短等可疑继发性高血压的症状。

6. 生活方式　盐、酒及脂肪的摄入量，吸烟情况，体力活动量，体重变化及睡眠习惯等。

7. 心理社会因素　包括家庭情况、工作环境、工作和生活经历事件、文化程度以及有无精神创伤等。

（二）身体评估

主要包括测量血压、脉率、BMI、腰围及臀围，听诊注意心脏心音、心率、心律，血管杂音（颈动脉、肾动脉、腹主动脉等），检查四肢动脉搏动和神经系统体征等。评估患者是否有血栓形成风险及跌倒、压疮等风险。

（三）相关检查

1. 基本项目　血生化（血钾、血钠、空腹血糖、血脂、血尿酸和肌酐）、外周血常规、尿液分析（尿蛋白、尿糖和尿沉渣镜检）、心电图等。

2. 推荐项目　尿白蛋白/肌酐比值、尿蛋白定量、糖化血红蛋白、口服葡萄糖耐量试验、血清高敏CRP、动态血压监测、超声心动图、颈动脉B超、眼底以及X线胸片等。

3. 选择项目　通过对血液、唾液、其他体液或细胞对DNA进行检测，发现高血压的易感基因，从而通过改善自己的生活习惯和方式而延缓疾病的发生。

♥ 一般护理

（一）饮食护理

合理膳食减少钠盐摄入，每人每日食盐量逐步降至<6g，增加钾盐摄入。戒烟限酒，改善生活方式。

（二）控制体重

BMI<24kg/m^2。腰围：男性<90cm，女性<85cm。方法是限制热量摄入和增加体力活动。

（三）运动

适宜运动，中等强度有氧运动。

1. 中等强度　相当于运动时，动用40%～59%储备摄氧量或储备心率，或动用64%～76%最大心率，或运动时达到自觉疲劳分级中的"有些吃力"。人们常以最大心率为参考标准。

（1）计算最大心率　最大心率=220－年龄。

（2）计算目标心率　目标心率=最大心率的（64%～76%）。

（3）受基础疾病和个体运动耐力差异的影响，高血压患者的运动强度应尽可能遵循运动处方，循序渐进，以能耐受、不引起身体不适为度。

2. 有氧运动　如步行、慢跑、太极、游泳、骑车、登山等。

3. 运动频率　每周4～7次，每次持续30～60min。

（四）心理护理

避免压力过大，保持心态平衡和良好睡眠，劳逸结合。

专科护理

（一）密切做好血压监测及记录

（二）药物护理

遵医嘱应用降压药物治疗，密切监测血压变化以判断疗效，做好药物宣教并注意观察药物的不良反应。

1. 利尿剂

（1）护理要点 ①服用利尿剂时要注意补钾，定期监测电解质；②夜晚不宜服用；③注意预防体位性低血压。④痛风者禁用。

（2）不良反应 过度利尿可致低血压、低血钾、乏力。

2. β受体阻滞剂

（1）护理要点 ①定期监测血压及心率变化，询问有无头晕等症状；②用药应从低剂量开始，根据血压、心率耐受情况逐渐加量；③严格按时按量，规律服药，不可自行停药。

（2）不良反应 ①常见：口干、乏力、胸闷、头晕；②少见：对哮喘患者可能诱发支气管痉挛、心力衰竭加重、睡眠障碍等；③罕见：房室传导时间延长、肌肉痉挛、血小板减少、皮肤过敏等。

3. 钙通道阻滞剂（CCB）

（1）护理要点 严密监测心率及血压情况。

（2）不良反应 反射性心动过速、头痛、面色潮红、踝部水肿、便秘等。使用地尔硫䓬时注意心动过缓或传导阻滞的发生。

4. 血管紧张素转化酶抑制剂（ACEI）

（1）护理要点 ①妊娠及哺乳期妇女禁用；②肾血管性高血压尤其双肾动脉狭窄者禁用；③应用ACEI治疗前应检测血钾、血肌酐；

④一般不与保钾利尿药合用以免发生高钾血症。

（2）不良反应 最常见干咳。首剂低血压反应、高钾血症。严重而罕见的副作用为血管神经性水肿。

5. 血管紧张素Ⅱ受体拮抗剂ARB

（1）护理要点 双侧肾动脉狭窄，高钾血症及妊娠妇女禁用。

（2）不良反应 少见，偶有腹泻。

6. α受体阻滞剂

（1）护理要点 开始给药时应在入睡前，以预防体位性低血压发生。体位性低血压者禁用。从小剂量开始加量，服药前避免血容量不足。

（2）不良反应 嗜睡、腹泻、直立性低血压、偶发的心动过速。

（三）头痛及头晕护理

为患者提供安静、温度湿度适宜的环境，尽量减少探视。护士操作应相对集中，动作轻巧，防止过多干扰患者。头痛及头晕时嘱患者卧床休息，抬高床头，床上改变体位时动作要慢，若必要下床时需家属或护士陪同。

（四）体位性低血压的预防及处理

体位性低血压是血压过低的一种特殊情况，是指在体位变化时，如从卧位、坐位或蹲位突然站立（直立位）时，发生血压突然过度下降同时伴有头晕或晕厥等脑供血不足的症状。一旦发生直立性低血压，应平卧，且下肢取抬高位，以促进下肢血液回流。指导患者预防直立性低血压的方法：避免长时间站立，尤其在服药后最初几小时，改变姿势时，特别是从卧位、坐位起立时动作宜缓慢；且服药后应休息一段时间再进行活动。

（五）高血压急症护理

1. 避免诱因，如情绪激动、劳累、寒冷刺激和随意增减药量。

2. 病情监测　定期监测血压，一旦发现血压急剧升高、剧烈头痛、呕吐、大汗、视力模糊、面色及神志改变、肢体运动障碍等症状，立即通知医生。

3. 急症护理　患者应绝对卧床休息，避免一切不良刺激和不必要的活动，协助生活护理，给予持续低浓度吸氧。对昏迷或抽搐的患者应加强护理，保持呼吸道通畅，防止咬伤、窒息或坠床。安抚患者情绪，必要时应用镇静药。进行心电、血压、呼吸监护。迅速建立静脉通路，遵医嘱尽早应用降压药物进行控制性降压。降压不宜过快或过低。应用硝普钠和硝酸甘油时，应注意避光，并持续监测血压，严格遵医嘱控制滴速；密切观察药物的不良反应。

🎗 健康教育

（一）疾病知识指导

让患者了解病情，包括高血压分级、危险因素，以及高血压治疗的长期性、依从性的重要性。

（二）生活方式指导

1. 饮食指导　减少钠盐摄入，每天钠盐摄入应<6g；限制总热量，尤其要控制油脂类的摄入；适当补充蛋白质，增加新鲜蔬菜和水果，增加膳食中钾的摄入。

2. 控制体重　高血压者应控制体重，避免超重和肥胖。

3. 戒烟限酒　白酒<50mL/d，葡萄酒<100mL/d，啤酒<300mL/d。

4. 运动指导　定期的体育锻炼可增加消耗、降低血压、改善糖代谢等。

（三）用药指导

强调长期药物治疗的重要性，降压治疗的目的是使血压达到目标水平，从而降低脑卒中、急性心肌梗死和肾脏疾病等并发症发生和死亡的危险，因此应嘱患者长期服药并按时按量服药，不能擅自停药。服用利尿剂患者注意观察尿量和电解质，特别是血钾情况。

（四）家庭血压监测指导

教会患者和家属正确的家庭血压监测方法，推荐使用合格的上臂式自动血压计自测血压，监测血压"四定"：定时间、定体位、定部位、定血压计。

1. 定时间　初诊或血压不稳定者，建议测早晚血压，每次2~3遍，每次间隔1~2min，取平均值；血压稳定者，建议每日固定时间测晨起血压，可在晨起排便后，服用降压药和早餐前。

2. 定体位　血压计与心脏保持同一水平线，测量血压的常见体位有坐位和卧位。坐位时肱动脉平第四肋，卧位时肱动脉平腋中线。

3. 定部位　相同条件下，左、右手臂的血压测量值相差约10mmHg，首次测两臂血压，以较高的一侧为固定测量的上臂。

4. 定血压计　每个血压计都存在一定误差，定血压计才能避免血压误差。

（五）心理指导

鼓励患者表达自身感受，教会患者自我放松的方法，针对个体情况进行针对性心理护理。鼓励患者家属和朋友给予患者关心和支持，增强患者信心。

（六）定期随访

经治疗后血压达标者，可每3个月随访1次；血压未达标者，建议每2～4周随访1次。

（杨旭希　李彦颖　荆冬勤）

2 | 第二节 |

继发性高血压病护理

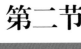 ## 疾病概述

继发性高血压病是由某些确定疾病或病因引起的血压升高。流行病学调查结果显示，继发性高血压病占高血压病患者的5%～15%，其除了血压异常增高外，还常常伴有高醛固酮、高或低肾素、高儿茶酚胺等。尽管应用了多种降压药物，但血压控制仍然不佳，其心血管疾病风险远高于原发性高血压，如果不及时处理，临床预后差。

临床上引起继发性高血压病的常见疾病有：阻塞性睡眠呼吸暂停综合征（OSAS）、肾实质性高血压、原发性醛固酮增多症、肾血管高血压等。

护理评估

（一）病史及心理-社会反应

1. 评估患者血压水平及控制情况，用药情况及依从性，有无伴随症状及程度，有无跌倒风险等。

2. 评估患者的家族史及其他相关病史。

3. 评估患者是否有与疾病相关的生活方式，如膳食脂肪、盐、饮酒、吸烟、体力活动以及体重变化等情况。

4. 评估患者的心理情况及社会支持系统。

（二）身体评估

1. 正确测量血压，必要时测卧立位血压和四肢血压。

2. 听诊颈动脉、胸主动脉、腹部动脉、股动脉有无杂音；听诊上腹部或背部肋脊角处可闻及血管杂音。

3. 评估患者的生活自理能力，评估患者有无血栓、跌倒、压疮等风险。

（三）相关检查

评估患者血钾、醛固酮、皮质醇、肾素

情况，24h尿钾/钠，24h尿皮质醇，24h尿香草扁桃酸（VMA），以及肾血管B超、CTA、MRA、DSA等。

一般护理

（一）按循环系统疾病护理

（二）急性期护理

急性发作或病情重、症状明显者，绝对卧床休息，禁止用力，防止意外发生。

（三）环境

保持病房安静、舒适，避免不良刺激，限制陪人数量，协助生活护理。

专科护理

（一）疾病观察

密切观察患者的临床表现，尽早发现并发症。

（二）血压监测

根据病情测量血压，必要予24h动态血压监测及测四肢血压，并记录。

（三）药物护理

参见本章"第一节原发性高血压病护理"。

（四）护理宣教

拟行血管介入治疗时，做好患者术前宣教和术后的护理。

（五）预防低血压

在肾血管狭窄改善后，及时调整降压药，同时密切观察血压的变化，避免长时间站立，改变姿势动作宜缓慢，在平静休息时服药，避免洗澡水太热以及洗澡时间过长。一旦发生低血压，应平卧，抬高下肢。

（六）高血压急症护理

高血压急症是指原发性或继发性高血压病患者，在某些诱因作用下，血压突然和显著升高（一般超过180/120mmHg），同时伴有进行性心、脑、肾等重要靶器官功能不全的表现。高血压急症包括高血压脑病、颅内出血（脑出血和蛛网膜下腔出血）、脑梗死、急性心力衰竭、急性冠状动脉综合征、主动脉夹层动脉瘤、子痫、急性肾小球肾炎等。少数患者舒张压持续≥130mmHg伴有头痛，视力模糊，眼底出血、渗出和视盘水肿，肾脏损害突出，持续蛋白尿、血尿及管型尿，称为恶性高血压。护理要点如下：

1. 避免诱因　如情绪激动、劳累、寒冷刺激和随意增减药量。

2. 病情监测　定期监测血压，一旦发现血压急剧升高、剧烈头痛、呕吐、大汗、视力模糊、面色及神志改变、肢体运动障碍等症状，立即通知医生。

3. 患者绝对卧床休息，协助生活护理，低浓度吸氧，进行心电、血压监测。迅速建立静脉通路，尽早使用降压药，密切观察药物的不良反应。

4. 加强心理护理，安抚患者情绪。

健康教育

（一）疾病知识指导

让患者了解病情，包括高血压分级、危险因素，了解控制血压及终身治疗的必要性。向患者解释改变生活方式的重要性。

（二）生活方式指导

1. 饮食上，低盐、低脂饮食，不吃腌制品、油炸食品、高胆固醇食物（如动物内脏、肥肉等）。减少钠盐摄入，每天钠盐摄入量应<6g，限制总热量，尤其要控制油脂类的摄入量。营养均衡，适量补充蛋白质，增加新鲜蔬菜和水果，增加膳食中钙的摄入。

2. 控制体重　高血压患者应控制体重，避免超重和肥胖。告知患者高血压与肥胖密切相关，减轻体重可以改善降压药物的效果及降低心血管事件的风险。

3. 戒烟限酒　吸烟是心血管事件的主要危险因素，被动吸烟也会显著增加患心血管疾病的危险。应根据患者吸烟的具体情况，指导患者戒烟，必要时可药物干预。同时，应指导患者限酒，不提倡高血压患者饮酒，如饮酒，则应少量。

4. 运动指导　定期的体育锻炼可增加能量消耗、降低血压、改善糖代谢等。指导患者根据年龄和血压水平及个人兴趣选择适宜的运动方式，合理安排运动量。建议每周进行3~5次、每次30min的有氧运动，如步行、慢跑、骑车、游泳和跳舞等。

5. 用药指导　告知患者药物的名称、剂量、用法、作用及不良反应。药品需保存在室温15~30℃下，避光、防潮；注意不要将药品置于浴室内。服药须知：①药物请勿自行停用，应在医生的指导下调整剂量。经治疗血压得到满意控制后，仍遵医嘱继续服用药物。如果突然停药，可导致血压突然升高，特别是冠心病患者突然停用β受体阻断药可诱发心绞痛、心肌梗死等。②每种药请于每天的同一时间服药。如忘记服用，应立即补服；但如果时间已经接近下一次服药时间，则不要再用，千万不要一次使用双倍的剂量。③强调长期药物治疗的重要性，降压治疗的目的是使血压达到目标水平，从而降低脑卒中、急性心肌梗死和肾脏疾病等并发症发生和死亡的危险，因此应嘱患者长期服药。

6. 坚持做好危险因素控制　①遗传因素：大约60%的高血压患者有家族史，目前认为是多基因遗传所致，30%~50%的高血压患者有遗传背景。②精神和环境因素：长期的精神紧张、激动、焦虑，受噪声或不良视觉刺激等因素也会引起高血压的发生。③年龄因素：发病率有随着年龄增长而增高的趋势，40岁以上者发病率高。④生活习惯因素：膳食结构不合理，如过多的钠盐、低钾饮食、大量饮酒、摄入过多的饱和脂肪酸均可使血压升高。吸烟可加速动脉粥样硬化的过程，为高血压的危险因素。⑤药物的影响：避孕药、激素、消炎止痛药等均可影响血压。⑥其他疾病的影响：肥胖、糖尿病、睡眠呼吸暂停低通气综合征、甲状腺疾病、肾动脉狭窄、肾脏实质损害、肾上腺占位性病变、嗜铬细胞瘤、其他神经内分泌肿瘤等。

（三）家庭血压监测指导

使用合格的上臂式自动血压计自测血压，监测血压要"四定"，定时间、定体位、定部位、定血压计。血压未达标者，建议每天早晚各测量血压1次，每次测量2~3遍，连续7天，复诊时将记录结果带给医生参考。注意出现低血压、水肿、头痛等药物不良反应或其他症状时要及时告知医生。

（四）心理指导

保持乐观情绪，避免情绪激动或压力过大；维持规律的生活习惯。

（五）定期随访

定期门诊复查，经治疗后血压达标者，可每3个月随访1次；血压未达标者，建议每2~4周随访1次。当出现血压异常波动或有症状，随时就诊。

（杨旭希　徐友兰　林淑贞）

CHAPTER7 第七章

心脏炎症疾病护理

第一节

心肌炎护理

疾病概述

心肌炎是指由各种原因引起的心肌炎性损伤所导致的心脏功能受损，包括收缩、舒张功能减弱和心律失常。病因包括感染、自身免疫疾病和毒素/药物毒性3类，其中感染是最主要的致病原因，病原体以病毒最为常见，包括肠道病毒（尤其是柯萨奇B病毒）、腺病毒、巨细胞病毒、EB病毒和流感病毒等。临床上可以将心肌炎分为急性期、亚急性期和慢性期。急性期一般持续3～5天，主要以病毒侵袭、复制，对心肌造成损害为主；亚急性期以免疫反应为主要病理生理改变；少数患者进入慢性期，表现为慢性持续性及突发加重的炎症活动，心肌收缩力减弱、心肌纤维化、心脏扩大。普通急性心肌炎临床表现差异很大，多数表现为活动后轻微的胸闷心悸不适，重者也可出现急性左心功能衰竭甚至猝死，因此需根据病情严重程度进行个体化治疗。

暴发性心肌炎是心肌炎最为严重和特殊的类型，主要特点是起病急骤，病情进展极其迅速，患者很快出现血流动力学异常（泵衰竭和循环衰竭）以及严重心律失常，并可伴有呼吸衰竭和肝肾功能衰竭，早期病死率极高。暴发性心肌炎早期病死率虽高，但患者一旦度过急性危险期，长期预后则良好，长期生存率与普通人群接近。另外，患者多为平素身体健康、无器质性心脏病的青壮年，因此，一旦疑诊该病，需高度重视，尽早识别，快速反应，多学科合作，全力救治，帮助患者度过危险期。

护理评估

（一）病史及心理-社会反应

评估患者发病的起始时间，近期有无感冒或发热病史，工作环境是否为辐射环境，药物服用史等。

（二）症状体征评估

评估病毒感染前驱症状，如发热、乏力、鼻塞、流涕、咽痛、咳嗽、腹泻等首发症状，但是许多患者表现出较大的个体差异，早期仅有低热、明显乏力、不思饮食或伴有轻度腹泻，这些症状可持续3～5天或更长，容易被忽视。评估患者有无不适症状（如胸闷痛），生命体征（血压、呼吸、心率）指标异常提示血流动力学不稳定，是病情严重程度的指征。

1. **体温**　部分患者可有体温升高。原发的病毒感染一般体温不会太高，但并发肺部或其他部位的细菌感染时体温可达39℃以上，极少数患者还可发生体温不升（<36℃），是病情危重的表现。

2. 血压 暴发性心肌炎患者因严重的心功能不全及全身毒性反应引起血管活性异常导致低血压，严重时血压测不出。

3. 呼吸 呼吸急促（频率常＞30次/min）或呼吸抑制（严重时频率＜10次/min），血氧饱和度＜90%，甚至降至40%～50%。

4. 心律、心率 心动过速（常＞120次/min）或心动过缓（可＜50次/min）。窦性心动过速是暴发性心肌炎患者最为显著的特点，通常＞100次/min，可达160次/min。心率增快与体温升高不相称（体温每升高1℃，心率增快超过10次），除窦性心动过速外，还可以出现各种类型心律失常，包括室性或室上性期前收缩、室性或室上性心动过速、心室颤动等，也可由于传导系统损伤而出现心动过缓、窦性停搏和传导阻滞。快速室性心动过速、心室颤动、窦性停搏以及Ⅲ度房室传导阻滞时可发生阿斯综合征，危及患者生命。

休克时可出现全身湿冷、末梢循环差及皮肤花斑样表现等。灌注降低和脑损伤时可出现烦躁、意识障碍甚至昏迷。肝脏损害时可出现黄疸。凝血功能异常和微循环障碍可见皮肤瘀斑、瘀点等。

（三）相关检查

血液实验室检查、病毒病原学检测、心电图、心脏超声、经皮心内膜心肌活检、冠状动脉造影、心脏磁共振成像（MRI）等。

一般护理

（一）休息

病毒性心肌炎急性期应以绝对卧床休息为主，一般需卧床至症状消失，生命体征正常，

心脏射血分数＞50%；血液乳酸水平恢复正常。向患者解释卧床休息可减轻心脏负荷，减少心肌耗氧，有利于心功能恢复。做好基础护理、心理护理，加强床边护理。

（二）饮食护理

宜高蛋白、高维生素、清淡易消化饮食。尤其是补充富含维生素C的食物如新鲜蔬菜、水果，以促进心肌代谢与修复。

（三）出入量管理

心力衰竭者应严格控制液体入量及低盐饮食，准确记录24h出入量。

（四）体温控制

高热患者给予对应降温措施，及时更换汗湿衣服，避免受凉。

（五）心理护理

积极主动与患者沟通，解除或减轻患者的心理负担。

专科护理

（一）氧疗

气促者给予半坐位或端坐卧位，氧气吸入。观察呼吸和心脏功能，警惕心力衰竭或心源性休克的发生，必要时使用无创或有创辅助通气。

（二）胸痛护理

胸痛患者应评估疼痛情况，解除患者的紧张情绪，遵医嘱用药，不宜使用硝酸酯类药物。

（三）心律失常的护理

心律失常者予持续心电监护，准备好抢救药品及用物，发现室性心动过速、Ⅲ度房室传导阻滞或阿斯综合征发作时要及时进行抢救，防止猝死。

（四）用药护理

按医嘱给予护心、强心、利尿、抗感染、抗心律失常等药物并观察疗效。

（五）暴发性心肌炎的护理

1. 严密监护　所有暴发性心肌炎患者均应严密监护。应尽快将患者收到或转至有呼吸循环监护和支持治疗条件医院的心脏重症监护病房，予以24h特别护理。监护内容主要包括：①严密监测和控制出入水量，每小时记录并将出入水量作为病情变化和补液治疗的参考；②严密监测心电、血氧饱和度和血压；③监测血常规、心肌酶、肝肾功能、电解质、凝血功能、血乳酸、血气等各项实验室指标；④开始即做床边胸部平片检查，对于肺部病变明显以及并发胸腔积液的患者可根据情况适时复查；⑤床旁超声心动图，因病情变化快可一日多次，评估心腔大小、室壁运动状态及左心室射血分数改变；⑥有创血流动力学检测，包括有创动脉血压及中心静脉压、肺毛细血管楔压或PICCO监测等。

2. 积极的一般对症治疗及支持治疗　所有暴发性心肌炎患者均应给予积极的一般对症治疗及支持治疗。主要内容包括：①绝对卧床休息，减少探视和干扰，避免情绪刺激与波动；②当能进食时，给予清淡、易消化而富含营养的饮食，少食多餐；③鼻导管、面罩吸氧或机械通气正压给氧；④液体补充应量出为

入，匀速补充，切忌液体快进快出；⑤遵医嘱尽早使用抗病毒类、激素类及免疫调节药物治疗，密切观察药物疗效及不良反应。

3. 生命支持　所有暴发性心肌炎患者均应尽早给予生命支持治疗。

（1）循环支持　包括主动脉球囊反搏（IABP）或体外膜肺氧合（ECMO），治疗过程中应密切观察各项参数指标、患者血流动力学、凝血功能、血气分析、血常规、尿量情况，发现异常时，报告医生，及时处理。

（2）呼吸支持　当患者有明显的呼吸急促、呼吸困难时，即使血氧饱和度正常，也应考虑给予呼吸支持，以减轻患者负担和心脏做功。可以选择无创呼吸机辅助通气或气道插管、人工机械通气。护士应密切观察患者呼吸及血氧情况，对于呼吸急促、血氧饱和度欠佳的患者应遵医嘱选择正确的呼吸支持方式。

（3）血液净化及连续肾脏替代治疗　血液净化治疗每天应该持续8～12h或更长时间，起始时引血和终止时回血过程必须缓慢，以免诱发循环衰竭和心力衰竭。护理过程中应注意定时复查血气分析，调节患者酸碱平衡失调及电解质紊乱。

（4）休克和急性左心衰竭的护理　遵循急性心力衰竭的专科护理措施进行护理。

（5）心律失常的治疗　严密监测患者心律及血流动力学情况，护士应具备识别恶性心律失常的相关知识，出现恶性心律失常时及时处理，遵医嘱使用抗心律失常药物，除颤仪等抢救用物应床边备用。

❀ 健康教育

1. 休息指导　注意休息，病后6~12个

月，如自觉症状消失，各项检查均正常，可恢复轻工作或半天工作，再过半年，情况正常，运动试验阴性，可恢复正常工作和学习，适当锻炼身体，保持心情愉快，增强体质，提高免疫力。

2．饮食指导　饮食以新鲜水果蔬菜为主，不能食用刺激性食物，应以高维生素、低脂肪、易消化食物为主，可防止便秘等并发症的发生，为机体的康复提供所需要的能量，促进机体各项机能的恢复。

3．活动指导　病后6~12个月避免剧烈活动、妊娠。忌烟酒。

4．疾病指导　按时服药，避免受凉，预防上呼吸道感染，定期复查。

（林丽霞　赖敏华　黄嘉熙）

第二节
感染性心内膜炎护理

疾病概述

感染性心内膜炎（infective endocarditis，IE）是指病原微生物，如细菌、真菌、立克次体等，经血流直接侵犯内膜、心瓣膜或邻近的大动脉内膜所引起的感染性炎症，伴赘生物形成。临床特点是发热、头痛、背痛，肌肉关节痛亦常见，心脏杂音、脾大、贫血、血尿，周围表现如皮肤瘀点、片状出血、Roth斑（中心白点视网膜出血）、Osler结节、Janeway结节、杵状指等多为非特异性表现，由于抗生素的广泛应用，现今上述周围表现已不多见。按临床病程一般分为急性和亚急性两类。感染性心内膜炎的分类见表7-2-1。

表7-2-1　感染性心内膜炎的分类

	急性感染性心内膜炎	亚急性感染性心内膜炎
中毒症状	明显	轻
病程	数天至数周	数周至数月
感染迁移	多见	少见
病原体	金黄色葡萄球菌	草绿色链球菌

护理评估

（一）病史及心理-社会反应

1．评估患者有无心脏病史及家族史。

2．评估患者发病前有无龋齿、扁桃体炎、静脉插管、介入治疗或心内手术史。

3. 评估患者发热史、既往史及药物过敏史。

4. 评估患者的心理过程和人格心理，包括对疾病的认知、情绪情感的稳定及是否积极配合治疗。

（二）身体评估

1. 听诊心脏是否有杂音，触诊脾是否肿大，视诊皮肤有无出血点。

2. 评估患者四肢有无水肿情况，有无皮肤瘀点、片状出血、Osler结节、Janeway结节、杵状指等表现。

3. 评估患者的生活自理能力，评估患者有无血栓、跌倒/坠床、压疮等风险。

（三）相关检查

实验室检查及微生物学诊断检查（如血培养、PCT、C反应蛋白）、影像学检查（如超声心动图、多层螺旋CT、磁共振成像、^{18}F-脱氧葡萄糖正电子发射断层扫描）、心电图检查、核素显像、血管造影术等。

一般护理

（一）按循环系统疾病一般护理常规护理

（二）休息和活动

根据患者的精神状况及心功能，合理休息及活动，避免剧烈活动，以免引起赘生物脱落引起栓塞。

（三）饮食护理

适当补充营养，给予清淡、高蛋白质、高热量、高维生素、富含铁、易消化饮食，宜少量多餐。高热者给予营养丰富流质或半流质饮食，适当饮水。心力衰竭者应限制钠盐摄入，监测24h出入量。

（四）基础护理

加强个人的口腔卫生，早晚清洁口腔。

（五）心理护理

感染性心内膜炎患者大多伴发热时间较长，治疗周期较长，且在确诊前经多方面治疗效果不佳，反复发热使患者多存在心理问题，如焦虑、抑郁等。护士应对患者进行相关专业知识的宣教，使患者能配合治疗及护理。

专科护理

（一）动态监测体温变化情况

固定部位测量体温（左侧腋下）至出院，每4~6h测量体温1次并准确绘制体温曲线，判断病情进展及治疗效果。

（二）正确采集血液标本

告知患者及家属为提高血培养结果的准确率，需多次采血，且采血量较多，在必要时甚至需暂停抗生素，以取得理解和配合。对于未经治疗的亚急性患者，应在第一天每间隔0.5h采血1次，共3次。如次日未见细菌生长，重复采血3次后，开始抗生素治疗。已用过抗生素者，停药2~7天后采血。急性患者应在入院后立即安排采血，在1.5h内每隔0.5h采血1次，共取3次血液标本后，按医嘱开始治疗。本病的菌血症为持续性，无需在体温升高时采血。采血时选取3个不同部位，每次采血8~10mL同时做需氧和厌氧菌培养。

（三）发热护理

高热患者卧床休息。体温＞39.5℃可予冰袋物理降温。出汗较多时及时更换潮湿的衣服，并注意防止更衣时受凉。

（四）抗生素应用的护理

遵医嘱应用抗生素治疗（表7-2-2），用药原则是尽早大剂量联合用药，首选青霉素，与氨基糖苷类联合用药以增强杀菌能力，观察药物疗效及可能产生的不良反应如腹泻等胃肠道反应，并及时报告医生处理。告知患者抗生素是治疗本病的关键，病原菌隐藏在赘生物内和内皮下，需坚持大剂量长疗程的抗生素治疗才能杀灭。严格按时间用药，以确保维持有效的血药浓度。对于长期需要输液治疗的患者，应定时更换输液部位，预防静脉炎的发生。

表7-2-2　感染性心内膜炎的抗生素应用

药名	作用	不良反应
青霉素	破坏细菌的细胞壁，起杀菌作用	过敏反应：常见皮疹、荨麻疹、药疹和嗜酸性粒细胞增多等
糖肽类抗生素（万古霉素、替考拉宁、达托霉素等）	抑制细菌细胞壁的合成，用于葡萄球菌、肠球菌（青霉素耐药，过敏）	耳毒性，肾毒性
利奈唑胺	抑制细菌蛋白合成，杀菌作用，耐万古霉素肠球菌，葡萄球菌感染	腹泻、头痛、恶心、骨髓抑制，周围神经病变和视神经病变，乳酸性酸中毒
氨基糖苷类（丁胺卡那、庆大霉素、奈替米星等）	诱导细菌合成错误蛋白以及阻抑已合成蛋白的释放，起杀菌作用	耳毒性，肾毒性，神经肌肉阻滞作用
头孢菌素类（头孢他啶、头孢哌酮、头孢吡肟等）	破坏细菌的细胞壁，并在繁殖期杀菌	过敏反应：常见皮疹、荨麻疹、药疹和嗜酸性粒细胞增多等
喹诺酮类（左氧氟沙星、莫西沙星等）	造成细菌DNA的不可逆损害，使细菌细胞不再分裂	胃肠道反应，中枢反应，可产生结晶尿，影响软骨发育，肝损害
碳青霉烯类（亚胺培南、美罗培南、比阿培南等）	使细菌胞浆渗透压改变和细胞溶解而杀灭细菌，抗菌谱最广	胃肠道反应，过敏反应，骨髓抑制

注：青霉素、糖肽类抗生素和利奈唑胺属于球菌抗生素；氨基糖苷类、头孢菌素类、喹诺酮类和碳青霉烯类属于革兰阴性杆菌抗生素。

（五）潜在并发症的护理

1. 预防栓塞　感染性心内膜炎患者因心脏瓣膜上的赘生物脱落易造成栓塞。若瓣膜赘生物直径≥10mm，则更容易发生栓塞。因此，护士应重视患者在住院期间所出现的心脏病外的症状，包括头痛、恶心、突发呼吸困难、肢体疼痛、功能障碍等栓塞症状。对于心脏超声可见巨大赘生物的患者，应绝对卧床休息，防止赘生物脱落。突然出现胸痛、气急、发绀和咯血等症状，要考虑肺栓塞的可能；出现腰痛、血尿等，考虑肾栓塞的可能；出现神志和精神改变、失语、吞咽困难、肢体突发剧烈疼痛，局部皮肤温度下降，动脉搏动减弱或消失，考虑外周动脉栓塞的可能。出现上述可疑征象，应及时报告医生并协助处理。

2. 预防心力衰竭　病菌易侵犯主动脉瓣及二尖瓣，引起心力衰竭，心力衰竭患者应严格控制出入量，避免劳累，适当限制盐和水的摄入，必要时给予吸氧。急性心力衰竭的护理措施请参照"第二章第一节急性心力衰竭护理"。

（六）手术指征

患者若出现下列指征：心力衰竭，严重瓣膜功能不全，人工瓣膜出现瓣周脓肿或瘘管，再次出现系统栓塞，大的、易脱落的赘生物，超过5～7天抗生素治疗仍有持续的败血症，则建议手术治疗。但最终是否手术、何时手术，应由感染性心内膜炎小组讨论决定。

（七）手术护理

对于行介入治疗瓣膜置换的患者的围术期护理，请参照"第十章第二节经导管主动脉瓣置换术护理"。对于行外科手术治疗的瓣膜置换的患者的围术期护理，请参照"第十章第三节心脏瓣膜疾病手术护理"。

健康教育

1. 疾病知识指导　讲解本病的病因与发病机制、致病菌侵入途径、坚持足够剂量和足够疗程抗生素治疗的重要性。在施行口腔手术如拔牙、扁桃体摘除术、上呼吸道手术或操作，泌尿、生殖、消化道侵入性诊治或其他外科手术治疗前，应说明自己患有心瓣膜病、心内膜炎等病史，以预防性使用抗生素，减少病原体入侵的机会，同时必须告知再次发病的风险以及教育如何预防新发感染性心内膜炎。

2. 生活指导　注意防寒保暖，避免感冒，加强营养，适当锻炼（卧床患者可在床上做主动或被动踝泵运动，防止深静脉血栓形成），增强机体抵抗力，合理安排休息。保持口腔和皮肤清洁，勿挤压痤疮、疖、痈等感染病灶，减少病原体入侵的机会。

3. 病情自我监测指导　教会患者自我监测体温变化、有无栓塞表现，定期门诊随访。治疗后第1年定期超声心动图随访检查，警觉新发热、寒战和感染的其他征象，及时回医院检查。

4. 随访　出院后要定期随访，抗感染结束后第1个月、3个月、6个月、12个月须作临床评估、血液检查和超声心动图检查，以便及早发现复发和再感染患者。

（杨旭希　陈海芬　李玲梅）

第三节

3 急性心包炎护理

疾病概述

急性心包炎是心包脏层和壁层的急性炎症，可以同时合并心肌炎和心内膜炎，也可以作为唯一的心脏病损而出现。多继发于其他内外科疾病，以非特异性、结核性、化脓性和风湿性心包炎较为常见。目前恶性肿瘤和急性心肌梗死引起的心包炎逐渐增多。急性心包炎表现出以下情况中两项时可确诊：胸痛（典型的锐痛，坐位前倾时减轻，占85%~90%）；心包摩擦（不足1/3）；新的广泛ST段抬高或PR段下移（不超过60%）；心包积液（少量，不超过60%）。其临床表现为突发胸骨后和心前区尖锐的刀割样疼痛或刺痛，放射到颈部，也可表现为心前区压迫感并放射到左肩斜方肌区和左上臂，疼痛可随体位改变，仰卧或吸气时加重，坐位前倾时缓解；呼吸困难，出现心包摩擦音，甚至出现心包压塞表现，如呼吸窘迫、面色苍白、出汗、烦躁不安、休克，危及生命。急性心包炎部分患者可遗留心肌损害或发展成缩窄性心包炎。

护理评估

（一）病史及心理-社会反应

1. 评估患者有无呼吸困难，呼吸困难发生的缓急、时间、特点、严重程度、能否平卧、夜间有无憋醒等。

2. 评估患者有无焦虑、抑郁等负面情绪及程度，家属的心理状况及经济状况、社会支持等。

（二）身体评估

1. 评估患者的生命体征、意识情况、体位；有无皮肤、黏膜发绀、颈静脉怒张、腹水、下肢水肿、咳嗽咳痰、乏力等伴随症状。

2. 评估患者痰液的色、质、量，听诊肺部有无干、湿啰音；听诊是否可闻及心包摩擦音。患者出现心包积液时，可出现心音的改变、心包填塞征（心搏出量明显下降，心率加快，脉搏细弱，动脉收缩压下降，脉压减少，严重者可出现休克）、左肺受压征（Ewart征）。

3. 疼痛评估　评估患者疼痛的部位、性质及变化情况。

（三）相关检查

血常规、血清炎症标志物（血沉、CRP）、肝肾功能、甲状腺功能、心肌标志物检测、影像学检查、心电图、超声心动图、心脏磁共振显像、核素扫描、心包穿刺、心包镜及心包活检等。

一般护理

（一）休息与活动

根据病情协助患者采取不同的卧位，如患者呼吸困难明显时，采取半坐卧位或前倾坐位，提供可依靠在床上的小桌子，使患者舒适和安全。急性心包炎早期，因纤维蛋白渗出可产生心前区疼痛，且与呼吸、咳嗽、活动、体位改变有关，患者活动受到限制，应卧床休息，以减轻疼痛。渗出性心包炎时，如液体增长的速度较快或量多时，患者可出现明显呼吸困难，应绝对卧床休息以减少全身组织耗氧，减轻心脏负担。

（二）饮食护理

在保证患者营养均衡的条件下，保持饮食清淡，禁食油腻、辛辣食物，给予高热量、高蛋白、高维生素、易消化饮食，有水肿者注意低盐，帮助患者养成合理的饮食习惯，少食多餐。不能进食者，遵医嘱给予静脉补充氨基酸或脂肪乳剂，以保证能量的需要。并注意患者水肿的程度，准确记录出入量。

（三）体温控制

高热时及时做好降温处理，及时更换汗湿衣裤，定时测量体温并做好记录。

（四）心理护理

患者气促发生后，常常精神紧张，甚至出现恐惧心理，陪伴人员应守护在旁，给予解释和安慰，消除不良心理因素，取得患者的配合。

专科护理

（一）疼痛护理

观察疼痛部位、性质及其影响因素等，指导患者卧床休息。出现心前区疼痛时，指导患者采取舒适的坐位或前倾位以及分散注意力等措施减轻疼痛，勿用力咳嗽、深呼吸或突然改变体位，以免使疼痛加重，必要时按医嘱给予止痛药物。注意观察患者的胃肠道反应、出血等不良作用。剧痛者可用吗啡类药物镇痛。

（二）心力衰竭患者的护理

详见"第二章心力衰竭护理"。

（三）呼吸困难

密切观察患者呼吸、血压、脉搏、心率、面色等变化，如出现面色苍白、呼吸急促、烦躁不安、发绀、血压下降、刺激性干咳、心动过速、脉压小、颈静脉怒张加重、静脉压持续上升等急性心包填塞的表现，应立即帮助患者取半坐卧位或前倾坐位，给予氧气吸入，同时通知医生并协助抢救处理。控制输液速度，防止加重心脏负担。做好心包穿刺或切开引流术准备，必要时配合医生行穿刺抽液术。

（四）心包积液护理

密切观察心包积液的变化，及时汇报病情变化，并遵医嘱及时处理。心包积液量超过300mL或积液发生较迅速时，可出现下列体征：

1. 心包积液本身体征　心浊音界向两侧迅速扩大，并可随体位改变，如坐位时下界增宽，平卧时心底部第二、三肋间增宽，心尖搏动位于心浊音界内减弱或消失。心音遥远，心率增快。有时在胸骨左缘第三、四间隙听到舒张早期附加音，亦称心包叩击音，与第一、二心音构成三音心律，此因心室舒张受限，进入心室血流突然受阻，形成漩涡冲击心室壁所产生。

2. 心包填塞征　急性心包填塞时，心搏出量明显下降，心率加快，脉搏细弱，动脉收缩压下降，脉压减少，严重者可出现休克。慢性心包填塞时，静脉瘀血征象明显，可有颈静脉怒张而搏动不显，且在吸气期更明显，肝颈静脉回流征阳性，肝脏肿大伴压痛及腹水，下肢水肿；可发现奇脉，即吸气时脉搏减弱或消失，呼气时脉搏增强，听诊血压时，可发现呼气期收缩压较吸气期高出10mmHg以上。

3. 左肺受压征　当患者出现心包填塞征象时可出现静脉压升高，动脉压降低，严重者可出现休克。由于渗液积聚还可出现体循环瘀血征，如肝-颈回流征、胸腹水、面部及下肢水肿。患者常伴有奇脉，并注意有无心律失常发生。

（五）用药护理

根据病因的不同治疗原发疾病。如结核性心包炎主要给予抗结核药物治疗；肿瘤性心包炎主要使用化疗药物；感染性心包炎主要使用抗生素。对于选用青霉素或联合抗生素治疗，观察是否出现过敏、静脉炎、电解质紊乱、肝肾功能损害等不良反应。以上治疗均应做到遵医嘱及时准确给药，注意观察药物的疗效及副作用，注意观察停药后有无复发症状，患者对抗生素是否敏感，并向患者宣讲有关药物方面的知识，及坚持长期治疗的重要性，使患者能配合治疗。

（六）管道护理

向患者介绍放置心包引流管的重要性，叮嘱患者不要随意移动引流管。床上活动、翻身或下床时应寻求他人帮助，以防引流管受压、扭曲或堵塞、滑出等。当连接处脱出时，应使用无菌纱布覆盖伤口并立即报告医生进行处理。

健康教育

1. 疾病知识指导　注意充分休息，加强营养，以提高机体的免疫力。进食高热量、高蛋白、高维生素、易消化饮食，限制钠盐摄入。注意防寒保暖，防止呼吸道感染。

2. 用药及治疗指导　告知患者坚持足够疗程药物治疗（如抗结核治疗）的重要性，不可擅自停药，预防复发；注意药物不良反应；定期随访检查肝肾功能。服用秋水仙碱时，注意有无恶心、腹痛、腹泻、白细胞减少等不良反应。告知缩窄性心包炎患者行心包切除术的重要性，解决思想顾虑，尽早接受手术治疗。术后患者需休息半年左右，加强营养，以利于心功能的恢复。

3. 心理指导　定期随访，时常与患者及家属交流，提升患者的信心与耐心，增强患者及其家属对急性心包炎病症的了解，使其合理配合治疗。

4. 运动指导　应循序渐进增加活动量，鼓励病情稳定者参与力所能及的运动及社交活动。非运动员急性心包炎患者应限制运动，直至症状缓解，CRP、心电图和超声心动图恢复正常。对于运动员患急性心包炎者，推荐限制运动的期限应至症状缓解，CRP、心电图和超声心动图恢复正常至少3个月。

5. 生活指导　加强个人卫生，预防各种感染；如有不适及时就诊，尽早治疗。

（林丽霞　赖敏华　黄嘉熙）

第四节

4 慢性缩窄性心包炎护理

 疾病概述

慢性缩窄性心包炎是慢性炎症侵及脏层和壁层心包，导致心包纤维组织沉积，逐渐增厚、粘连、硬化，甚至钙化而缩窄，压迫心室，并使其舒张期受限，导致一系列循环功能障碍。

常见原因为心包结核性感染，其他较常见原因有肿瘤性、非特异性、尿毒症性、化脓性和结缔组织病等。临床上凡诊断明确，有顽固性低心排血量、肝大、腹水及外周组织水肿的患者均应及时进行心包剥离手术，改善心脏舒张障碍。心包剥离手术方法一般多用胸前正中切口，可交替采用锐性和钝性方法，以锐性剥离为主。

护理评估

（一）病史及心理-社会反应

评估患者是否有感染、肿瘤、代谢性疾病、尿毒症、自身免疫病或外伤等病史，评估患者及家属的心理状况及经济状况、社会支持等。

（二）身体评估

1. 评估患者有无呼吸困难、食欲下降，有无咳嗽、咳痰、胸痛、乏力等症状。

2. 评估患者有无颈静脉怒张、腹水、面部及四肢水肿、肝大等体征。

3. 评估患者心尖搏动有无减弱或消失，有无奇脉或心包叩击音。

4. 评估患者血氧饱和度和监测血气分析结果，判断患者缺氧程度和酸碱平衡状况。

（三）相关检查

血液检查、X线检查、心电图、超声心动图、心脏CT和右心导管。

一般护理

（一）按心血管疾病外科护理

（二）增强营养

加强营养，以增强机体抵抗力，补充分解代谢的消耗。对血浆蛋白低、腹水明显的患者应采用高蛋白、低盐及富含维生素饮食，并注意控制晶体液入量。

（三）体位与活动

协助取舒适的半卧位，适当抬高双下肢以促进静脉回流，保证充足的睡眠。

（四）疾病护理

积极治疗原发病，如抗结核、抗感染、抗风湿治疗和纠正尿毒症等。

✋ 专科护理

（一）心包剥离术术前护理

1. 用药护理　根据病因的不同治疗原发疾病；应用抗菌、抗结核、抗肿瘤等药物治疗时，做好相应的观察和护理；使用强心利尿剂时，注意心率、心律和电解质情况。

2. 观察患者是否出现心包压塞的症状。当出现症状时，应注意：①协助患者半卧位或前俯坐位；②予以持续吸氧，氧流量视病情变化调节；③在严密观察呼吸、心率、血压和意识的同时，立即通知医生并准备好抢救药物和心包穿刺用品等；④协助医生定期行超声心动图、X线及静脉压检查，以了解心包积液的变化及心包缩窄的程度。

3. 行胸腔或腹腔穿刺抽液时，按相应穿刺术护理。

4. 对心前区疼痛剧烈者，可予镇痛药，必要时给予吗啡或行星状神经节封闭。

5. 心理护理　多数患者体质弱，营养不良及久病，手术顾虑多和恐惧心理严重。患者容易出现精神紧张、失眠等情况。护理人员要向患者耐心做好术前工作，讲解行心包切除术的重要性，使其更好地积极主动配合治疗和护理。

（二）术后护理

术前增厚的心包长期压迫心脏，心肌活动受限甚至萎缩无力，术后易致心腔扩大，发生低心排血量综合征和心力衰竭。

1. 严密监测血压、中心静脉压、末梢循环、心率、心律、心脏排血指数、呼吸、尿量、血气和电解质等变化。

2. 使用强心、利尿剂，以控制心力衰竭，提高心功能。如术后出现低心排血量综合征，常规经静脉使用洋地黄药物，也可使用其他正性肌力药物维持，必要时使用IABP辅助。及时纠正酸碱失衡和水、电解质紊乱，尤其注意补钾、补钠。

3. 严格控制液体入量和速度，防止短时间内输入大量液体，以免增加心脏负担。由于心肌压迫解除后，大量体液自周围组织中回入血循环，输液量应严格控制，使患者出入量处于轻度负平衡。

4. 观察伤口有无渗血。定时挤压心包纵隔和胸腔的引流管，及时记录引流液的量及性质。

5. 结核性心包炎或细菌性心包炎患者，术后应遵医嘱继续治疗3~6个月。

🌿 健康教育

1. 运动与休息指导　注意充分休息，加强营养，以提高机体的免疫力。适量运动，循序渐进增加活动量。心包剥离术后应坚持休息半年左右，遵医嘱服药，以利于心功能的恢复。

2. 饮食指导　进食高热量、高蛋白、高维生素、易消化饮食，限制钠盐的摄入。

3. 用药指导　告知坚持足够疗程药物治疗（如抗结核治疗）的重要性，不可擅自停药，防止复发。注意药物的不良反应。定期复查肝肾功能。

（谢雪均　杨满青　宋亚敏）

CHAPTER 8 第八章

心肌疾病护理

第一节

心肌病护理

疾病概述

心肌病是由不同病因（遗传性病因较多见）引起的心肌病变导致心肌机械和/或心电功能障碍，常表现为心室肥厚或扩张。目前心肌病分类为：遗传性心肌病和获得性心肌病。

肥厚型心肌病（hypertrophic cardiomyopathy，HCM）是一种遗传性心肌病，以心室壁非对称性肥厚为解剖特征，根据有无左心室流出道梗阻分为梗阻性与非梗阻性HCM，主要表现为左心室壁增厚，通常指二维超声心动图测量的室间隔或左心室壁厚度≥15mm，或者有明确家族史者厚度≥13mm，通常不伴有左心室腔的扩大，需排除负荷增加如高血压、主动脉瓣狭窄和先天性主动脉瓣下隔膜等引起的左心室壁增厚。可引起一系列临床症状，表现为胸痛、心悸、劳力性呼吸困难、晕厥或先兆晕厥等，其中少数患者可发生猝死。

扩张型心肌病（dilated cardiomyopathy，DCM）是一类以左心室或双心室扩大伴收缩功能障碍为特征的心肌病，临床表现为心脏扩大、心力衰竭、心律失常、血栓栓塞及猝死。

致心律失常性遗传性心肌疾病包括系统性、遗传性（致心律失常性右/左心室心肌病）、感染性、炎症性疾病以及离子通道等疾病，其中，致心律失常右心室心肌病（arrhythmogenic

right ventricular cardiomyopathy，ARVC）是最常见的致心律失常性心肌病（arrhythmogenic cardiomyopathy，ACM）亚型，其以纤维脂肪组织替代右心室心肌、室性心律失常和心源性猝死为主要表现。

限制型心肌病（restrictive cardiomyopathy，RCM）是心肌间质纤维增生所致心肌僵硬度升高，导致限制性舒张功能障碍，以单侧或双侧心室充盈受限和舒张容量减少，最终导致心力衰竭的心肌病。主要表现为体循环瘀血，如颈静脉怒张、肝脏肿大、腹水、下肢水肿、静脉压升高等；部分可出现左心功能衰竭，表现为呼吸困难、咯血及肺底细湿啰音等；也有可能出现低心排血量综合征，伴有晕厥，甚至出现血栓栓塞或猝死等。

缺血性心肌病（ischemic cardiomyopathy，ICM）是由冠脉狭窄、阻塞等引起心肌坏死、重构，导致左室舒缩功能障碍，是心力衰竭的常见病因。

护理评估

（一）护理病史及心理-社会反应

评估患者症状及程度；有无器官栓塞症状；饮食习惯、睡眠、大小便、体重有无改变；有无家族史；有无负面情绪及程度。

（二）身体评估

评估患者生命体征、体位、营养状况；皮肤和黏膜情况，有无发绀、水肿；肺部有无湿啰音，有无心界大小位置改变等；腹部有无腹水征。

（三）相关检查

血液检查、X线胸片、心电图检查、超声心动图检查、动态心电图监测、动态负荷检查、冠状动脉计算机断层、心脏MRI检查、心内膜心肌活检、心导管检查和心血管造影。

一般护理

（一）按循环系统疾病一般护理常规护理

（二）环境

保持环境安静，保证睡眠充足，避免劳累，注意保暖，预防呼吸道感染；保持大便通畅，必要时口服缓泻剂，勿用力排便，以免诱发心力衰竭或心脏骤停等。

（三）饮食

饮食宜清淡易消化，限制油盐和水分的摄入，每天控制盐量应在6g以下；少量多餐，避免过饱；禁食刺激性食物（酒、咖啡、浓茶等含有咖啡因食物及各种辛辣刺激调味品等），戒烟酒，避免被动吸烟。

（四）心理护理

加强心理护理，消除紧张情绪，保持乐观，避免情绪激动，及时给予心理鼓励和疏导。

专科护理

（一）氧疗

气促时给予端坐位或半卧位，吸氧，必要时给予心电监护和血压监测，密切观察心率、心律、血压、呼吸变化，遵医嘱用药。严密观察病情及生命体征的变化，注意有无恶性心律失常的发生。

（二）出入量控制

注意液体平衡，控制输液量，准确记录24h出入量，必要时每天晨起定时测体重［身体质量指数（body mass index，BMI）30~35kg/m²］。扩张型心肌病失代偿性心力衰竭阶段应注意卧床休息，减少心脏做功，限制钠盐和水的摄入：一般钠盐摄入量<3g/d，液体摄入量1 500~2 000mL/d，以减轻心脏前负荷。

（三）活动原则

心功能Ⅰ级：避免重体力活动，一般体力活动不受限制；心功能Ⅱ级：避免较重体力活动，一般体力活动适当限制；心功能Ⅲ级：严格限制体力活动；心功能Ⅳ级：卧床休息。病情稳定后，制定每天的活动计划，循序渐进，严密监测活动中的病情，有不适立即停止活动，以此作为限制最大活动量的指征。

（四）用药护理

1. 遵医嘱给予强心利尿药物，注意观察血压、心率、尿量、电解质等，控制输液速度，注意防止药液外渗。扩张型心肌病患者中，重度心力衰竭且无肾功能严重受损的患者可使用醛固酮受体拮抗剂，螺内酯10~20mg/d；对合并肾功能不全的患者建议谨慎使用或不使用，注意监测血钾，避免血钾偏高或偏低。

2. 密切观察患者有无食欲不振、恶心、呕吐、头痛、嗜睡、黄绿视、心律失常等药物中毒症状和药物不良反应。患者每次服用洋地黄前，护士应了解上次用药后的反应并测量脉搏（房颤患者应测心率）。定期复查血液中地高辛浓度。

3. 对长期卧床的患者，应指导患者做踝泵运动，对于自主活动不便者可行被动运动和按摩，预防血栓形成；应用抗凝药应注意观察有无皮肤、黏膜、大小便等出血症状，定时监测凝血指标。扩张型心肌病患者口服华法林时须调节剂量使INR保持在1.8~2.5，或使用新型抗凝药（如达比加群酯、利伐沙班）。

4. 心律失常性心肌病患者的药物治疗包括应用抗心律失常药物及治疗心力衰竭的药物，肥厚型心肌病（尤其是有流出道梗阻的）患者在发生心绞痛时应遵医嘱给予β受体阻滞剂（美托洛尔、盐酸索他洛尔、盐酸普萘洛尔、卡维地洛）或钙通道阻滞剂（维拉帕米类、硝苯地平类、地尔硫䓬类），忌用硝酸酯类药物（硝酸甘油、硝酸异山梨酯、单硝酸异山梨酯以及戊四硝酸等）。左心室流出道梗阻的治疗对左室流出道压力差（LVOTG）严重升高（≥100mmHg）、严重心力衰竭或窦性心动过缓的患者，慎用维拉帕米。

（五）急性期护理

药物仍未能改善症状者，建议进行超滤治疗，左室机械辅助装置或心脏移植。准备好抢救仪器及药物，一旦发生严重心律失常或急性心力衰竭，立即配合急救处理。

（六）心肌化学消融术护理

请详见本章"第二节心肌化学消融术护理"。

健康教育

1. 疾病相关知识指导　生活规律，保证充足休息与睡眠，避免精神过度紧张和情绪波动。注意保暖，预防感冒，预防呼吸道感染。教会患者自测脉率、节律，发现异常或有不适及时就诊。有猝死风险者，教会家属急救技术。

2. 饮食指导　向患者及家属说明限制盐（每人每日食盐摄入量逐步降至<6g）、水分和清淡饮食的重要性，宜少量多餐，进食易消化的高纤维食物，预防便秘。

3. 活动指导　注意休息，适当活动，以不引起气促为宜。避免剧烈运动、屏气用力或提取重物。有晕厥史或猝死家族史者避免独自外出活动，以免发作时无人在场发生意外。无症状肥厚型心肌病患者可参加低强度运动和娱乐活动，不适合参加剧烈的竞技运动。告知心律失常右心室心肌病基因检测阳性但表型阴性的青少年和成年人，竞技性或频繁的高强度耐力运动可能会加速心律失常右心室心肌病进展及增加室性心律失常事件风险，应考虑限制参加体育活动。

4. 用药指导　说明药物的名称、剂量、用法，教会患者及家属观察药物疗效及不良反应，坚持服药，定期复查。

5. 永久起搏器指导　安装永久起搏器的患者，应随身携带保健卡，避免做MRI检查，而植入MRI兼容起搏器的患者可以安全地进行MRI检查，但是行MRI检查前应先在起搏器门诊进行咨询，安排MRI检查时间，定期随访。

6. 基因筛查 肥厚性心肌病家属应接受基因筛查，早诊断，早治疗。建议患者的一级亲属从10～12岁开始，每1～3年接受一次临床评估，包括十二导联心电图、动态心电图、心脏影像学检查、运动负荷试验。在有明确致病性基因突变的家族中，不携带这种基因突变且心血管评估正常的无症状家族成员，可不进行常规筛查，但若家族成员出现症状则应返回医院进一步检查。详见本章"第二节心肌化学消融术护理"。

（罗思妮　禤海燕　黄嘉熙）

第二节

心肌化学消融术护理

疾病概述

肥厚型梗阻性心肌病（hypertrophic obstructive cardiomyopathy，HOCM）是一种遗传性疾病，是青年人猝死的主要病因之一。它是以左心室和/或右心室肥厚为特征，通常指二维超声心动图测量的室间隔或左心室壁厚度≥15mm，或者有明确家族史者厚度≥13mm，通常不伴有左心室腔的扩大，需排除负荷增加如高血压、主动脉瓣狭窄和先天性主动脉瓣下隔膜等引起的左心室壁增厚。一般呈非对称性的室间隔肥厚，造成左心室流出道收缩期压力阶差。可引起一系列临床症状，表现为胸痛、劳力性呼吸困难、黑矇、晕厥等，其中少数患者可发生猝死。经皮经腔室间隔心肌化学消融术（percutaneous transluminal septal myocardial ablation，PTSMA）是治疗肥厚型梗阻性心肌病的一种新途径，为症状严重、药物难治的患者提供了一种可行的治疗方法，其原理是通过导管将无水酒精注入前降支的一支或多支间隔支中，将肥厚的室间隔肌动脉血液供应阻断，使肥厚室间隔部位的心肌细胞缺血、坏死，从而使其瘢痕化而逐渐变薄，达到缓解患者症状的目的。

护理评估

（一）病史及心理-社会反应

1. 评估患者患病起始情况和时间，有无明显诱因，有无明显的临床症状，有无并发症。

2. 评估患者目前状况和既往史、家族史、过敏史，既往检查、治疗经过及效果。

（二）身体评估

评估患者生命体征、面容与表情、体位、皮肤黏膜，听诊心脏和肺部情况。

（三）相关检查

包括血常规、凝血四项、血生化、免疫组合、心电图、超声心动图、动态心电图监测、运动负荷检查、心脏磁共振成像、X线胸片、冠状动脉计算机断层成像或冠状动脉造影、心内导管检查等。①心脏彩色多普勒：超声证实符合肥厚型梗阻性心肌病的诊断标准，梗阻位于主动脉瓣下而非心室中部或其他部位，室间隔厚度≥15mm。②导管测压：显示左心室流出道压力差（LVOTG）静息时≥50mmHg；或静息时≥30mmHg，而应激时≥70mmHg。③心脏血管解剖：适合行室间隔心肌化学消融术。

一般护理

（一）心理护理

护士应认真评估患者全身症状，针对不同患者的年龄、性别、文化程度、职业、性格等特点，运用宣传栏、小讲座、图片、小册子进行讲解，简明介绍手术的方法、优点、疗效、安全性及可能出现的并发症，以消除患者和家属的顾虑，增强治疗信心，协助患者完善术前准备，使患者身心处于最佳状态，接受手术。

（二）饮食护理

术前不需禁食，但不宜过饱，尽量食用易消化食物。术后以低盐、低脂、清淡、易消化饮食为主，多食蔬菜水果，少量多餐，禁忌过饱和油腻食物，戒烟戒酒，避免增加心脏负担。

（三）皮肤准备

左、右股动脉区域常规备皮，做好皮肤清洁。PTSMA手术常用的穿刺部位为股动脉、股静脉和桡动脉，注意备皮时避免划伤皮肤，以免术后感染。检查患者双侧股动脉、足背动脉搏动情况，以便于术中、术后对照观察。

（四）术前准备

患者在医护人员指导下，进行必要的术前配合训练，如床上大小便。于患者左侧肢体建立静脉通路，送入导管室前叮嘱患者排空膀胱。

专科护理

（一）术前护理

1. 避免使用硝酸酯类等扩张血管药物及强心药，床边准备吸氧装备等抢救用品，提前检查临时起搏器处于正常可运行状态，随患者一起送入导管室备用。

2. 术前准备同一般心血管病介入性治疗，常规行左、右冠状动脉造影。详见"第四章第三节冠状动脉造影术护理"。

3. 术日晨嘱患者穿患者服（无金属扣、金属拉链等），取下所有饰品及活动性义齿。

4. 确保已签署手术同意书，填写介入术前交接单等文件，指导家属交好手术费用，做好患者及家属的心理护理。

（二）术后护理

1. PTSMA 术后患者返回病房过程中，常规携带除颤仪及心电监护仪，出现突发情况时，可以及时救治，保障患者的生命安全。术后返病房协助患者过床，取平卧位。

2．穿刺部位护理 穿刺部位术后常见的并发症包括出血、血肿、假性动脉瘤或血栓等。由于术中为防止血栓形成，使用了肝素抗凝；为防止心律失常的发生，术前均置入临时起搏器保护，术后常规予低分子肝素抗凝治疗。双重的抗凝治疗，极易引起穿刺部位出血。因此，术后应密切观察伤口敷料是否有渗血，检查桡动脉、足背动脉搏动情况，指导桡动脉运动及下肢运动，加强踝泵运动，观察穿刺口有无渗血、肿胀、瘀斑以及穿刺侧肢体远端血运情况，若发现异常立即报告医生并协助处理。

3．术后并发症护理

（1）心律失常 包括传导阻滞和心室颤动。消融术造成了局部心肌瘢痕，所以术中、术后均可能发生室性心律失常。术后应心电监护、血压监测24～48h。若术后出现Ⅲ度房室传导阻滞等异常情况，应延长心电血压监护及临时起搏电极保留时间。临时起搏器须保证正常工作状态，并将体外脉冲发生器及穿刺处导管固定牢固，置于合适的位置，以防牵拉脱位。Ⅲ度房室传导阻滞长时间不恢复（术后1～2周），需置入永久起搏器。详见"第三章第四节临时起搏器置入术护理"和"第五节永久性人工心脏起搏器植入术护理"。部分患者可出现室性期前收缩，严重时可诱发短阵室性心动过速，甚至心室颤动，因此护理人员需准确判断恶性心律失常，熟练使用除颤仪进行抢救。详见"第三章第一节心律失常护理"。

（2）冠状动脉损伤与心肌梗死 包括冠状动脉夹层、冠状动脉痉挛、非靶消融部位心肌梗死或室间隔穿孔。若患者术后出现胸痛症状，护士应评估疼痛的范围、性质、时间及变化，及时发现术后心肌梗死等严重的心脏并发症。护理此类患者，应按医嘱给予吸氧，术后每6h监测心肌酶谱、肌钙蛋白和全导联心电图，注意心电图ST段及心肌酶谱的动态变化过程，密切观察心率和心律变化情况。详见"第四章第二节急性冠脉综合征护理"。

（3）下肢深静脉血栓 由于卧床时间较长，有下肢深静脉血栓形成的风险，因此建议每小时行主动或被动踝泵运动，2h应给予下肢被动按摩1次。如果通过血管超声检查发现已经形成了下肢血栓，应告知患者绝对卧床休息，并给予相应的心电监护，禁止按摩和热敷血管，以防血栓脱落，注意观察有无呼吸困难等情况，若出现严重的呼吸困难，应立即报告医生。

（4）其他 如卒中、心包填塞等。心包填塞的护理详见"第四章第二节急性冠脉综合征护理"。

🌿 健康教育

1．疾病预防指导 患者的一级家属应接受心电图、超声心动图检查和基因筛查，以协助早期诊断。

2．饮食指导 患者应进食高蛋白、高维生素、清淡易消化饮食，尤其是补充新鲜蔬菜、水果，以促进心肌代谢与修复。戒烟酒及刺激性食物。心肌疾病患者一旦发生心力衰竭，应注意低盐饮食。

3．活动指导 患者应避免竞技性运动或剧烈的体力活动，避免情绪激动、持重或屏气用力等，减少晕厥和猝死的危险。有晕厥病史或猝死家族史者应避免独自外出活动，以免发作时无人在场而发生意外。

4．用药指导 患者需坚持服用β受体阻

滞剂或钙通道阻滞剂，以提高存活年限。说明药物的名称、剂量、用法，教会患者及家属观察药物疗效及不良反应。

5. 病情监测指导　教会患者自测脉率、节律，发现异常或有胸闷、心悸等不适，及时就诊。定期门诊复查心电图、超声心动图等。有猝死风险的患者，应教会家属急救技术。

6. 随访　对于临床稳定的肥厚型心肌病患者，建议每12～24个月进行1次包括十二导联心电图、48h动态心电图检测和经胸超声心动图检查在内的临床评估；每2～3年进行1次运动负荷检查；每5年进行1次心脏磁共振成像检查。对于病情反复的肥厚型心肌病患者，应及时返院进行包括十二导联心电图和经胸超声心动图检查在内的临床评估，并建议每2～3年进行1次心脏磁共振成像检查。新出现心悸症状的患者应及时进行48h动态心电图检测。窦性心律、左心房内径≥45mm的患者建议每6～12个月进行1次48h动态心电图检测。

（罗思妮　禤海燕　赖敏华）

第三节

肥厚型梗阻性心肌病手术护理

疾病概述

肥厚型心肌病（hypertrophic cardiomyopathy，HCM）是以非对称性左心室心肌肥厚（以室间隔为甚）为主要特征、因基因突变而致的常染色体显性遗传性心肌疾病。因心室收缩时肥厚心肌可以引起左心室流出道梗阻，通常将收缩期左心室流出道峰值压差（静息或运动时）≥30mmHg者称为肥厚型梗阻性心肌病（HOCM）。部分HOCM经标准内科治疗症状不能缓解，且静息或运动后收缩期左心室流出道峰值压差≥50mmHg或合并其他心脏疾病需要外科处理。目前改良扩大Morrow手术已经成为外科治疗HOCM的最主要方式，手术方式可选择胸骨正中切口和全胸腔镜下微创手术。

护理评估

（一）病史及心理-社会反应

1. 评估患者的既往史、用药史、过敏史，评估治疗经过及效果。

2. 评估患者患病起始情况和时间，有无明显诱因，主要症状及其特点，有无伴随症状，是否进行性加重，有无并发症。

3. 了解患者的家族成员有无心脏疾病。

4. 评估患者及家属的心理需求和应对手术的能力，评估患者是否存在焦虑、恐惧和无助的心理。

5. 了解患者家庭的经济承受能力和社会支持情况。

（二）身体评估

1. 评估患者意识、生命体征、面容与表情、体位、皮肤黏膜等。

2. 评估患者有无劳力性呼吸困难、运动性晕厥、头晕、心绞痛等。

3. 评估患者心功能分级，是否合并心律失常。

4. 评估患者的肺功能，有无吸烟史、肺部疾病等。

（三）相关检查

包括心电图检查、X线胸片、超声心动图、动态心电图监测、运动负荷检查、心导管检查、心脏磁共振成像和血液检查等。高度怀疑合并有冠脉病变者可进行冠脉造影或计算机断层扫描血管造影。

一般护理

（一）按心血管疾病和心血管疾病外科护理

（二）生活护理

对心功能不全、心律失常、晕厥病史、ADL评分低的患者协助其生活起居及个人卫生。

（三）抢救准备

备齐抢救物品及药品，必要时行胸外心脏按压术、电击除颤等抢救措施。

专科护理

（一）术前护理

1. 监测心率、心律的变化。首选 β 受体阻滞剂，控制目标为静息心率55~65次/min。尽量维持窦性心律，积极处理心律失常。

2. 术前加强呼吸功能锻炼，戒烟，预防感冒及呼吸道感染，教会患者有效咳嗽咳痰、深呼吸、腹式呼吸和缩唇呼吸等，增强肺功能。

3. 肥厚型心肌病患者心排出量减少，脑供血不足，容易头昏、晕厥；入院时行跌倒风险评估，指导并协助患者采取预防跌倒的措施。

4. 拟行手术治疗者，予做术前准备并向患者及家属介绍手术的相关知识。

（二）术后护理

1. 维持足够的容量，保持适当前负荷准确评估液体出入量，综合患者的血压、心率、中心静脉压等动态变化趋势，以维持稳定的血流动力学为原则来调节液体的入量，而不能单一以中心静脉压来评估前负荷。此类患者容量窗较窄，补液速度不可过快，补充容量过程中注意预防急性肺水肿的发生，量出为入。

2. 维持足够的灌注压　收缩压应维持在90mmHg以上，术后出现低血压时，首先评估容量，补足容量。必要时可以遵医嘱使用小剂量去甲肾上腺素持续泵入，以增加外周阻力。尽量避免使用多巴胺、多巴酚丁胺等正性肌力药物。出现低血压而原因又难以判断时，及时报告医生；评估超声心动图，判断低血压的原因，及时发现手术并发症等。

3. 控制心率，维持窦性节律

（1）术后常使用β受体阻滞剂，控制心率在55～80次/min。

（2）术后常见并发症为快速性房性/室性心律失常和传导束传导异常，前者发生率偏高，易诱发心力衰竭。慎用可增快心率的正性肌力和利尿药物。及时补充电解质，如钾、镁等。

（3）该类患者的心房收缩对左室充盈至关重要，可达心排血量的30%～60%，如出现异位心律（如房颤等），须积极治疗（如电复律）以恢复窦性心律。

（4）术后常规留置临时起搏器，预防发生Ⅲ度房室传导阻滞导致心搏骤停。

4. 术后早期充分镇静和镇痛　经胸腔镜手术患者重点评估肋间神经痛，防止因疼痛刺激引起交感神经兴奋、心肌收缩加重左室流出道梗阻。血流动力学波动较大而导致心室颤动等循环意外。

5. 采用胸腔镜下手术患者按心血管疾病外科护理中胸腔镜外科手术护理。

健康教育

1. 疾病预防指导　肥厚性心肌病家属应接受基因筛查，早期诊断、治疗。生活规律，保证充足休息与睡眠，避免精神过度紧张和情绪波动。注意保暖，预防感冒，防止呼吸道感染。

2. 饮食指导　向患者及家属说明限制盐、水分和清淡饮食的重要性，低盐低脂；避免饱餐，宜少量多餐；进食易消化的高纤维食物，预防便秘；减少饮酒。

3. 活动指导　注意休息，适当锻炼，以不引起气促为宜。避免剧烈运动、屏气用力或提取重物。有晕厥史或猝死家族史者避免独自外出活动，以免发作时无人在场而发生意外，术后康复患者避免参加竞技运动。

4. 用药指导　说明药物的名称、剂量、用法，教会患者及家属观察药物疗效及不良反应，坚持服药，定期复查。

5. 已安装永久起搏器的患者，应随身携带保健卡，避免做MRI检查，定期随访。

6. 定期复查心电图和心脏B超，不适随诊。

（杨满青　宋亚敏　吴　岚）

CHAPTER 9 第九章
心脏肿瘤疾病护理

疾病概述

原发性心脏肿瘤非常少见，分为良性肿瘤及恶性肿瘤，通常无症状。

80%～90%的心脏良性肿瘤为黏液瘤，是成年人中最为常见的原发性良性心脏肿瘤，女性为男性的3倍，患者的平均年龄为40～50岁，儿童非常罕见。常见临床表现主要有气促、端坐呼吸、阵发性夜间呼吸困难、肺水肿、咳嗽、咳血及乏力。一般情况下，症状会间断出现，特点是随着体位的改变可能诱发或加重症状。肿瘤碎片或肿瘤表面血栓脱落会造成栓塞，栓塞部位常见有大脑、肢体、心、肾和肺等。黏液瘤一经诊断，原则上应手术治疗，行黏液瘤切除术。

心脏恶性肿瘤约占原发性心脏肿瘤的25%，主要为肉瘤。患者出现症状晚，常累及心房、心室、心脏瓣膜、大血管等重要部位，恶性原发心脏肿瘤保守治疗中位生存期仅为6～12个月。早期明确诊断，改进手术方法，提高完整切除比率，综合应用手术、放化疗等治疗手段，可能改善患者预后。

护理评估

（一）病史及心理-社会反应

1. 评估患者的既往病史、家族史、用药史及过敏史等。

2. 评估患者的睡眠情况，有无焦虑、抑郁等负面情绪及程度等，评估患者的社会家庭支持情况。

3. 评估患者及家属对手术治疗的认知及心理反应。

（二）身体评估

1. 评估患者的意识状态、生命体征，观察患者有无心律失常、有无心悸气短。

2. 评估患者有无心力衰竭的征象，尿量是否减少。

3. 评估患者有无出现脑栓塞、内脏栓塞及肢体栓塞症状。

4. 评估患者的全身症状，如乏力、发热、体重减轻、贫血等。

5. 评估有无心包填塞征象。

6. 评估患者的生活自理能力，评估有无跌倒、压疮、血栓等风险。

（三）相关检查

常见检查包括血液检查、胸部X光片、心电图、超声心动图、MRI和CT等。

一般护理

（一）按心血管疾病和心血管疾病外科护理

（二）生活护理

减少活动，以免活动度大的瘤体突然移位而堵塞排血，发生猝死。

专科护理

（一）术前护理

1. 监测生命体征及病情变化　发现心包填塞征象及时报告医生处理；患者出现气促症状时，及时吸氧。

2. 加强巡视　观察有无瘤体脱落引起偏瘫失语、肢体疼痛、坏死、腹痛、呼吸困难、少尿或无尿等栓塞症状。

3．体位　尽量平卧，左心房黏液瘤尽量平卧与右侧卧位交替；右房黏液瘤尽量平卧与左侧卧位交替。

（二）手术后护理

1．了解麻醉方式和术中情况、体外循环情况。

2．术后早期严密监测生命体征，持续心电监护，严密观察心率、心律变化，发现异常要及时报告医生处理。同时注意观察周围循环功能。

3．观察意识状态和肢体活动、肢体末梢皮肤的颜色、皮温，如发现栓塞、皮肤凉，禁用升温装置升温，以免加重缺氧。

4．观察神经系统及循环系统的症状。

5．严格掌握输入的液体量及尿量，保持出入量平衡，维护心功能，控制心力衰竭。

6．观察并记录伤口有无渗血。定时挤压心包纵隔、胸腔引流管，及时记录引流液的量及性质。

7．了解患者各项检查的结果。

8．加强心理护理，鼓励患者术后早期进行床上四肢功能锻炼。

健康教育

1．运动指导　术后适量活动，循序渐进增加活动量。

2．药物指导　按医嘱服药，定期复查，及时发现肿瘤复发。

3．疾病指导　手术切除心脏肉瘤，辅以放化疗，是目前的基本治疗手段。术后复发率高，尤其是肿瘤未完全切除和术前因肿物较大而无法手术时，更需要有效的化疗和放疗。

（谢雪均　杨满青）

CHAPTER 10 第十章
心脏瓣膜疾病护理

1 第一节

心脏瓣膜病护理

疾病概述

心脏瓣膜病（valvular heart disease，VHD）是由于炎症、黏液样变性、退行性改变、先天性畸形、缺血坏死、创伤等原因引起的单个或多个瓣膜结构（包括瓣叶、瓣环、腱索或乳头肌）的功能或结构异常，导致瓣膜口狭窄或关闭不全的一类心脏病。风湿性心脏瓣膜病简称风心病，是风湿热引起的风湿性心脏炎症过程所致瓣膜损害，主要累及40岁以下人群，临床上以二尖瓣最常见，其次是主动脉瓣。老年退行性瓣膜病，其主要以主动脉瓣膜病变最为常见，其次是二尖瓣病变。

护理评估

（一）病史及心理-社会反应

1. 评估患者既往病史、家族史、用药史及过敏史等，评估适应证。

2. 关注患者对疾病的认识、生活习惯、心理精神状态、生活自理能力、经济状况及家庭社会支持情况。

（二）身体评估

1. 评估患者的生命体征，注意评估心律情况，是否有心房颤动；观察有无发热等感染迹象。

2. 评估患者心力衰竭程度，有无夜间呼吸困难、咳嗽、是否能平卧等征象。

3. 若为主动脉瓣狭窄患者，需评估患者有无呼吸困难、心绞痛、晕厥这一典型的主动脉瓣狭窄三联征。

4. 评估患者营养状况，双下肢及全身水肿情况。

（三）相关检查

评估各项实验室检查及其他检查，包括大小便常规、血常规、血生化、凝血时间、血型、X线检查、心电图、超声心动图、腹部B超、肺通气功能检查等，必要时行冠脉CT，55岁以上患者需要做冠脉造影排查血管情况。

一般护理

（一）疾病护理

观察有无呼吸困难、咯血、下肢水肿、少尿、腹水等心功能不全的表现，观察有无发热、关节疼痛不适、皮肤出现环形红斑、皮下结节等风湿活动的表现。

（二）休息与活动

卧床休息，限制活动量，防止受凉。待病

情好转、实验室检查正常后再逐渐增加活动。

（三）饮食护理

给予高热量、高蛋白、高维生素的清淡易消化饮食，以促进机体恢复。注意保持出入量平衡。

👋 专科护理

（一）充血性心力衰竭患者按心力衰竭护理常规护理

（二）用药护理

1. 遵医嘱给予抗生素及抗风湿药物治疗，注意询问过敏史，观察胃肠道反应，应指导患者饭后服药或同时服用胃黏膜保护剂、H_2 受体拮抗药等。强调按医嘱用药的必要性，不能自行停药或增减药量。注射长效青霉素时，注入药物速度宜快，避免药物堵塞针头。

2. 服用地高辛患者，需观察有无洋地黄中毒症状。密切观察胃肠道反应、心律失常、神经系统及视觉改变，如出现恶心、腹泻、心律突然转变、头痛、失眠及黄视、绿视等。

3. 服用抗凝药物需密切观察口腔黏膜、鼻腔、皮下出血及大便隐血、血尿及脑出血表现等，及时监测凝血指标。需要手术者，术前需停用阿司匹林、氯吡格雷等抗凝药1周，停用华法林3天以上。如需抗凝的患者，可用低分子肝素替代。

（三）主动脉狭窄患者的护理

呼吸困难、心绞痛和晕厥为典型主动脉狭窄的三联征。嘱主动脉瓣狭窄患者少活动，避免情绪激动，以免发生猝死，护士应夜间加强巡视。心绞痛发作时应卧床休息，测量生命体征后，遵医嘱给予硝酸酯类药物并观察其效果。详见"第十一章第十一节先天性主动脉瓣狭窄护理"。

（四）心律失常的护理

予心电监护，密切观察心律、心率变化，伴有房颤的患者警惕并发血栓栓塞，注意神志、肢体活动情况。详见"第三章心律失常护理"。

（五）经导管主动脉瓣置换术护理

拟行瓣膜置换者应向患者及家属介绍人工瓣膜和生物瓣膜的优缺点及抗凝知识。详见"第二节经导管主动脉瓣置换术护理"。

（六）术前护理

术前完善相关检查，戒烟至少1个月，备皮，配血，合并感染患者使用抗生素治疗4~6周。

（七）术后护理

1. 术后早期严密监测生命体征、意识状态。持续心电监护，严密观察心率、心律、血氧饱和度的变化，注意有无心率减慢、停搏等异常情况发生，及时报告医生处理。

2. 管道护理　接临时起搏器的患者应注意心率、心律变化，按留置部位指导患者体位活动，缓慢侧身警惕导线脱落、折叠、移位以避免并发症发生。留置胸腔、心包纵隔引流管的患者，应观察管道的伤口、留置深度，准确记录引流液的量、性质，定时挤压引流管，警惕脱管、折管、堵管等出现。详见"第十一章第七节完全型肺静脉异位引流护理"。

3. 呼吸道管理　辅助呼吸的患者，按需吸痰，保持呼吸道的通畅；拔除气管插管后，加强翻身拍背，鼓励有效的咳嗽、咳痰，指导患者进行深呼吸锻炼。

4．准确记录出入量，遵医嘱严格控制输液速度，心脏瓣膜置换术后24h出入量应基本呈负平衡（根据患者心功能及术中出血情况遵医嘱执行），注意血钾情况，要求血清钾在4~5mmol/L。

5．观察并记录伤口有无渗血、红、肿，指导患者正确按压伤口进行有效咳嗽，避免伤口裂开。

6．加强心理护理，鼓励患者术后早期进行床上四肢功能锻炼，尽早下床活动。

健康教育

1．生活指导　预防风湿热反复发作，注意环境卫生和个人卫生。

2．饮食指导　合理饮食，提供高蛋白、高维生素、易消化食物，注意食物和抗凝药物之间的相互作用，避免食物对抗凝药的影响。

3．药物指导　置换生物瓣膜者需抗凝治疗3~6个月，置换机械瓣膜者必须终身服抗凝剂，以预防血栓形成。按医嘱定时服药，定期复查凝血酶原时间（PT）及INR，如有牙龈出血，口腔黏膜、鼻腔出血，皮肤瘀斑，月经量增多等出血量大及血尿和黑便，或出现下肢冰冷、疼痛、皮肤苍白等表现时，应及时就诊。尽量避免外伤，如有小损伤出血，按压止血时间应比正常人时间长。若需要进行有创性治疗检查，如拔牙等，应及时告知医生用药情况。按医嘱服用强心、利尿、补钾药物，延续院内记录出入量方法做好出院后出入量管理。

4．休息与运动指导　避免过度劳累。术后休息1~3个月，根据患者个体差异，量力而行，循序渐进增加活动量，可通过6min步行试验评估患者活动耐受量来指导活动，避免活动量过大和劳累。详见"第十七章第一节6min步行试验检查护理"。

5．随访　定期复诊，如有不适及时就诊。

（黄淑萍　杨丹莉　曾　铮）

第二节

经导管主动脉瓣置换术护理

概　述

经导管主动脉瓣置换术（transcatheter aortic valve replacement，TAVR）是一种针对严

重主动脉瓣狭窄患者的新型转化技术，是指将组装好的主动脉瓣导管植入到主动脉根部，替代原有的主动脉瓣功能。2017年美国心脏病学会/美国心脏协会（ACC/AHA）相关指南提出

外科手术禁忌或高危且预期寿命超过1年、有症状的钙化性重度主动脉瓣狭窄患者为TAVR的Ⅰ类适应证，而外科手术中危组患者提升为Ⅱa类适应证。2017年欧洲心脏病学会（ESC）同样将外科中危及以上风险患者确定为主动脉瓣瓣膜置换的Ⅰ类适应证，交由心脏团队确定行TAVR或者外科主动脉瓣置换术治疗，同时高龄患者且入路适合者倾向于TAVR治疗。

护理评估

（一）病史及心理–社会反应

充分评估患者的临床及解剖适应证、禁忌证，了解患者意愿及经济能力等社会因素，并建立远期随访康复指导。

（二）身体评估

对患者进行心血管系统及非心血管系统评估，如评估患者有无主动脉瓣狭窄三联征（呼吸困难、心绞痛、晕厥）、相关合并症评估、虚弱及营养状态评估、运动功能评估（6min步行试验）及认知功能评估、无效性评估（预期寿命及生活质量改善可能）等。

（三）相关检查

需完善影像学检查、超声心动图、增强CT血管造影、磁共振血管造影、数字减影血管造影等相关术前检查。

一般护理

（一）按循环系统疾病一般护理常规护理

（二）饮食护理

给予低盐、低脂、清淡易消化软食，多食水果、蔬菜等高维生素、粗纤维的食物，保持大便通畅，必要时给予通便剂。禁止咖啡因等刺激性食物。戒烟酒。

（三）心理护理

积极主动与患者沟通，解除或减轻患者的心理负担。

专科护理

（一）术前护理

术前一日晚上禁食12h、禁饮8h；行手术区域皮肤准备，备皮范围包括脐以下、膝以上及胸腹部，剔除毛发，清洁皮肤；遵医嘱配血、皮试，手术前带药，准备临时起搏器。检查手术知情同意书及术前须知、心血管介入知情同意书、手术部位感染评估表及输血治疗知情同意书。

（二）术中护理

建议在具备杂交手术功能的介入导管室或手术室进行手术，应同时具备血管造影设备和外科手术条件，空气层流达到心外科手术要求。设备要求：血管造影机C型臂、血流动力学监护设备、麻醉机及体外循环机需满足心外科手术要求。同时需配备除颤仪、高压注射器、经食管超声心动设备、经胸超声心动设备、临时起搏器等。各型号鞘管（4F～22F）、导管、导丝、各型号球囊（冠状动脉、外周及主动脉扩张球囊）、冠状动脉及外周血管相关裸支架、药物涂层支架以及覆膜支架等完备。

（三）术后护理

1. 在术后应根据麻醉方式及入路情况酌情于重症监护室进行过渡，条件允许后进入普通病房进行循环容量、抗感染、呼吸系统、消化系统的综合调整。根据患者术前基础情况及术中手术情况，完成患者综合评估，主要包括：运动功能评估、关节活动度评估、肌张力评估、感知功能评估、言语及吞咽功能评估、日常生活能力评估、认知评估，个体化制定院内早期运动康复计划及出院时间规划。

2. 患者手术当日入监护室后立即给予连续心电监护，血氧饱和度监测，持续动脉血压、中心静脉压监测，常规需要密切监护24h以上。密切观察患者生命体征，主要是心律、血压的改变，观察意识的恢复、四肢运动、瞳孔大小和对光反应。做好约束观察，预防患者意外拔管。整理和固定各管道，维持管路通畅。

3. 入病房后予心电图检查，每日复查，病情变化时随时复查，复查心功酶等血液指标，协助医生行床旁超声评估容量情况，一般手术当日出入量为正平衡，后逐渐转为平衡，预防术后发生低心排血量、肾脏功能损伤。

4. 围术期抗凝抗栓治疗 目前建议TAVR术前双联抗血小板治疗负荷剂量或维持量服用超过1周。TAVR术中的抗凝目前仍普遍使用普通肝素，监测活化凝血时间维持在250～350s。在禁忌使用普通肝素的情况下可选择使用比伐芦定。TAVR术后合并有需长期抗凝的情况下（如心房颤动、血栓栓塞等），建议长期应用维生素K拮抗剂抗凝，非维生素拮抗剂类抗凝药因证据有限目前不予推荐。若无需长期抗凝，根据HAS-BLED评分评估出血风险，如风险低危，建议使用双联抗血小板治疗6个月后转为单种抗血小板药物终身服用。若患者出血风险高危，则术后直接予以单种抗血小板长期治疗。对于术后影像学检查发现瓣叶血栓患者，应予以抗凝（维生素K拮抗剂）治疗，1个月后行主动脉根部全时相CT四维重建及超声心动图再次评估调整治疗方案。

5. 有创呼吸机的护理 确定气管插管深度数值，患者双肺呼吸音是否对称，有无痰鸣音。记录呼吸机模式选择与参数设置。保持呼吸道通畅，根据血氧饱和度情况、痰鸣音行吸痰护理，注意观察吸出痰液的颜色、量及性状。控制感染，床头摇高30°，定时给予口腔护理。病情稳定后建议尽早拔除气管插管后遵医嘱吸入氧气，鼓励咳痰，及时排出呼吸道分泌物。

6. 伤口观察 观察术区有无出血、渗血及皮温、足背动脉搏动情况，观察各个穿刺处及切开伤口处有无渗血、皮下血肿。患者使用抗凝治疗，需观察其全身有无出血征兆，如神经系统改变（意识神志变化）、消化系统改变（大便颜色、性状及量变化）、呼吸系统改变（咯血）、泌尿系统改变（血尿）及皮肤黏膜情况（有无皮下散在出血点、瘀斑，或口腔黏膜、牙龈出血）等。

7. 观察临时起搏器电极导线置入刻度有无改变，电极导线与起搏器连接是否紧密，起搏器的工作状态、电池电量，观察其设置频率、输出电流、感知灵敏度、电池状态。严密观察患者自主心律情况及起搏情况。

8. 疼痛护理 根据患者的表情、症状、生命体征等变化，使用疼痛评估量表正确评估疼痛状态，选择合适的镇痛方法。准确执行医嘱，使用药物止痛如吗啡等，教会患者呼吸放松的方法，降低患者的心理压力。

9. 潜在并发症及处理原则

（1）脑卒中 术后早期脑卒中主要与术

中操作如多次瓣膜定位及球囊扩张导致的瓣叶组织栓塞相关，而晚期的脑卒中主要与术后心房颤动等心律失常未进行有效抗凝抗栓相关。

（2）传导阻滞　TAVR术后出现新发传导阻滞主要是与心脏传导系统受到人工瓣膜机械压迫相关。

（3）血管并发症　血管并发症是经股动脉入路行TAVR的常见并发症，既往研究报道血管并发症发生率在5.5%～20.0%，随着输送装置径线的不断缩小，血管并发症的发生率有进一步降低趋势。避免血管并发症的主要方法为加强术前评估，对于内径过小、管壁环形钙化、血管纤曲或穿刺点过深的患者应选择更合理的切开或预缝合方式并评估其他入路。

（4）心肌梗死　术中导致心肌梗死的最常见原因为急性冠状动脉闭塞，在自体瓣膜TAVR中发生率约为0.6%，在生物瓣膜毁损进行"瓣中瓣"TAVR中可达3.5%。

（5）瓣周反流　TAVR术后的瓣周反流是常见并发症之一，发生率明显高于外科主动脉瓣置换术。预防瓣周反流措施包括术前细致的影像评估，选择适合的瓣膜型号；术中选择新一代的可回收或具有"外包裙边"的瓣膜；精确定位置入深度。

（6）其他常见并发症　急诊外科开胸、计划外的体外循环支持、室间隔穿孔、心脏压塞、二尖瓣功能损伤、感染性心内膜炎、瓣膜移位、瓣膜血栓、瓣中瓣置入、出血、急性肾损伤等。

（四）随访

结果良好平稳的患者可于术后5～7天出院，并于术后1个月、6个月及1年完成常规门诊随访，完成化验及影像学检查，其中6个月及1年建议复查主动脉增强CT评估人工瓣膜形态、位置及亚临床血栓情况。术后管理团队、评估团队、康复团队联合心内科医生可通过门诊随访为主，微信、电话为辅，及时获悉患者不良事件，共同完成术后中长期随访及评估，及时处理和纠正并发症，行药物合理调整，术后康复指导等。

建议术后1～6个月于康复门诊继续进行康复训练。针对TAVR患者心脏康复的主要流程是：术前、术后评估→术前调理→术后康复训练→出院后康复训练→长期家庭康复训练。术前评估目的是了解患者体能，调整患者体能达到最佳状态，术后评估是制定运动处方和长期康复计划的依据，尽快最大程度改善生活质量。

依据病情和门诊康复治疗情况制定长期家庭康复计划，巩固治疗效果。定期门诊修正心脏康复处方。

健康教育

1. 药物宣教　终身服用拜阿司匹林，服用波立维3～6个月，房颤或深静脉血栓服用华法林，维持INR在2.0～3.0，加强抗凝药相关副作用宣教，强调遵医嘱用药的重要性。

2. 休息与运动指导　注意适时休息，半年内避免剧烈活动；优质低蛋白饮食；随身携带急救药物，胸痛发作时立即停止一切活动并休息。

3. 心理指导　保持情绪稳定、心情舒畅，保证充足的睡眠；避免受凉感冒、过度劳累，增强抵抗力；门诊随访如有不适，及时就诊。

4. 疾病教育　出院时，向患者及其家属发放健康教育手册，告知出院后相关注意事项，提高其重视程度。

（林丽霞　赖敏华　黄嘉熙）

第三节

3 心脏瓣膜疾病手术护理

 概　述

　　心脏瓣膜手术是指在低温体循环全麻下对心脏瓣膜包括二尖瓣、三尖瓣、主动脉瓣及肺动脉瓣等进行的瓣膜成形或置换，主要适用于二尖瓣狭窄、二尖瓣关闭不全、二尖瓣脱垂、二尖瓣狭窄合并关闭不全，三尖瓣狭窄、三尖瓣关闭不全、三尖瓣脱垂、三尖瓣狭窄合并关闭不全，主动脉狭窄、主动脉瓣关闭不全，根据疾病或者年龄选择机械瓣或者生物瓣，常见手术入路有胸骨正中切口、腋下小切口或右侧胸腔镜切口。

护理评估

（一）病史及心理-社会反应

　　1．评估患者有无风湿热史，有无反复发生A组β溶血性链球菌咽峡炎或扁桃体炎史。

　　2．评估患者及家属的心理状况及经济状况、社会支持等。

（二）身体评估

　　1．评估患者有无呼吸困难，是何种呼吸困难。

　　2．评估患者有无咳嗽，是否在卧床时干咳。

　　3．若为主动脉瓣狭窄患者，需评估患者有无典型的主动脉瓣狭窄三联征（呼吸困难、心绞痛、晕厥）。

　　4．评估有无心力衰竭的征象。

　　5．评估生命体征，观察有无发热，有无心律失常，特别是心房颤动的发生。

　　6．评估有无血栓栓塞的危险因素。

（三）相关检查

　　评估各项实验室检查及其他检查，包括血液检查、X线检查、心电图、超声心动图，必要时行冠脉CT或冠脉造影。

一般护理

（一）充血性心力衰竭患者按相应心力衰竭护理

（二）疾病观察

　　观察有无呼吸困难、咯血、下肢水肿、少尿、腹水等心功能不全的表现，观察有无发热、关节疼痛不适、皮肤出现环形红斑、皮下结节等风湿活动的表现。

（三）运动指导

　　根据患者的病情结合心功能情况制订患者的活动量，避免剧烈活动，以免加重心脏负担。

专科护理

（一）按心血管疾病外科护理

（二）术前护理

1. 药物护理　服用抗风湿药物时注意观察胃肠道反应（最主要的不良反应），应指导患者饭后服药或同时服用胃黏膜保护剂、H₂受体拮抗药等。强调按医嘱用药的必要性，不能自行停药或增减药量。注射长效青霉素时，注入药物速度宜快，否则药物易堵塞针头。

2. 主动脉狭窄患者的护理　呼吸困难、心绞痛和晕厥为典型主动脉瓣狭窄的三联征。嘱主动脉瓣狭窄患者少活动，避免情绪激动，以免发生猝死，护士应夜间加强巡视。心绞痛发作时应卧床休息，测量生命体征后，遵医嘱给予服用硝酸酯类药物并观察其效果。

3. 伴有房颤患者的护理　警惕并发栓塞，注意神志、肢体活动等神经系统改变。术前需服用抗凝剂的患者注意观察有无出血等征象。术前需停用阿司匹林、氯吡格雷等抗凝药1周，停用华法林3天以上。患者如需抗凝，可用低分子肝素替代。

4. 拟行瓣膜置换或成形者应向患者及家属介绍人工瓣膜或成形环及抗凝知识。

（三）术后护理

1. 了解患者术前、术式、术中情况。

2. 术后早期严密监测生命体征，持续心电监护，严密观察心率、心律变化，发现异常要及时报告医生处理。同时注意观察周围循环功能。

3. 观察意识状态和肢体活动情况　有脑栓塞或肢体动脉栓塞史者，术后每1~4h注意脑科观察；有肢体动脉栓塞者，观察患肢的功能，加强功能锻炼。

4. 维持电解质平衡　瓣膜置换术后一般要求血清钾在4~5mmol/L。注意预防低血钾所造成的室性心律失常。如采用高浓度补钾时，要选择深静脉及用输液泵匀速补钾，并及时复查血钾。

5. 术后第一天20:00开始使用华法林抗凝，每班观察凝血指标的变化及出血情况，维持PT在18~26s，INR在1.8~2.5。

6. 右侧胸腔镜手术后护理观察要点　①观察右上肢体有无麻痹、酸痛、肌力和肌张力下降、有无畸形等症状，指导患者主动做右上肢抬手、握手活动，活动幅度由小到大，次数由少到多。②观察肋间神经有无损伤，肋间神经损伤引起的前胸及上腹部长期麻木感和酸痛感需要在活动后才能被发现，所以应积极鼓励患者早期下床活动。③观察有无肺不张、肺水肿等并发症，加强呼吸道管理。

健康教育

1. 疾病及药物宣教　预防风湿热反复发作，注意环境卫生和个人卫生。注意个人卫生，避免与上呼吸道感染患者接触，预防感染。

放置成形环或置换生物瓣膜者需抗凝治疗3~6个月，置换机械瓣膜者必须终身服抗凝剂，以预防血栓形成。按医嘱定时服药，定期复查凝血酶原时间（PT）及国际标准比值（INR）。如有牙龈出血，口腔黏膜、鼻腔出血，皮肤紫癜，月经量增多，血尿和黑便等抗凝过量或出现下肢厥冷、疼痛、皮肤苍白等抗凝剂不足等表现时，应及时就诊。尽量避免外伤，如有小损伤出血，按压止血时间应比正常人时间长。注意药物的相互作用，避免服用影响抗凝剂的药物。按医嘱服用强心、利尿、补钾药物。

2．避孕　瓣膜手术的育龄期女性患者常规避孕。有生育需求时咨询医生，做好孕前评估。怀孕后做好孕期监测。

3．饮食指导　正常饮食，注意补充蛋白质和维生素。心功能较差的患者应限制饮水量，不宜进食大量粥类和汤类，以免入量过多增加心脏负担。对抗凝药物治疗有影响的食物，应注意不可过多或长期食用。

4．休息与运动　避免过度劳累。术后休息3～6个月，逐渐增加活动量，避免活动量过大和劳累。

5．复诊　定期复诊，如有不适及时就诊。

（谢雪均　杨满青　宋亚敏）

第四节

4 经皮穿刺球囊二尖瓣成形术护理

 ## 概　述

经皮穿刺球囊二尖瓣成形术（percutaneous balloon mitral valvuloplasty，PBMV）是指经皮穿刺将球囊导管从股静脉送入右心房，通过房间隔送入左心房并到达二尖瓣口，稀释造影剂向球囊内快速加压充盈，膨胀的球囊将粘连狭窄的二尖瓣交界部分离，是缓解单纯二尖瓣狭窄的首选方法，可获得与外科二尖瓣闭式分离术相似的效果，具有创伤小、相对安全、疗效佳、恢复快、可重复应用等特点（图10-4-1）。

一般适用于中度至重度二尖瓣狭窄，瓣叶较柔软，无明显钙化；高龄或手术风险极大而不能行外科手术，或瓣叶严重畸形且无心房血栓，或无中重度二尖瓣关闭不全，心功能Ⅱ～Ⅲ级；瓣膜面积≤1.5cm^2，窦性心律；二尖瓣分离术后再狭窄、房颤、二尖瓣钙化、合并轻度二尖瓣或主动脉瓣关闭不全；二尖瓣狭窄伴重度肺高压；妊娠合并心力衰竭的患者。

对于中度至重度的二尖瓣反流；左心房存在血栓或近期（半年内）有体循环栓塞史；合并严重的主动脉瓣疾病、严重的器质性三尖瓣狭窄、严重的功能性三尖瓣反流合并瓣环扩大；合并严重冠状动脉疾病需行冠状动脉旁路移植术治疗；严重瓣膜钙化或者交界处钙化；风湿活动；二尖瓣明显变形、严重钙化或瓣下结构严重异常的患者禁忌使用。

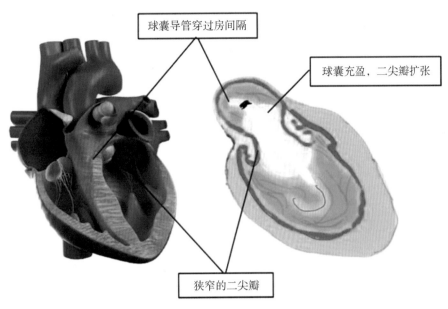

图10-4-1　PBMV导管路径图

球囊导管穿过房间隔

球囊充盈，二尖瓣扩张

狭窄的二尖瓣

护理评估

（一）病史及心理-社会反应

1. 评估患病的起始时间，用药情况，既往史。

2. 评估患者的文化程度、工作背景，以及是否适应角色的转变，家庭成员对患者关心和支持程度，家庭经济情况等。

3. 评估患者和家属对疾病、治疗方案、手术风险、术前配合、术后康复和预后知识的了解和接受情况。

4. 评估患者是否存在焦虑、恐惧和无助的心理，评估患者的经济承受能力和社会支持系统。

（二）身体评估

1. 评估患者目前的主要不适，有无呼吸困难、咳嗽、咯血、声音嘶哑等症状，有无二尖瓣面容、口唇及双颧发绀等体征。

2. 评估患者有无心房颤动、心力衰竭、急性肺水肿、血栓栓塞、肺部感染等并发症。

（三）相关检查

血常规、血生化、血型、凝血指标、血沉、C反应蛋白、X线检查、心电图检查（可出现"二尖瓣型P波"）、超声心动图、食管B超等。

一般护理

（一）饮食护理

给予富含纤维素的食物，以防便秘；避免饱餐及摄入刺激性食物，如咖啡、浓茶等。

（二）病情观察

密切观察病情，监测心率、心律变化，及早发现危险征兆。及时测量生命体征。如出现危险心律，及时通知医生并配合处理。监测电解质变化，尤其是血钾。

专科护理

（一）术前护理

1. 向患者及家属介绍手术的方法及意义、手术的必要性和安全性。

2. 术前一日根据需要行术区备皮及清洁，嘱患者进行床上大小便训练，术前排空大小便。

3. 术日晨嘱患者穿手术服（无金属扣、金属拉链等），取下所有饰品及活动性义齿，左手建立静脉通道，留置静脉留置针。

4. 术前不需禁食，术前一餐饮食以六成饱为宜，可进食米饭、面条等，不宜喝牛奶、吃海鲜和油腻食物，以免术后卧床出现腹胀或腹泻。

5. 术前应进行经食管超声探查有无左心房血栓，有血栓者或慢性心房颤动的患者应在术前充分应用华法林抗凝。

（二）术后护理

1. 生命体征观察　术后情况稳定后即可护送回病房，严密监测生命体征，按医嘱术后心电监护至少24h，动态血压监测6~8h。应严密观察患者神志、心率、心律、呼吸、血压、血氧饱和度、伤口、肢体活动及尿量情况，如有异常，应报告医生并协助处理。

2. 伤口护理　术毕拔管后局部按压止血5~10min，确认穿刺处无出血后加压包扎，密切观察穿刺部位的渗血、出血、动脉搏动及皮肤状况的变化，并与对侧肢体对照。行股静脉穿刺肢体术后制动6~8h，指导患者翻身及踝泵运动。制动时间解除后如穿刺口无渗血，患者应尽早下床活动以预防血栓形成，嘱患者48h内不能开车，5~7天内不能剧烈活动，以预防晚期股静脉并发症。

3. 饮食护理　术后以清淡、易消化、半流质饮食为主，避免进食产气食物，术肢解除制动后可逐渐恢复普食。术后为加快术中造影剂的排出，应鼓励患者增加饮水。心功能正常者术后8h饮水2 000~3 000mL，术后4h尿量达800mL，促进造影剂排泄。

4. 并发症的观察及预防

（1）心律失常　予心电监护，关注电解质的情况，出现心律失常时，严重心律失常患者应电击复律；Ⅱ度房室传导阻滞患者，应及时安装起搏器。若同时出现血压下降、呼吸困难、胸闷等症状，应及时注射地塞米松、阿托品等药物。

（2）二尖瓣反流　观察有无出现心率加快、气急，及时报告医生，行床边心脏超声检查，测左房、肺主动脉压力是否升高。

（3）急性肺水肿　密切观察有无出现呼吸困难、面色苍白、口唇青紫、呼吸急促等，严重者脉搏细弱等。遵医嘱予吸氧，静脉注射毛花苷C、呋塞米、吗啡等，密切观察患者体征变化。

（4）出血及血肿　应加强巡视，术后每30~60min观察一次伤口，看有无渗血、出血、血肿，观察术肢血液循环情况。若有出血现象，应及时更换敷料，采取正确的按压手法。同时密切监测凝血指标、血小板计数、血红蛋白和游离血红蛋白，警惕患者有无出血征兆，如神经系统改变（意识神志变化）、消化系统改变（大便颜色、性状及量变化）、呼吸系统改变（咯血）、泌尿系统改变（血尿）及皮肤黏膜情况（有无皮下散在出血点、瘀斑，或口腔黏膜、牙龈出血）等，如有变化及时向医生汇报。

（5）动、静脉血栓栓塞　主动询问患者有无头晕、肢体麻木等现象，观察有无意识改变、疼痛、言语是否清晰、口角有无歪斜、四肢肌张力及有无偏瘫，有无干咳、突发呼吸困难等症状，警惕体循环栓塞，密切监测凝血指标、D-二聚体等检验结果，观察全身有无栓塞征兆，如神经系统改变（意识神志变化）、消化系统改变（腹痛、肠鸣音消失、大便颜色、性状及量变化）、呼吸系统改变（呼吸困难、胸痛）、泌尿系统改变（无尿、肾区疼痛等）等，如有变化及时向医生汇报。

（6）心包填塞　病房护士需与导管室护士详细交接，了解术中情况。重视患者主诉，严密观察病情，若出现心前区疼痛、胸闷气急、面色苍白、烦躁多汗、血压进行性下降、脉压差减小等，应立即床旁超声检查以明确诊断。一旦确诊，协助医生心包穿刺引流，记录引流液的质、色、量，保持引流管通畅，观察生命体征，同时做好心理护理。

（7）体温异常　护士术后应密切关注患者的体温变化，若发现有体温异常则考虑有无感染及心内膜炎等相关病情的变化，及时采取抗感染治疗，控制感染。

健康教育

1．活动与休息　注意休息，劳逸结合，避免过重体力活动。在心功能允许情况下，可进行适量的轻体力活动或轻体力的工作。

2．随访　定时随诊，定期复查心脏彩超、心电图。

3．药物指导　服用华法林患者定期门诊复查监测INR，保证INR在2.0～3.0。嘱患者定时服药，不能自行减量、换药或停药，服用抗凝药期间要密切观察是否皮肤出现大片瘀斑、牙龈出血、眼球结膜出血、鼻出血、黑便、血尿、关节血肿甚至意识丧失，在有异常时及时通知医生。预防出血的防范措施：防止碰撞摔伤；勿挖鼻孔及用力擤鼻涕；在清洁口腔时需用软毛牙刷或棉签，禁用牙签剔牙；饮食上应进食易消化软食，避免带刺、带骨、过硬食物；养成定时排便的习惯，防止大便干结，用劲过度，必要时使用缓泻剂。

（杨　轶　黄丽凌　李洁媚）

5 | 第五节 |
经导管二尖瓣修复术护理

概 述

经导管二尖瓣修复术（transcatheter mitral valve repair，TMVR）是一种治疗中度或重度二尖瓣关闭不全（mitral regurgitation，MR）的微创技术。介入治疗方式有瓣环成形术、负压抽吸缝合技术及二尖瓣钳夹术（MitraClip）等，其中以MitraClip发展最为迅速。MitraClip技术通过房间隔穿刺或者心尖途径将覆盖了聚丙烯织物的钴铬夹合器送至二尖瓣附近，将前后瓣叶的游离缘进行钳夹固定，使瓣叶在收缩末期对合良好，从而构建"双口"二尖瓣反流区，减少反流。MitraClip的最佳适应证是二尖瓣脱垂和功能性二尖瓣反流。MitraClip避免了开胸手术及体外循环的创伤与风险及术后抗凝，保留了一个可再次行手术治疗的瓣膜。

护理评估

（一）病史及心理-社会反应

1. 评估患病的起始时间，有无诱因，主要症状，用药情况，既往史（如有无风湿性二尖瓣疾病，二尖瓣活动性心内膜炎，股静脉、下腔静脉或心内血栓，脑卒中史）。

2. 评估患者的文化程度、工作背景、家庭的主要经济来源、家庭成员对患者的关心和支持程度。

3. 评估患者对疾病的了解程度，是否适应角色的转变。

4. 评估患者和家属对疾病、治疗方案、手术风险、术前配合、术后康复和预后知识的了解和接受情况。

5. 评估患者是否存在焦虑、恐惧和无助的心理，评估患者的家庭经济情况和社会支持系统。

6. 评估患者日常生活是否规律，有无烟酒嗜好或摄入含咖啡因过多的食物。

（二）身体评估

1. 评估患者目前的主要不适及病情变化，对日常活动、饮食、睡眠、大小便有无影响，营养状况有无改变。

2. 评估患者心功能及肾功能情况。

3. 评估患者的生命体征、体位、皮肤黏膜情况。

4. 评估患者对手术的耐受力。

5. 评估患者的生活自理能力，评估患者有无血栓、跌倒、压疮等风险。

（三）相关检查

血液检查（血常规、血型、脑钠肽、血生化、凝血功能、尿常规）、心电图检查、心脏超声心动图、经食管超声心动图和X线胸片、胸部CT等。

一般护理

（一）饮食护理

给予富含纤维素的食物，以防便秘；避免饱餐及摄入刺激性食物，如咖啡、浓茶等。

（二）病情观察

密切观察病情，监测心率、心律变化，及早发现危险征兆。及时测量生命体征。如出现危险心律，及时通知医生并配合处理。监测电解质变化，尤其是血钾。密切观察患者24h出入量情况。

（三）药物护理

应用抗心律失常药物时，密切观察药物的效果及不良反应，防止毒副作用的发生。

专科护理

（一）术前护理

1. 全麻者术前禁食8h、禁饮6h，术前72h内完善经食管超声心动图检查（TEE）（需禁食8h），或行增强CT扫描（无需禁食）。TEE所起作用较CT更优。排除左心耳/心房血栓，超声心动图评估钳夹区域、钳夹宽度、钳夹深度、瓣叶厚度等。

2. 术前给予阿司匹林325mg/d，连用6～12个月，联合氯吡格雷75mg/d，连用1个月。

3. 术日晨嘱患者穿患者服（无金属扣、金属拉链等），取下所有饰品及活动性义齿，监测生命体征稳定，左手留置静脉留置针，建立静脉通道，按需留置导尿管。

4. 术前一日予备皮，备皮后酌情洗头洗澡，避免受凉，预防感染。

5. 术前配血。

6. 术前使用缓泻剂。

7. 术前30min静脉应用抗生素。

（二）术后护理

1. 病情观察　严密观察生命体征。患者手术结束后，复苏期间护士需密切观察患者的意识恢复程度及血氧情况，准确把握拔管时机。半小时后，生命体征平稳后方可送患者返回病房。应严密观察患者神志、心率、心律、呼吸、血压、血氧饱和度、管道、伤口、肢体活动及尿量情况，如有异常，立即报告医生遵医嘱行相关处理。

2. 气道护理

（1）机械辅助通气　患者全麻醉清醒前予机械辅助通气，应注意保持气道通畅，吸痰动作轻柔，保持无菌操作；气管插管固定牢固，防脱管；密切观察患者呼吸、血氧饱和度、血气分析情况，如有异常，报告医生并协助处理。

（2）加强口腔护理及气道护理，预防感染的发生。

（3）氧疗　患者麻醉清醒后应尽快拔除气管插管，根据血气分析结果给予合适的吸氧方式及吸氧浓度。注意观察患者有无出现心慌、气短、胸闷、呼吸困难、血氧饱和度下降、严重心律失常等症状，如有上述症状应立即通知医生处理。

（4）情况稳定后即可护送回病房，去枕平卧6～8h，严密监测生命体征，按医嘱术后心电监护至少24h，动态血压监测6～8h。

3．伤口护理　术毕拔管后局部按压止血5～10min，确认穿刺处无出血后加压包扎，密切观察穿刺部位的渗血、出血、动脉搏动及皮肤状况的变化，并与对侧肢体对照。行股静脉穿刺肢体术后制动6～8h，指导患者翻身及踝泵运动。制动时间解除后如穿刺口无渗血，患者应尽早下床活动以预防血栓形成，嘱患者48h内不能开车，5～7天内不能剧烈活动，以预防晚期股静脉并发症。

4．饮食护理　全麻术后患者完全清醒后先少量饮水，无呛咳不适方可进食。术肢解除制动后可逐渐恢复普食。术后为加快术中造影剂的排出，应鼓励患者增加饮水。心功能正常者术后8h饮水2 000～3 000mL，术后4h尿量达800mL，促进造影剂排泄。

5．并发症的观察及预防

（1）穿刺点出血及血肿　应加强巡视，术后每30～60min观察一次伤口，看有无渗血、出血、血肿，观察术肢血液循环情况。若有出血现象，应及时更换敷料，采取正确的按压手法。

（2）装置栓塞或夹合器部分分离　装置栓塞是一种极其罕见的MitraClip置入并发症。夹合器部分分离更常见，通常可采用手术治疗。研究报道的夹合器分离发生率较低，持续的心电监护，手术当天避免咳嗽、用力排便、憋尿等增加动脉压及腹压的行为能有效预防夹合器分离。注意观察患者有无心慌、气短、胸闷、呼吸困难、严重心律失常等症状，如出现心悸、胸闷、心律失常等表现，应立即行TEE检查确认，安抚患者避免惊慌而导致血压升高，搬运时注意动作轻柔，避免夹合器继续往血管远端脱落而阻断远端血运，并协助医生取出装置。

（3）左室流出道梗阻　观察有无活动后心慌、气短、乏力，甚至出现心绞痛、昏厥、出现不适，及时卧床休息，避免劳累，超声检查以明确诊断。

（4）动、静脉血栓及出血　主动询问患者有无头晕、肢体麻木等现象，观察有无意识改变、疼痛、言语是否清晰、口角有无歪斜、四肢肌张力及有无偏瘫，有无干咳、突发呼吸困难等症状，抗凝治疗的同时，需注意患者有无自发出血症状。

（5）心包填塞　责任护士需与手术室护士详细交接，了解术中情况。重视患者主诉，严密观察病情，若出现心前区疼痛、胸闷气急、面色苍白、烦躁多汗、血压进行性下降、脉压差减小等应立即行床旁超声检查以明确诊断。一旦确诊，协助医生心包穿刺引流，记录引流液的质、色、量，保持引流管通畅，观察生命体征，同时做好心理护理。

（6）体温异常　护理人员术后应密切关注患者的体温变化，若发现有体温异常则考虑有无感染及心内膜炎等相关病情的变化，及时采取抗感染治疗，控制感染。

（7）二尖瓣狭窄　TMVR可以增加舒张期跨二尖瓣压力差，MitraClip植入后有可能发生有临床意义的二尖瓣狭窄，但这种并发症很罕见。

健康教育

（一）休息与运动指导

指导患者适当休息，出院1周内避免提举重物，3个月内避免剧烈活动和重体力活动，防止夹合器移位、脱落。

（二）药物指导

经导管二尖瓣修复术后的抗栓方案有以下两种可供选择。

1. 建议无抗凝禁忌证的患者术后至少规范抗凝治疗（服用华法林）45天，继之以阿司匹林81～325mg/d和氯吡格雷75mg/d联用至术后6个月，之后长期服用阿司匹林81～325mg/d。

2. 对于存在抗凝禁忌证的患者，术后使用双联抗血小板药物（阿司匹林81～325mg/d+氯吡格雷75mg/d）1～6个月，之后长期服用单一抗血小板药物，建议使用阿司匹林。

服用华法林患者定期门诊复查监测INR，保证INR在2.0～3.0。嘱患者定时服药，不能自行减量、换药或停药，服用抗凝药期间要密切观察是否皮肤出现大片瘀斑、牙龈出血、眼球结膜出血、鼻出血、黑便、血尿、关节血肿甚至意识丧失，出现异常时应及时通知医生。

（三）随访

定时随诊，及时发现夹合器是否脱落，若出现头晕、黑矇、心慌等不适，及时就诊。术后随访时间节点为术后30～45天、6个月和1年，之后每2年进行1次随访。术后第45天门诊复查，进行食管超声检查确认夹合器是否已完全贴合。如已贴合，可停用华法林，开始每天使用氯吡格雷75mg和阿司匹林6个月，之后终身服用阿司匹林。出院后分别在1个月、3个月、6个月及1年各复查超声心动图1次，直至夹合器内皮化后不再复查。

（四）预防出血

防止碰撞摔伤；勿挖鼻孔及用力擤鼻涕；在清洁口腔时需用软毛牙刷或棉签，禁用牙签剔牙；饮食上应进食易消化软食，避免带刺、带骨、过硬食物；养成定时排便的习惯，防止大便干结，用劲过度，必要时使用缓泻剂。

（杨　轶　黄丽凌　李洁媚）

6 第六节

经皮球囊肺动脉瓣成形术护理

疾病概述

肺动脉瓣狭窄（pulmonary stenosis，PS）是先天性心脏病中常见的一种，占所有先天性心脏病的8%～10%，且有逐年上升的趋势。PS的治疗方法通常有2种，包括传统外科手术以及经皮球囊肺动脉瓣球囊成形术（percutaneous ballon pulmonary valvuloplasty，PBPV）。目前，PBPV是治疗单纯肺动脉狭窄的首选治疗方法，具有不需要开胸、创伤小且相对安全、术后恢复快、无瘢痕等优点。

护理评估

（一）病史及心理-社会反应

1. 评估患者本次发病的疾病类型、特征，以及既往诊疗过程。

2. 评估患者有无家族史、过敏史、手术史。

3. 评估患者及其家人是否有焦虑、恐惧、无助等心理状况。

4. 评估患者家庭的经济状况及社会支持情况。

（二）身体评估

1. 评估患者有无活动后或者在安静状态下出现乏力、心悸等症状。

2. 评估患者的呼吸、足背动脉搏动及外周循环情况。

3. 体查听诊胸骨左缘第二肋间是否有喷射性杂音，肺动脉瓣听诊区是否有第二心音减弱。

（三）相关检查

完善各项实验室检查、心电图、胸片、超声心动图、右心导管检查及右室造影，初步明确PS类型及严重程度。

一般护理

（一）饮食护理

予高维生素、易消化饮食，少量多餐，避免刺激性食物。术前不需要禁食，术前一餐饮食以六成饱为宜，可进食米饭、面条等，不宜喝牛奶、吃海鲜和油腻食物，以免术后卧床出现腹胀或腹泻。

（二）生活护理

指导患者衣着舒适，注意保暖，防止受凉，避免上呼吸道感染。训练患者进行床上排尿，以免术后卧床憋尿导致留置导尿。

（三）心理护理

关心、体贴、鼓励患者，做好充分解释，解除顾虑和精神紧张，以配合检查治疗。

专科护理

（一）术前护理

1. 行双侧腹股沟及会阴部皮肤备皮，保证皮肤清洁、无破损皮疹。

2. 检查两侧足背动脉搏动情况并标记，以便于术中、术后对照观察。

3. 术前须完善超声心动图检查，完成肺动脉瓣收缩压力阶差的测量。

4. 小儿的介入术前护理详见"第十一章第二节小儿心导管检查及治疗护理"。

（二）术中护理

1. 全身麻醉或局部麻醉下行股静脉穿刺，严密监测生命体征、心电图、血氧饱和度（SaO_2）及动脉血压，并准确记录扩张前后的右心室压，及肺动脉至右心室压力阶差。

2. 对采取局部麻醉的患者，应尽量陪伴在患者身边，以缓解对陌生环境和仪器设备的紧张焦虑感等，同时告知患者出现任何不适应及时告诉医护人员。

3. 全身麻醉患儿的术中护理详见"第

十一章第二节小儿心导管检查及治疗护理"。

（三）术后护理

1．卧床休息，协助生活护理。

2．静脉穿刺者穿刺口弹性胶布加压包扎并肢体制动6~8h。观察穿刺点有无出血与血肿，如有异常立即通知医生。检查足背动脉搏动情况，比较两侧肢端的颜色、温度、感觉与运动功能情况。重症患者及患儿需移送重症监护室进一步密切监护。

3．监测患者的一般状态和生命体征。观察术后并发症，如心脏压塞、心律失常、出血、右心室流出道损伤、右心室流出道穿孔等。

4．术后24h内复查超声心动图，评价扩张效果。

5．并发症护理　PBPV的并发症发生率约为5%，总死亡率<0.5%，多见于新生儿、小婴儿及重症患者。PBPV常见的术后并发症如下：

（1）下腔静脉与髂静脉连接处撕裂　多见于新生儿，可致腹腔积血、低血压及心搏骤停。

（2）肺动脉瓣环撕裂及出血　多由于球囊选择过大，或由于对瓣环直径测量高估所致。

（3）心包压塞　多由于心房、右心室或肺动脉穿孔引起。若患者发生血压下降、心动过缓时，应警惕心脏穿孔的发生，及时报告医

生行超声心动图检查，早期诊断与治疗。

（4）轻症并发症　如动静脉血栓形成、股静脉撕裂、穿刺部位出血等。

预防并发症的护理措施：术中及术后需严密监测血流动力学、血氧饱和度、酸碱及电解质，及时通知医生处理。术后需要入监护室内观察，观察内容包括局部穿刺部位止血、生命体征监测，必要时术后2小时内复查超声心动图。

6．全身麻醉患儿的术后护理详见"第十一章第二节小儿心导管检查及治疗护理"。

健康教育

1．疾病知识指导　向患者及家属行疾病相关知识宣教。

2．用药指导　告诉患者遵医嘱坚持服药的重要性，指导用药方法。

3．生活指导　日常生活中适当锻炼，增强抵抗力，循序渐进，术后3个月内避免剧烈运动、重体力劳动或者情绪激动。注意防寒保暖，避免与上呼吸道感染、咽炎患者接触，预防感染。

4．定期复查　术后1个月、3个月、6个月及1年定期复查，如有不适随时复诊，尽早治疗。

（霍培霞　赖敏华　黄嘉熙）

第七节
经心尖导管二尖瓣夹合术护理

概 述

经心尖导管二尖瓣夹合术（transcatheter mitral valve clamping，TMVC）是在食管B超或数字减影血管造影的引导下，将二尖瓣夹合器装置通过心尖入路进入左心房和左心室，对二尖瓣实施缘对缘缝合技术，形成"双腔二尖瓣"，从而减少二尖瓣瓣膜反流量的技术。

护理评估

（一）病史及心理–社会反应

1. 评估患者本次疾病的类型、特征、发病以及既往诊疗过程。

2. 评估患者既往有无过敏史、手术史。

3. 了解患者的家族成员有无心脏疾病。

4. 评估患者及家属是否存在焦虑、恐惧和无助的心理。

5. 评估患者家庭的经济和社会支持情况。

（二）身体评估

1. 评估患者的精神意识状态、生命体征、营养状况。

2. 评估患者有无胸闷、乏力、呼吸困难等症状，术前心功能情况。

3. 评估患者静脉血栓栓塞评分情况，评估患者有无出血、栓塞表现。

（三）相关检查

1. 心肌二项、心功酶、血常规、电解质、肝肾功能、凝血指标、血气分析等检查。

2. 胸部X线检查、经胸超声心动图、经食管三维超声心动图，术前常规行冠脉造影。

一般护理

（一）按循环系统疾病护理常规护理

（二）饮食护理

给予低盐、低脂、清淡易消化软食，嘱多食水果、蔬菜等高维生素、粗纤维的食物，保持大便通畅，必要时给予通便剂。禁咖啡因等刺激性食物。戒烟酒。

（三）术前准备

术前一日晚禁食12h、禁饮8h；取下所有饰品及活动义齿，行手术区域皮肤准备，备皮范围包括上至锁骨上及肩上，下至大腿上1/3，两侧至腋后线，剔除毛发，清洁皮肤。遵医嘱配血、皮试，带术前抗生素。检查二尖瓣夹合术手术知情同意书及术前须知、心血管介入知情同意书、手术知情同意书、手术部位感染评估表、输血治疗知情同意书及手术交接单。提前做好血栓风险预防健康宣教及疼痛健康宣教，告知患者术后可能发生的问题及处理方法。

（四）心理护理

二尖瓣夹合术是一项新型介入技术，患者及家属对手术过程、安全性、近期疗效和远期疗效容易产生顾虑。积极主动与患者沟通，详细讲解二尖瓣反流的形成机制、治疗的近期和远期效果，详细介绍手术目的、方法及注意事项，解除或减轻患者各种心理负担，避免精神紧张。评估患者的社会支持系统，家人态度。

专科护理

（一）术后监护

1. 术后立即予心电监护、血氧饱和度监测、持续动脉血压监测、中心静脉压监测，监测体温。术后每15min记录生命体征，待患者血流动力学稳定后每小时监测生命体征。

2. 密切观察患者意识、瞳孔大小及对光反射。

3. 密切观察患者四肢运动情况及动脉搏动、颜色、皮温。必要时做好约束护理，预防患者拔管。做好管道护理，确保管道固定良好、通畅。

4. 入室后行心电图检查，每日复查，病情变化时，随时复查。

5. 评估心功能情况，记24h出入量。

（二）使用呼吸机的护理

确定气管插管外露刻度，患者双肺呼吸音是否对称，有无痰鸣音。记录呼吸机模式选择与参数设置。保持呼吸道通畅，做好吸痰护理，注意痰液颜色、量及性质。患者清醒后指导自主呼吸，尽早拔除气管插管，根据血气分析结果遵医嘱予吸氧。

（三）伤口护理

观察手术伤口（颈内静脉中心静脉管穿刺口、桡动脉鞘管穿刺口、心尖部胸腔引流管伤口、腹股沟动脉穿刺口）有无渗血、血肿、感染征象，术肢颜色、皮温及搏动情况。

（四）胸腔闭式引流管的护理

妥善固定管道，确保管道的密闭性和引流通畅。密切观察引流量、心率、血压及患者主诉。当患者主诉胸闷、气促，同时出现血压下降，心率增快，心包引流量增多且呈血性（100mL/h，持续3h以上），颈静脉怒张，听诊心音遥远，应立即报告医生，行紧急床边B超检查，做好抢救准备。

（五）术后疼痛管理

正确评估疼痛情况，动态NRS疼痛评估，行疼痛知识宣教及心理疏导。遵医嘱使用镇痛药，评估镇痛效果。

（六）术后抗凝护理

术后采用双联抗血小板治疗3个月。密切观察患者有无出血征象，关注患者有无主诉头晕、头痛、腹痛、四肢偏瘫或感知觉障碍等不适。观察口鼻腔有无出血、全身皮肤黏膜有无出血点和瘀斑，有无血尿或黑便。

（七）预防术后潜在并发症

如夹合器脱落/移位、二尖瓣相关结构损伤、心脏填塞、血栓栓塞、气胸、感染性心内膜炎等。术后重视患者主诉（有无胸闷、心悸、头晕等），有无心律、血压、神志的改变，警惕猝死的发生。监测体温、白细胞、PCT、C反应蛋白等炎性指标，严格无菌操作，遵医嘱使用抗生素。

健康教育

1. 活动指导　鼓励和指导患者进行主动和被动运动，尽早下床活动。当患者无胸痛和呼吸困难等不适主诉，穿刺部位无出血、血肿，可在心电、血压监护下进行心脏康复训练。

2. 药物指导　督促和指导患者遵医嘱用药，观察抗血小板药的不良反应。

3. 饮食指导　低盐低脂饮食。

4. 术后随访　出院时，告知患者及家属出院后相关注意事项，提高其重视程度。术后1个月、3个月、6个月、12个月复查心脏B超，以后每年复查。每年复查肾功能、血常规、凝血指标、心力衰竭指标。

（林丽霞　郭　雯　赖敏华）

CHAPTER 11

第十一章

先天性心血管结构异常
疾病护理

1 | 第一节 |
先天性心脏病护理

疾病概述

先天性心脏病是指胎儿时期心脏血管发育异常导致的心血管畸形。先天性心脏病的种类很多，可表现为心脏及血管的单一畸形或合并多重畸形。畸形越多越复杂，病情越重。常见的有室间隔缺损、房间隔缺损、动脉导管未闭、肺动脉狭窄、法洛四联症、完全性大血管转位等。根据先天畸形的种类、复杂程度及危重程度的不同，决定不同的手术方式和手术时机。婴幼儿危重型心脏畸形往往在出生时或非常早期即需要行急诊手术，否则危及生命。先天性心脏病治疗的最终目的是尽可能地修复心脏及血管解剖结构的畸形，实现解剖或生理根治。心脏条件较好的先天畸形可通过介入治疗纠正，其他需要进行外科手术治疗。部分复杂畸形无法一次性外科根治者，需要经过多次姑息手术，缓解症状，延长生存期限，为最后的根治手术做准备。畸形最终无法修复的需要等待心脏移植。

护理评估

（一）病史及心理-社会反应

1. 评估手术史及手术方式、既往病史及治疗效果，对发绀型先天性心脏病患者要了解缺氧发作史。

2. 评估合并疾病如肺高压、其他先天畸形。

3. 评估既往及目前用药情况、药物过敏史，特别要清楚是否正在服用影响凝血功能的药物。

4. 评估患者的经济、社会支持、心理状况，对疾病的认知程度，了解家族史。

（二）身体评估

1. 评估生命体征　心率、心律、四肢血压、血氧饱和度、体温、呼吸等。

2. 评估表面体征　如面容、表情、体位，皮肤黏膜的颜色及完整性，有无发绀、杵状指（趾）、腹胀、胸廓异常等。

3. 呼吸系统评估　听诊双肺，评估呼吸音强、弱、是否对称。了解感冒、气管炎、肺炎等呼吸道感染的发生情况。

4. 循环系统评估　末梢循环情况、心力衰竭相关表现等。

5. 生长发育评估　神志、反应、语言表达、自主活动能力，身高、体重、营养状况，对婴幼儿需了解前囟是否闭合。

6. 生活习惯饮食评估　睡眠、二便情况，是否抽烟、喝酒。对婴幼儿要评估喂养方式和喂养耐受性，是否存在喂养困难和窒息的危险。

7. 其他 使用相关评分表评估日常生活能力，评估跌倒/坠床、压疮风险等。

（三）相关检查

包括实验室检查、影像学检查、心电图和超声心动图等。

♥ 一般护理

（一）按心血管疾病和心血管疾病外科护理

（二）睡眠与活动

保持病室安静、清洁、空气流通，规范探视。保证睡眠充足，护理操作合理安排，协调好作息时间。根据病情安排适当活动量，病情严重者应卧床休息。对患儿做好指导，告知缺氧发作的可能诱因，避免追逐、打闹和情绪过于激动。

（三）心理护理

对患者关心爱护，态度和蔼，建立良好的护患关系；发挥桥梁作用，以利医患的有效沟通，消除患者紧张；耐心解答疑问，详细解释相关检查、用药、护理操作的目的和注意事项，以及需要配合的细节，取得他们的理解和配合。

（四）饮食护理

一般的择期手术患者，指导按日常习惯均衡饮食。尤其是婴幼儿，不要突然停止母乳喂养或更改奶粉品牌，避免突然改变而影响消化系统功能。对明显营养不良、喂养困难的小儿，要耐心喂养，少量多餐，避免呛咳和呼吸困难，必要时请营养科会诊改善患者的营养状况。

（五）口腔护理

保持口腔清洁，儿童及成人每天至少早、晚刷牙，并用漱口液漱口。婴幼儿餐后饮用温开水或用清洁巾抹干净口腔及鼻腔。

（六）皮肤护理

保持床单位、皮肤清洁，定期检查皮肤，卧床者定时翻身或给予气垫、水垫、皮肤保护贴。入院当天即开始使用感染控制科指引的抑菌沐浴液洗澡，建议长头发者把头发剪短至耳垂（特别是复杂性先天性心脏病的患者）。

（七）预防感染

注意体温变化，按气温改变及时加减衣服，避免受凉。做好陪人管理，避免与各种传染病患者接触。做好感染控制，警惕小儿常见传染病的出现，例如麻疹、水痘、病毒性腮腺炎、手足口病、轮状病毒感染等。发现疑似病例，报告医生排查，以便及时处理，避免病区内爆发。

（八）用药护理

掌握心血管病常用药物的剂量、用药方法、浓度、作用及副作用、配伍禁忌，准确控制和调节药物的浓度与使用速度，注意观察用药效果。落实查对制度，保证用药安全。

（九）做好出院指导

1. 指导患者按出院小结医嘱安全服药，需要服用洋地黄、抗凝类药物的患者，给予专门的"服药指导"单张并详细讲解。强调需要重点关注的方面,例如教会服用地高辛的患者掌握数脉搏或听心率的正确技巧,提醒服用华法林的患者如何自我发现出血倾向、复查凝血指标等。

2. 建议患儿外科手术后3个月内暂停接种预防疫苗,3个月后咨询预防保健医生决定是否接种;介入手术后,复查心功能无异常,患儿可在预防保健医生指导下按计划接种疫苗。

3. 指导患者保持伤口皮肤清洁、干爽,伤口结痂不能用手撕脱,等待自然脱痂。怀疑伤口愈合不良者尽快到医院诊治。

4. 避免剧烈活动,复查时咨询医生后合理增加活动量。提醒学龄儿童的家长与学校做好沟通,恢复期内避免盲目参加体育课。

5. 注意饮食均衡,逐渐增加至正常饮食量。避免在人多的地方逗留,预防感冒。定期门诊复查,特别是姑息术后需分期手术的患者,需要严格准时随诊。

♥ 专科护理

(一)术前护理

1. 活动原则 心功能Ⅰ级:活动不受限制;心功能Ⅱ级:可起床活动,增加休息时间;心功能Ⅲ级:限制活动,延长卧床时间;心功能Ⅳ级:绝对卧床休息。随着病情的好转,逐渐增加活动量,以不出现症状为限。

2. 心力衰竭的观察与处理 术前注意观察有无心率增加、呼吸困难、端坐呼吸、吐泡沫样痰、浮肿、肝大等心力衰竭的表现,如出现上述表现,立即置患者于半坐卧位,给予吸氧,及时与医生联系,并按心力衰竭护理。

3. 预防和处理低氧血症及缺氧发作 肺血少或肺动脉高压的患者,往往会缺氧,出现不同程度的发绀、呼吸困难,此类患者术前应减少活动,适量增加饮水,避免因过饱、哭闹、便秘诱发缺氧发作,如一旦出现呼吸困难、发绀加重甚至惊厥时应立即置胸膝卧位、吸氧并通知医生协助抢救治疗,必要时配合气管插管,辅助通气。

(二)先天性心脏病手术后护理

1. 按心血管疾病外科护理

2. 循环系统监测

(1)动脉监测 经动脉穿刺插管通过测压管连接传感器,与监护仪连接后可连续监测患儿收缩压、舒张压、平均压和波形。测压传感器每班定时校零,传感器位置平右心房水平,给予生理盐水2mL/h持续冲洗管道,也可使用加压袋,加压袋压力婴幼儿200~250mmHg,成人300mmHg。动脉测压管可用于采集血液标本,进行血气分析和电解质、血糖等其他实验室检查。

(2)静脉插管监测 经皮穿刺颈内静脉、股静脉,置入双腔管或三腔管,建立中心静脉通道,监测中心静脉压(CVP)及输液给药。CVP可部分反映全身有效循环血容量和右心功能,在Fontan术、腔肺吻合术后,通过上、下腔CVP实时指导容量补充,了解跨肺压阶差有重要意义。监测上腔静脉血氧饱和度,可预测低心排血量治疗的趋势。

(3)监测心率、血压、末梢灌注、尿量和血液酸碱度,间接评估心功能。

(4)计算正性肌力药物评分,间接评估心排血量。正性肌力药物评分=多巴胺×1+多巴酚丁胺×1+氨力农×10+米力农×10+肾上腺素×100+异丙肾上腺素×100,结果>20提示患儿心功能状态低下，＞40预示死亡率极高。

（5）监测动脉血清乳酸水平　动态监测术后乳酸水平趋势，如持续升高［0.75mmol/（L·h）］提示预后极差。

（6）监测混合静脉血氧饱和度（SvO_2）和动、静脉血氧饱和度差（SaO_2-SvO_2）　术后转入ICU半小时同时分别抽取动、静脉血气，若SvO_2＜30％，或SaO_2-SvO_2＞40％，提示心排血量明显降低和组织氧输送不足。

3. 呼吸系统监测

（1）观察患儿呼吸频率、幅度和呼吸类型　观察胸、腹运动的协调性，有无矛盾呼吸、吸入性三凹征、鼻翼煽动、青紫等，如有异常及时报告医生；听诊双肺呼吸音是否对称、有无哮鸣音、啰音、喉鸣音。

（2）监测动、静脉血气分析　术后转入ICU后半小时测一次动、静脉血气（同时测），之后病情稳定4h测一次动脉血气分析，静脉血气遵医嘱根据病情必要时抽。如病情不稳定或上一次血气指标不好并处理过，需与医生沟通缩短动脉血气监测间隔时间。正常情况下：①出生1周新生儿动脉血氧分压（PaO_2）为50～80mmHg，婴幼儿为70～90mmHg，年长儿80～100mmHg。②动脉血氧饱和度（SaO_2）正常值为95％～100％，新生儿为91％～94％；改良Fontan手术，SaO_2可在90％～95％，姑息术患儿SaO_2在75％～85％。③混合静脉血氧分压（PvO_2）和氧饱和度（SvO_2）的正常值分别为35～40mmHg和75％～80％。SvO_2能及时反映组织缺氧，当心排血量下降、组织灌注不足、缺氧时，SvO_2下降先于PaO_2。影响SvO_2的因素包括：心排血量、氧耗量和血红蛋白等。④动脉血二氧化碳分压（$PaCO_2$）可直接反映肺泡通气量变化，正常值为35～45mmHg，

对于肺动脉高压患儿，术后2天维持$PaCO_2$在28～30mmHg能降低肺循环阻力，预防反应性肺高压和肺高压危象。

（3）连续监测脉搏血氧饱和度（SpO_2）可避免多次采血。SpO_2与SaO_2有高度的相关性和一致性，但当SaO_2＜65％时，两者存在一定误差，一般SpO_2读数偏高。

4. 尿量监测　术后尿量除反映肾脏本身灌注和功能外，尚是心排血量和组织灌注是否良好的指标。术后尿量应保持每小时≥2mL/kg，如术后尿量偏少应警惕容量不足、低心排血量、肾功能受损及导尿管堵塞。由于婴幼儿使用的尿管管腔均较小，尿液残渣不完全堵塞尿管应引起关注；即使每小时有尿或尿量连续2小时以上较少时，应定时膀胱触诊或B超检查膀胱有无残余尿量，给予及时处理。

5. 呼吸管理

（1）呼吸机及管道选择　大部分先天性心脏病患儿对呼吸机和管道的要求与成人相同，无特殊要求，但婴幼儿尤其新生儿、早产儿、低体重儿，则对呼吸机和管道有不同要求。体重＜5kg者，需使用自主呼吸模式能够持续恒流送气的小婴儿专用呼吸机，配置高自主呼吸触发灵敏度的触发装置和前端流量传感器。体重＜15kg的婴幼儿应使用机械无效腔较小的小婴儿专用呼吸机管道。

（2）机械通气的设置　初始设置由护士预设，医生复核参数并于患儿使用呼吸机后根据病情和呼吸音随时调整。婴幼儿术后大部分采用压力控制模式，参数按以下设置：吸气压力15～18cmH_2O；呼吸频率16～40次/min；PEEP 5cmH_2O；吸气时间新生儿0.4～0.5s，其他按体重逐渐递增，一般不应短于0.6s；吸氧浓度80％（新生儿尽可能在较短时间调至40％

以下）。婴幼儿、术前肺功能不全或肺高压、复杂型先天性心脏病，尤其姑息术患儿，需全面了解心肺之间的交互作用和手术特点，选择最优化心脏做功的模式，密切监测参数的设置及改变对患者血流动力学的影响。对于撤机困难或重症患儿，在撤离呼吸机的过程中，可使用高流量氧疗序贯治疗，气管插管内高流量氧疗对于评估患者能否成功撤离呼吸机、减少撤机失败起着重要作用。

（3）机械通气期间的管理

1）气管插管固定 由于小儿气道生理特征，通常使用无气囊的气管插管，无气囊的经鼻气管插管（鼻插管）相对容易固定，无论鼻插管还是口插管固定均要求使用防水胶布，胶布固定需三个方向受力，以保证安全。

2）气管插管位置 及时通过胸部X线片了解插管位置，插管顶端位置应在气管隆突上0.5~1cm，鼻插管深度较口插管深2~3cm。为防止胃肠胀气影响呼吸或管道位置，术后常规留置胃管。鼻插管时应警惕鼻翼压伤，特别是手术时间长、心功能及外周循环均较差的患儿。

3）气道管理 ①体位：婴幼儿颈部较短且软，枕垫需同时垫在肩、颈和枕后，颈部既不可前屈也不可过于后伸，以保持气道通畅。部分患儿由于气管插管过小而漏气，可相对把头部前屈，下颌往前胸部贴近，从而减少漏气，保证通气。②气道加温加湿：给予自动调节的加温加湿装置，保持气道通畅，防止分泌物堵塞。③分泌物吸引：为防止吸痰时PaO_2暂时性下降，造成对血流动力学的影响，婴幼儿机械通气期间吸痰多采用双人操作，吸痰前后用呼吸囊纯氧加压辅助通气，吸痰负压给予100~150mmHg，新生儿为60~100mmHg。新

生儿即使短期内吸入高浓度氧也可引起氧中毒，故不宜纯氧；危重症的复杂先天性心脏病患儿、小婴儿、撤机困难患儿在拔除气管插管前的最后一次吸痰必须彻底，拔管后短时间内尽量保持患者安静，减少刺激，帮助患儿顺利拔除气管插管；部分拔管后痰液黏稠、自身咳嗽反射弱的患儿，可在吸痰前雾化吸入+肺部物理治疗，待痰液松动后易吸出。吸痰管无负压进入气道，到达气道后带负压缓慢旋转抽出，痰液黏稠较多的部位可双人操作，边吸引边叩击，可使分泌物松动易吸出。④气道冲洗液：部分重症先天性心脏病患儿术前发生肺部感染或术前使用呼吸机者，术后分泌物黏稠、贴壁无法吸出，可给予生理盐水5~10mL分次进行气道冲洗，每次气道内滴入量0.5~1mL，用呼吸囊加压辅助通气刺激患儿呛咳使痰液松动易吸出。分泌物不过分黏稠者不主张过多气道冲洗，以免诱发支气管痉挛及增加气道感染机会。⑤肺部物理治疗（CPT）：对于机械通气时间长或有肺不张、肺部分泌物不易排出的患儿，CPT治疗非常必要，婴幼儿咳嗽反射弱，但胸壁薄，通过定时变换体位、叩击、震颤、体位引流可取得较好效果。操作时动作要适宜，各种管道要固定好，可协助患儿坐起、侧卧、俯卧使肺部气血平衡；体位引流时每种体位不超过15min，护士不能离开患儿，每日进行2~4次，婴幼儿尽量在胃排空后进行，年长儿可在餐后1~2h进行，以免误吸；叩击可使黏稠的分泌物松动随气流向主支气管移动，叩击部位垫一件薄布，让患儿采取舒适体位，叩击力度避免过重。小婴儿可用三四个手指合拢成空心杯状叩击。延迟关胸患者CPT为禁忌，新生儿、早产儿、血流动力学不稳定、有活动性出血时慎用。

6. 液体管理 术后个体化液体管理，以较低的充盈压获得血流动力学稳定。术后液体总量按4+2+1+1的原则（第一个10kg×4+第二个10kg×2+第三个10kg×1+第四个10kg×1）。液体输入速度视左、右心房压，血压，心率以及不同术后生理而定。一般维持右心房压9～15mmHg，左心房压6～12mmHg，心功能好的简单病例较低的左心房压即可保持满意的心排血量。因出血等原因导致容量不足时按10mL/（kg·次）〔心功能差者5mL/（kg·次）〕的液量静脉扩容。限制容量或忌快速扩容的病种：完全性肺静脉异位连接矫治术和大动脉转位术；容量负荷要求高或容量依赖的病种：改良体-肺动脉分流、腔-肺吻合或全腔-肺吻合术后。

7. 体温控制 小儿尤其是婴幼儿体温中枢发育不全、皮下组织少，新生儿棕色脂肪贮存少等，体温易受环境温度影响，容易出现体温过低。术后室温保持25℃，测量肛温，保证体温监测的准确性，加强保暖，体重<5kg者给予辐射台持续保暖，发生高热及时处理，避免因体温过高引起快速型心律失常或惊厥。降温首选物理降温，可用冰袋置于患儿额上或大动脉处；新生儿不建议冰敷，可以调节环境温度或用常温湿巾放在患儿腹股沟、腋下降温，降温效果不佳时可选择药物降温。对于术后有中枢神经系统并发症需要脑保护或快速心律失常药物难以控制的患儿，可采用降温毯全身亚低温治疗。

8. 营养支持 儿童是一个生长发育中的个体，相对于成人需要更多的热量供应。①简单的先天性心脏病手术当天拔管后4～6h，如呼吸平顺、血流动力学稳定、肠鸣音恢复无腹胀即可开始喂养，对于新生儿和婴儿可延续其术前使用的配方奶，喂养间隔时间、喂养量宜从小到大，循序渐进。②对于机械通气时间较长或手术次日未撤离呼吸机、自己不会吮吸、反应较差、拔管后喘鸣者可经鼻胃管肠内营养，每次喂养前先抽吸胃内残奶，观察量及性质，判断患儿消化情况随时调整。③心功能欠佳、消化功能不好的危重症患儿，可使用喂养泵持续经鼻胃管注入，有利于消化吸收，根据患儿年龄、体重、病情，可从3mL/h开始逐渐递增，右心功能差、消化吸收差、腹泻的患儿首次可稀释配奶浓度，逐渐适应后达到正常配方，乳糖不耐受者可使用不含乳糖配方奶。④部分术前肠道供血不良的先天性心脏病术后患儿或病情危重持续应用肌松药、大剂量镇静药导致胃肠动力差、肠梗阻、消化道出血、食管瘘、严重腹泻等禁止肠内营养，可遵医嘱给予肠外静脉营养。

9. 镇静和镇痛 先天性心脏病术后，合理的镇静、镇痛对降低体外循环手术、复温和疼痛引起的应激反应，降低患儿耗氧和氧需，协调机械通气期间人-机同步以及维持血流动力学的稳定性、加速患儿术后早期康复并减少并发症的发生有着重要意义。镇静与镇痛治疗并不等同，对于同时存在疼痛因素的患儿，应首先实施有效镇痛。肌肉松弛药不能替代镇静与镇痛药。镇静、镇痛药使用初期，根据病情遵医嘱逐渐递增剂量，维持一定时间有效剂量后应定时评估，遵医嘱及时给予调整剂量，镇静、镇痛的目标值就是让患儿使用最小剂量能达到舒适的效果。

10. 先天性心脏病术后低心排血量综合征（LCOS）的护理 先天性心脏病术后并发LCOS是多因素的，与此类患者病理生理、手术方式、心室前后负荷、心肌收缩力和心率、心律异常均有关。加之婴幼儿尤其新生儿心脏结构、功能、血流动力学与年长儿、成人有所不同，存在明显差异，2岁后心肌才逐渐成熟，因此在LCOS护理上也需综合以上考虑其特殊性。

（1）尽早发现 密切监测患者术后有无以下典型表现：心动过速、低血压、少尿［＜1mL/（kg·h）］、肝脏肿大、中枢高热、灌注不足（末梢湿冷、全身花斑）或心脏骤停，如有以上症状及时报告医生并进行实验室检查诊断。可同时分别抽取动、静脉血行血气分析，当混合静脉血氧饱和度＜50%、动脉-混合静脉血氧饱和度差≥30%、代谢性酸中毒（两个连续监测的血气分析提示BE＜-4）、血清乳酸变化率＞0.75mmol/（L·h）要引起高度重视。正常小儿心脏指数（CI）应＞3L/（min·m²），CI在2～3L/（min·m²）为中度心排血量减少，CI＜2L/（min·m²）为严重心排血量减少。

（2）控制体温 肛门温度控制在36.5～37℃，可给予降温毯+暖风毯同时降温及末梢保暖，暖风毯覆盖尽量不要超过患儿腹部，否则易引起中心高热。年龄＜1岁、大型室间隔缺损（VSD）如腹周VSD、法洛四联症、完全性室间隔缺损以及低镁血症患儿，在心脏术后最初48h内易发生交界性异位心动过速（JET），此时给予降温毯控制体温在35～36℃的亚低温治疗时，一般不给予暖风机保暖，可给予盖被保暖，间中观察背部皮肤，避免冻伤。亚低温治疗期间需保持患儿有效的镇静、镇痛，必要时给予肌松剂。

（3）维持液体平衡

1）适度扩容，确保足够前负荷 当患儿出现心动过速、低血压、少尿、中心静脉压低时，可尝试触摸囟门是否凹陷，按压肝脏后观察血压可否升高，如囟门凹陷，按压肝脏后血压升高可能存在前负荷不足。遵医嘱扩容治疗时，不同类型先天性心脏病术后对前负荷要求不同，右心梗阻型先天性心脏病患儿，由于存在右心室功能障碍，术后需要较高的前负荷维持CVP在15mmHg以上才可维持足够的心排血量。输液速度按心功能状态决定，一般单次量可在20～30min完成。新生儿大动脉调转、二尖瓣整形、完全型肺静脉异位引流术后患儿容量窗小，补充容量切忌过快。补给容量必须实时评估疗效，如各项指标逐渐恢复正常应逐步减慢速度，快速扩容过程应30～60min监测CVP一次。

2）液体平衡 先天性心脏病术后由于体外循环所诱导的毛细血管渗漏，易发生水肿，LCOS状态时，需控制液体入量，一般为正常进液量的80%～90%，同时要求出量大于入量。体重＜5kg的病例，为避免液体大进大出，所有液体采用微量泵输入方式，以控制单位时间内入量。小儿心脏术后人工肾脏支持疗法，首选腹膜透析，遵医嘱选择不同浓度腹膜透析液及透析液量，透析时间间隔2h一次（透析液输注30min，腹腔内停留60min，引流30min），可根据病情调整，输入的腹透液需给予持续加温，以免冷刺激，如引流不畅可适当变换体位或调整引流时间。

3）维持正常钙水平 先天性心脏病术后患儿常有低钙血症，新生儿维持足够细胞外钙离子水平对正常心肌收缩功能非常重要。补钙途径应选择中心静脉，避免外周小静脉给药，用药前必须抽取管腔回血确认中心静脉管道位置，以防药液外渗至血管外引起组织坏死。注意用药配伍禁忌，避免与碳酸氢钠、呋塞米等同一通道，钙容易结晶堵塞静脉管道，持续维持时可稀释或尽量从补液量多的管腔进。

4）维持适宜的心率 尽管LCOS可引起低血压，但低血压及心动过缓往往是LCOS晚期心功能失代偿时的表现，发生于心跳停搏前数分钟。新生儿及婴幼儿心肌贮备低，心排血量与大儿童相比较更依赖心率，新生儿发生LCOS时为增加心排血量可通过增快心率来完成。当婴幼儿心率增快时，护士应及时评估，排除及处理因发热、腹胀、分泌物堵塞、容量不足等原因导致的心率加快，否则误导汇报盲目用药物控制心率，会因心率突然减慢导致血压下降甚至停搏。

5）延迟关胸 延迟关胸技术在新生儿、小婴儿复杂先心病手术中应用广泛，尤其对手术后血流动力学不稳定、低心排血量、出血等严重并发症时，延迟关胸常是一种安全有效的治疗手段。延迟关胸应注意：①术后延迟关胸的患者床头需挂警示牌；②胸骨撑开者及未缝皮肤者用无菌手术膜覆盖伤口，伤口上方覆盖无菌治疗巾，保持周围环境清洁无污染，多数婴幼儿选择缝皮不拉胸骨，伤口处直接覆盖无菌敷料即可；③由于未拉胸骨，胸腔内脏处于不固定状态，因此禁止翻身、拍背等较大动作，充分镇静、镇痛、肌松状态，避免引起血流动力学的变化；④患者平卧位，垫水垫、啫喱垫，小婴儿可定时转动头部或定时用手轻轻平托枕后、躯干、骶尾数秒，用赛肤润喷洒在医务人员手掌后涂抹患儿背部，帮助循环，减少受压部位压疮的发生；⑤尽量不持续使用胸腔负压吸引，避免胸腔长时间与外界空气相通，胸液多者可定时短时间接负压吸引后分离，或用手挤胸管保持引流管通畅，用医用橡胶皮与皮肤边缘缝合者，在接负压吸引时注意负压调节，观察胶皮有无凹陷，避免人为造成压迫心包；⑥观察正中伤口渗液及引流量情况，保持伤口贴膜与皮肤的紧密性，若伤口敷料出现渗血渗液，及时更换伤口敷料避免感染，用胶皮者观察胶皮有无凸起，谨防引流不畅造成的心包填塞；⑦先天性心脏病延迟关胸患者均为各种原因导致术后血流动力学不稳定无法关胸，婴幼儿一旦病情变化导致心率、血压快速下降，短时间内无法纠正，最有效的急救方式就是床边紧急开胸、心内按压及探查，一部分患者存在病情变化大，随时可能紧急床边开胸抢救的风险，因此ICU内需根据病床数准备足够数量床边开胸包及各种手术用物，护士需长期持续培训各种应急演练，具备紧急状况下能在手术室护士未到达前协助外科医生开台及安装、传递基本器械配合开胸的能力。

11. 成人先天性心脏病的护理 成人先天性心脏病既不等于儿童先天性心脏病的放大版，也不同于成人获得性心脏病，其恢复能力不如儿童，耐受力差、心功能代偿能力弱，比儿童更易出现肾功能衰竭，且多合并基础病，存在肺血管病变（肺动脉高压）、发绀、侧支多等问题。成人先天性心脏病患者病理生理复杂，病情危重，因此，围手术期风险大大增加，护理人员必须充分了解术前、术后血流动力学变化及护理上的特殊性，才能保证手术后的平稳过渡。

（1）心律失常的监测 曾接受姑息手术者易发生室上性心律不齐；房性心律失常药物控制往往无效，可导致血流动力学急剧恶化，而室性心律不齐常见于左、右心室功能不全者。术后护士需严密监测心律变化，控制好体温，遵医嘱镇痛、镇静，评估容量、心包填塞症状等，尽量避免诱发心律失常的因素。

（2）心功能的监测 长期以来，循环系

统监护侧重于占主导地位的左心，而认为右心室只是循环系统的一个被动管道，但越来越多的证据表明，维持正常的循环有赖于足够的双心室功能。右心功能不全是先天性心脏病术后的常见并发症，是引起低心排血量的原因之一。先天性心脏病术后发生右心衰常与肺高压同时治疗，对于容量依赖者积极扩容，CVP提高至15～18mmHg，遵医嘱使用扩肺血管的正性肌力药物。术后肺动脉高压的治疗关键之一是预防，保持安静、镇静、镇痛，集中操作，减少刺激，保证供氧，给予轻度过度通气，监测血细胞比容，维持HCT 35%～45%，有效预防低心排血量。

（3）左、右心血流动力学改变　通过心、肺循环交互影响及胸肺内压力改变影响左、右心功能，密切监测呼吸机参数的改变对血流动力学的影响，及时汇报。正压通气时，过大/过小潮气量可致肺血管阻力升高，加重右心室后负荷；高PEEP可增加胸腔及肺泡内压力，减轻左心室前负荷，可治疗急性左心衰肺水肿；但高PEEP对右心功能改善恢复不利；分流患者，术后体循环依赖，细致地调节体-肺循环阻力，保证体-肺循环血流的平衡是取得手术成功的关键。

12. 所有先天性心脏病涉及的手术方式均可参照本节护理，部分典型病例可参照具体病种疾病护理。

❋ 健康教育

1．疾病知识指导　指导家属掌握先天性心脏病的日常护理，宣传有关疾病的防治及急救知识。

2．饮食与活动指导　对于发绀的患者，因缺氧、血黏稠度高，平时适当多饮水，避免过分激动和长时间哭闹，保持大便通畅，预防缺氧发作。

3．用药安全指导　指导患者及其家属具备"安全用药"的意识，掌握日常用药的相关知识。提醒重视预防跌倒和坠床，保证住院安全。

4．制作宣教单张　引导患者掌握健康知识和良好卫生习惯，特别是手卫生；指导育儿知识，如婴幼儿合理添加辅食的方式、方法。

5．个性化指导　根据围术期不同阶段的需求进行不同内容的宣教，评估其依从性，从而提高患者配合治疗、护理的意识和能力。

6．康复指导　做好患者在院内及出院后的康复指导工作，教会患者及家属可行的康复锻炼方法，提高主动性。

（梁巧容　吴　岚　严秋萍）

第二节
小儿心导管检查及治疗护理

📋 概　述

心导管术分为心导管检查技术和心导管治疗技术。心导管检查技术是将心导管送至心脏及血管需要检查的部位，借以了解心脏或血管的血流动力学及血氧含量的变化，有利于心血管疾病诊断、病情观察和疗效评价的一种有创的检查方法，包括左、右心导管检查。心导管治疗技术是为解决心脏结构的异常，按需给予相应的封堵器治疗，达到解决畸形的目的，为心脏病治疗的重要手段。

🩺 护理评估

（一）病史及心理–社会反应

1. 评估患儿的既往史、家族史，过敏史。
2. 评估患儿有无缺氧发作。
3. 评估患儿及家属有无焦虑、恐惧心理等负面情绪及程度。
4. 评估患者家庭的经济情况和社会支持情况。

（二）身体评估

1. 评估患儿的意识、生命体征，有无咳嗽、发绀、肺高压表现等临床症状。
2. 评估患儿的饮食习惯、生长发育和营养状况。
3. 评估患儿的活动耐力、自理能力，评估有无血栓、跌倒、压疮等风险。
4. 评估有无发热、败血症、明显的心功能不全、未控制的严重室性心律失常等相对禁忌证。

（三）相关检查

血液检查、影像学检查、心电图、心脏B超等。

💗 一般护理

（一）完善各项检查

避免在手术穿刺部位穿刺抽血。

（二）心理护理

做好患儿、家属心理护理，消除顾虑，以配合手术检查。

（三）注意保暖

防止受凉，避免上呼吸道感染。

（四）观察病情变化

尤其复杂型先天性心脏病的患儿，注意有无缺氧发作，心功能的变化等。

专科护理

（一）术前护理

1. 做好穿刺部位的备皮，保持皮肤清洁。检查有无龋齿，保持口腔清洁。

2. 术前测体温，注意体温有无发热，如有异常，及时报告医生，必要时取消手术，做好解释安抚工作。

3. 术前一天予留置静脉留置针及配血。避免在下肢静脉留置静脉留置针，以利于术中、术后观察下肢血液循环情况。

4. 全身麻醉患儿术前需禁食4h、禁水2h，局部麻醉患儿可进食流质饮食，术前一天勿进食影响尿液颜色的食物（如红肉火龙果等），以免干扰术后病情观察。

5. 术前沐浴更衣，取下饰品。

6. 触摸患儿双侧足背动脉及皮温，在搏动点最强处做好标识，以便术后判断穿刺部位是否出现血管并发症。

7. 送导管室前，协助患儿排空大小便，按医嘱注射术前针。

（二）术后护理

1. 全身麻醉患儿术后病情平稳，给予摇高床头15°，清醒后可垫枕头，可翻身，翻身时注意保持术侧肢体伸直位并制动，当天不能下床活动。

2. 患儿术后回病室后，予心电监测、吸氧、测血压，做好过床交接，了解患儿术中特殊情况。密切观察病情变化，注意体温、心率、呼吸、血压、血氧饱和度、心律的改变。

3. 注意患儿有无胸闷、发绀、呛咳、恶心、呕吐等情况。发生呛咳立即清理呼吸道，开放气道，加大氧流量（必要时给予呼吸囊加压给氧）并立即报告医生及时处理。

4. 注意观察伤口及足背动脉搏动情况，如发现肢端冷、足背动脉搏动弱立即予加强保暖并报告医生进一步处理；穿刺肢体制动4~6h，如伤口出血或血肿，手法按压穿刺口近心端，止血后纱布加压包扎。如出现肢体末梢循环差，足背动脉搏动弱，予以松解绷带，经处理后症状未好转或足背动脉搏动完全消失，应尽早予以尿激酶或低分子肝素钠抗凝治疗。

5. 患儿完全清醒1h后予以少量流质，无呕吐后少量多餐逐渐恢复至正常饮食的量，注意观察进食情况。

6. 观察术后小便的颜色，如尿液颜色加深或呈血色等，应警惕机械性溶血，留取每次尿液观察，并报告医生。

7. 术后患儿如排尿困难且膀胱充盈，可予热敷膀胱或按摩膀胱区，协助排尿。

8. 肺动脉高压患者如突然出现气促，口唇、面色发绀，血压低，经皮血氧饱和度迅速下降，在排除气道分泌物阻塞的情况下，考虑肺高压危象，应及时汇报医生给予降肺压药物等处理，并保持安静，减少不必要的刺激。

健康教育

1. 向患儿及家属宣教疾病的相关知识。

2. 避免受凉，预防感冒，有龋齿者封堵术后行长效青霉素肌内注射，每月一次，持续半年。青霉素过敏者，予口服阿奇霉素，连续口服10天，停20天，持续3个月。

3. 术后3个月避免剧烈活动，避免接触强磁场（可行<3.0T的MR检查）。

4. 室间隔缺损、房间隔缺损封堵术后遵医嘱服用抗凝药物6个月，注意观察有无胃肠道不适，牙龈、皮肤黏膜有无出血等不良反应。

5. 定期复查 术后1个月、3个月、6个月及1年定期复查，如有不适及时就诊，尽早治疗。

（严秋萍　刘利香　蔡婷婷）

第三节

室间隔缺损护理

疾病概述

室间隔缺损（ventricular septal defect，VSD）是由胚胎期室间隔发育不全而形成的左、右心室间的异常交通，是最常见的先天性心脏病，约占所有先天性心脏病的20%～57%。多数VSD为单纯性，约40%VSD合并其他先天性心血管畸形。后天性室间隔缺损包括外伤性引起的室间隔破裂，急性心肌梗死伴发的室间隔穿孔等，通常为肌部缺损。对婴儿期伴明显症状、肺动脉压力增高的VSD患儿，应尽早行室间隔缺损修补，降低反复呼吸道感染、充血性心力衰竭发生率，防止肺血管发生不可逆性病变而失去手术机会。根据不同缺损位置选择不同手术路径，如经右心房、经肺动脉、经右心室切口。

护理评估

（一）病史及心理-社会反应

1. 评估患者本次疾病的类型、特征、发病及以往诊疗过程。

2. 评估患者既往有无过敏史、手术史。

3. 了解患者的家族成员有无心脏疾病患者。

4. 评估患者及家属是否存在焦虑、恐惧和无助的心理。

5. 评估患者家庭的经济和社会支持情况。

（二）身体评估

1. 评估患者有无心悸、气促、乏力、发绀等表现以及心脏杂音的性质。

2. 评估患者的饮食习惯、生长发育和营养状况。

3. 评估患者的活动耐力和自理能力，判断其对手术的耐受力。

（三）相关检查

包括各项实验室检查，心电图，X线、超声心动图等影像学检查，心导管及心血管造影检查。

一般护理

（一）按心血管疾病外科护理及先天性心脏病护理

（二）睡眠与活动

保证睡眠充足，安排好患者作息时间。根据病情安排适当活动量，病情严重者应卧床休息。病情较重者应减少探视。

（三）心理护理

对患者关心爱护，态度和蔼，建立良好的护患关系，消除患者的紧张。对家长和患者解释病情和检查、治疗经过，取得他们的理解和配合。

（四）饮食护理

注意营养搭配，供给高能量、富含蛋白质和维生素的易消化饮食。对喂养困难的小儿要耐心，少量多餐，避免呛咳和呼吸困难，必要时请营养科会诊改善患者的营养状况。心功能不全者，根据病情采用限水、限钠饮食。

（五）预防感染

注意体温变化，按气温改变及时加减衣服，避免受凉。避免与各种传染病患者接触。

（六）用药护理

掌握心血管病常用药物的剂量、用药方法、浓度、作用及副作用，注意用药前后的情况，准确控制和调节药物的浓度与使用速度。

专科护理

（一）术前护理要点

1. 维护心功能　注意心率、心律的变化；重视患者的主诉；注意有无心悸、胸闷表现。合并重度肺动脉高压者，减少活动，间断吸氧，遵医嘱用强心利尿剂和血管扩张剂，降低肺动脉压。

2. 呼吸道护理　室间隔缺损较大，存在大量左向右分流的患者，容易发生上呼吸道感染，术前应注意保暖，避免感冒。已有症状者，遵医嘱用药，控制肺部感染，做好肺部理疗。

（二）介入治疗护理

1. 按小儿心导管检查及治疗护理
2. 观察介入术后并发症

（1）血栓栓塞　常见穿刺术侧肢体动静脉血栓。术后注意观察对比双侧下肢皮肤温度、颜色，术后触摸足背动脉搏动有无异常，注意与术前对比（术前关注足背动脉搏动情况并做好标记）。发现术肢皮温较冷、颜色发绀，足背搏动弱，应加强保暖、松解纱球，报告医生并密切观察。如症状无改善，加强抗血小板药物抗凝治疗。尽早使用尿激酶溶栓治疗。

（2）气体栓塞　注意患者有无头痛、眼睛畏光、疼痛或视物模糊等主诉。一般症状较轻，予以吸氧。

（3）溶血　与残余分流有关。术前一天注意饮食宣教，勿进食影响尿液颜色的食物

（如红肉火龙果等）。术后注意观察尿液颜色有无加深、变红，有无肾区的不适。发现异常及时报告医生处理。轻症者予利尿、碱化尿液治疗，重症者予重新封堵或外科处理。

（4）穿刺部位血肿和股动、静脉瘘 瘘口小者，在超声引导下压迫修复治疗或绷带八字包扎法加压包扎（在血管穿刺点血管杂音最明显处放置一个大纱球，然后沿着术侧肢体与腰部进行"八字"法加压包扎），术后勿下地行走，并制动术肢，密切观察足背动脉搏动及伤口情况。

（5）心包填塞 严密监测心率、血压和心包积液量的变化。量多时行心包穿刺，必要时做好术前准备，行外科手术治疗。

（6）封堵器移位与脱落 严密观察患者神志、心率及心律的变化，注意有无心悸、胸闷等现象，重视患者主诉。

（7）心律失常 术后24h心电监测，密切观察心率、心律的变化，如发现心律失常及时报告医生，给予激素及相应药物处理。若出现Ⅲ度房室传导阻滞时可置入临时起搏器密切观察心率、心律及术后心电图情况，必要时考虑外科手术。

（三）室间隔缺损修补术后护理要点

1. 按心血管疾病外科护理及先天性心脏病护理

2. 肺动脉高压的预防和护理

（1）反应性肺高压 多发生于术后48～72h，肺动脉收缩压快速上升≥20mmHg，患者表现为烦躁不安，持续时间5～10min，常见诱因可为术后麻醉清醒期触碰患儿、体位改变、气道内吸引等。避免术后肺动脉高压发生的关键之一是预防，术前已有器质性肺高压倾向的患者，术后应特别注意，避免刺激，给予绝对镇静和充分镇痛，必要时遵医嘱给予肌肉松弛药物。

（2）肺高压危象（pulmonary hypertensive crisis，PHC） 表现为肺动脉收缩压急速上升，右心室收缩超负荷，导致右心衰竭、左心充盈减少，最终可引起严重低心排血量综合征甚至心搏骤停。新生儿及小婴儿低氧血症、低温、高碳酸血症、酸中毒等均可诱发PHC，术后应密切监测血气分析结果及加强保暖，如突然出现血压低和氧饱和度明显下降，应高度怀疑PHC发生，立即通知医生并按以下紧急处理：①呼吸囊纯氧加压手控呼吸，保证充分的供氧。②给予绝对镇静和充分镇痛，必要时予肌松药维持。③监测动脉血气，遵医嘱调节呼吸机参数，维持$PaCO_2$ 28～30mmHg、PaO_2 90～100mmHg、pH 7.5～7.55，纠正酸中毒。④维持血细胞比容在35%～45%，避免>45%。⑤遵医嘱应用正性肌力药物维持良好的心功能，以及肺血管扩张剂降低肺循环阻力。⑥尽量减少刺激，必须进行气道内吸引时，在绝对镇静、镇痛基础上须协同使用肌肉松弛药物后方可进行，降低PHC发生率。⑦心搏骤停者进行心肺复苏。

3. 维持正常呼吸功能 肺动脉高压患者肺阻力高，顺应性差，可导致广泛性肺不张，使通气功能下降，引起呼吸功能不全或障碍。术后疼痛、机械通气湿化不足、痰液黏稠等问题，可加剧呼吸功能的恶化。护士应密切评估肺部体征，在充分镇静、镇痛的前提下进行气道内吸引，保持气道通畅，在不影响生命体征的情况下，翻身、体位引流，做好气道湿化。

4. 心律失常的观察 室间隔缺损修补术后右束支传导阻滞发生率可达80%，其他易发心律失常包括完全性房室传导阻滞、交界性异位心动过速、室性期前收缩等。术后密切观察患者心率、心律的变化，如出现房室传导阻滞或心率减慢，及时报告医生并遵医嘱用药，必要时启用临时起搏器。术后监测动脉血气结果，及时补充电解质、纠正酸中毒。

健康教育

1．向患者及家属宣教疾病的相关知识，嘱家属平时关注患者有无心悸、胸闷、活动后气促发绀的表现，发现异常情况及时就诊。

2．避免受凉，预防感染。

3．术后3个月避免剧烈活动。

4．有龋齿者封堵术后行长效青霉素肌内注射，每月1次，持续半年。若青霉素过敏者，予口服阿奇霉素，连续口服10天，停20天，持续3个月。

5．定期复查 术后1个月、3个月、6个月及1年定期复查，不适随诊，提高依从性。

6．行介入治疗的患者避免接触强磁场（可行<3.0T的MR检查），遵医嘱服用抗凝药物6个月。

（严秋萍 吴 岚）

第四节
4 房间隔缺损护理

疾病概述

房间隔缺损（atrial septal defect，ASD）是由于原始心房间隔的发育、融合、吸收异常，导致出生后在心房间隔上仍残留房间孔，为常见的左向右分流型先天性心脏病。房间隔缺损（以下简称"房缺"）占出生时所有先天性心脏病的10%左右，男女之比为1:（2~3），是成人最常见先天性心脏病之一，高原地带发病率较高。ASD可通过介入封堵术和外科手术纠治，外科手术方法主要有直接缝合修补和补片缝合修补。

护理评估

（一）病史及心理-社会反应

1．评估患者本次疾病的类型、特征、发病及以往诊疗过程。

2．评估患者既往有无过敏史、手术史。

3．了解患者的家族成员有无心脏疾病

患者。

4. 评估患者及家属是否存在焦虑、恐惧和无助的心理。

5. 评估患者家庭的经济和社会支持情况。

（二）身体评估

1. 评估患者有无心悸、气促、乏力、发绀等表现以及心脏杂音的性质。

2. 评估患者的饮食习惯、生长发育和营养状况。

3. 评估患者的活动耐力和自理能力，判断其对手术的耐受力。

（三）相关检查

包括各项实验室检查，心电图，X线、超声心动图等影像学检查，心导管及心血管造影检查。

一般护理

（一）按心血管疾病外科护理及先天性心脏病护理

（二）睡眠与活动

保证睡眠充足，安排好患者作息时间。根据病情安排适当活动量，病情严重者应卧床休息，病情较重者应减少探视。

（三）心理护理

对患者关心爱护，态度和蔼，建立良好的护患关系，消除患者的紧张。对家长和患者解释病情和检查、治疗经过，取得他们的理解和配合。

（四）饮食护理

注意营养搭配，供给高能量、富含蛋白质和维生素的易消化饮食。对喂养困难的小儿要耐心，少量多餐，避免呛咳和呼吸困难，必要时请营养科会诊改善患者的营养状况。心功能不全者，应根据病情采用限水、限钠饮食。

（五）预防感染

注意体温变化，按气温改变及时加减衣服，避免受凉。要避免与各种传染病患者接触。

（六）用药护理

掌握心血管病常用药物的剂量、用药方法、浓度、作用及副作用，注意用药前后的情况，准确控制和调节药物的浓度与使用速度。

专科护理

（一）按心血管疾病外科护理及先天性心脏病护理

（二）介入治疗护理

1. 按小儿心导管检查及治疗护理 房间隔缺损随年龄增长可发生肺动脉高压，房间隔缺损分流量大者，$Qp/Qs > 1.5$（肺循环血容量Qp，体循环血容量Qs），心影增大，心电图上V_1导联R波很高，均应早期治疗。

2. 观察介入术后并发症

（1）血栓栓塞 常见穿刺术肢动、静脉血栓。术后注意观察对比双侧下肢皮肤温度、颜色，术后触摸足背动脉搏动有无异常，注意与术前对比（术前关注足背动脉搏动情况并做好标记）。发现术肢皮温较冷、发绀，足背搏动弱，应加强保暖、松解纱球，报告医生并密切观察。如症状无改善，加强抗血小板药物抗凝治疗。尽早使用尿激酶溶栓治疗。

（2）气体栓塞　注意患者有无头痛、眼睛畏光、疼痛或视物模糊等主诉。一般症状较轻，予以吸氧。

（3）溶血　与残余分流有关。术前一天注意饮食宣教，勿进食影响尿液颜色的食物（如红肉火龙果等）。术后注意观察尿液颜色有无加深、变红，有无肾区的不适，发现异常及时报告医生处理。轻症者予利尿、碱化尿液治疗，重症者予重新封堵或外科处理。

（4）穿刺部位血肿和股动、静脉瘘　瘘口小者，在超声引导下压迫修复治疗或绷带八字包扎法加压包扎（在血管穿刺点血管杂音最明显处放置一个大纱球，然后沿着术侧肢体与腰部进行"八字"法加压包扎），术后勿下地行走，并制动术肢，密切观察足背动脉搏动及伤口情况。

（5）心包填塞　严密监测心率、血压和心包积液量的变化。量多时行心包穿刺，必要时做好术前准备行外科手术治疗。

（6）封堵器移位与脱落　严密观察患者神志意识、心率及心律的变化，重视患者主诉。

（7）心律失常　密切观察心电监测及术后心电图报告，出现心律失常后给予激素及相应药物处理多可缓解，若出现Ⅲ度房室传导阻滞时可置入临时起搏器。

（三）外科手术后护理要点

1. 监测心率、心律变化　房间隔修补术后易发生房性或交界性心律失常，发生传导阻滞患者使用起搏器期间，注意保证起搏器电源充足，观察起搏效果。

2. 观察左心功能及肺动脉高压的发生　大龄患者术前慢性右心扩大者，由于左心顺应性降低，术后密切观察有无左心衰竭及肺水肿的征象并及时向医生报告。同时注意有无肺动脉高压征象，按照反应性肺动脉高压处理原则处理。

3. 心包切开综合征的观察　心包切开综合征是本病最常见的并发症，表现为术后数天至数周起，出现发热、恶心、呕吐等症状，胸片可见心影增大、心脏超声示心包积液，遵医嘱给药，必要时配合心包穿刺引流。

4. 观察血流动力学及经皮血氧饱和度变化，分析相关性，警惕残余分流的发生。

❖ 健康教育

1. 向患者及家属宣教疾病的相关知识；嘱家属平时关注患者有无心悸、胸闷、活动后气促发绀的表现，发现异常情况及时就诊。

2. 避免受凉，预防感染。

3. 术后3个月避免剧烈活动。

4. 有龋齿者封堵术后行长效青霉素肌内注射，每月1次，持续半年。青霉素过敏者，予口服阿奇霉素，连续口服10天，停20天，持续3个月。

5. 定期复查　术后1个月、3个月、6个月及1年定期复查，不适随诊，提高依从性。

6. 行介入治疗的患者避免接触强磁场（可行<3.0T的MR检查），遵医嘱服用抗凝药物6个月。

（严秋萍　吴　岚）

5 第五节 动脉导管未闭护理

疾病概述

动脉导管未闭（patent ductus arteriosus，PDA）是常见的先天性心脏病，为降主动脉与肺动脉间存在的先天性异常。动脉导管是胎儿期血液循环的主要生理性血流通道，正常在足月儿出生后最初24h内闭合，而逾期仍持续开放构成的异常交通，即成为动脉导管未闭。临床症状的轻重与动脉导管的粗细有关，导管细者症状很轻或无症状；导管粗大、分流量大，婴儿早期即出现左心衰竭体征和症状，如喂奶时呼吸困难、气促、多汗，易反复呼吸道感染，发育迟缓；合并肺动脉高压者，可出现青紫；偶见因扩张的肺动脉压迫喉返神经引起声音嘶哑；在新生儿或早产儿中，PDA可导致舒张期腹腔脏器逆向血流，导致少尿乃至急性肾功能衰竭，甚至坏死性小肠结肠炎。

护理评估

（一）病史及心理-社会反应

1. 评估患者本次疾病的类型、特征、发病及以往诊疗过程。

2. 评估患者既往有无过敏史、手术史。

3. 评估患者的家族成员有无心脏疾病患者。

4. 评估患者及家属是否存在焦虑、恐惧和无助的心理。

5. 评估患者家庭的经济和社会支持情况。

（二）身体评估

1. 评估患者有无咳嗽、气促、乏力、下肢发绀等表现，评估心脏杂音性质及有无周围血管征。

2. 评估患者是否有喂养困难和生长发育迟缓。

3. 评估患者的活动耐力和自理能力，判断其对手术的耐受力。

（三）相关检查

包括各项实验室检查，心电图检查，X线、超声心动图等影像学检查，心导管及心血管造影检查。

一般护理

（一）按心血管疾病外科护理及先天性心脏病护理

（二）睡眠与活动

保证患者睡眠充足，安排好作息时间。根据病情安排适当活动量，病情严重者应卧床休息，病情较重者应避免打扰、减少探视。

（三）心理护理

对患者关心爱护，态度和蔼，建立良好的护患关系，消除患者的紧张。对家长和患者解释病情、检查和治疗经过，取得他们的理解和配合。

（四）饮食护理

注意营养搭配，供给高能量、富含蛋白质和维生素的易消化饮食。对喂养困难的小儿要耐心喂养，少量多餐，避免呛咳和呼吸困难，必要时请营养科会诊改善患者的营养状况。心功能不全者，应根据病情采用限水、限钠饮食。

（五）预防感染

注意体温变化，按气温改变及时加减衣服，避免受凉。要避免与各种传染病患者接触。

（六）用药护理

掌握心血管常用药物的剂量、用药方法、浓度、作用及副作用，注意用药前后的情况，准确控制和调节药物的浓度与使用速度。

❤ 专科护理

（一）按心血管疾病外科护理及先天性心脏病护理

（二）术前护理要点

1. 注意观察患者的生命体征、上下肢血压、有无差异性发绀及周围血管征，观察有无心力衰竭的表现。

2. 心力衰竭者按心力衰竭护理。

（三）介入治疗的护理

1. 按小儿心导管检查及治疗护理。

2. 观察介入术后并发症　PDA封堵治疗效果良好，并发症少。

（1）溶血　与残余分流有关。术后注意观察尿液颜色有无加深、变红，有无肾区的不适。轻症者予利尿、碱化尿液治疗，重症者予重新更换封堵器或外科处理。

（2）穿刺部位血肿和股动、静脉瘘　瘘口小者，在超声引导下压迫修复治疗或绷带八字包扎法加压包扎（在血管穿刺点血管杂音最明显处放置一个大纱球，然后沿着术侧肢体与腰部进行"八字"法加压包扎），术后勿下地行走，并制动术肢，密切观察足背动脉搏动及伤口情况。

（3）封堵器移位与脱落　严密观察患者神志、心率及心律、血压的变化，注意有无心悸、胸闷等现象，重视患者主诉。关注下肢血压的情况，及时发现封堵器移位引起的降主动脉狭窄情况。

（4）高血压　粗大PDA封堵术后致使体循环的血容量增加，易出现一过性血压升高和心电图ST段下移，注意脉压差及血压、心电图的变化。

（四）外科手术后护理要点

1. 循环系统监测　术后24～48h易发反应性高血压，监测血压、心率变化，高血压伴窦性心动过速时，遵医嘱应用降压及控制心率药；术后观察足背动脉搏动、下肢动脉血压和下肢血氧饱和度，如患者无尿并出现以上体征异常应高度怀疑有无降主动脉误扎情况，及时报告医生并处理。

2. 活动性出血及乳糜胸的观察及护理　观

察胸腔引流液的量及性状，有无胸内出血及乳糜胸液情况发生，如有进行性出血伴血流动力学不稳定者，需配合床边开胸探查止血。如出现乳糜胸，持续胸腔闭式引流，给予戒脂高蛋白饮食，一般1~2周自愈，若持续时间＞3周，可考虑手术结扎胸导管。

3. 喉返神经功能观察 拔除气管插管后观察患儿发声是否正常，发现声音嘶哑或饮食呛咳等及时报告医生。术后喉返神经损伤在大多患儿为暂时性损伤，1~2周可自愈。如有饮水呛咳，患者宜少饮水、多进食糊状或固体食物，进食时将头偏向一侧，防止误吸。

4. 膈肌麻痹的监测 多为术中损伤膈神经所致，双侧均可发生，以左侧多见，B超可见左侧膈肌抬高。对自主呼吸的患者，观察其呼吸频率、有无矛盾呼吸及活动减弱，警惕膈肌麻痹引起的呼吸肌疲劳，导致呼吸困难；诊断膈肌麻痹者在呼吸锻炼期间，密切监测血气氧合指标及经皮血氧饱和度，加强肺部物理治疗、气道湿化及分泌物清除，拔除气管插管后鼓励大龄患者深呼吸锻炼，指导有效咳嗽、咳痰，防止出现肺不张。部分患者能自行恢复，反复依赖呼吸机者需行膈肌折叠术。

健康教育

1. 向患者及家属宣教疾病的相关知识。

2. 避免受凉，预防感染。

3. 术后3个月避免剧烈活动。

4. 定期复查 术后1个月、3个月、6个月及1年定期复查，不适随诊，提高依从性。

5. 行介入治疗的患者避免接触强磁场（可行＜3.0T的MR检查）。

（梁巧容 严秋萍 吴 岚）

第六节
6 房室隔缺损护理

疾病概述

房室隔缺损（又称心内膜垫缺损），为一组包括房室瓣下大室间隔缺损、近房室瓣平面上房间隔缺损、单一或共同房室瓣孔病变在内的复杂先天性心脏畸形。根据心内膜垫缺损的程度，临床上分为部分型和完全型。手术在体外循环低温下行房室瓣整形、室间隔和原发孔房间隔补片修补。临床表现取决于肺动脉压力，出生后最初数周可没有症状，4~6周内可出现大型左向右分流和肺动脉高压的常见体征，包括喂养困难、呼吸急促、多汗和发育停止。

护理评估

（一）病史及心理-社会反应

1. 评估患者本次疾病的类型、特征、发病及以往诊疗过程。

2. 评估患者既往有无过敏史、手术史。

3. 了解患者的家族成员有无心脏疾病患者。

4. 评估患者及家属是否存在焦虑、恐惧和无助的心理。

5. 评估患者的家庭经济情况和社会支持情况。

（二）身体评估

1. 评估患者的精神状态。

2. 评估患者有无心悸、气短、乏力等表现，评估患者口唇、面色发绀情况和经皮血氧饱和度。

3. 评估患者有无喂养困难和生长发育迟缓状况。

4. 评估患者的活动耐力和自理能力，判断其对手术的耐受力。

（三）相关检查

包括各项实验室检查，心电图，X线、超声心动图等影像学检查，以及其他特殊检查。

一般护理

（一）按心血管疾病外科护理及先天性心脏病护理

（二）睡眠与活动

保持病室安静、清洁、空气流通，减少探视。保证睡眠充足，安排好患者作息时间。根据病情安排适当活动量，病情严重者应卧床休息。

（三）预防感染

密切观察病情变化，积极控制呼吸道感染和心力衰竭，要避免与各种传染病患者接触。

（四）心理护理

对患者关心爱护，态度和蔼，建立良好的护患关系，消除患者的紧张。对家长和患者解释病情和检查、治疗经过，取得他们的理解和配合。

（五）饮食护理

注意营养搭配，供给高能量、富含蛋白质和维生素的易消化饮食。对喂养困难的小儿要耐心喂养，少量多餐，避免呛咳和呼吸困难，必要时请营养科会诊改善患者的营养状况。心功能不全者，应根据病情采用限水、限钠饮食。

（六）用药护理

掌握心血管病常用药物的剂量、用药方法、浓度、作用及副作用，注意用药前后的情况，准确控制和调节药物的浓度与使用速度。

（七）有肺动脉高压者，遵医嘱吸氧，减少活动，保持情绪稳定

专科护理

（一）按心血管疾病外科护理及先天性心脏病护理

（二）外科手术后护理要点

1．预防二尖瓣反流 术后早期保持有效镇静；监测动脉血压，并遵医嘱用药控制血压在正常值低限；严格控制液体出、入量和每小时输入量，密切监测中心静脉压（CVP），注意尿量变化。

2．预防低心排血量综合征 术后血流动力学不稳定应及时报告医生，协助医生B超评估瓣膜功能及残余分流情况。发生低血压时，避免短时间内快速扩容，可遵医嘱应用正性肌力药物维持心排出量和心脏功能。

3．心律失常的监测 常表现为结性心律、交界性异位心动过速、窦房结功能障碍以及完全性房室传导阻滞。术后持续心电监测，如出现心律不齐、心率减慢或房室传导阻滞，及时汇报医生，必要时应用临时起搏器或促进房室传导的药物，怀疑心律异常时加做十二导联心电图进一步分析。

4．预防肺高压危象 术后肺动脉高压常与手术中畸形矫正效果有关，因此首先要排除解剖因素导致的肺动脉高压。护理重点是针对肺动脉高压危象的预防，术后早期给予镇静、肌松、适宜通气，纠正低氧血症和酸中毒，集中操作、减少刺激，保持呼吸道通畅。如患者突然出现气促、口唇、面色发绀，血压低，经皮血氧饱和度迅速下降，在排除气道分泌物阻塞情况下，考虑肺高压危象，应及时汇报医生给予处理。

健康教育

1．定期随诊，及时发现房室反流情况。
2．按医嘱服药。
3．避免剧烈活动，根据心功能恢复情况逐渐增加活动量。

（梁巧容　吴　岚）

第七节

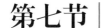

完全型肺静脉异位引流护理

疾病概述

完全型肺静脉异位引流（total anomalous pulmonary venous connection，TAPVC）是一种少见的先天性心脏畸形，其特征是所有肺静脉均不与左心房连接，而是直接或间接通过异常血管回路与右心房相连接，引起氧合血全部回流至右心房，同时必须合并有体循环或肺循环分流，常为房水平的右向左持续分流维持存活。根据肺静脉引流的位置，分为四型：Ⅰ型即心上型，肺静脉异位连接到心上静脉系统；Ⅱ型即心内型，是在心内水平连接到右心房或冠状窦；Ⅲ型即心下型，是在心下水平的异位连接；Ⅳ型即混合型，为以上各种不同水平的肺静脉异位连接的混合。该病严重程度取决于有无肺静脉回流梗阻及肺动脉高压。

护理评估

（一）病史及心理-社会反应

1. 评估患者本次疾病的类型、特征、发病及以往诊疗过程。

2. 评估患者既往有无过敏史、手术史。

3. 了解患者的家族成员有无心脏疾病患者。

4. 评估患者及家属是否存在焦虑、恐惧和无助的心理。

5. 评估患者家庭的经济和社会支持情况。

（二）身体评估

1. 评估患者有无心悸、发绀、呼吸困难等表现。

2. 评估患者有无喂养困难以及生长发育迟缓状况。

3. 评估患者的活动耐力和自理能力，判断其对手术的耐受力。

（三）相关检查

包括各项实验室检查，心电图，X线、超声心动图等影像学检查，以及其他特殊检查。

一般护理

（一）按心血管疾病外科护理和先天性心脏病护理

（二）根据患者病情安排适当活动量，病情严重者应卧床休息

（三）改善营养状况，积极预防和控制呼吸道感染

（四）心力衰竭者按心力衰竭护理常规护理

（五）需要急诊手术的患者，尽快完善术前相关准备

（六）用药护理

掌握心血管常用药物的剂量、用药方法、浓度、作用及副作用，注意用药前后的情况，准确控制和调节药物的浓度与使用速度。

专科护理

（一）按心血管疾病外科护理和先天性心脏病护理

（二）术前护理要点

1. 术前严密观察氧合、发绀及呼吸情况。必要时遵医嘱吸氧，减少活动，避免哭闹，保持情绪稳定，特别是梗阻型TAPVC患者，重点预防肺动脉高压危象。

2. 密切观察心功能情况，根据不同年龄，维持合适心率，若心率异常则马上报告医生；维持合适容量，保持适当负平衡，预防心力衰竭。

（三）外科手术后护理要点

1. 预防术后反应性肺高压 术后残余肺静脉梗阻、合并呼吸系统并发症、低心排血量

等是术后诱发肺动脉高压的危险因素。对梗阻型肺静脉异位引流者，术后48h内遵医嘱积极镇静、镇痛、肌松，纠正酸中毒、低氧血症和高碳酸血症。适当延长机械通气时间，定时获取血气分析。保证呼吸道通畅，充分供氧。吸痰等刺激性较大的操作前必须充分镇静和肌松，一旦发现经皮血氧饱和度下降，立即检查供氧系统并手控纯氧通气。

2. 心功能的监护　持续动态监测动脉血压、中心静脉压，必要时监测左房及肺动脉压，观察各压力变化趋势；对术前左心房小的患者，应匀速扩容，切忌短时间内快速输液，左心前负荷突增有碍冠状动脉血流灌注。定时抽取动、静脉血气标本，了解血清乳酸变化，观察末梢循环，了解组织氧供/氧耗情况。

3. 观察心率及心律变化　密切监测心电图，及时发现术后心律失常，监测血气分析结果，及时遵医嘱纠正电解质紊乱、酸碱失衡及低氧血症。带起搏器患者妥善固定起搏器，注意起搏器电量是否充足及起搏效果。

4. 呼吸功能监测和管理　存在肺静脉回流梗阻、限制性房间隔缺损的患者易发生肺瘀血、肺水肿，肺部极易感染，出现缺氧、发绀等症状，术前即可能需要机械通气维持呼吸功能。术后应加强机械通气期间的管理，一般设置高呼气末正压（4～8cmH$_2$O）、小潮气量（8～10mL/kg）和较快呼吸频率（25～35次/min），护士应观察呼吸机参数设置是否合理，波形是否正常，避免过度刺激，保持较低平均气道压，预防机械通气相关并发症。术后48h保持液体负平衡，改善心功能，预防肺水肿的发生。气管插管内吸痰时做好镇静、镇痛，避免小气道痉挛，诱发反应性肺高压。

健康教育

1. 注意休息，保持心情舒畅。

2. 循序渐进增加活动量，出现呼吸急促、心率快、发绀等情况，停止活动。

3. 加强营养，精心喂养，保证充足的热量及补充必需的营养成分，提高免疫力。

4. 按时服药，定期随诊，提高依从性。

（何振爱　吴　岚）

第八节
8 永存动脉干护理

疾病概述

永存动脉干（persistent truncus arteriosus，PTA）又叫共同动脉干，是因胚胎期动脉干分隔不良，致左、右心室出口于单一动脉干，冠状动脉、肺动脉和体循环动脉均发自此干，只有一组半月瓣，绝大多数伴有高位室间隔缺损，为一种罕见而复杂的先天性心脏及大血管畸形。发病率约0.5%。根据肺动脉的起源把永存动脉干分为4型：Ⅰ型（47%），动脉干部分分隔，形成右侧升主动脉和左侧肺动脉，再由肺动脉干发出左、右肺动脉；Ⅱ型（29%），左、右肺动脉分别由动脉干后壁发出；Ⅲ型（13%），左、右肺动脉分别从动脉干两侧发出；Ⅳ型（11%），肺动脉完全缺乏，肺循环依靠降主动脉发出的支气管动脉供应。常见临床症状有发绀、充血性心力衰竭、肺动脉高压。

护理评估

（一）病史及心理-社会反应

1．评估患者的既往病史及以往诊疗过程，有无过敏史、手术史。

2．评估患者及家属是否存在焦虑、恐惧和无助的心理。

3．评估患者家庭的经济和社会支持情况。

（二）身体评估

1．评估患者的活动耐力情况，有无气促、多汗、心动过速、喂养困难等。

2．评估患者的肺动脉高压表现：发绀、反复呼吸道感染、生长发育迟缓等。

3．注意观察肺动脉高压危象发生：烦躁、气急、青紫加重、心率增快、血压增高后突然下降、血氧饱和度下降等。

4．评估患者的缺氧状态：发绀程度、杵状指（趾）、血氧饱和度等。

（三）相关检查

包括实验室检查、影像学检查、心电图和超声心动图等。

一般护理

（一）按心血管疾病外科护理及先天性心脏病护理

（二）饮食护理

改善营养状况，精心喂养，保证供给足够的营养。

（三）预防感染

注意保暖和呼吸道护理，积极预防和控制呼吸道感染。

（四）心理护理

做好患儿及家属心理护理，消除其不安情绪，取得理解和配合。

专科护理

（一）按心血管疾病外科护理及先天性心脏病护理

（二）术前护理要点

1. 病情观察　注意观察患儿神志、生命体征及尿量，保持出入量平衡。

2. 观察有无心力衰竭的表现，及时报告医生，遵医嘱治疗。有心力衰竭者按心力衰竭护理常规护理。

3. 重度肺动脉高压患儿，卧床休息，减少活动，保持安静，避免哭闹。给予足够供氧。

4. 行心导管检查者按小儿心导管检查及治疗护理。

（三）外科手术后护理要点

1. 肺高压危象的预防和护理　术后24h绝对镇静、镇痛、肌松药维持；尽量减少不必要的操作，行刺激性大的操作前如吸痰，需充分镇静后执行；保证较高浓度给氧，尤其拔除气管插管后保证有效供氧；使用呼吸机期间维持适当过度通气和轻度代谢性碱中毒，$PaCO_2$在$30 \sim 35mmHg$，$pH > 7.5$；遵医嘱使用降肺动脉压药物；监测血气评估有无酸中毒、低氧血症和高碳酸血症，及时报告医生给予纠正。

2. 低心排血量综合征（LCOS）的预防和护理　术后LCOS发生的原因包括有效循环血量不足、冠脉血供异常、体/肺循环阻力增高、主/肺动脉瓣反流、重建的右心室流出道梗阻、肺高压、心律失常等，术后应持续动态监测动脉血压、中心静脉压（CVP）、左房压、肺动脉压，观察各压力变化，并结合PaO_2、$PaCO_2$、SvO_2、血乳酸变化率，了解组织氧供/氧耗变化，评估左、右心功能。右心室功能不全容量依赖者，注意保证足够血容量，通常维持$CVP12 \sim 15mmHg$。遵医嘱使用降低体/肺循环阻力药物，给予镇静、镇痛，监测核心温度，保持末梢肢体温暖。动态评估动脉血气分析结果，报告医生，合理调整呼吸机参数，降低平均气道压，预防肺部并发症。

3. 心律失常的监护　术后心律失常的可能原因为膜部室间隔缺损修补损伤传导束、严重LCOS、电解质紊乱等。严密心电监测，遵医嘱积极治疗LCOS，纠正电解质紊乱、酸碱失衡。快速型心律失常患者需积极控制中枢性高热，必要时使用亚低温治疗降低心率。对恶性心律失常者，遵医嘱使用抗心律失常药物，必要时配合电复律和电除颤，有起搏器者注意起搏情况，特别是存在Ⅲ度房室传导阻滞者，避免因起搏器异常导致患者心搏骤停。

健康教育

1. 宣教疾病相关知识。

2. 积极治疗原发病，避免各种诱发因素，如情绪激动、过度劳累等。生活要有规律，保证充足睡眠，保持情绪稳定，预防感冒。

3. 饮食少量多餐，以易消化、高蛋白、高热量、富含维生素食物为主；保持大便通畅。

4. 根据心功能情况合理安排休息和运动，活动量以不引起气促或心率加快为宜。

5. 定时服药，定期复诊，提高依从性。

（梁巧容　吴　岚）

第九节
主动脉缩窄护理

疾病概述

主动脉缩窄（coarctation of aorta，CoA）是胸主动脉的一种先天性重度狭窄，通常发生于主动脉峡部，相当于左锁骨下动脉或动脉导管韧带远侧。缩窄广泛的婴儿常并有主动脉瓣二尖瓣化畸形、动脉导管未闭、室间隔缺损、二尖瓣异常等畸形。1岁前多死于严重心力衰竭，儿童及成人有高血压导致的脑出血、主动脉夹层动脉瘤、下半身缺血等并发症。

护理评估

（一）病史及心理-社会反应

1. 评估患者本次疾病的类型、特征、发病及以往诊疗过程。

2. 评估患者既往有无过敏史、手术史。

3. 了解患者的家族成员有无心脏疾病患者。

4. 评估患者及家属是否存在焦虑、恐惧和无助的心理。

5. 评估患者家庭的经济和社会支持情况。

（二）身体评估

1. 评估患者有无头晕、头痛、鼻出血、下肢乏力、酸痛麻木和间歇性跛行。

2. 评估患者的上下肢血压的差异。

3. 评估患者有无上肢脉搏洪大、下肢脉搏细弱或摸不到，以及差异性发绀。

4. 评估患者的生长发育和心功能情况。

5. 评估患者的活动耐力和自理能力，判断其对手术的耐受力。

（三）相关检查

包括各项实验室检查，心电图，X线、超声心动图等影像学检查，以及其他特殊检查。

一般护理

（一）按心血管疾病外科护理和先天性心脏病护理

（二）睡眠与活动

保证睡眠充足，病情较重者应减少探视。根据病情安排适当活动量，病情严重者应卧床休息。

（三）饮食护理

加强营养支持，按需给予母乳或配方奶。对喂养困难的小儿要耐心喂养，少量多餐，避免呛咳和呼吸困难，必要时请营养科会诊改善患者的营养状况。心功能不全者，应根据病情采用限水、限钠饮食。

（四）用药护理

掌握心血管病常用药物的剂量、用药方法、浓度、作用及副作用，注意用药前后的情况，准确控制和调节药物的浓度与使用速度。

（五）心理护理

对患者关心爱护，态度和蔼，建立良好的护患关系，对家长和患者解释病情和检查、治疗经过，取得他们的理解和配合。

（六）心力衰竭者按心力衰竭护理常规护理

♥ 专科护理

（一）按心血管疾病外科护理和先天性心脏病护理

（二）术前护理要点

1. 测四肢血压，评估上下肢血压的差异，做好记录。

2. 评估患者有无上肢脉搏洪大、下肢脉搏细弱或摸不到，以及差异性发绀。

3. 评估胃肠道功能，观察胃纳情况，异常时报告医生。

4. 观察尿量情况，尿量异常时报告医生。

（三）外科手术后护理要点

1. 监测四肢血压 建立动脉测压管，以右桡动脉及股动脉为宜，监测上、下肢动脉血压，对比上、下肢收缩压差，＞20mmHg应怀疑有无残余梗阻。监测尿量，观察足背动脉搏动及下肢活动情况，如发现无尿、足背动脉无搏动，立即监测对比上、下肢经皮血氧饱和度并及时报告医生处理。

2. 预防高血压的发生 术后早期可发生暂时性高血压，原因可能为：主动脉缩窄解除后，位于近端主动脉弓和颈动脉窦的压力感受器解除高压状态后，引起反射性高血压。遵医嘱镇静、镇痛，使用降压药控制血压在正常水平。

3. 饮食护理 缩窄切开术后伴高血压的患儿中，10%～20%可发生肠系膜炎，可有腹痛、腹胀，有时可伴腹水、发热、白细胞增多、溃疡和黑便，称为缩窄切开术后综合征。若循环稳定、肠鸣音正常，遵医嘱进食，无肠鸣音者不可进食，胃肠减压。尤其注意新生儿、婴幼儿腹部体征，警惕坏死性小肠结肠炎的发生。控制高血压可减少此综合征的发生。

4. 引流液的观察 观察胸腔引流液的量及性状，有无胸内出血及乳糜胸情况发生，如出现乳糜胸，给予戒脂高蛋白饮食。乳糜胸可能是术中游离主动脉峡部时损伤胸导管所致。

5. 呼吸道护理 保持呼吸道通畅，观察呼吸形态，动态监测血氧饱和度和血气分析，评估氧合情况。术中分离范围过大时可损伤膈神经，术后警惕膈肌麻痹引起的呼吸肌疲劳导致呼吸困难。病情稳定后尽早拔除气管插管。

6. 观察喉返神经损伤症状　术后观察有无术中损伤喉返神经的症状，拔除气管插管后发现声音嘶哑或饮食呛咳等报告医生。如有饮水呛咳，患者宜少饮水、多进食糊状或固体食物，进食时将头偏向一侧，防止误吸。

🩺 健康教育

1. 讲解与疾病相关的知识、药物相关的作用和注意事项。

2. 注意保暖，防止受凉感冒。

3. 给予高蛋白、易消化饮食，加强营养，少量多餐。对婴幼儿患者予以喂养方法的指导。

4. 循序渐进增加活动量，活动过程发现心率快、呼吸加促、发绀等，停止活动。

5. 遵医嘱按时服药，术后定期就诊，不适随诊。

（何振爱　吴　岚）

10 第十节

主动脉弓中断护理

📋 疾病概述

主动脉弓中断（interruption of aortic arch, IAA）是指主动脉完全不连续。中断最常见发生在左颈总动脉和左锁骨下动脉之间。这是一种罕见的畸形，约占所有先天性心脏病的1.5%，时常合并动脉导管未闭、室间隔缺损、房间隔缺损以及左心结构发育小。多数病例自然存活时间很短，如果不治疗，死亡率高。

🩺 护理评估

（一）病史及心理-社会反应

1. 评估患者本次疾病的类型、特征、发病及以往诊疗过程。

2. 评估患者既往有无过敏史、手术史。

3. 了解患者的家族成员有无心脏病患者。

4. 评估患者及家属是否存在焦虑、恐惧和无助的心理。

5. 评估患者家庭的经济情况和社会支持情况。

（二）身体评估

1．评估患者发绀的部位及程度，四肢血压、肺动脉压力及四肢经皮血氧饱和度的情况。

2．评估患者的生长发育和营养状况。

3．评估患者的活动耐力和自理能力，判断其对手术的耐受力。

（三）相关检查

包括各项实验室检查，心电图，X线、超声心动图等影像学检查，以及其他特殊检查。

💓 一般护理

（一）按心血管疾病外科护理和先天性心脏病护理

（二）睡眠与活动

保证睡眠充足，病情较重者应减少探视。根据病情安排适当活动量，病情严重者应卧床休息。

（三）饮食护理

加强营养支持，按需给予母乳或配方奶。对喂养困难的小儿要耐心喂养，少量多餐，避免呛咳和呼吸困难，必要时请营养科会诊，改善患者的营养状况。心功能不全者，应根据病情采用限水、限钠饮食。

（四）用药护理

掌握心血管病常用药物的剂量、用药方法、浓度、作用及副作用，注意用药前后的情况，准确控制和调节药物的浓度与使用速度。

（五）心理护理

对患者关心爱护，态度和蔼，建立良好的护患关系，对家长和患者解释病情和检查、治疗经过，取得他们的理解和配合。

（六）心力衰竭者按心力衰竭护理常规护理

❤ 专科护理

（一）按心血管疾病外科护理和先天性心脏病护理

（二）术前护理要点

1．用药护理　应用PGE1类药物预防动脉导管闭合，观察用药效果和不良反应。

2．密切观察呼吸、尿量、四肢动脉搏动、胃肠道功能、肝肾功能及心功能的变化。

3．动态监测血压变化，维持上肢血压比正常偏高状态，出现高血压时及时报告医生，谨慎降压处理。

（三）外科手术后护理要点

1．吻合口出血的观察　术后警惕吻合口出血的发生，观察胸腔引流液的性质、量，发现异常，及时报告医生。维持适宜的血压、镇静、镇痛，防止因疼痛、刺激、躁动等引起血压升高，导致吻合口出血。发现出血征象及时报告，遵医嘱监测活化凝血时间（ACT），使用止血药、冷沉淀、血小板等，出血不可控制时，及时配合紧急床边开胸止血。

2．监测上、下肢动脉血压　对比上、下肢收缩压差，>20mmHg应怀疑有无残余梗阻；监测尿量，观察足背动脉搏动及下肢活动情况，如发现无尿、足背动脉无搏动，立即监测对比上、下肢经皮血氧饱和度并及时报告医生给予处理。

3．预防肺高压的发生　术后早期可发生反应性高血压，遵医嘱镇静、镇痛，使用降压药控制血压在正常水平。防止因疼痛、激惹、躁动引起血压升高，导致吻合口出血。积极预防肺动脉高压危象的发生。

4．呼吸道护理　术中游离未闭的动脉导管及相连的胸部降主动脉时容易造成膈神经损害，导致膈肌麻痹。术前扩张的肺动脉或增大的左心房可造成支气管压迫，影响通气功能。术后应保持呼吸道通畅，观察呼吸形态，动态监测血氧饱和度和血气分析，评估氧合情况。有支气管压迫的患者，撤离呼吸机时应谨慎，拔管后应警惕膈肌麻痹引起的呼吸肌疲劳导致呼吸困难。

5．饮食护理　循环稳定，听诊有肠鸣音，遵医嘱进食，无肠鸣音者不可进食。尤其注意新生儿、婴幼儿腹部体征，警惕坏死性小肠结肠炎的发生。

6．观察喉返神经损伤症状　拔除气管插管后发现声音嘶哑或饮食呛咳等报告医生。如有进食呛咳，患者宜少饮水、多进食糊状或固体食物，进食时将头偏向一侧，防止误吸。

7．DiGeorge综合征患儿的观察　部分IAA患儿伴有DiGeorge综合征，此类患儿胸腺、甲状腺缺如，术后易发生低钙血症，早期密切监测血清钙离子水平，遵医嘱及时补充维持正常水平。患儿细胞免疫功能低下，易并发感染，注意保护性隔离。

健康教育

1．讲解与疾病相关的知识、药物相关的作用和注意事项。

2．注意保暖，防止受凉感冒。

3．指导喂养方法，加强营养，给予高蛋白、易消化饮食，少量多餐。

4．遵医嘱按时服药，术后定期就诊，提高依从性，有不适随时就诊。

5．循序渐进增加活动量，活动过程中发现心率快、呼吸加促、发绀等，停止活动。

（何振爱　吴　岚）

第十一节

先天性主动脉瓣狭窄护理

疾病概述

先天性主动脉瓣狭窄属于先天性左室流出道梗阻型先天性心脏病，可合并动脉导管未闭、主动脉缩窄、室间隔缺损和左心发育不良、大动脉错位等。轻度狭窄患者可无症状，重度狭窄者，可在1岁以下出现心力衰竭。常因心排血量不足而致发育迟缓或发生晕厥、抽搐。新生儿期的严重主动脉瓣狭窄，因体循环依赖动脉导管，当动脉导管关闭后临床症状危重，表现为体循环低灌注、肾衰竭和代谢性酸中毒，需要紧急手术。手术方式包括经皮球囊主动脉瓣扩张成形术、直视下主动脉瓣交界切开术、主动脉瓣置换术（Ross术）等。

护理评估

（一）病史及心理-社会反应

1. 评估患者本次疾病的类型、特征、发病及以往诊疗过程。

2. 评估患者既往有无过敏史、手术史。

3. 了解患者的家族成员有无心脏疾病患者。

4. 评估患者及家属是否存在焦虑、恐惧和无助的心理。

5. 评估患者家庭的经济情况和社会支持情况。

（二）身体评估

1. 评估患者有无心慌、乏力、头晕、晕厥和胸痛等心绞痛和左心衰竭的表现。

2. 评估患者的生长发育情况。

3. 评估患者的呼吸、足背动脉搏动及外周循环情况。

（三）相关检查

包括各项实验室检查，心电图，X线、超声心动图等影像学检查，以及其他特殊检查。

一般护理

（一）按心血管疾病外科护理和先天性心脏病护理

（二）饮食护理

给予清淡、易消化、营养丰富的饮食，既要满足患者的生长需要，又不能增加其心脏负荷。

（三）睡眠与活动

保证睡眠充足，安排好患者作息时间。根据病情安排适当活动量，病情严重者应卧床休息。

（四）心理护理

做好家属及年长儿的心理护理。对患者关心爱护，态度和蔼，建立良好的护患关系，消除患者的紧张。对家长和患者解释病情和检查、治疗经过，取得他们的理解和配合。

（五）预防感染

注意体温变化，按气温改变及时加减衣服，避免受凉。要避免与各种传染病患者接触。

（六）用药护理

掌握心血管病常用药物的剂量、用药方法、浓度、作用及副作用，注意用药前后的情况，准确控制和调节药物的浓度与使用速度。

❤ 专科护理

（一）按心血管疾病外科护理和先天性心脏病护理

（二）术前护理要点

1. 心力衰竭者按心力衰竭护理。

2. 病情观察　观察患者的神志反应和生命体征的变化，注意有无心悸、胸闷、头痛、头晕等现象，发现异常及时报告医生处理。

（三）介入治疗的护理

1. 按小儿心导管检查及治疗护理。

2. 术后密切观察心率、心律及血压的变化，如发现心率慢等异常要及时报告医生并协助处理。

3. 重视患者的主诉，若有心悸、胸闷等不适及时报告医生，警惕发生主动脉瓣严重反流的并发症。

（四）外科手术后护理要点

1. 监测动脉血压　主动脉瓣狭窄解除后可能出现暂时性的高血压，这可能与术后压力感受器引起反射性高血压或术后肾素大量释放有关。术后应遵医嘱镇静、镇痛，减少刺激，使用药物降低外周血管阻力。过高的血压可引起出血，应适当控制血压，同时避免血压过低。发现血压低应及时报告医生，这可能提示存在残余主动脉瓣狭窄或明显反流等而致心排血量减少。使用正性肌力药物时，尽量小剂量维持，尤其对左心肥厚、右室流出道肥厚者，谨慎使用多巴胺等正性肌力药物。

2. 监测心电图的变化　Ross手术术中行冠状动脉移植，可出现冠状动脉损伤、扭曲、牵拉等，导致心肌供血不足，故术后应密切观察心电图的变化，发现心肌缺血表现及时报告医生处理。

3. 观察胸腔出血情况　手术后易出现吻合口出血，术后应适当镇静、镇痛，控制血压，维持有效血容量。密切观察胸腔引流管的量、颜色及引流速度，引流管短时间内大量血性液体流出应及时报告医生，密切观察血压、心率变化，及时给药，补充容量，做好床边开胸止血准备。

❀ 健康教育

1. 向患者及家属宣教疾病的相关知识。

2. 注意休息，避免剧烈活动。

3. 术后1个月、3个月、6个月、12个月回院复查。

4. 按时服药，有头晕、心悸等不适要及时就医。

5. 强调随访的重要性。

（梁巧容　吴　岚）

第十二节

法洛四联症护理

疾病概述

法洛四联症（tetralogy of Fallot，TOF）是一种常见的发绀型先天性心脏病，其发生率为0.2%左右，占先天性心脏病的12%～14%。它的基本特征是不同程度的右心室流出道和/或肺动脉狭窄及室间隔缺损。此病的4种病理特点有肺动脉狭窄、主动脉骑跨、室间隔缺损和右心室肥厚，故称为法洛四联症。临床上一般于出生3～6个月后即出现青紫，哭闹和活动后加重，典型症状有发育较差、少动、呼吸困难、喜蹲踞位、杵状指（趾）、易呼吸道感染等表现。严重者常因肺动脉漏斗部痉挛引起脑缺氧而出现昏厥和抽搐，缺氧发作最常发生于早晨及外界刺激后，年龄增长至4～5岁后不常见。

单纯型法洛四联症患者首选一期根治术，但一些特殊情况，如右心室流出道狭窄严重且肺动脉远端严重发育不良，或肺动脉缺失伴较大的体肺侧支，以及婴儿冠状动脉畸形难以施行右心室流出道补片扩大等，先做姑息手术。基本原理是先建立体-肺动脉分流，增加肺动脉血流，待肺动脉发育改善后再做二期根治术。一期根治术包括：右心室流出道疏通及重建、室间隔缺损修补、合并畸形手术、侧支血管处理。

护理评估

（一）病史及心理-社会反应

1．评估患者既往有无过敏史、手术史及脑脓肿病史。

2．评估患者有无缺氧发作史及患者的日常情绪。

3．了解患者的家族成员有无心脏疾病患者。

4．评估家属对缺氧发作相关知识掌握情况。

5．评估患者及家属是否存在焦虑、恐惧和无助的心理。

6．评估患者家庭的经济情况和社会支持情况。

（二）身体评估

1．评估患者有无心悸、气短、乏力等表现。

2．评估患者的喂养及生长发育状况。

3．评估患者的活动耐力和自理能力，判断其对手术的耐受力。

（三）相关检查

包括各项实验室检查，心电图，X线、超声心动图等影像学检查，以及其他特殊检查。

❤ 一般护理

（一）按心血管疾病外科护理和先天性心脏病护理

（二）睡眠与活动

保证患者睡眠充足，安排好作息时间。根据病情安排适当活动量，病情严重者应卧床休息，病情较重者应减少探视。

（三）心理护理

对患者关心爱护，态度和蔼，建立良好的护患关系，消除患者的紧张。对家长和患者解释病情和检查、治疗经过，取得他们的理解和配合。

（四）饮食护理

注意营养搭配，供给高能量、富含蛋白质和维生素的易消化的饮食。对喂养困难的小儿要耐心喂养，少量多餐，避免呛咳和呼吸困难，必要时请营养科会诊改善患者的营养状况。心功能不全者，应根据病情采用限水、限钠饮食。

（五）预防感染

注意体温变化，按气温改变及时加减衣服，避免受凉。要避免与各种传染病患者接触。

（六）用药护理

掌握心血管常用药物的剂量、用药方法、浓度、作用及副作用，注意用药前后的情况，准确控制和调节药物的浓度与使用速度。

❤ 专科护理

（一）按心血管疾病外科护理和先天性心脏病护理

（二）术前护理要点

1. 预防缺氧发作　避免患者长时间哭闹及活动过度，保持大便通畅。一切治疗护理尽量集中在一个时间段，适量增加饮水。重症患者应卧床休息，按医嘱给氧。有缺氧发作史患者，遵医嘱服用普萘洛尔预防发作。关注患者情绪和病情，及时发现和处理缺氧发作。

2. 缺氧发作的护理　缺氧发作一般与缺氧、哭闹、脱水、导管检查术后等各种应激反应后右心室流出道肌肉突然痉挛、收缩，肺血流量突然减少，或者与血压、全身血管阻力突然下降有关。一旦发生，应遵医嘱：①予心电监测、吸氧；②镇静；③建立静脉通道，皮下或静脉给吗啡0.1mg/kg；④补充容量，提高有效循环血量；⑤使用药物提高全身血管阻力；⑥纠正酸中毒；⑦置患者胸膝卧位，这对轻症患者可能有效，通过提高体循环压力和阻力，增加体静脉回流，但对某些重症、烦躁患儿不适宜；⑧不能缓解者，做好急诊手术准备。

（三）行心导管检查者按小儿心导管检查及治疗护理常规护理

（四）行姑息手术者按先天性心脏病常见姑息手术护理

（五）一期根治术后护理要点

1. 预防低心排血量综合征　维持有效血容量，监测动脉血压在同年龄组正常范围，中心静脉压维持12~15mmHg；监测尿量≥2mL/（kg·h）；必要时监测心排血量和左心房压。观察末梢循环，以及皮肤温度、湿度、颜色；监测核心温度保持在36~37℃，加强保暖，避免中心高热；监测混合静脉血氧饱和度及乳酸趋势，有异常及时报告医生；HCT维持在40%左右。

2. 维持适宜心率 心率在正常年龄组高值范围，动态监测钾、钙变化，及时发现并处理心律失常。带起搏器患者妥善固定起搏器，按起搏器护理常规护理。

3. 呼吸道护理 合理使用机械通气，通常不用或少用PEEP，以免阻碍静脉回流。定期复查血气，维持动脉血气$PaO_2$90~100mmHg、$PaCO_2$40~45mmHg。肺血管发育不良患者术后肺血管过度灌注容易出现呼吸窘迫综合征，如出现急性进行性呼吸困难、发绀、血痰（喷射性血痰或血水样痰）和难以纠正的低氧血症等灌注肺表现，及时吸出分泌物，给予正压通气，减少分离呼吸机，必要时接密闭式吸痰管。保持呼吸道通畅，注意调节吸痰负压，减少鼻腔吸引，避免损伤黏膜导致出血。保证足够的吸氧浓度。撤离呼吸机后，由于胸腔内压力减小，应注意密切监测患者出入量，循环稳定情况下控制液体量及速度，尽量维持出入量相对负平衡。

4. 观察胸腔引流的情况 监测胸腔引流液量及性质，持续负压吸引保持引流管通畅。根据血浆胶体渗透压的变化，按医嘱及时补充血浆、白蛋白等胶体。必要时监测腹围变化及膀胱压，如有异常及时报告医生处理。

健康教育

1. 向家属宣教疾病的相关知识及急救知识。避免患者长时间哭闹及活动过度，适量增加饮水，预防缺氧发作和栓塞。

2. 保持良好卫生习惯，防止感染，冬季注意预防呼吸道感染。

3. 坚持按医嘱服用药物及定期复诊。

4. 术后3个月内避免剧烈活动，根据心功能恢复情况逐渐增加活动量。

（梁巧容 吴 岚）

13 | 第十三节 |
室间隔完整型肺动脉瓣闭锁护理

🩺 疾病概述

室间隔完整型肺动脉瓣闭锁（pulmonary atresia with intact ventricular septum，PA/IVS）是严重危害新生儿健康的发绀型先天性心脏病。PA/IVS包括肺动脉瓣闭锁、不同程度的右心室和三尖瓣发育不良，以及冠状动脉循环异常。由于肺动脉瓣严重狭窄，肺循环来自右心室的血液甚少，仅靠未闭动脉导管供血。一旦动脉导管闭合，则出现进行性低氧血症及酸中毒，危及生命，故早期治疗极为重要。严重的肺动脉瓣狭窄使右心室搏出严重受阻，右心室肥厚及压力升高，三尖瓣大量反流，右心房压力升高，卵圆孔或房间隔缺损出现右向左分流。临床上出生早期即发生重度发绀及右心功能不全。

🩺 护理评估

（一）病史及心理-社会反应

1. 评估患儿本次疾病的类型、特征、发病及以往诊疗过程。

2. 评估患儿既往有无过敏史、手术史。

3. 了解患儿的家族成员有无心脏疾病患者。

4. 评估患儿及家属是否存在焦虑、恐惧和无助的心理。

5. 评估患儿家庭的经济和社会支持情况。

（二）身体评估

1. 评估患儿有无严重呼吸困难、气促、喘鸣音、肺部啰音、声音改变（如哭声低哑）。

2. 评估患儿的生长发育、发绀严重程度。

3. 评估患儿的活动耐力和吸吮能力，判断其对手术的耐受力。

4. 评估有无神经系统、内分泌系统及免疫系统等其他方面异常。

（三）相关检查

包括各项实验室检查，心电图，X线、超声心动图等影像学检查，必要时行心脏CT检查。

❤ 一般护理

（一）按心血管疾病外科护理和先天性心脏病护理

（二）睡眠与活动

保证睡眠充足，安排好作息时间。病情严重者应卧床休息和减少探视。

（三）保持患儿安静，避免其剧烈活动及哭闹，以免诱发缺氧发作

（四）预防感染

注意保暖和呼吸道护理，预防和积极控制感染。

（五）饮食护理

改善营养状况，精心喂养，保证充足的热量及补充必要的营养成分。对喂养困难的小儿要耐心喂养，少量多餐，避免呛咳和呼吸困难，必要时请营养科会诊，改善患者的营养状况。心功能不全者，应根据病情采用限水、限钠饮食。

（六）心理护理

对家长和患儿解释病情和检查、治疗经过，取得他们的理解和配合。

❤ 专科护理

（一）按心血管疾病外科护理和先天性心脏病护理

（二）术前护理要点

1. 用药护理　本病诊断一经确立，术前应立即给予前列腺素E1（PGE1），保持动脉导管开放，维持一定的肺循环血流，副作用有发热、心动过缓、低血压、呼吸暂停、皮肤潮红及抽动发作等。用药过程密切监测心电、血压、体温、血氧饱和度的变化。掌握心血管病常用药物的剂量、用药方法、浓度、作用及副作用，准确控制和调节药物的浓度与使用速度。

2. 合理氧疗　禁止高流量氧疗，即使有严重低氧血症（$SpO_2$50%~60%）、发绀明显的情况下也不能吸氧，以免在高氧状态下动脉导管自行关闭。在使用前列腺素E1（PGE1）后，可予低流量吸氧。

3. 气道护理　呼吸急促、严重低氧者，需紧急气管插管机械通气。因新生儿呼吸系统的特点，选用婴幼儿专用呼吸机。颈后垫小枕保持呼吸道通畅。气促、声音嘶哑、呼吸困难如与心功能不全程度不能完全符合时，应怀疑合并气道畸形，建议做胸部CT或纤维支气管镜检查。

（三）介入治疗的护理

1. 按小儿心导管介入治疗护理。

2. 治疗方法

（1）重度肺动脉瓣狭窄患儿解除瓣膜狭窄需行经皮球囊肺动脉瓣成形术（PBPV），如图11-13-1。

（2）PA/IVS患儿先行射频瓣膜打孔术（图11-13-2），然后行PBPV术。

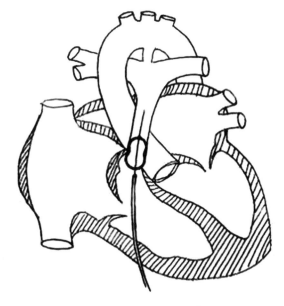

图11-13-1　PBPV术

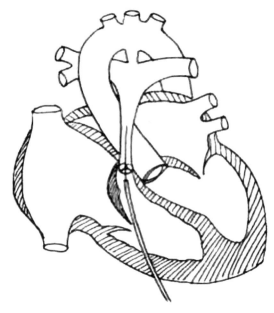

图11-13-2　射频瓣膜打孔术

（四）外科手术后护理要点

1．按照不同手术方式进行术后护理　如条件许可，可行一期双心室修补术，条件限制者一般初期行姑息手术。术后右心功能发育良好者可选择二期双心室修补术，右心发育不良者选择单心室修补方向手术。姑息手术及单心室手术后护理详见本章"第十五节功能性单心室护理"及"第十六节先天性心脏病常见姑息手术护理"。

2．密切观察心电图的改变　PA/IVS患儿常伴有冠状动脉异常，术后可能出现冠状动脉供血不足，导致心肌缺血、梗死。护士应密切留意心电图的改变，及时发现心肌缺血表现，报告医生并处理。

3．低心排血量、低氧血症的观察及处理　右心室流出道疏通+体-肺分流术后患者，如存在肺动脉瓣及三尖瓣反流而发生"循环分流"或体-肺分流过多时，应警惕低心排血量综合征的发生。"循环分流"为收缩期血液由体-肺动脉分流管道返回肺动脉，然后逆行至右心室流出道，经三尖瓣进入右心房，此为无效循环，造成有效循环血量减少。护士一旦发现患儿有低血压、少尿、代谢性酸中毒、血压脉压差增宽等低心排血量表现，应及时报告医生，遵医嘱通过药物或调整呼吸机参数等，增加肺动脉阻力，降低体循环阻力，并采取其他纠正低心排血量的措施。若发现血氧饱和度及氧分压持续偏低，且排除呼吸系统因素影响，提示可能存在残余右心室流出道梗阻，护士应及时报告医生，若存在重度三尖瓣反流，应控制补液量及补液速度，维持液体负平衡。

健康教育

1．注意保暖，防止受凉感冒。

2．加强营养，给予高蛋白、易消化饮食，少量多餐。

3．术后1个月、3个月、6个月、12个月定时回院复查。关注肺动脉瓣发育情况。

4．密切随访，以便经常与家属沟通了解患儿的情况，提高依从性。

（严秋萍　吴　岚）

14 | 第十四节 |
完全性大动脉转位护理

疾病概述

完全性大动脉转位（transposition of great arteries，TGA）是在新生儿期导致青紫的最常见的心脏畸形，占先天性心脏病的5%~7%，是指大动脉解剖位置与正常相反，主动脉直接发自解剖右心室，肺动脉直接发自解剖左心室，主动脉位于肺动脉右前方，右心室将非氧合血泵入主动脉，而左心室将氧合血泵入肺脏。TGA分为合并室间隔完整（50%）、室间隔缺损（VSD）（25%）和VSD及肺动脉狭窄（25%）。

室间隔完整型TGA（TGA/IVS）患儿的有效循环依赖大血管或心房水平的血液混合，如PDA、PFO、ASD。大血管、心房分流小的患儿出现严重发绀、呼吸急促、代谢性酸中毒，不予治疗无法存活，术前需要静脉滴注前列腺素E1维持PDA开放，尽早手术。大血管、心房分流量大者，发绀较轻，但较早出现心率增快、呼吸急促、肝脏肿大等充血性心力衰竭症状，应控制心力衰竭，尽早手术。TGA/IVS需在新生儿期进行急诊手术治疗，无条件一期根治者，需先行姑息手术，建立左右心房间交通改善缺氧，为根治手术做准备。姑息术包括体-肺动脉分流术（B-T）、肺动脉环缩术（Banding）、房间隔切开术；根治手术包括房内转位术（Mustard术、Senning术）、一期大动脉换位术（ASO）、二期ASO（一期：Banding+B-T）等。

室间隔缺损型TGA（TGA/VSD）患儿可伴发COA、IAA、左心室流出道梗阻、冠状动脉畸形、肺动脉瓣/瓣环发育不良或狭窄等。无左心室流出道梗阻者，由于肺动脉高血流量、高压力、高饱和度，很快出现不可逆性肺血管阻力增高；伴发梗阻者肺血流量减少，患儿发绀严重。伴有COA或IAA时，下半身血由PDA供应，患儿出现差异性发绀。TGA/VSD无肺动脉狭窄者需在新生儿急诊进行手术，无条件一期根治者，需先行姑息手术，如肺动脉环缩，以保护肺血管床，为根治术做准备。姑息手术包括B-T、Banding。根治手术包括ASO、Rastelli术（伴左心室流出道梗阻者）、主动脉后移位术（Nikaidoh术，又称Translocation术）（伴左心室流出道梗阻者）、Lecompte术或REV手术（伴左心室流出道梗阻者）、Damus-Kaye-Stansel手术（伴主动脉瓣下狭窄者）等。

护理评估

（一）病史及心理-社会反应

1. 评估患者年龄及是否存在心内分流（如PFO、ASD等），PDA是否关闭。

2. 评估患者目前用药情况，是否使用前列腺素E1或硝酸甘油。

3. 评估患者既往有无过敏史、手术史。

4. 了解患者的家族成员有无心脏疾病患者。

5. 评估患者及家属是否存在焦虑、恐惧和无助的心理。

6. 评估患者家庭的经济情况和社会支持情况。

（二）身体评估

1. 评估患者有无心悸、气短、乏力等表现。

2. 评估患者的饮食习惯、生长发育和营养状况。

3. 评估患者的活动耐力和自理能力，判断其对手术的耐受力。

4. 评估患者双肺呼吸音、发绀严重程度，有无呼吸急促、代谢性酸中毒、心力衰竭等表现。

（三）相关检查

包括各项实验室检查，心电图，X线、超声心动图等影像学检查，以及其他特殊检查。

一般护理

（一）按心血管疾病外科护理和先天性心脏病护理

（二）体温护理

注意保暖，避免受凉，新生儿放置于可控温辐射抢救台。

（三）皮肤护理

保持皮肤清洁，特别是臀部皮肤的干洁。

（四）饮食护理

营养支持，少量多餐。术后肠蠕动恢复后，尽早鼻饲配方奶或母乳。

（五）心理护理

对患者关心爱护，态度和蔼，建立良好的护患关系，消除患者的紧张。对家长和患者解释病情和检查、治疗经过，取得他们的理解和配合。

（六）用药护理

掌握心血管常用药物的剂量、用药方法、浓度、作用及副作用，注意用药前后的情况，准确控制和调节药物的浓度与使用速度。

专科护理

（一）按心血管疾病外科护理和先天性心脏病护理

（二）术前护理要点

1. 病情观察　注意神志反应和心率、心律变化。观察甲床和黏膜青紫有无加重，经皮血氧饱和度<60%要及时报告医生。

2. 适当给氧　术前依赖PDA供氧的TGA不宜吸氧，机械通气期间，吸氧浓度予21%～25%，若需气道吸痰，呼吸囊加压前后切记不予供氧。

3. 用药护理　术前使用前列腺素E1保持动脉导管开放者，保证药物准确泵入及静脉通道通畅，防止液体外渗引起静脉炎。

4.合并心力衰竭者按心力衰竭护理常规护理

（三）行心导管检查者按小儿心导管检查及治疗护理常规

（四）行姑息手术者按先天性心脏病常见姑息手术护理

（五）根治手术术后护理要点

1.密切观察生命体征，评估左心室功能　术后密切监测动脉血压、中心静脉压（CVP）、心率、心律、PaO_2、SvO_2、LAP、尿量、皮肤末梢温度、血乳酸变化率，评估左心室功能。

2.预防低心排血量综合征（LCOS）的发生　TGA行ASO后约30%患儿出现LCOS，部分患儿因左心室压力和构型的变化，术后以正性肌力药物支持。准备不足的左心室不能容纳过多液体，故补充容量时，应控制液体入量及速度，防止左心室容量负荷过重，应用小/中剂量的正性肌力药维持正常血压，维持左心房压6～9mmHg，CVP7～10mmHg。监测血糖及血钙，维持正常水平。

3.评估冠脉缺血情况　TGA常伴有冠状动脉畸形，手术过程中处理冠状动脉易造成损伤、缺血，术后密切监测心电图的变化，必要时做十二导联心电图监测S-T段、T波变化、Q波。房性心律失常发生率较高，按医嘱及时用药纠正或使用临时起搏器治疗。

4.活动性出血的观察　动脉调转术由于广泛分离组织、吻合口多、体外循环时间长等因素，术后发生出血的可能性更大。术后应密切观察引流管的颜色、量及性质，再开胸指标为术后第1h出血5mL/kg，第2h出血4mL/kg，发现活动性出血征象及时报告医生，监测活化凝血时间（ACT），及时遵医嘱给止血药。出血不能控制，血流动力学不稳定者，配合外科医生紧急床边开胸止血。

5.特殊术后护理

（1）Rastelli术和Lecompte术　术后密切监测动脉血压、CVP、左心房压、PaO_2、SpO_2等，有异常及时报告医生，及时发现和处理外管道、内隧道的阻塞。

（2）心房内换位术　术后保持轻度仰首姿势。注意观察有无下腔静脉、肺静脉回流梗阻。采用高频率低潮气量的通气方式，避免应用呼气末正压通气，根据血气结果调整呼吸机参数，呼吸机支持至患者血流动力学平稳。

✡ 健康教育

1.疾病相关知识介绍　向家属宣传疾病治疗时机，取得配合。单纯型TGA建议在4周内行调转手术，复杂TGA型视肺血管阻力及左心室流出道梗阻情况在6个月内行调转手术或复合性分期姑息手术。

2.教会家属喂养注意事项，注意喂奶姿势，预防窒息、呛咳。

3.注意保暖，避免感染，避免剧烈活动，按时复诊。

（梁巧容　吴　岚）

15 | 第十五节 |
功能性单心室护理

疾病概述

功能性单心室（functional single ventricle，FSV）是多种心脏先天畸形所具有的共同特征，即在功能上只有一个单心室腔，不具备两个发育良好的心室。功能性单心室同时接受两个心房的血液，与两个心房间连接是通过一组共同房室瓣，或两组房室瓣开向一个大的心室腔，心室伴或不伴流出腔。FSV发生率占先天性心脏病的1.5%～3%。根据心室解剖形态，将单心室分为4型：A型（78%），主腔为左心室解剖结构，右心室漏斗部为残余腔，此型多见；B型（5%），主腔为右心室解剖结构，左心室残腔常位于单心室的左后部或前下部；C型（7%），左、右心室肌各半，组成共同腔，没有或仅有残存的室间隔，无流出腔；D型（10%），无左、右心室窦部及室间隔结构，心室形态分不清左右。FSV病理复杂，常伴有内脏变异，称心脾综合征，心脾综合征又分为两个亚型：无脾综合征和多脾综合征，无脾综合征患儿中超过一半为FSV。

FSV的生理与正常心脏不同，FSV心排血量（CO）=体循环血流（Qs）+肺循环血流（Qp）之和，而正常心脏CO=Qp=Qs。FSV患者的血流分配取决于体循环阻力（SVR）和肺循环阻力（PVR），其病理生理改变取决于体循环和肺循环血流在单心室内的混合程度，以及肺动脉和主动脉血流的梗阻情况。FSV理想的体、肺循环血流平衡，应为肺动脉狭窄程度既能维持足够氧合，又不引起肺血管梗阻性病变，还可维持相对通畅的体循环，即Qp/Qs=1、$SaO_2$80%～85%。术前常见症状有因肺血管阻力升高、肺血流过少所致的低氧血症，以及因肺血管阻力降低、肺血流过多所致的充血性心力衰竭。

护理评估

（一）病史及心理-社会反应

1. 评估患者本次疾病的发病特征及以往诊疗过程。

2. 评估患者既往有无过敏史、手术史。

3. 了解患者的家族成员有无心脏疾病患者。

4. 评估患者及家属是否存在焦虑、恐惧和无助的心理。

5. 评估患者家庭的经济情况和社会支持情况。

（二）身体评估

1. 评估患者的心功能，活动后有无胸闷、心悸、气促等表现。

2．评估患者有无反复肺部感染、活动后气促、生长发育迟缓。

3．评估患者的缺氧状态，如发绀程度、杵状指（趾）、血氧饱和度，有无晕厥史等。

4．严重发绀者评估有无并发症，如红细胞增多、卒中、咯血等。

（三）相关检查

包括各项实验室检查，心电图检查，心导管检查，X线、超声心动图等影像学检查及其他特殊检查，通过检查评估改良Fontan术前腔静脉回流部位、有无左上腔静脉、右心房形态及大小、主要心腔的容量及收缩力、房室瓣功能状况等。

一般护理

按心血管疾病外科及先天性心脏病护理。

专科护理

（一）按心血管疾病外科及先天性心脏病护理

（二）术前护理要点

1．监测血氧饱和度，观察发绀程度及其变化，有缺氧发作者及时报告医生，按医嘱处理。

2．积极预防心力衰竭，有心力衰竭者按心力衰竭护理。

3．限制活动，保持安静，避免哭闹，给予足够供氧。适当增加饮水量，以稀释血液，防止缺氧发作和血栓形成。

4．需要急诊手术时，及时完善相关术前准备。

（三）术后护理要点

FSV患者在实现生理纠正术前，为达到改善症状、延长生存期限或为改良Fontan手术创造手术条件的目的，可能需要经过多次姑息手术，如体-肺动脉分流术、肺动脉环缩术、Norwood一期手术、Sano术、双向腔肺吻合术（双向Glenn术）及全腔肺吻合术。大多数FSV患者的理想结局为单心室方向的生理性纠治术，即全腔静脉-肺动脉连接术（简称全腔肺吻合术或TCPC术，又称改良Fontan手术）。术后监护因不同的术前病理生理、手术方式而异。

1．了解FSV患者各阶段所接受的手术方式的目的

（1）体-肺动脉分流术是为了增加肺血流，改善低氧血症。手术适宜年龄为0~6个月。

（2）肺动脉环缩术是为了减少肺血流，控制充血性心力衰竭，同时降低肺动脉压力，保护肺血管床，以免因PVR过高，失去进一步手术机会。手术适宜年龄为0~6个月。

（3）Norwood一期手术是为了挽救左心发育不良综合征患者的生命，在新生儿早期实施的急诊手术。

（4）双向腔肺吻合术是为了减少FSV的容量负荷及做功；同时，因拆除了体-肺动脉分流，使得动脉舒张压和冠状动脉灌注压提高，从而改善心肌灌注；还有保护房室瓣的作用。手术适宜年龄为3个月至2岁。

（5）全腔肺吻合术是将体、肺循环的血流分开，纠正低氧血症，最终达到生理性纠治。手术适宜年龄为>2岁。

（6）以上术式均为FSV患者可选择的术式，外科医生可根据患者条件直接选择适合的

术式，并非需要按序。术后护理均按照本章"第十六节 先天性心脏病常见姑息手术护理"。

2. 全腔肺吻合术术后护理

（1）手术方式 手术将上、下腔静脉与肺动脉连接，体循环静脉血直接进入肺动脉，以此建立肺循环；肺静脉血流通过心房流入单一心室后进入主动脉泵入全身，形成体循环。下腔静脉与肺动脉之间的连接可通过外管道和内隧道两种方式实现。术后成功的关键在于体静脉与肺动脉连接口通畅无梗阻，保证正常的肺血管阻力，同时体循环心室功能完好。

（2）按心血管外科围术期护理及先天性心脏病护理。

（3）特殊护理

1）保证足够前负荷 TCPC术后前负荷依靠非搏动性血流由腔静脉到肺动脉，需要较高的体静脉压力，理想的CVP为10～15mmHg，在保证血流动力学稳定的情况下CVP越低越好。避免低血容量血症，输液量术后当天可按30～40mL/kg输注，根据病情调整，部分容量依赖患者CVP要求相对较高，可维持在15～18mmHg。

2）降低肺循环阻力 机械通气期间PEEP设置在0～3cmH$_2$O，降低胸腔内压，及时纠正代谢性酸中毒；术后尽量不使用镇静药，病情稳定后尽早撤离呼吸机，恢复自主呼吸；遵医嘱使用扩张肺血管药物如米力农等；加强呼吸道管理，保证供氧及气道湿化，定时胸部物理治疗，及时清理呼吸道分泌物，避免肺不张等肺部并发症发生；观察有无腹胀，必要时监测腹围，警惕术后早期胸、腹腔积液，如有异常，及时汇报医生，给予床旁B超检查并处理。

3）观察吻合口通畅情况 术后予床头抬高30°～45°，观察颜面部、上半身及双上肢有无肿胀、花斑、皮肤色差和明显分界线等；监测CVP应＜15 mmHg，如有上、下腔静脉导管，头面部有肿胀时应尽早拔除上腔静脉导管；SpO$_2$保持在90%～100%。以上如有异常及时汇报。

4）抗凝治疗的观察和护理 Fontan术后常规抗凝治疗，观察有无口和鼻腔出血、气道血性痰、皮下出血点、皮肤瘀紫、咖啡色或鲜红色胃液及黑便等消化道出血征象，使用肝素期间，护士应定期监测ACT及凝血指标，遵医嘱根据凝血指标结果调整肝素用量。此类患者拔除气管插管后尽量减少鼻腔吸痰，必须从鼻腔吸引时需尽量选择较小号吸痰管，负压不可过大，以免引起鼻腔出血。

（4）并发症观察护理

1）低心排血量综合征（LCOS） 按照先天性心脏病手术后低心排血量综合征护理，准确监测各项循环系统指标并及时汇报，分析LCOS原因，排除因血容量不足、PVR阻力过高、吻合口梗阻或心室功能障碍等原因诱发LCOS；观察痰液性质及量、双肺呼吸音是否对称，有无自主呼吸困难、发绀、低氧血症等，发现异常要及时与医生沟通，通过B超或X线片了解有无引起PVR升高的因素，如肺部感染、肺不张、气胸、胸腔积液、膈肌麻痹，积极对症处理；肺动脉压力高者应保证充分镇静、镇痛，减少刺激，充足氧供；机械通气期间，维持适当过度通气，保持二氧化碳分压在28～30mmHg；病情平稳尽早撤离呼吸机恢复正压通气，增加静脉回流，提高心排血量；遵医嘱使用扩血管药物，如米力农。

2）心律失常的观察和护理 改良Fontan术后心律失常发生率为10%～40%，多见室上性快速性心律失常与心动过缓。FSV患者不能耐受持续心动过速，易导致心力衰竭，术后控制心律非常重要。ICU护士应密切观察、报告并遵医嘱处理可能导致心动过速的因素，如体温升高、疼痛、躁动、容量不足、心功能不全、心脏压塞、电解质紊乱等。体温过高者，遵医嘱使用物理降温或药物控制体温，必要时使用亚低温治疗；适当使用镇静、镇痛药，必要时使用肌松药；监测CVP、血压、电解质水平，遵医嘱及时补充血容量及电解质；遵医嘱减少儿茶酚胺类药物使用量，使用控制心率药物如西地兰、地高辛、胺碘酮等期间，密切观察心率、心律的动态变化情况并报告医生，及时调整药物量，谨防心率突然下降导致心搏骤停，特别是静脉使用胺碘酮的小儿。心脏压塞者一旦发现，配合医生行心包穿刺或紧急开胸探查。心动过缓的患者，遵医嘱使用药物，如异丙肾上腺素、多巴酚丁胺等；使用临时起搏器的患者，观察起搏器参数及起搏状态，低电量时及时更换电池。

3）胸腹腔积液、心包积液的观察和护理 Fontan术后导致腔静脉压力升高的各种因素，如静脉血栓形成、心功能不全、房室瓣反流、肺部并发症等，以及体外循环相关的全身炎症反应，是导致术后胸腹腔和心包积液的主要原因。可表现为CVP升高、血压下降、呼吸浅促、血氧饱和度降低，大量输注晶体、胶体、血制品无法维持正常血压，胸腹部膨隆发亮等。护士应及时报告医生，行床边B超诊断，积液多时及时行胸腹腔、心包穿刺持续引流。

4）多脏器功能障碍的观察和护理 由于多次姑息术后的创面粘连，体外循环时间相对较长，心脏缺血-再灌注损伤，术后低心排血量及中心静脉压过高等可累及心、脑、肺、肾等各个脏器，导致器官功能障碍、凝血功能异常，术后应密切关注患者神志、尿量、呼吸及凝血功能，发现异常及时报告医生并处理。

健康教育

1. 宣教疾病相关知识。

2. 积极治疗原发病，避免各种诱发加重缺氧的因素，如情绪激动、过度劳累等。生活要有规律，保证充足睡眠，保持情绪稳定，预防感冒。

3. 饮食少量多餐，以易消化、高蛋白、高热量、富含维生素食物为主；保持大便通畅，注意肛周皮肤保护。

4. 根据心功能情况合理安排休息和运动，活动量以不引起气促或心率加快为宜。

5. 定时服药，定期复诊，提高依从性。

（梁巧容 吴 岚）

16 | 第十六节 |
先天性心脏病常见姑息手术护理

🔲 概　述

先天性心脏病是胎儿时期心脏血管发育异常导致的心血管畸形。心脏及血管畸形常常并非单一存在，复杂先天性心脏病往往多种畸形并存。随着心脏外科诊疗技术的不断发展，单一畸形及多种复杂先天畸形已经能够实现一期根治，但仍有部分复杂畸形及危重患者无法耐受或无法实施一期根治，姑息手术对这部分患者而言，仍有不可替代的作用。

姑息（palliative）一词有缓解、减轻的意思，姑息手术即为缓解、减轻症状的手术，能为危重、复杂先天性心脏病患者改善低氧血症、心力衰竭等致命的临床症状，延长生存时间，为进一步的解剖根治术、生理矫治术、心脏移植做准备。姑息手术根据其不同的手术目的，分类如下。

（一）增加肺血的手术

1. 体-肺动脉分流术　包括锁骨下动脉（或无名动脉）-肺动脉分流术（Blalock-Taussig shunt，BT分流术）及改良BT分流术、体肺中央分流术（AP分流）等，此类手术通过建立体-肺循环之间的交通，增加肺血流，缓解肺血少患者的缺氧症状。

2. 右心室流出道-肺动脉重建术　右心室流出道或肺动脉梗阻时，血流不能通过肺动脉瓣流入肺循环，导致严重肺血不足。疏通右心室流出道能增加肺血，改善患者血氧饱和度。右心室流出道疏通术包括改良Brock术、右心室流出道-肺动脉扩大补片术和Sano分流术。

3. 上腔静脉-右肺动脉双向分流术（双向Glenn手术）　手术将上腔静脉与同侧肺动脉端侧进行吻合，横断肺动脉总干，使上腔静脉的血直接流入两侧肺动脉，增加肺血，提高血氧饱和度。

（二）增加体-肺循环混合血的手术

由于混合血流不足出现严重缺氧、青紫，影响生存时，可采取将房间隔、卵圆孔扩大或部分切除的方式，增加左、右心腔混合血流，提高血氧饱和度，改善缺氧症状。手术方式包括：球囊房间隔扩大介入治疗及房间隔部分切除术。

（三）减少肺血的手术

肺动脉环缩术（PA-Banding）：适用于肺血流量过多、容易导致肺动脉高压需通过控制肺血流量保护肺血管的患者，或用于复杂心脏手术，如某些类型的大动脉转位做早期准备的患者。

（四）复合姑息手术及其他

某些复杂先天性心脏病不能单靠一种姑息

手术来缓解患者的症状，需要进行2种及以上的姑息手术，以延长生命等待下次手术。如超龄D-TGA/IVS患儿，室间隔凸向左心室面，左心室质量指数＜35g/m²，需进行体-肺动脉分流术+肺动脉环缩术来纠正低氧血症，锻炼左心室功能，为二期大动脉调转做准备。PA/IVS合并右心室发育不良患儿可行右心室流出道疏通术+体-肺动脉分流术来改善低氧血症，锻炼右心室功能，最终达到双心室修补目标。左心发育不良综合征患儿在出生早期即需急诊行Norwood一期手术，即将肺动脉起始部与主动脉连接形成新的主动脉，并与右心室连接建立右心室到主动脉的体循环，肺循环的建立依靠建立体-肺动脉分流来供给。

护理评估

（一）病史及心理-社会反应

1．评估患者有无手术史及既往手术方式、肺动脉高压史及其他先天畸形。

2．评估有无并发症，如脑血栓、脑脓肿、细菌性心内膜炎等。

3．评估患者既往及目前用药情况、过敏史。

4．评估患者及家属的心理状况、经济情况和社会支持情况。

（二）身体评估

1．评估患者的生命体征，尤其是心率、心律、血氧饱和度、四肢血压。

2．评估患者有无缺氧的表现，评估血氧饱和度、呼吸状态、蹲踞现象、杵状指、皮肤黏膜颜色、末梢循环等，有无缺氧发作、晕厥史等。

3．听诊患者双肺呼吸音，评估有无肺部感染征象。

4．评估患者有无感冒、发热、呼吸困难、发绀，有无活动后胸闷、心悸、气促等心力衰竭等表现。

5．评估患者的生长发育、饮食、消化及二便情况。

6．评估肺动脉高压表现，有无反复肺部感染、活动后气促、生长发育迟缓、营养不良等。

（三）相关检查

包括实验室检查、心电图和超声心动图等影像学检查。

一般护理

参照本章"第一节先天性心脏病护理"。

专科护理

（一）按心血管疾病外科护理和先天性心脏病护理

（二）术前护理要点

1．心力衰竭的观察与处理 术前注意观察有无心率增加、呼吸困难、端坐呼吸、吐泡沫样痰、浮肿、肝大等心力衰竭的表现，如出现上述表现，立即置患者于半坐卧位，给予吸氧，及时联系医生，并按心力衰竭护理。

2．预防缺氧发作 法洛四联症的患者应避免剧烈活动及长时间哭闹，以防止缺氧发作，如一旦出现呼吸困难、发绀加重甚至惊厥时应立即置胸膝卧位、吸氧并通知医生协助抢救治疗。关注血红蛋白浓度情况，指导适当多饮水，如高热或腹泻等，应及时补充液体。输液时严格控制输液速度及量，以免过快过多而增加心脏负担或引起肺水肿，必要时记录24h出入水量。

3. 药物的使用与观察　使用血管活性药物如多巴胺、硝普钠等，应严密观察心率、血压变化，用输液泵或微量泵严格控制速度，并防止外渗，做好记录。应用洋地黄治疗前先测心率，注意用药后反应，出现心律不齐、恶心、呕吐等反应者，暂停给药，及时报告医生。

4. 心律失常的护理　根据病情每日测量体温、心率、呼吸，测量心率时应数1min，注意心率快慢、节律及心音强弱。积极处理心动过速，监测核心体温，中枢高热尽快给予物理降温或药物降温。使用胺碘酮等负性肌力药物需谨慎，用药期间监测血压。

（三）术后护理要点

1. 体-肺动脉分流术后护理要点

（1）维持人工管道通畅　改良BT术常使用3～5mm的Goretex管道作为锁骨下动脉或无名动脉与肺动脉之间的连接管道，管道堵塞会导致体循环的血无法顺畅流入肺动脉，肺血减少，患者血氧饱和度会迅速下降。

1）持续监测经皮血氧饱和度，正常应维持在75%～85%。过低可能为管道扭曲、堵塞，渐进性低氧血症应及时汇报医生，应警惕人工管道有堵塞趋势，立即给予处理。

2）术后无活动性出血应尽早抗凝，遵医嘱静脉使用肝素5～10U/（kg·h），定时复查ACT，维持ACT在140～160s。患者病情稳定后，转出ICU后开始停用肝素，改用口服阿司匹林，监测凝血指标并遵医嘱调整剂量。

3）术后尽可能减少使用止血药物和凝血因子。

4）若突然发现饱和度及血压下降，应立即通知医生并准备床边开胸物品，协助医生通过床边超声判断管道是否堵塞，如发生心脏骤停，在心肺复苏的同时需紧急床边开胸探查，清除血栓或更换管道。

（2）维持相对较高血压，保证足够灌注　分流术后舒张压明显降低，为保证正常的冠脉和脑供血，需维持相对较高的血压，一般较同年龄正常值高10～20mmHg。遵医嘱使用儿茶酚胺类强心药，保持血压在80mmHg以上，以维持足够的管道分流量及目标血氧饱和度。血压下降或维持在较低水平时应及时报告医生，快速提升血压，及时纠正酸中毒，避免因血压过低导致不可逆转的心搏骤停。当血压低、血氧饱和度过高时，应警惕分流量过大而引起的体循环血容量不足，必要时采取适当措施减少分流量。

（3）预防室上性心动过速（SVT）　体-肺动脉分流术后常见心律失常为室上性心动过速，首先排除因体温过高、儿茶酚胺药物过多等原因诱发的SVT，遵医嘱使用物理或药物降温，必要时采用亚低温治疗，调整儿茶酚胺类药物的剂量等。小婴儿心肌储备低、心排血量对心率依赖性大，LCOS早期往往靠增快心率代偿，因此需谨慎使用胺碘酮类药物，用药期间严密监测心率和血压动态变化，出现心率减慢过快，需及时汇报并调整剂量，谨防心率骤降导致心搏骤停。

（4）纠正贫血，维持HCT在38%～45%。

（5）观察有无膈肌麻痹的临床表现　术中分离肺动脉时容易损伤膈神经，导致膈肌麻痹，可表现为自主呼吸快、腹式呼吸深大，膈肌麻痹可通过X线片及腹部B超诊断，症状明显无法维持正常呼吸及氧供时，需要重新插管或行膈肌折叠术。

（6）保持引流通畅，观察有无乳糜胸 手术损伤胸导管或淋巴管时，会导致乳糜胸的发生，可表现为乳白色胸液或持续不断的淡黄色胸液，及时留取胸液标本送检做乳糜试验，阳性者应进食脱脂饮食，必要时禁食。

2. 双向Glenn术后护理要点

（1）保证上腔静脉回流，提高全身灌注 ①观察患者有无上腔静脉梗阻综合征表现，如：颜面部浮肿、上半身肿胀伴皮肤发绀，上、下肢存在明显色差等。②术后患者中凹位，呈上半身抬高45°、下半身抬高30°的"V"形体位，以利于上、下腔静脉回流。③维持SpO$_2$在80%~85%，遵医嘱使用肝素抗凝，监测ACT维持在160s~180s，保证吻合口通畅，预防血栓形成。④术后机械通气期间PEEP设置0~3cmH$_2$O，减少镇静，尽早恢复患者自主呼吸，尽快撤离呼吸机，恢复正常的负压通气，降低胸腔内压，增加静脉回流，提高心排血量。⑤监测上腔CVP，上腔CVP>20mmHg时，遵医嘱使用降肺动脉压力药物；监测动脉血气分析结果，调整呼吸机参数；腔静脉压力过高时，注意观察患者呼吸、腹胀等情况，协助医生B超诊断有无胸腔积液、腹腔积液、肺部感染等情况，尽早去除增加肺循环阻力的因素。

（2）中心静脉特殊护理 ①术后留置上、下腔静脉，监测上、下腔CVP，上腔CVP间接反映患者肺循环阻力情况，而下腔CVP反映患者的容量情况。②上腔静脉避免输液量过多、过快，否则易导致上腔静脉压力过高，头面部及上半身肿胀；上腔静脉可用于血管活性药物持续微量维持，输液、输血在下腔静脉输注。③上腔静脉易发生血栓，血制品必须从下腔静脉输注，如病情稳定或颜面部、上半身过于肿胀，应报告医生尽早拔除上腔静脉，以免影响静脉回流。

3. 肺动脉环缩术后护理要点

（1）监测SpO$_2$ 术后一般SpO$_2$在75%~85%，建议维持SpO$_2$与上肢动脉收缩压（sABP）接近，如SpO$_2$>sABP提示环缩过松，如SpO$_2$<sABP提示环缩过紧。

（2）低氧血症观察及处理 术后发生低氧血症，应首先协助医生排除肺部感染、肺不张、气胸、胸腔积液、膈肌麻痹等原因造成，听诊双肺呼吸音，适当给予胸部物理治疗及吸痰，观察痰液性质及量，监测血气分析各项指标，保持引流通畅，半自主或自主呼吸时观察患者呼吸形态、有无矛盾呼吸或呼吸困难，遵医嘱调整呼吸机参数，使用降低肺循环阻力药物，协助医生行胸部X线片及床边B超检查诊断并处理。SpO$_2$<70%可能提示环缩过紧，造成肺血流少，必要时配合医生床边开胸松解环缩带。

（3）预防充血性心力衰竭 限制液体摄入量，避免短时间内快速扩容；SpO$_2$>90%时，可能原因为环缩过松造成肺血流过多，心腔扩大，导致肺充血及心力衰竭。给予加强利尿，保持液体出量比入量多50~100mL。降低吸氧浓度，调节吸氧浓度为21%~30%。必要时配合医生床边开胸加紧环缩带。

（4）延迟关胸护理 部分患者因术后需根据病情反复床边开胸调整环缩带松紧或等待短期内二次手术，做好床边开胸物品准备并参照本章"第一节先天性心脏病护理"。

（5）室上性心动过速（SVT）护理 同本

节"术后护理要点"之"体–肺动脉分流术后护理要点"。

4．Norwood一期手术后护理要点

（1）保持人工管道通畅　同体–肺动脉分流术。

（2）维持适宜的Qp/Qs　术后理想的Qp/Qs<1，SaO_2维持在70%～75%，SvO_2在55%左右。如术后SaO_2在85%左右，血压正常，说明体、肺循环血流平衡Qp=Qs，此时无需处理，继续观察。

（3）心功能状况评估　术后定时上腔静脉血及动脉血同时采样，监测SaO_2、SvO_2、动静脉氧饱和度差（A–V DO_2）及血清乳酸率变化。A–V DO_2>40%～50%时，提示渐进性低心排血量综合征和组织氧传送不足，及时报告医生。当SaO_2<75%、低血压、低SvO_2时，按先天性心脏病手术后低心排血量护理，必要时协助床边机械辅助支持。

（4）调节体–肺血流量平衡　血流动力学不稳定时及时复查血气分析，遵医嘱调整呼吸机参数。①SaO_2>90%、低血压：可能因肺血过多，Qp>Qs，PVR过低引起。给予控制性通气不足：降低吸氧浓度（17%～19%）、适当提高$PaCO_2$、增加肺循环阻力，适当补充液体，增加体循环灌注，使用儿茶酚胺类药物、磷酸二酯酶抑制药和钙剂增强心肌收缩力。必要时协助外科干预。②SaO_2<75%、高血压：可能因肺血过少，Qp<Qs，PVR过高引起。给予控制性通气过度：增加吸氧浓度、降低$PaCO_2$、降低肺循环阻力，给予镇静、肌肉松弛药物及正性肌力药物，维持HCT>40%，必要时外科干预。

❀ 健康教育

1．向家属宣传有关先天性心脏病的防治及急救知识，指导家属掌握日常照护知识。

2．手术后3个月避免剧烈活动。对于发绀的患者，因缺氧，血黏稠度高，平时要多饮水，要尽量避免哭闹，并保持大便通畅，防止缺氧发作。

3．遵医嘱按时服药，预防感冒，姑息治疗需分期手术，患者要严格准时随诊。

4．外科手术后应保持伤口皮肤清洁干爽；术后3个月内一般不主张接种疫苗，接种前向预防保健医生出示本次住院的"出院小结"，以便其决定是否接种。

（梁巧容　吴　岚）

17 | 第十七节 |
先天性冠状动脉瘘护理

🏥 疾病概述

冠状动脉瘘（coronary artery fistulae，CAF）是一种少见的心血管畸形，是指起源于主动脉根部的冠状动脉主干或分支与心腔或大血管异常连接，而形成瘘管。瘘管连接于冠状动脉与心腔间的称为冠状动脉心腔瘘（coronary cameral fistulae，CCF），位于体循环或肺循环任何节段的称为冠状动脉静脉瘘（coronary arteriovenous fistulae，CAVF）。畸形可发生在单支、2支或3支冠状动脉上，常伴随其他心脏结构畸形，如法洛四联症、单室心、动脉导管未闭等。CAF在儿童期症状较轻或无症状，随年龄的增长可出现心力衰竭、肺动脉高压、心律失常、心肌缺血、心肌梗死、感染性心内膜炎、扩张的血管破裂、血栓形成等严重并发症。外科手术是CAF的主要治疗手段，包括冠状动脉切开修补术、经心腔瘘口关闭术、冠状动脉下切线褥式缝合术等，单发瘘口且瘘口附近无重要分支的CAF可采用心导管介导下冠状动脉瘘封堵术。

🩺 护理评估

（一）病史及心理-社会反应

1. 评估患者本次疾病的类型、特征、发病及以往诊疗过程。

2. 评估患者既往有无过敏史、手术史。

3. 了解患者的家族成员有无心脏疾病患者。

4. 评估患者及家属是否存在焦虑、恐惧和无助的心理。

5. 评估患者家庭的经济情况和社会支持情况。

（二）身体评估

1. 评估患者有无心悸、气促、乏力、咳嗽、多汗等表现。

2. 评估患者有无冠状动脉缺血的心绞痛表现。

3. 评估患者有无感染性心内膜炎的症状。

4. 评估患者的饮食习惯、生长发育和营养状况。

5. 评估患者的心功能情况。

（三）相关检查

包括各项实验室检查，心电图检查，X线、超声心动图等影像学检查。

❤ 一般护理

（一）按心血管疾病外科护理和先天性心脏病护理

（二）注意休息，避免剧烈活动

（三）心理护理

对患者关心爱护，态度和蔼，建立良好的护患关系，消除患者的紧张。对家属和患者解释病情和检查、治疗经过，取得他们的理解和配合。

（四）饮食护理

注意营养搭配，供给高能量、富含蛋白质和维生素的易消化饮食。对喂养困难的小儿要耐心喂养，少量多餐，避免呛咳和呼吸困难，必要时请营养科会诊改善患者的营养状况。心功能不全者，应根据病情采用限水、限钠饮食。

（五）预防感染

注意体温变化，按气温改变及时加减衣服，避免受凉。要避免与各种传染病患者接触。

（六）用药护理

掌握心血管病常用药物的剂量、用药方法、浓度、作用及副作用，注意用药前后的情况，准确控制和调节药物的浓度与使用速度。

♥ 专科护理

（一）按心血管疾病外科护理和先天性心脏病护理

（二）介入治疗护理

1. 按小儿心导管检查及治疗护理。

2. 观察介入术后并发症

（1）血栓栓塞　应加强抗血小板药物的抗凝治疗。

（2）气体栓塞　持续予以吸氧。

（3）溶血　可给予激素稳定细胞膜，减少细胞碎裂。

（4）穿刺部位血肿和股动、静脉瘘　瘘口小者，在超声引导下压迫修复治疗，术后勿下地行走，并制动术肢，密切观察足背动脉搏动及伤口情况。

（5）心包填塞　严密监测心率、血压和心包积液量的变化。量多时行心包穿刺，必要时做好术前准备，行外科手术治疗。

（6）封堵器移位与脱落　严密观察心率及心律的变化，重视患者主诉。

（7）心律失常　密切观察心电监测及术后心电图报告，出现心律失常后给予激素及相应药物处理多可缓解，若出现III度房室传导阻滞时可置入临时起搏器。

（三）外科手术后护理要点

1. 病情观察　密切观察心律、心率的变化，持续心电监测，注意有无心肌缺血的心电图改变及心律失常，重视主诉。有心电图改变及胸闷、胸痛、心悸、头晕等情况及时报告医生。

2. 维护心功能　按医嘱使用强心药并观察用药后反应，有心力衰竭者按心力衰竭护理。术后遵医嘱使用扩张冠状动脉药，维持动脉平均压在60～70mmHg。

3. 使用抗凝药物的观察　关注INR值变化，用药过程中如发现皮下有瘀斑、鼻黏膜、口腔黏膜出血等情况，及时报告医生。

✿ 健康教育

1. 向患者及家属宣教疾病的相关知识。

2. 避免受凉，预防感染。

3. 术后3个月避免剧烈活动。

4. 定期复查　术后1个月、3个月、6个月及1年定期复查，不适随诊，提高依从性。

5. 行介入治疗的患者避免接触强磁场（禁MRI检查），遵医嘱服用抗凝药物6个月。

（梁巧容　吴　岚）

第十八节
冠状动脉异位起源护理

疾病概述

冠状动脉异位起源是指冠状动脉起始、走行或分布异常，主要包括冠状动脉异常起源于肺动脉和冠状动脉及分支的主动脉异常起源。

冠状动脉异常起源于肺动脉（anomalous origin of coronary artery from the pulmonary artery，ACAPA）是指部分或全部冠状动脉不从主动脉根部发出，而是起源于肺动脉的先天性畸形。左冠状动脉异常起源肺动脉最多见，约占90%，占所有先天性心脏病的0.24%～0.5%，是冠状动脉起源异常中最常见也是最具临床意义的一种；右冠状动脉异常起源于肺动脉较少见，约占冠状动脉起源异常的7%～8%。多无临床症状。双侧冠状动脉或者单支冠状动脉起源肺动脉极为罕见，若无合并其他畸形，多无法生存。

冠状动脉及分支的主动脉异常起源，虽然左、右冠状动脉都起源于主动脉，但其主干及分支均可起源于主动脉非正常的解剖部位，一般无任何症状。但当冠状动脉起源于对侧冠状窦，走行于主、肺动脉之间导致冠状动脉狭窄和闭塞时，可引起心绞痛、心肌梗死、晕厥，甚至猝死。

护理评估

（一）病史及心理-社会反应

1. 评估患者有无手术史及既往手术方式，有无其他先天畸形。

2. 评估患者既往及目前用药情况，有无过敏史。

3. 评估患者及家属的经济情况和社会支持情况、心理状况。

4. 评估家族史。

（二）身体评估

1. 评估患者的生命体征，尤其是心率、

心律。

2．评估患者有无心肌缺血的表现，如呼吸困难、晕厥、劳力性心绞痛、胸痛等，小儿哺乳和活动时有无呼吸短促、面色及四肢末梢苍白、冷汗等。

3．听诊患者的双肺呼吸音。

4．评估患者的生长发育、饮食、消化及二便情况。

（三）相关检查

包括实验室检查、心电图和超声心动图等影像学检查。

🫀 一般护理

（一）按心血管疾病外科护理和先天性心脏病护理

（二）睡眠与活动

保证睡眠和休息，保持病室安静，减少不必要的刺激，避免哭闹加重心肌缺血。降低心肌耗氧量，卧床休息，避免剧烈运动。观察有无胸痛发作、疼痛部位、性质、疼痛持续的时间、伴随症状、心电图的变化和主诉，及时处理病情变化。

（三）心理护理

对家属和患者解释病情和检查、治疗经过，取得他们的理解和配合，做好患者心理护理，避免焦虑和紧张。

（四）饮食护理

给予富含蛋白质、维生素的营养丰富、易消化、无刺激性饮食，婴儿尽量母乳喂养，喂养困难者，宜少量多餐。

（五）预防感染

指导保持口腔清洁卫生，注意室内温度，注意保暖，避免受凉。与感染性疾病患儿分室居住，定时通风，保持空气新鲜。

（六）皮肤护理

保持床单位、皮肤清洁，勤更衣，定期检查皮肤。卧床者定时翻身或给予气垫、水垫、安普贴保护。

🫀 专科护理

（一）按心血管疾病外科护理和先天性心脏病护理

（二）外科手术后护理要点

1．心功能的监护　此类患者术前心肌缺血，冠状动脉低氧合灌注，加之体外循环术中继发的心肌缺血加重术前已存在的心室功能损害和二尖瓣反流，术后应密切监测左心室功能。持续监测有创动脉血压、中心静脉压（CVP）、左房压（LAP）、肺动脉压、血氧饱和度、尿量、末梢循环和肝脏大小等综合判断心功能情况，评估二尖瓣瓣膜功能和左心功能，指导容量的补充和强心扩血管药物的应用。患者在出现低心排血量综合征时，护士输液必须注意严格限制液体摄入量，避免过多、过快输液增加前负荷，导致肺水肿和左心衰竭，容量补充以左房压为指导，控制LAP在15～18mmHg。同时应避免过高剂量的儿茶酚胺药物，以免增加心肌氧耗。

2．心律失常的监护　患者术后出现的心

律失常通常是致死性的室性心律失常，术后应严密观察心电图的变化，监测心率、心律，通过心电图的变化了解心肌缺血、梗死的程度。注意行血气分析了解电解质的变化情况，及时补充血钾、血镁，出现恶性心律失常时遵医嘱给药，配合进行电复律、电除颤、心肺复苏。安装临时起搏器的患者，评估并监测起搏器功能。

3. 肾功能的监护　由于患儿术后易出现低心排血量综合征，容易导致肾脏低灌注而出现肾功能不全，应定期复查肾功能，严密监测血气及电解质的变化，监测尿量，遵医嘱用药及时纠正电解质紊乱。

健康教育

1. 向患者及家属宣教疾病及药物的相关知识。

2. 注意保暖，预防感冒。

3. 给予高蛋白易消化饮食，少量多餐，指导小儿的喂养方法。

4. 避免剧烈活动，根据心功能的恢复情况，逐渐增加活动量。

5. 强调定期随访的重要性。

（梁巧容　吴　岚）

第十九节
胎儿心脏介入护理

概　述

胎儿心脏介入治疗是指在胚胎心脏及大血管形成不可逆病变之前进行的宫内介入治疗，其主要目的之一是防止单心室循环的形成，提高胎儿出生后双心室循环建立的可能。方法一：对危重肺动脉瓣狭窄或肺动脉瓣闭锁伴室间隔完整的胎儿进行宫内肺动脉瓣球囊成形术，可以促进胎儿右心室和肺血管床的正常发育，降低右心室压力，减少三尖瓣反流。方法

二：主动脉瓣狭窄的胎儿进行宫内主动脉瓣球囊成形术，可以促进胎儿左心室的正常发育，降低左心室压力，减少二尖瓣反流。

胎儿心脏介入治疗适应证包括两大类：①逆转因严重的心力衰竭而导致的胎儿水肿，避免胎儿死亡；②促进宫内胎儿心室、瓣膜、血管的发育，避免出生后行单心室手术。有证据表明心腔内血流的增加可以促进心室的生长，心室压力的降低能够改善心脏的功能。治疗目的是避免单心室循环的形成；即使出生后的单心

室循环纠治，也能改善预后；在有些病例中，胎儿心脏介入治疗甚至可以逆转胎儿的水肿。孕23～28周为胎儿宫内治疗最佳时期。

护理评估

（一）病史及心理-社会反应

1. 详细了解孕妇一般情况及其产科检查，包括健康史（年龄、职业、过去病史、月经史、家族史、丈夫健康状况）、孕产史（既往孕产史、本次妊娠经过）、孕产期，有无相关的自身免疫性疾病。

2. 评估孕妇及家属的心理状态与配合程度。

（二）身体评估

测量生命体征（血压、体温、心率、呼吸）及体重，测胎心、胎动等。

（三）相关检查

包括胎儿心脏彩超检查、胎方位、胎心、三大常规及其他抽血项目等，结合具体孕周行无创DNA检查。孕16～22周行羊水穿刺排除合并染色体异常等检查。

一般护理

（一）按先天性心脏病护理常规和心脏大血管外科围术期护理

（二）入院后注意事项

孕妇入院后护理人员热情接待，协助办理入住手续，为孕妇做入院介绍，通知主管医生，做好护理记录。保持病房安静清洁，空气流通，减少探视，嘱孕妇左侧卧位休息。

（三）饮食护理

孕妇尽量摄取高蛋白、高维生素、高矿物质、易消化饮食，少量多餐，避免刺激性食物。孕周加强叶酸、钙片口服。

（四）指导孕妇监测胎动

教会孕妇每天自我监测胎动3～4次并做好记录，孕期28～30周开始数胎动。方法一：早、中、晚各数一次，每次1h，每天不能少于3次。数胎动时间为固定时间段，每小时平均胎动＞3次为正常。方法二：早、中、晚胎动次数的总和乘以4为12h胎动次数，30次以上为正常。

（五）胎心监测

遵医嘱监测胎心，出现胎心、胎动异常时及时报告医生，并给予吸氧。

（六）心理护理

胎儿宫内介入治疗是新技术，家属顾虑此项技术的成熟度。对此，责任护士应积极联系主治医生，共同做好健康宣教，详细介绍与疾病有关的治疗知识和手术方式，讲解预防并发症的护理措施。

专科护理

（一）术前护理

1. 做好术前宣教，检查是否已完善相关检查。

2. 术前地塞米松6mg，每12h肌内注射，促进胎儿肺成熟，观察药物疗效。

3. 孕妇腹部及会阴部备皮。

4. 术前一天配血，留置静脉留置针。

5. 了解有无过敏史，按医嘱予抗生素预防母体及胎儿感染。

6. 术前禁食、禁饮4~6h。

7. 留置尿管。

8. 做好心理护理。

（二）术中护理

1. 手术方式　经腹壁穿刺法：孕妇全身麻醉截石位，保持子宫松弛。胎儿前胸面对着孕妇腹壁，在超声监测下应用带套管的穿刺针经孕妇腹壁→子宫→胎儿胸壁→病变心室→肺动脉，行球囊扩张术（图11-19-1，图11-19-2）。

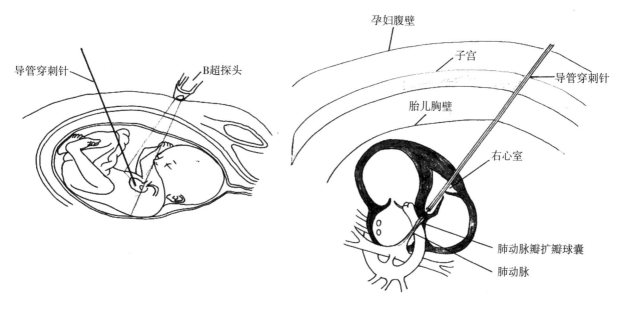

图11-19-1　胎儿超声心动图（示意图）

图11-19-2　胎儿宫内治疗

2. 严密监测　关注孕妇的麻醉效果及生命体征，监测胎儿的心律变化。

（三）术后护理

1. 术后送重症监护室进行监护，病情稳定后抬高床头15°，低流量吸氧。

2. 严密监测胎动、胎心音及孕妇宫缩情况。

3. 术后协助医生复查胎儿心脏彩超以了解胎儿有无心包、胸腔积液、心动过缓及导管断裂或球囊破裂等并发症。术后24h心电监测，观察心率、心律、血压、呼吸、血氧饱和度等情况。

4. 因经孕妇腹壁穿刺，注意观察伤口有无出血情况。

5. 重视孕妇主诉，注意有无宫缩、胸闷、恶心、呕吐等情况。

6. 术后清醒1~2h后予小量流质，无不适后可逐渐恢复正常饮食。

7. 术后观察尿液颜色，尽早拔除尿管。

8. 及时关注多学科会诊情况。

9. 识别先兆早产，密切观察产程情况。

健康教育

1. 向孕妇及家属宣教疾病相关知识。

2. 预防感染，给予高蛋白、易消化的食物，少量多餐，注意保暖，防止受凉。

3. 术后定时复查胎儿心脏彩超情况。

4. 嘱咐孕妇每日自数胎动3次，每次1h，做好记录，有异常及时门诊就诊。

5. 产褥期新生儿咨询指导　出生后属于导管依赖型肺循环的复杂先天性心脏病，必要时进行内科介入或外科手术等干预治疗。

（严秋萍　汪　祎　蔡婷婷）

CHAPTER 12

第十二章

心脏移植护理

第一节

成人心脏移植护理

概　述

心脏移植是将供体的健康心脏移植于受体胸腔内，部分或完全代替受体心脏，维持其循环功能。目前主要有3种心脏移植术式：标准法原位心脏移植（双房吻合）、双腔静脉法原位心脏移植（双腔静脉吻合）和异位心脏移植（移植的心脏不在体内的正常解剖位置）。

心脏移植总的适应证是终末期心脏病，并且估计心脏移植后预期生存时间长于不接受移植的生存时间。包括：①各类扩张性或缺血性终末期心肌病者；②冠心病心肌缺血难以控制的心力衰竭或冠状动脉条件极差，无法行冠状动脉旁路移植术者；③频发恶性心律失常，对心内膜切除或植入式除颤器无效者；④末期的心脏瓣膜病或全心功能受损，心内、外科治疗均无效者。在成人中，心肌病和冠状动脉病变占心脏移植的大部分。禁忌证：①ABO血型不相容者；②不可逆的肺动脉高压：肺动脉收缩压＞60mmHg，肺血管阻力＞480dyn·s·cm^{-5}（6wood单位）。③全身活动感染，包括HIV抗体或丙肝阳性者；④恶性肿瘤者；⑤肝、肾等器官功能不可逆的减退者；⑥严重阻塞性肺疾病，第一秒用力呼气量（FEV1）＜1L；⑦伴有精神疾病患者；⑧吸毒或酒精成瘾者等。

经典的心脏移植供者选择标准包括：①年龄＜50岁，经过谨慎评估部分边缘供者可＜55岁。②心脏超声无心脏运动异常，左心室射血分数＞50%；瓣膜结构功能良好。③正性肌力药物使用量：多巴胺＜20μg/（kg·min），肾上腺素＜0.2μg/（kg·min），去甲肾上腺素＜0.4μg/（kg·min）。④供、受体质量比例为0.75～1.50。⑤供心冷缺血时间＜8h，一般情况下心肌缺血时间＜6h；在年轻供者、心脏功能正常、未使用大剂量正性肌力药物支持等条件下，可考虑使用缺血时间＞6h的供心。⑥血清学检查排除HCV、HIV等感染。鉴于供心来源稀缺，实际临床工作所采用的标准可在上述经典标准的基础上，结合供、受者具体情况综合判断。

护理评估

（一）病史及心理-社会反应

1. 评估患者的年龄、体重、身高，既往有无肿瘤、糖尿病、肾功能不全、周围血管病病史和过敏史。

2. 评估患者及家属对手术预后的了解情况，康复训练和早期活动是否配合。

3. 评估患者及家属是否存在术后心理变化的原因，如心理上的伦理冲突、担忧住院费用等。

4．评估患者的睡眠和情绪，是否有焦虑心理；评估患者的家庭经济承受程度。

5．了解患者是否已持身份证、户口本、化验血型结果、抽血配型结果、手术知情同意书到科室医生处做好登记。医生在"中国人体器官分配和共享计算机系统（COTRS）注册登记系统"登记，申请伦理审查。

（二）身体评估

1．评估患者的生命体征及心肺功能状况，以及其他各系统器官功能状况，判断患者对手术的耐受力。评估患者的全身营养状况、身体机能、体重指数、胸围、各脏器功能、有无肺动脉高压、有无伴发感染性疾病等。

2．评估患者的生活自理能力，评估有无血栓、跌倒、压疮等风险。

（三）相关检查

1．实验室检查

（1）常规检查　血常规、尿常规、大便常规及潜血、凝血功能、肝功能、肾功能（肌酐清除率）、尿蛋白测定和血脂分析。

（2）糖代谢检查　空腹血糖、糖耐量试验和尿糖检测。

（3）病原学检查　HBV、HCV、CMV、EB病毒、单纯疱疹病毒和HIV抗体检测，细菌及寄生虫检查，口鼻腔、咽部以及尿液、痰液、血液细菌培养等。

2．免疫学检查　包括群体反应性抗体（PRA）筛查、淋巴细胞毒交叉配合试验、ABO血型配型和HLA配型等。

3．多器官系统检查

（1）常规检查　十二导联心电图、超声（心脏、肝胆胰脾、盆腔双肾、颈动脉、肾

动脉和下肢动脉）、胸部X线、肺部CT、心脏MRI和肺功能测定。

（2）心肺运动试验或6min步行试验　不存在心肺运动试验禁忌证的患者检查。

（3）心脏专科检查　右心导管（或Swan-Ganz漂浮导管）检查，了解肺动脉压、肺血管阻力等指标。

一般护理

（一）按心血管疾病和心血管疾病外科护理

（二）注意口腔、鼻腔及皮肤的清洁，以防感染发生

（三）营养支持

予高蛋白、低脂肪、富含维生素且易消化的食物，保证足够的热量，适当限制钠盐的摄入。进食不佳者，可使用静脉营养。

（四）心理护理

了解患者的心理感受，做好心理护理；维护患者的知情同意权，使其积极配合治疗。

专科护理

（一）术前护理

1．严密观察病情及生命体征的变化，注意有无恶性心律失常的发生。准备好抢救仪器、药物、吸痰用物，一旦发生严重心律失常或急性心力衰竭，立即配合急救处理。按医嘱使用血管活性药、补充容量或利尿等，维持血流动力学稳定。部分移植患者术前需要主动脉

内球囊反搏或心室辅助装置过渡至心脏移植，使用ECMO、IABP、心室辅助装置时按相关技术护理。

2. 容量管理　心脏移植的患者在术前均存在严重心力衰竭，需要将心功能矫正到最佳心脏功能状态。应严格控制液体入量，改善患者的营养状况，纠正贫血和低蛋白血症等，降低手术风险。

3. 体重管理　对于体重指数（BMI）＞30kg/m^{2}的患者，找到合适供体的难度更大，通常移植前等待时间更长。因此，对于严重肥胖的患者，在列入移植候选者名单前应强制减肥，力求达到BMI＜30kg/m^2。

4. 术前宣教　包括患者和家属的宣教，指导患者术后如何配合治疗和护理。术前患者对心脏移植存在不同程度的顾虑和恐惧心理，患者因思虑过度易导致紧张、失眠、心律失常等。护理人员应耐心做好术前心理护理，使患者积极主动地配合治疗和护理。另外也要与家属加强沟通，说明手术的必要性、有利条件、潜在危险性和可能出现的情况。

5. 术前按医嘱给患者服用霉酚酸酯，备好术中使用的巴利昔单抗（舒莱）、甲基泼尼松龙等免疫抑制药物。

6. 心脏移植患者确定手术后，及时通知手术室和ICU。术日ICU准备移植病房。

（二）术后护理

1. 按心血管疾病外科术后护理。

2. 术后患者入移植病房，采取保护性隔离措施　移植病房需严格消毒，要求：①患者床上用品、衣物等布类要进行高压消毒；②所有进入移植病房的物品需分类消毒；③饮食容器在膳食科高温消毒后使用；④减少或谢绝探视，探视时家属在移植病房外穿好隔离衣、换鞋、戴帽子和口罩；⑤转到病房2周内仍需保护性隔离，每天使用含氯消毒剂对病房的物品、仪器、墙壁、地板等消毒2次。

3. 心脏功能的监测　包括持续监测心电，监测有创血压、中心静脉压、肺动脉压、动脉血氧饱和度，测量肺毛细血管楔压、心排出量。

（1）密切监测心率的变化　移植心脏由于无神经支配，心率的变化主要依靠体液的调节，术后早期心率不稳定，通常为心动过缓，常使用异丙肾上腺素（阿托品无效）、临时起搏器调节；心脏移植术后心率变时反应低，密切观察身体对疼痛、激动、活动后心率的变化；心电图有时显示2个P波，一个是患者自身残留的心房，一个是移植的心房，这对患者无害。

（2）严密观察监测ST-T段变化，了解心肌供血状态。术后常规进行十二导联心电图检查。

（3）心功能不全患者，在保证足够血容量的前提下，选用心血管活性药物。常用药物有异丙肾上腺素、多巴胺、多巴酚丁胺和肾上腺素，其中异丙肾上腺素和多巴酚丁胺常见。异丙肾上腺素尤其适用于心率缓慢的心功能不全（可降低肺血管阻力，有助于改善右心功能）患者。

（4）心脏移植术后常见急性右心功能不全，原因主要是术前患者肺动脉高压，供心右室心肌薄，未经过肺动脉高压训练，同时存在再灌注损伤。因此监测出现CVP上升，肺动脉楔压正常或降低，肺血管阻力过高，肺动脉压力升高，体循环低血压和少尿的表现时，需尽早处理。必要时可使用ECMO或右心室辅助装置，详见相关章节。

4. 肾功能的维护　持续监测尿量；术后每12~24h测定血清肌酐和尿素氮，每周监测肌酐清除率。术后常规使用小剂量多巴胺增加肾脏的灌注，肾功能不良的患者，可使用利尿剂及甘露醇，以增加尿量，减轻心脏前负荷。利尿剂种类、剂量和用药间隔时间应根据患者的体重、临床情况和对治疗的反应而定。持续尿少，并出现酸中毒、高钾血症时应进行血液透析，促使肾功能恢复。

5. 消化系统的维护

（1）术后常规放置鼻胃管，保证术后第一天晨鼻饲免疫抑制剂（如霉酚酸酯），尽早肠内饮食。

（2）术后按医嘱定时使用抗酸剂和组胺受体阻断剂，预防应激性溃疡和胃炎的发生。

6. 预防感染　术后由于免疫抑制药物的应用，患者易发生感染。感染是术后早期发病和死亡的主要原因，包括感染细菌、病毒、真菌及原虫等，主要为细菌感染。最常见的有手术部位（切口）感染、导管相关的血流感染、尿路感染、腹腔感染、口腔感染。

（1）严格执行无菌操作，每位工作人员进入房间时应洗手、戴口罩和帽子、更换隔离衣，进入病房的人员应减至最低限度。

（2）观察患者是否出现发热、呼吸困难、干咳等，观察痰液的量、性状、颜色，听诊双肺呼吸音。

（3）观察伤口有无分泌物及炎症表现，如红、肿、热、痛，一经发现及时汇报，并采取相应措施。

（4）观察患者神志，重视患者的主诉，如咽痛、尿痛、腹痛、头痛等。

（5）观察皮肤的完整性。长期卧床患者定时协助翻身，受压部位采取预防压疮的措施，如外涂赛肤润、垫水囊等减压措施。

（6）每班检查口腔黏膜有无白斑（真菌感染）及溃疡，做好口腔护理。

（7）术后尽早拔除气管插管及各种介入性插管，及早恢复饮食，建立正常的胃肠道菌群。

（8）正确采集气管内分泌物或痰、血、尿、粪，以及各种引流管及导管标本，及时送检。

7. 免疫抑制剂应用与观察　术后患者必须进行终身的免疫抑制治疗。临床常根据患者制订个体化的免疫方案。常用药物有他克莫司、环孢素A、霉酚酸酯、甲基泼尼松龙片、巴利昔单抗等。护士严格按医嘱定时给药；为了保证药物使用达到最好效果，同时减少不良反应，将顿服药物分次给患者；并严密观察患者反应及血药浓度。按医嘱定时协助患者服用。

（1）他克莫司　他克莫司的吸收依赖于胆汁的产生，所以要空腹给药。进食前1h或进食后2h给药。定期检测血药浓度，一般在给药前抽静脉血。药物的副作用主要为肾毒性，也可见头痛、失眠、震颤、肌痛、乏力等神经毒性，以及腹泻、恶心、高血压、心律失常、高血钾、高血糖等。

（2）霉酚酸酯　进食前1h服用。正确、准时抽取血液标本送检。注意监测血常规，发现中性粒细胞减少应报告医生。药物的副作用主要有胃肠道反应，表现为恶心、呕吐、腹泻、腹痛，通过调整剂量即可减轻。贫血和白细胞减少多为轻度。

（3）甲基泼尼松龙片　饭后给药，不可空腹服药；静脉用的甲基泼尼松龙给药时需稀释，使用恒速泵静脉注射，时间>30min，避免发生心律失常。

8．排斥反应监测

（1）排斥反应识别

1）超急性反应　多发生于术中，表现为心脏植入后复跳困难，心肌呈发绀或花斑，收缩无力，不能维持心脏移植受体的正常血压，不能脱离人工体外循环。

2）急性排斥反应　通常发生在手术后1～20周，术后2～4周发生率最高。临床表现为乏力、气促、CVP升高、体温上升、血压下降、胸腔积液、心律失常、心输出量下降。

3）慢性排斥反应　通常发生于移植1年之后，表现为冠状动脉弥漫性高度狭窄，甚至闭塞，导致心肌缺血和梗死。

（2）排斥反应监测和护理　注意观察患者的症状。①症状与体征变化：体温升高、疲乏无力、嗜睡、纳差、呼吸困难、CVP升高、胸腔积液、心率与血压的异常变化。须准确记录，及时报告病情。②逐渐康复或病情稳定的患者重新出现乏力、周身不适、活动后心悸气促等，应高度怀疑急性排斥反应。③定期进行各项检查，如心电图、心脏彩超等，必要时进行心肌活检。心肌活检是诊断排斥反应的金标准。④按时准确服药，对出现药物不良反应后及时报告医生，同时要鼓励患者，坚持服药，切不可自行停药。⑤定时检测血药浓度，根据血药浓度检测结果调整药物剂量。⑥为了减少术后排斥反应，红细胞和血浆制品均需滤除白细胞。

9．心理护理

（1）引导、鼓励患者表达自己的感受、观点。

（2）多与家属沟通，让家属多参与安抚患者情绪，鼓励患者战胜疾病。

（3）用科学的态度和恰当的比喻，让患者理解器官植入的重要性，消除顾虑。

10．术后随访　建立术后随访病历，保留受者联系方式。

终身随访的目的是监测是否发生排斥反应和不良事件，受者管理的目标是增进其对疾病的认识，积极参与并实现部分自我管理，提高依从性并获得长期生存和较高的生存质量。

术后随访的原因有：①有发生急性或慢性排斥反应的可能。②免疫抑制剂个体化治疗随着时间延长，剂量可能需要相应调整。③免疫抑制剂长期应用的不良反应和药物相互作用，以及与之相关的感染和恶性肿瘤发生风险。④存在需要特殊监测和处理的并发症。随访频率应根据术后时间和临床表现决定。若受者恢复顺利，术后随访第1个月每7～10天1次，第2个月每14天1次，术后第2年每个月1次，2年后每3～6个月1次。如果出现免疫抑制剂血药浓度不稳定、不良反应、感染和排斥反应等并发症，以及棘手的医学或社会心理异常等问题，随访频率应增加。

健康教育

（一）向患者及家属讲解预防感染的内容

1．房间清洁、通风，有条件者使用单间，室内不养宠物、植物等。

2．衣物使用刺激性小的洗涤剂，以免发生皮疹或刺激皮肤。

3．进食高蛋白、高维生素饮食，加强营养。

3．保持伤口清洁干燥，如有渗液，及时就诊。

4．做好皮肤、尿道、肛周护理，避免受

伤，皮肤的小伤口要及时处理。

6．早晚刷牙，进食后及时漱口。口腔内有疼痛或黏膜异常，及时就诊。

7．活动量应循序渐进，以不感到劳累为宜。术后3个月内都以休养为主。

8．术后3个月内避免去人多的地方，减少与他人的接触，出门佩戴口罩。避免与感冒人群接触。避开吸烟区。

9．关注患者的不良情绪，防止抑郁症的发生。

（二）药物宣教

说明免疫抑制剂的重要性和可能出现的不良反应。严格按照医嘱服药，不得随意更改剂量或停用。特别注意：他克莫司必须要在早餐前1h或早餐后2~3h服用。

1．向患者和家属介绍药物的名称、作用、副作用、给药时间、给药剂量及方法，以及药物的保质期和储存方法。

2．抽血复查药物浓度时，需携带出院小结门诊就诊。抽血后应按时给药，不要延误给药。

（三）合并糖尿病的患者控制血糖

每日定时用餐，少吃甜食，按时用药。

（四）定期复查

一般出院后每周抽血复查药物浓度，稳定后按医嘱每半个月或1个月复查1次。抽血复查前不要服药。若出现下列情况应立即就医：发热、身体任何部位有感染；浮肿，体重突然增加；呼吸短促、心慌、咯血性泡沫痰；无原因的恶心、呕吐、巩膜及周身皮肤出现黄染。

（五）配合移植中心医护人员的随访

（杨满青　凌　云　程云清）

第二节

2 儿童心脏移植护理

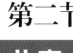 概　述

国际上将18周岁以下患儿的心脏移植归属为儿童心脏移植。心脏移植是治疗终末期心脏病和复杂先天性心脏病的重要手段。大部分儿童心脏移植主要病因是心肌病和复杂先天性心脏病，如左心发育不全综合征、复杂的共同动脉共干。

护理评估

1. 同成人心脏移植护理。

2. 评估家长是否能真正配合治疗。

3. 了解患儿家长是否已持出生证、父母双方身份证、户口本、化验血型结果、抽血配型结果、手术知情同意书到科室医生处做好登记。医生在"中国人体器官分配和共享计算机系统（COTRS）注册登记系统"登记，申请伦理审查。

一般护理

同本章"第一节成人心脏移植护理"。

专科护理

（一）按成人心脏移植和先天性心脏病护理

（二）术后护理

1. 心率、心律的监护 移植心脏的窦房结不再受自主神经系统的支配，而是通过移植心脏的窦房结冲动，下传到自身的传导系统。术后患儿的心率受血液循环中的激素（主要是肾上腺素）影响。身体对刺激如疼痛、激动、运动等的反应慢，大约要10min才能看到心率增加等表现，要1h才能恢复平静时的状态。≤3岁的患儿心率控制在120～160次/min，4～18岁患儿心率控制在100～120次/min。心率慢者常用异丙肾上腺素和临时起搏器提高心率。

2. 体温的监护 婴幼儿因体温调节中枢发育不完善及体表面积大，体温易受外界温度

影响。而心脏移植手术均在低温体外循环下进行，患儿容易低体温。术后持续监测中心体温，密切观察末梢情况，如手、足及颜面部皮肤的颜色和温度，注意保暖；婴幼儿术后应用婴儿辐射台、变温毯复温，四肢用棉毛巾包裹保暖。

3. 免疫抑制剂药物的护理 3～13岁儿童因细胞生长代谢旺盛，易发生急性排斥反应。免疫抑制剂血药浓度需维持在高限水平；3岁以下儿童因免疫系统发育不完全，排斥反应少见，血药浓度可维持在较低水平。药物剂量可根据年龄或体重参考患儿药物血浆浓度的正常范围，以此确定患儿服用的剂量。如他克莫司（FK506）的血浆浓度要求0～6个月达到12～15ng/mL，6～12个月达到10～12ng/mL，≥1岁达到8～10ng/mL。

4. 大供心患儿的护理 因儿童供心尤其婴儿供心缺乏，临床多采用较大儿童甚至成人供心。

（1）术后血压偏高，按医嘱及时使用硝普钠、硝酸甘油等扩血管药物维持血压在适当范围。

（2）延迟关胸的护理 供心偏大，受体胸腔容积小，加上术后心脏由于体外转流，心肌水肿，易发生心脏纵隔容积不相称，心肌收缩无力。为避免出现低心排血量综合征，术后多采用延迟关胸。但是延迟关胸时因胸骨、肌肉及皮肤未闭合，创面长时间暴露，仅以无菌贴膜覆盖，容易导致感染、体热丧失以及纵隔移位现象，因此护理人员应特别注意无菌技术、观察体温以及体疗时循环是否稳定。详见"第一章第二节心血管外科手术护理"中延迟关胸的相关内容。

5. 病毒感染 新生儿、婴儿的免疫系统

不完善，加上心脏移植术后免疫抑制药物的应用，容易出现不常见的病毒感染，如腮腺炎、水痘-带状疱疹和巨细胞病毒（CMV）感染。在小儿心脏移植术后，CMV阳性可造成严重的感染，并可传播给其他器官，重者甚至死亡。CMV感染患者常有白细胞减少，血小板降低，肝功酶异常，临床表现包括发热、皮疹、肺炎、肠炎等。更昔洛韦是目前唯一有效的治疗药物。

6. 按小儿的体重精确计算血管活性药物的剂量。

7. 肢体功能锻炼　可增加活动的趣味性，如踩气球、抓气球等，提高积极性。

8. 心理护理　当患儿无法沟通时，护士应细心、耐心观察并了解患儿的需求；临床可使用各种宣教图片、动画、儿童图书等分散患儿注意力；与患儿建立信任关系，消除恐惧等不良情绪对治疗效果的影响，提高安全感。

健康教育

心脏移植术后患儿要终身服用免疫抑制剂，必须密切监测排斥反应。小儿心脏移植的成功很大一部分取决于术后的随访和家长的密切配合。

（一）按成人心脏移植护理

（二）出院宣教注意事项

1. 出院宣教工作要尽早在准备出院时开始。根据家长的文化、社会背景，用简单易懂的语言结合插图、教学材料、录像、实际练习等进行出院宣教。

2. 随着年龄的增长、体重的增加，免疫抑制剂的维持量需不断调整，术后随访和复查频次较成人高。

3. 定时准确服药是保证心脏不产生排斥反应的关键。

1）家长一定要了解患儿服用药物的名称、作用、剂量、副作用、给药时间和给药方法。

2）抽血复查药物浓度时，家长要带着患儿服用的药物，抽血后按时给药，不要延误给药。

3）养成定时给药并做记录的习惯。如忘记服药或漏服，及时报告医生，采取正确的处理方法。

4）家长要了解药物的保质期、储存方法；定期取药，不要等药物全部用完后再取，以免耽误给药。

4. 家长必须能识别患儿发生排斥反应的表现，如生活习惯的改变、哭闹不止、不爱吃奶或吃饭、呕吐、腹痛、嗜睡、呼吸快、心率快、发热、尿少等。发现上述变化及时就诊。

5. 家长发现患儿皮疹、口腔白斑或鹅口疮、伤口有炎症表现和肢体水肿时，及时就诊。

6. 家长需关注患儿的身高、体重、运动及智力发育，是否出现龋齿等。儿童接种疫苗时需咨询医生。

7. 家长不要在屋内吸烟，患儿远离吸烟区。

8. 心脏移植术后心率变时反应低，患儿应避免剧烈运动，防止发生低血压、晕厥等。入学和体育锻炼的活动量需经专门的心脏康复团队进行评估。

（杨满青　宋亚敏　凌　云）

妊娠合并心血管疾病护理

第一节

妊娠合并心脏病护理

疾病概述

妊娠合并心脏病的发病率为0.5%～3.0%，是导致孕产妇死亡的前3位死因之一。包括既往有心脏病病史的妇女合并妊娠，常见为先天性心脏病、瓣膜性心脏病和心肌病等结构异常性心脏病以及非结构异常性的心律失常等；也可以是妇女妊娠期间新发生的心脏病，如妊娠期高血压疾病性心脏病和围产期心肌病等。妊娠期和分娩期血流动力学的改变将增加心脏负担，贫血、低蛋白血症和感染等不良因素可以导致心功能下降，双胎、羊水过多和子痫前期等产科因素可诱使心脏病加重，导致出现心力衰竭、恶性心律失常、肺动脉高压危象、心源性休克和栓塞等危及母儿生命的严重心脏并发症。妊娠32～34周、分娩期及产后的最初3天内，是患有心脏病的孕产妇最危险的时期。分娩方式：对于妊娠合并心脏病的孕产妇，心功能Ⅰ～Ⅱ级（NYHA）并无产科手术指征时，一般主张阴道分娩。阴道分娩是人类的一个自然产程，失血少，感染率及血栓发生率低，产后恢复快；对于心功能Ⅲ～Ⅳ级孕产妇或合并产科手术指征时主张剖宫产终止妊娠。部分妊娠合并心脏病患者需行心脏外科手术，如心脏瓣膜成形/置换、房/室间隔缺损修补术等。

护理评估

（一）病史及心理-社会反应

充分评估患者的个人资料、既往史、家族史、月经史、既往孕产史以及本次妊娠经过。评估患者的心理状态（焦虑、恐惧、担心胎儿情况等）以及社会支持状态。

（二）身体评估

评估患者有无早期心力衰竭的症状：轻度活动后即有胸闷、心悸、气短；休息时心率＞110次/min；夜间常因胸闷而需坐起，或需到窗口呼吸新鲜空气；肺底部出现少量持续性湿啰音，咳嗽后不消失等症状。

（三）相关检查

常规心电图检查、动态心电图检查、动态血压监测、超声心动图、胎儿电子监护仪检查、胎儿超声心动图检查，必要时心导管检查等。实验室检查，如血常规、凝血指标、肝肾功能、电解质、尿常规、尿蛋白。

（四）妊娠风险评估

1. 孕前的综合评估　在孕前进行心脏病手术或药物治疗后再重新评估是否可以妊娠。对严重心脏病患者要明确告知不宜妊娠，对可以妊娠的心脏病患者也要充分告知妊娠风险。

2．孕早期的综合评估 告知妊娠风险和可能会发生的严重并发症，规范孕期保健，定期监测心功能。心脏病妊娠风险分级Ⅳ～Ⅴ级者，要求其终止妊娠。

3．孕中、晚期的综合评估 根据妊娠风险分级、心功能状态、医疗技术水平、患者及家属的意愿和对疾病风险的了解及承受程度等综合判断和分层管理。妊娠期新发生或者新诊断的心脏病患者，均应行心脏相关的辅助检查以明确妊娠风险分级，按心脏病严重程度进行分层管理。

♥ 一般护理

（一）按心血管疾病护理

（二）饮食护理

注意饮食多样化、营养丰富，应摄入高热量、高维生素、粗纤维、低盐低脂且富含多种微量元素（如铁、锌、钙等）饮食，少量多餐，保持大便通畅，必要时给予通便剂。妊娠16周后，每日食盐量不超过4～5g。

（三）心理护理

积极主动与患者沟通，解除或减轻患者的心理负担。

✋ 专科护理

（一）妊娠期

1．加强孕期保健，定期产前检查或家庭访视。重点是评估心功能及胎儿宫内情况。若心功能在Ⅲ级或以上，有心力衰竭者，均应立即入院治疗。心功能Ⅰ～Ⅱ级者，应在妊娠36～38周入院待产。

2．预防心力衰竭，保证孕妇每日至少10h的睡眠且中午休息2h，休息时采取左侧卧位或半卧位，提供良好的支持系统。

3．预防和治疗诱发心力衰竭的各种因素，如贫血、心律失常、妊娠高血压综合征、各种感染，尤其是上呼吸道感染等。

（二）产褥期

1．在产后应酌情于重症监护室进行过渡，条件允许后进入普通病房进行循环容量、呼吸系统的综合调整。

2．剖宫产后当日入监护室立即给予连续心电监护，监测血氧饱和度、持续动脉血压、中心静脉压，常规需要密切监护72h以上。密切观察患者生命体征，主要是意识的恢复、四肢运动、瞳孔大小和对光反应。做好约束观察，预防患者意外拔管。整理和固定各管道，维持管路通畅。

3．入室后予心电图检查，每日复查，病情变化时随时复查。入室后复查血液指标，密切观察患者血压、容量情况。

4．有创呼吸机的护理 预防呼吸机相关性肺炎，做好气囊管理，确保管道固定良好，每班做好置管刻度交班，听诊患者双肺呼吸音是否对称，有无痰鸣音。记录呼吸机模式选择与参数设置。保持呼吸道通畅，根据血氧饱和度情况、痰鸣音行吸痰护理，注意观察吸出痰液的颜色、量及性状，控制感染，床头抬高30°，定时给予口腔护理。病情稳定后拔除气管插管，遵医嘱吸入氧气。

5．伤口观察 观察腹部伤口有无出血、渗血，以及记录恶露的颜色、性质、量是否正常，记录产后子宫收缩的情况。

6. 疼痛护理　正确评估患者疼痛程度，掌握疼痛评估量表，根据患者的表情、症状、生命体征变化等做出准确判断，选择合适的镇痛方法。

（三）并发症观察

1. 急性心力衰竭的观察　以急性肺水肿为主要表现的急性左心衰竭多见，常为突然发病。开始发病时血压可正常或升高，但病情加重时，血压下降、脉搏细弱，最后出现神志模糊，甚至昏迷、休克、窒息而死亡。密切观察患者早期心力衰竭的表现：①轻微活动后即出现胸闷、心悸、气短；②休息时，心率超过110次/min，呼吸超过20次/min；③夜间常因胸闷而端坐呼吸；④肺底出现少量持续性湿啰音，咳嗽后不消失。若出现极度呼吸困难，被迫端坐呼吸，伴有窒息感、烦躁不安、大汗淋漓、面色青灰、口唇发绀、呼吸频速、咳嗽并咳出白色或粉红色泡沫痰等症状、体征，按心力衰竭护理常规护理，做好急救准备。若患者已经出现心力衰竭，原则上是在控制心力衰竭24～72h后以剖宫产手术终止妊娠为宜。围生期心肌病和严重心力衰竭患者应停止母乳喂养，溴隐亭可考虑用于回奶治疗和促进围生期心肌病患者左心功能恢复。

2. 慢性心力衰竭的观察

（1）主要表现　呼吸困难，轻者仅于较重的体力劳动时发生呼吸困难，休息后好转；随病情的进展，乏力和呼吸困难逐渐加重，轻度体力活动即感呼吸困难，严重者休息时也感呼吸困难，甚至端坐呼吸。

（2）慢性右心衰竭　主要为体循环（包括门静脉系统）静脉压增高及瘀血而产生的临

床表现，上腹部胀满、食欲不振、恶心、呕吐，颈静脉怒张，肝−颈静脉回流征阳性。水肿是右心衰竭的典型表现，体重明显增加，下肢、腰背部及骶部等低垂部位呈凹陷性水肿，重症者可波及全身，少数患者可有心包积液、胸腔积液或腹腔积液。慢性心力衰竭有疾病逐渐加重的过程，更主要的是应密切关注疾病的发展，保护心功能，促胎肺成熟，把握好终止妊娠的时机。

3. 肺动脉高压及肺动脉高压危象的观察　心脏病合并肺动脉高压的妇女，妊娠后可加重原有的心脏病和肺动脉高压，可发生右心衰竭，孕妇死亡率为17%～56%，艾森曼格综合征孕妇的死亡率高达36%。因此，肺动脉高压患者应严格掌握妊娠指征，肺动脉高压危象是在肺动脉高压的基础上发生肺血管痉挛性收缩、肺循环阻力升高、右心排出受阻，导致突发性肺动脉高压和低心排出量的临床危象状态。主要表现为患者烦躁不安，个别患者有濒死感，心率增快、心排出量显著降低、血压下降、血氧饱和度下降，死亡率极高。肺动脉高压危象常在感染、劳累、情绪激动、妊娠等因素的诱发下发生，产科更多见于分娩期和产后72h内。一旦诊断为肺动脉高压危象，需要立即抢救。

4. 恶性心律失常的观察　妊娠期和产褥期恶性心律失常多发生在原有心脏病的基础上，少数可由甲状腺疾病、肺部疾病、电解质紊乱和酸碱失衡等诱发，可以独立发生，也可以伴随急性心力衰竭时发生。常见有病态窦房结综合征、快速房扑和房颤、有症状的高度房室传导阻滞、多源性频发室性早搏、阵发性室上性心动过速、室性心动过速、室扑和室颤等类型。因此对于此类恶性心律失常的处理原则，按心律失常的护理常规，做好抢救用物、转律或食道调搏的准备。

5．感染性心内膜炎的观察　感染性心内膜炎是由细菌、真菌和其他微生物（如病毒、立克次体、衣原体、螺旋体等）直接感染而产生的心瓣膜或心壁内膜炎症。瓣膜为最常受累的部位。主要表现为发热、心脏杂音；若发生栓塞时可有胸痛、咳嗽、咯血、气急和低氧表现；脑动脉栓塞则有头痛、呕吐、偏瘫、失语、抽搐甚至昏迷；内脏栓塞可致脾大、腹痛、血尿、便血和肝肾功能异常等。血培养是确诊感染性心内膜炎的重要依据，及时完善血培养检查。遵医嘱按时足量使用抗生素，密切观察抗生素使用的副作用。

（四）妊娠期行心脏外科手术的患者术后护理

1．按心血管疾病外科护理。

2．心脏外科手术后继续妊娠的患者　①术后持续胎心监护，并及时检查患者子宫收缩情况，评估患者宫高、腹围及体重的增长是否与孕期相符。②瓣膜手术的孕妇早产率较高，需联合产科医护人员，加强胎儿监护，监测胎心及胎动。患者清醒脱机后教会患者自数胎动，同时注意有无阴道流血、流液症状，如有变化及时通知医生。③定期行B超检查，正确评估胎儿成熟度，了解胎盘功能，若发现胎儿宫内缺氧，及时进行治疗。④为防电离辐射，孕妇行床旁X线胸片检查时，使用铅衣保护腹部胎儿；其他患者行X线胸片检查时，用铅屏风保护孕妇。⑤临近分娩时，和新生儿监护室取得联系，备好新生儿温箱。

3．心脏外科手术同期终止妊娠的患者　①术后24h腹部放置沙袋，以防腹压骤降，导致回心血量增加，诱发心力衰竭。②术后应严格控制补液量和补液速度，结合患者的心率、血压、中心静脉压及尿量综合判断有效循环血量。③定时按摩子宫促进其收缩，密切观察并记录恶露情况和宫底下降高度，发现异常及时通知医生给予相应处理。④加强心理护理，尤其术后失去胎儿的产妇，心理压力大。术后应重点关注患者的情绪变化，及时进行心理疏导；可根据情况增加家属的探视时间，给患者鼓励和安慰。

健康教育

1．生活指导　生活规律，保持心情愉快，避免情绪激动，保证充足的睡眠和规律的作息，同时保持大便通畅。

2．饮食指导　摄入优质蛋白、高维生素、清淡易消化的低盐、低脂、低胆固醇饮食以增加机体抵抗力。

3．运动指导　出院后根据患者的具体情况每天锻炼，活动应循序渐进，以不感到疲劳为宜，避免剧烈运动。

4．心理指导　促进亲子关系建立，避免产后抑郁发生。

5．避孕　生育期女性患者应严格避孕，不宜再妊娠者在产后1周做绝育术，未做绝育术者应严格避孕。围生期心肌病的患者预后较差，在左心室射血分数（LVEF）恢复到50%～55%之前应避免再次妊娠。

（赖敏华　凌　云　黄嘉熙）

第二节

2 妊娠合并肺动脉高压护理

疾病概述

肺动脉高压（pulmonary arterial hypertension，PAH）迄今仍被认为是不可逆转或治愈的疾病。未经治疗的PAH患者中位生存期只有3年，患者最终会因右心衰竭死亡。当妊娠患者合并PAH时，由于体循环容量增加、高凝状态、产程焦虑情绪引起的血管阻力增加、产后第1周血容量突然增加，导致围产期死亡率上升。随着PAH诊疗方式的改进，近40年产妇总死亡率由39%降至16%，其中78%的产妇死亡发生于产后1个月内。分娩方式：专家共识推荐尽可能有计划地择期行剖宫产。阴道分娩不是绝对禁忌证，但在妊娠32周以内，胎儿发育尚不完全，宫颈条件不成熟，阴道分娩可能性较低。体外循环下的心脏外科手术最佳孕周是13～28周。在孕晚期发现，则建议在心脏手术前行剖宫产终止妊娠，并且在分娩前需完成足疗程的促胎肺成熟。

护理评估

（一）病史及心理-社会反应

充分评估患者的个人资料、既往史、家族史、既往孕产史以及本次妊娠经过，评估患者的心理状态以及社会支持状态。

（二）身体评估

评估患者有无早期心力衰竭的症状，轻度活动后即有胸闷、心悸、气短；休息时心率＞110次/min；夜间常因胸闷而需坐起，或需到窗口呼吸新鲜空气；肺底部出现少量持续性湿啰音，咳嗽后不消失等症状。

（三）相关检查

心电图、X线、超声心动图、胎儿电子监护仪检查等。

（四）妊娠合并肺动脉高压的风险评估

1. 母体风险　妊娠合并肺动脉高压患者死亡风险最高时期是在妊娠晚期以及产褥期，这与产后腔静脉压力下降，出现静脉回流增加相关，心室充盈压、心搏出量的增加，可加重肺动脉高压。肺动脉高压危象、肺栓塞和右心衰竭是最主要的死因，即使心功能Ⅰ～Ⅱ级（NYHA分级）患者也可发生。而导致母体死亡的高危因素包括：重度肺动脉高压、延迟住院以及全身麻醉的使用。

2. 胎儿风险　肺动脉高压患者在妊娠期间容易发生低氧血症，导致胎盘循环灌注不足，可影响胎儿生长发育，导致胎儿生长受限，出现胎儿窘迫、流产、早产，甚至新生儿窒息、死亡。文献报道妊娠合并肺动脉高压患者中，流产的发生率为15%~35.7%，早产发生率可高达47%~72%（包括自发性早产和医源性早产），胎儿窘迫发生率为5.3%~10.0%，低出生体重儿发生率为15.7%~46.7%。

3. 妊娠风险评估　在2018年欧洲心脏病学会（ESC）妊娠期心血管疾病管理指南中，根据mWHO心血管疾病女性妊娠风险分级，无论孕妇的心功能如何，肺动脉高压为mWHO IV级，属于妊娠禁忌证，一旦妊娠发生，则需要讨论终止妊娠的问题。

一般护理

（一）按肺动脉高压疾病、妊娠合并心脏病一般护理常规护理

（二）饮食护理

注意饮食多样化、营养丰富，应摄入高热量、高维生素、粗纤维、低盐低脂且富含多种微量元素（如铁、锌、钙等）饮食，少量多餐，保持大便通畅，必要时给予通便剂。妊娠16周后，每日食盐量不超过4~5g。

（三）心理护理

部分孕妇坚持妊娠意愿强烈，入院后患者出现活动耐量下降、不能平卧等症状，自觉病情危重，此时患者易情绪波动，进而影响心率和血压波动，加重疾病的进展。护士应为患者提供生理、心理、社会、生活的全面照顾，了解患者一般状况后，对患者进行疾病相关知识普及和心理辅导，缓解患者的紧张情绪。指导患者家属多与患者交流，并注意在患者面前保持良好的心态，为患者创造良好的休养环境。

告知患者活动注意事项，吸氧的重要性，鼓励孕妇及家属共同参与诊疗活动。

专科护理

（一）妊娠期

1. 按妊娠合并心脏病专科护理常规护理。

2. 在孕早期发现肺动脉高压和先天性心脏病，首先建议终止妊娠，如为轻度肺动脉高压、患者心功能 I~II 级且有强烈妊娠意愿，在充分告知风险后可在有资质医院的心脏-产科团队严密监测下继续妊娠。指导患者正确监测胎动的方法，定期复查超声心动图，了解心脏状况，每天常规胎心监护。

3. 对于拟行剖宫产术的患者应行术前常规检查，并对手术相关事项与患者及其家属进行沟通解释，对患者及胎儿的相关指征进行核查，发现异常立刻报告。术前进行留置导尿管、备皮。

4. 基础护理　保持大便通畅，防止便秘过度用力增加心脏负担。对于存在双下肢水肿的患者，需每天观察水肿程度，每天在固定时间、固定位置测量腿围，与前一天比较，并准确记录；患者双下肢抬高，促进静脉回流，保证皮肤清洁干燥。

5. 病情观察　肺动脉供血不足，患者易发生猝死。而妊娠合并肺动脉高压患者的循环血量增加，心脏负担加重，因此病情危重，随时有猝死的风险。护士应加强巡视，关注患者主诉，观察其有无面色发绀、憋气、缺氧等情况，严密监测生命体征及24h出入量，警惕心脏衰竭诱发猝死。

6. 氧疗护理　当患者的外周血氧饱和度<91%或动脉血氧分压<60mmHg时建议吸

氧，使动脉血氧饱和度＞92%。可给予患者持续双鼻导管吸氧，流量2L/min，排便等需要用力时提高氧流量至4～6L/min。每日监测动脉血气，注意患者有无心慌、喘憋、烦躁症状，观察心率及血氧饱和度变化，防止呼吸衰竭。

7. 药物治疗护理

（1）曲前列环素类药物　临床上较常见使用瑞莫杜林，因为其对肺血管收缩有改善作用，已成为PAH临床治疗的一线用药。该药物的作用方式是模拟人体内天然存在的前列环素，帮助扩张肺血管，使其保持正常工作，进而降低心脏负荷，减轻肺动脉高压的症状。该药物首选的给药方式是皮下注射，亦可静脉注射给药，初始剂量为1.25ng/（kg·min），不耐受或轻、中度肝功能不全患者将注射速度降至0.625ng/（kg·min），之后可根据临床疗效和血液指标进行剂量调整。该药物首次取药后30天内有效期，由于价格较昂贵，护士应妥善保管好药物并做好交接班工作。临床护士应该掌握瑞莫杜林药物的相关知识，如药物的储存方式、配伍禁忌、起始剂量和维持剂量、药物的副作用等。

（2）利尿剂　利尿药可缓解合并右心衰竭时失代偿症状，护士应注意记录患者的出入量情况，预防心脏衰竭的发生。

（3）强心药物　临床上较常使用的药物如地高辛、多巴胺和米力农等，可改善PAH患者心输出量，护士应注意观察患者生命体征的变化。此外，该药物为血管活性药物，建议选用深静脉穿刺留置导管，若使用外周静脉输注，护士应注意观察和预防静脉炎的发生。

（4）抗凝药　由于妊娠患者的血液处于高凝状态，抗凝治疗仍被广泛应用。华法林为孕妇禁忌药物，应用低分子肝素替代。若患者使用抗凝药物，护士应密切监测出血等并发症的发生。

8. 多学科团队管理　妊娠合并PAH的孕期管理涉及多个不同学科内容，包括产科、心内科（肺高压亚专科）、心外科、风湿免疫科、麻醉科、体外循环科以及新生儿科。一个有效的孕期管理离不开成熟的多学科团队合作，其中包括合理的孕前评估、全程心脏专科及产科监护、全面的术前评估、熟练配合的手术操作、围手术期胎儿监护、有效的麻醉及体外循环控制、术后心脏监护与调节，以及分娩后的新生儿监护。

（二）术中护理

1. 分娩方式　专家共识推荐尽可能有计划地择期行剖宫产。阴道分娩不是绝对禁忌证，但在妊娠32周以内，胎儿发育尚不完全，宫颈条件不成熟，阴道分娩可能性较低。

2. 术中监护　应实时监测生命体征，监测项目包括心电图、血氧饱和度、有创动脉血压、有创中心静脉压等。

3. 缩宫素的使用　在产科手术中常规使用缩宫素输注以减少出血，但鉴于缩宫素在PAH患者中造成的不良事件，建议产科医师权衡利弊，谨慎使用缩宫素，必须使用时，应小剂量子宫注射或静脉持续泵注，避免静脉推注。护士在此期间应严密监测患者生命体征，随时做好急救的准备。

（三）产褥期

1. 按产褥期的妊娠合并心脏病专科护理常规护理。

2. 术后监护　肺动脉高压产妇死亡多发于产后的1个月之内，尤其是产后3天，这提示心肺急性代偿功能的降低，产妇应持续监测一段时间直至病情稳定，高危产妇实时监测生命体征至产后3天以上。注意循环稳定的维持，避免肺动脉高压危象的发生。

3. 病情观察 72h内卧床休息，活动量减到最少，取左侧卧位或半坐卧位。嘱患者减少说话，保证睡眠。观察子宫收缩、阴道流血状况。患者心功能Ⅱ级，不宜母乳喂养，与患者做好沟通，及时回奶。孕妇妊娠后身体循环血量会大幅度增加，而产后子宫中血液也进入循环系统，使得机体循环系统在短时间内血量增加，加重心脏负荷。给予24h心电、血压、血氧监测，并监测24h出入量。

4. 药物护理 术后应继续使用曲前列环素类药物、利尿剂、强心药物继续治疗原发疾病。孕产妇自妊娠期至产后8周均处于高凝状态，因此产后24h后若无明显出血须继续抗凝治疗，护士应注意观察相关药物的作用及不良反应。

5. 肺动脉高压危象的观察 患者主要表现为烦躁不安，个别患者有濒死感，心率增快，心排出量显著降低，血压下降，血氧饱和度下降，死亡率极高。肺动脉高压危象常在感染、劳累、情绪激动、妊娠等因素的诱发下发生，产科更多见于分娩期和产后的最初72 h

内。一旦诊断为肺动脉高压危象，需要立即抢救。

健康教育

1. 生活指导 生活规律，保持心情愉快，避免情绪激动，保证充足的睡眠和规律的作息，同时保持大便通畅。

2. 饮食指导 摄入优质蛋白、高维生素、清淡易消化的低盐、低脂、低胆固醇饮食以增加机体抵抗力。

3. 运动指导 出院后根据患者的具体情况每天锻炼，活动应循序渐进，以不感到疲劳为宜，避免剧烈运动。

4. 心理指导 促进亲子关系建立，避免产后抑郁发生。

5. 避孕 生育期女性患者应严格避孕，不宜再妊娠者应在产后1周做绝育术，未做绝育术者应严格避孕。

6. 药物指导 患者出院后需继续携带皮下注射泵进行曲前列尼尔输注治疗。指导患者正确使用注射泵，做好输注部位及药物不良反应的观察，定期随访。

（林丽霞　赖敏华　黄嘉熙）

CHAPTER 14

第十四章

心血管疾病介入诊疗护理配合

第一节
心血管系统介入诊疗护理配合概述

概 述

介入性心脏病学是一门以心导管技术作为手段来诊断和治疗心血管疾病的新兴分支学科。从1929年德国医生Forssmann将导管经由自己的上臂静脉送入右心房的试验成功后，心导管技术开始应用于人体。1952年瑞典医生Di Guglielmo进行世界上首例非选择性冠状动脉造影，1953年美国的Sones医生成功进行选择性冠状动脉造影，1973年在上海医科大学中山医院、北京阜外医院先后开展冠状动脉造影术。如今，经皮介入诊疗在临床应用范围不断扩展，其范畴包括左右心导管检查术、冠状动脉造影、选择性动脉造影、先天性心脏病封堵器植入、冠心病介入治疗、心律失常射频消融术、永久起搏器植入术、心脏瓣膜狭窄球囊扩张术、大动脉支架植入术、肺动脉和主动脉瓣膜置换术、外周血管支架植入术、心肌内化学消融术、心肌灌注的辅助治疗等。作为介入治疗团队中不可或缺的工作成员，介入手术室护士应了解相关疾病原理，熟练掌握介入手术的操作配合、术中观察护理、各种并发症的抢救配合、各类耗材的管理和供给、手术室消毒感染控制管理工作等。

介入手术室概况

（一）环境概况

介入手术室应配备独立空间，在满足辐射防护的同时具备无菌环境，严格区分无菌区域、清洁区域、工作区域和污物处理区域。另配备患者等候间、谈话间、手术器械准备间、耗材存储仓库、放射阅片室、办公室、更衣室、医务人员休息室、值班室等（图14-1-1）。

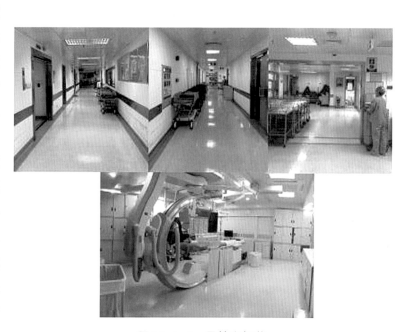

图14-1-1　导管室概貌

（二）物品摆放

手术室无菌物品、清洁物品和各类耗材置于阴凉干燥的独立空间，规范分类，专区放置，专人管理（图14-1-2）。材料库和材料车物品使用后专人清点补充。

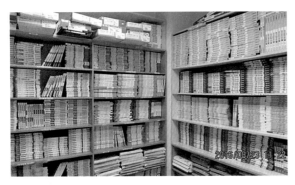

图14-1-2 耗材摆放

（三）介入手术室人员的控制和管理

进入手术室的工作人员必须更换室内鞋、洗手衣、佩戴一次性口罩和帽子。接送患者时，更换外出衣和室外鞋。注意保持室内整洁、安静。

（四）手术人员的配置

介入手术需要团队协作完成，团队成员包括主刀、助手、放射技师、护士等，至少4名工作人员。介入手术护士对各类心血管疾病知识具备扎实的理论基础，思维敏捷、反应迅速、操作技术熟练，有积极主动的团结协作精神，同时由于心血管介入手术的特殊性，应具备长期在电离辐射环境下工作的良好身体素质和心理素质。

（五）X线防护

在不遮挡手术区域的前提下为患者做好防护：遮挡患者的甲状腺、性腺等对X射线敏感的部位。工作人员必须按要求穿戴铅衣、铅帽、铅围脖、铅眼镜（图14-1-3），并按要求定期参加职业病相关项目体检。

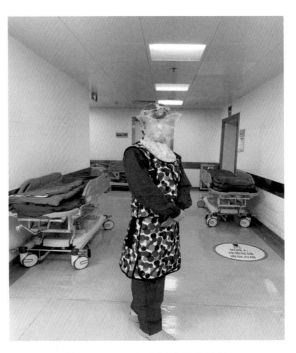

图14-1-3 介入手术护士着装

常见介入手术的护理配合简介

（一）术前核查

与病房护士核对患者基本信息：患者姓名、性别、年龄、住院号、病区、床号、疾病诊断、手术方式、主刀医生，核实手术知情同意书签署、术前检查、术野皮肤准备、术前用药等情况，并填写交接单。

（二）术前准备

以空气净化机对手术间进行空气净化及消毒。根据手术方式准备无菌手术台、仪器设备及耗材。检测各类抢救仪器，保证所有仪器设备处于完好备用状态，尤其应对床边除颤仪每天检测，定期维护。

（三）术中护理配合

1. 冠状动脉造影（CAG）和/或冠状动脉支架植入术（PCI）的护理配合

（1）冠状动脉造影和支架植入过程中，血压波形监测能直观体现病情变化。因冠状动脉非常细小且弯曲绕行整个心脏，而行冠脉支架植入术时多种耗材同时置入血管，极易嵌顿和/或刺激血管痉挛，引起心肌缺血缺氧，导致严重并发症，监测护士应排尽压力连接管道内的气体，压力换能器平患者腋中线固定稳妥，以使描记的血压波形准确且不受手术床移动的影响。手术过程中严密观察，发现压力变化及时告知术者，对症处理。正常压力曲线图见图14-1-4，管道内存留气体压力曲线图见图14-1-5，置管过深引起室化、嵌顿压力图见图14-1-6。

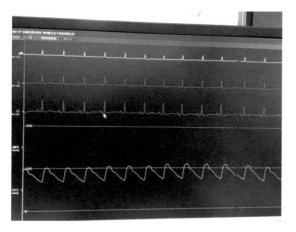

图14-1-4　正常压力曲线图

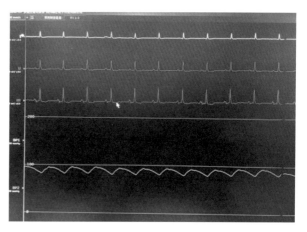

图14-1-5　管道内存留气体压力曲线图

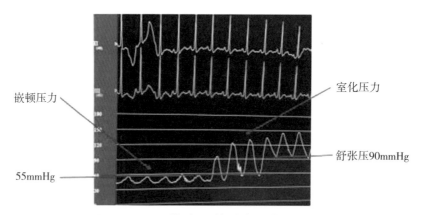

图14-1-6　置管过深引起室化、嵌顿压力图

（2）PCI过程中，肝素的应用尤为重要。若肝素化不及时或不足量，极易引起冠脉内血栓形成，严重者堵塞血管引起急性冠脉综合征，导致急性心肌梗死甚至心搏骤停等严重并发症。监测护士应提前配制好浓度为1 000U/mL的肝素液，遵医嘱按每千克体重100～150U补充，并与主刀医生及助手确认肝素使用情况，详细记录首次肝素时间，每隔半小时配合术者测量ACT，依据ACT值遵医嘱追加肝素。

2．射频消融术的护理配合

（1）射频消融过程中需要主刀医生、助手、手术护士、放射技师、电生理工程师等多方协作共同完成。介入手术护士应熟悉各类仪器和电生理导线，并且在熟练配合手术的同时适当控制手术室人员，以防院内感染。

（2）手术护士应熟悉芬太尼、伊布利特、力月西等药物的特性，及时发现及处理药物的不良反应。

3．先天性心脏病封堵术的护理配合　在配合先天性心脏病患者植入封堵器的手术过程中，准确记录患者心腔内压力，及时检测血气分析结果供手术医生参考。对小儿患者做好全身麻醉管理、保暖措施等。

4．永久起搏器植入术的护理配合　永久起搏器植入术时因创口较大，对无菌要求更严格，术者按外科手术要求洗手，术中严格控制手术人员数量和防止走动频繁。手术过程中妥善安抚患者以消除紧张情绪，必要时按医嘱使用镇静、镇痛药。房室传导阻滞患者按医嘱缓慢静脉滴注异丙肾上腺素，严密观察心律、心率，并在起搏器植入后停止使用异丙肾上腺素。需要使用电刀时熟练调试电刀功率，并协助术者完成操作。术中熟练配合术者进行各项起搏参数的测试，手术完成后协助清洁创面，做好消毒包扎。

5．外周血管造影和/或支架成形术的护理配合　外周血管的介入手术包括颈动脉、胸主动脉、腹主动脉、肾动脉、髂动脉、下肢动脉等的诊疗。手术过程中除了观察心电、压力，及时准确提供所需耗材外，对颈动脉患者尤其需注意患者有无失语、偏瘫等突发脑栓塞症状。行大动脉支架植入术时注意观察患者血压，支架释放过程中，遵医嘱适当使用降压药

或临时起搏器同步超速抑制以防止血压过高导致支架移位。行下肢动脉造影或支架植入术时，患者的体位有特殊要求，应将患者双下肢置于靠近球管X线范围内，手术过程中患者头部被无菌铺巾遮盖，应在患者头部使用特制头罩将铺巾予以妥善固定及支撑，保证充足的氧气供给。在手术过程中应多关心、询问患者感受，消除其紧张烦躁心理。

6．新兴技术的学习和配合　近年来开展的希氏束起搏术、无电极导线的永久起搏器植入术、心外膜下射频消融术、冷冻球囊消融术、左心耳封堵术、逆向完全性闭塞冠脉开通术、经皮主动脉瓣膜置换术等。介入手术室护士应当不断学习新理论、新技能，跟上介入医生的步伐，顺利配合新技术的开展。

7．特殊检查的使用和配合　血管内超声（intravascular ultrasound，IVUS）、血流储备分数（fractional flow reserve）和光学相干断层成像（optical coherence tomography，OCT）等可进一步分析血管病变程度，指导介入过程，监测护士应熟练配合相关仪器的使用。

8．危重患者介入治疗术中抢救设备的使用和配合　护士需做好心力衰竭、大面积心肌梗死、心搏骤停等急危重症患者的手术配合。介入手术护士应熟练操作除颤仪、主动脉内球囊反搏机、呼吸机、ECMO等抢救用设备，熟悉其使用中的观察及护理要点。合理放置仪器位置，妥善固定各种管道，依患者病情及时调整仪器各项参数。随时监测生命体征，做好抢救准备。

9．严重并发症的抢救护理配合

介入治疗手术过程中有可能发生比较严重的并发症，如造影剂过敏、迷走反射、冠脉无复流、心包填塞、室颤、心搏骤停等，介入护士需保持冷静，严密监测各项指标，做好记

录，提供抢救器械，熟练操作抢救仪器，遵医嘱准确使用抢救药物。需多科室多部门合作抢救患者时，导管室护士需与各部门及时联络及良好沟通，默契配合，协同救治，有序进行。

10. 导管室常用药物的配制和使用，见表14-1-1。

表14-1-1 导管室常用药物一览表

药物名称	配制方法	使用方法
肝素	12 500U/支×1支+12.5mL生理盐水（NS）=1 000U/mL	100U/kg体重，静脉推注或冠脉内给药
利多卡因	2%10mL/支+10mL NS	局部麻醉用
硝酸甘油	5mg/支+49mL NS=100U/mL	冠脉内给药
阿托品	0.5mg/支×2支	静脉推注
间羟胺	10mg/支+9mL NS=1mg/mL	0.5mg/次或1mg/次静脉推注
异丙肾上腺素	1mg/支+500mL NS	射频时遵医嘱静脉滴注，起搏器置入术中用时慢滴
多巴胺	20mg/支×10支+30mL NS	恒速泵持续泵入
欣维宁	12.5mg/100mL	冠脉内和/或静脉恒泵输入
波立维	75mg/片	300mg口服
阿司匹林	100mg/片	300mg口服
万他维	20μg/2mL（支）	雾化吸入
伊布利特	1mg/10mL（支）+10mL NS	10min内静脉推注
芬太尼	0.5mg/10mL（支）+40mL NS	恒泵缓慢静脉推注
吗啡	10mg/支+9mL NS	遵医嘱
呋塞米	20mg/支	遵医嘱静脉推注
地塞米松	5mg/支	遵医嘱静脉推注
甲基泼尼松龙	40mg/支+9mL NS	小儿按0.5mg/kg体重静脉推注
鱼精蛋白	50mg/5mL（支）+45mL NS=1mg/mL	遵医嘱静推
硝普钠	50mg/支+5%的GS500mL=100U/mL	冠脉内给药

（黄晓燕 袁 静 张妙云）

第二节

经皮冠状动脉造影术护理配合

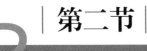 概　述

自1929年，德国医生Werner Fossmann在自己身上进行了人类首例心导管检查术，从此揭开了介入心脏病学的序幕。冠状动脉造影术（coronary arteriography，CAG）是诊断冠状动脉粥样硬化性心脏病（coronary atherosclerotic heart disease，CAD）的一种微创介入检查方法，可以检查冠状动脉血管树的全部分支，了解其解剖的详细情况；评价冠状动脉血管的走行、数量和畸形；评价冠状动脉有无病变及病变的严重程度、病变范围；评价冠状动脉功能性的改变，包括冠状动脉的痉挛和侧支循环；在此基础上，根据冠状动脉病变程度和范围进行介入治疗；评价冠状动脉搭桥术和介入治疗后的效果。虽然冠状动脉造影有一定的局限性，但仍然是目前诊断CAD的金标准。

摄影体位：冠状动脉造影的摄影体位是根据冠状动脉走行特点设计的。

（一）左冠状动脉造影常用体位

1．右前斜+头位（右肩位）　探测器置右前斜（RAO）30°～50°并向头侧倾斜（CRA）15°～30°，显示左前降支中、远段及左主干，抬高并重叠回旋支影像。

2．右前斜+足位（肝位）　探测器置右前斜（RAO）30°～50°并向足侧倾斜（CAU）15°～30°，能较好地显示左主干、前降支和回旋支关系，展示左主干及回旋支较好。

3．左前斜+头位（左肩位）　探测器置左前斜（LAO）20°～45°并向头侧倾斜（CRA）20°～30°，显示前降支与回旋支夹角、分支走向及其中、远段血管。

4．左前斜+足位（蜘蛛位）　探测器置左前斜（LAO）45°～60°并向足侧倾斜（CAU）15°～30°，显示左主干、中间支、前降支及回旋支分叉部及其各支近段血管。

5．头位　探测器向头倾斜（CRA）30°～45°，显示前降支（近、中、远段）、间隔支、对角支。

6．尾位　探测器向足倾斜（CAU）30°～45°，显示左主干、前降支近段、回旋支（近、中、远段）、钝缘支。

（二）右冠状动脉造影常用体位

1．左前斜（LAO）30°～50°　此位置常作为右冠状动脉造影插管体位，又作为摄影体位。一般情况下，右冠状动脉于此位常呈"C"形切线显示。

2．右前斜（RAO）30°～45°　此位置下X线几乎与心脏的右房室沟垂直，即与右冠状动脉中段主干垂直，右冠状动脉常呈"L"形

显示，分布于房、室两侧的分支易于区分，但后降支和左心室后支重叠，有时不易分辨。

3. 正位+头位（CRA）15°～25° 常作为左、右前斜位的补充摄影体位，用于展开后降支和左心室后支。

术前评估

（一）一般信息

依据心脏介入治疗交接单及病历首页，核对患者的病区、床号、姓名、性别、年龄、住院号（手腕带）、介入手术检查名称、手术部位等资料。

（二）生命体征

查看患者的生命体征，对于病情较重或有特殊情况的患者，需与病房护士及医生面对面交接相关病情和信息。

（三）病情

了解患者病情，询问有无高血压、糖尿病、脑出血病史、消化道溃疡史及近期的手术外伤史，有无药物过敏史，评价患者心、肾功能情况，查询是否口服抗血小板药物。

（四）相关检查结果

查看各项检查结果，如血常规、血型、肝肾功能、电解质、凝血指标、传染病筛查、心电图报告、心脏彩超和胸部X线片等。

（五）手术资料

检查手术知情同意书是否已征得患者及其家属的同意并签名。

（六）身体评估

检查询问患者是否取下假牙、项链、耳环、手表、戒指等饰品，勿穿内衣裤。查看血管径路的皮肤清洁情况，经桡动脉穿刺者如前臂汗毛较重也需要备皮。对于年老、消瘦、心功能较差、卧床的患者需进行压疮风险评估，检查易受压皮肤状况，术中适当予以保护措施防止皮肤受损。触摸右手桡动脉、双足背动脉搏动及四肢皮肤温度，便于术中病情的观察、比较。

（七）饮食评估

询问患者饮食情况，防止术中可能发生的并发症。非全麻者不需要禁食、禁水，可给予平日进食量的70%～80%，以防止血容量不足、低血糖反应等。

（八）管路评估

检查静脉留置针的留置日期，留置管道是否通畅、位置是否合理，以保证手术过程中方便用药。

（九）术前宣教

评估患者的病情、意识、心理状态与配合程度，用通俗易懂的话语简单介绍整个诊疗过程，告知术中可能出现的不适，让患者更好地理解并配合检查。

术中护理

（一）物品准备

1. 备齐各种器械、材料、物品、抢救设备等用物；检查各种仪器、急救设备是否处于应急备用状态，如心电监测仪、呼吸囊、呼吸机、除颤器、临时起搏器、负压吸引器、输液泵、给氧系统等。

2. **药品准备** 包括利多卡因、肝素、阿托品、间羟胺、硝酸甘油、硝普钠、多巴胺、呋塞米、肾上腺素、地塞米松、非离子型对比剂等。

3. **无菌手术台的准备** 治疗车铺无菌大双孔包，配备中单2条，治疗巾5条，大方盘1个，止血钳1把，中杯2个，小杯2个，手术衣，无菌手套，10mL注射器3个，5mL注射器2个，利多卡因，3 000U肝素，消毒用刷，纱布，方盆内准备含3 000U肝素的生理盐水500mL，挡板套，球管帽，压力换能器，三联三通，延长接管，输液管，螺旋注射器。

4. 熟悉各种造影导管的型号、用途；检查造影导管的有效消毒日期；备好术中所需耗材。

（1）桡动脉入路 6F桡动脉鞘、0.035″×260cm交换导丝、6F TIG造影管、止血器。

（2）股动脉入路 6F动脉鞘、0.035″×150cmJ头导丝、6F JL4造影管、6F JR4造影管、穿刺针、刀片，需要时备6F缝合器，如做左心室造影需备6F PIG造影管和压力延长管。

（二）术中配合

1. 严格执行查对制度，与术者进行双人手术安全核查，确认手术路径和方式。

2. 协助患者取舒适的平卧位，双上肢自然放于身体两侧，双下肢平伸，足尖自然外展。桡动脉入路者右手臂外展，掌侧向上；告知患者术中制动的重要性，注意保暖；妥善固定各种管道，防止术中移动X线球管、手术床而造成脱落。指导患者进行深呼吸、屏气、咳嗽动作，便于术中的配合。

3. 进行心电监护，避免心电干扰影响术中病情的观察。电极位置需避开心影区域、除颤部位和剑突下。

4. **手术区域的消毒**

（1）检查术区皮肤清洁及备皮情况，观察术区皮肤是否有破损感染，清除胶布及电极贴的痕迹，动作轻柔，避免损伤术区皮肤。

（2）皮肤消毒范围 消毒以穿刺点为中心，桡动脉路径范围上过肘窝，下达指尖；股动脉入路消毒双侧腹股沟部位的皮肤，范围上至脐，下至大腿上1/3，双侧平腋中线水平，最后是会阴部。

（3）严格执行无菌操作规程，控制手术室人员进入并减少走动，术中严格监督无菌操作。

5. 与术者连接肝素盐水、对比剂、换能器等压力监测系统，并校对零位。连接时须注意各管道、连接处的密闭并排尽空气，防止术中出现压力的误差影响病情判断。

（三）术中病情观察

1. 术中与医生默契配合、团结协作，熟悉手术步骤及进程，快速准确地传递各种导管器械、材料，熟练掌握各类仪器设备的操作及各类急救药物的使用方法。

2. 严密监测心率、心律、压力及心电图ST段的变化，并关注X线影像，及时识别恶性心律失常的发生，出现压力突然下降、嵌顿或室化压力及时提醒术者给予相应的处理。

3. 倾听患者主诉，观察患者神志、呼吸、面色、表情及皮肤有无过敏症状，多与患者沟通，给予鼓励、安慰和心理支持，告知患者在感到不适时可告知医护人员，手术过程中严格制动。

4. 穿刺进入动脉系统后提醒术者使用肝素，记录使用肝素时间和用量，术中根据ACT结果适时追加肝素。

5. 做好术中各项相关记录，包括患者心率、心律和血压情况。

6. 并发症的观察及处理 术中严密观察病情变化，及时发现和正确处理各类并发症。

（1）心肌梗死 常见的因素有：①冠状动脉本身病变严重而弥漫，临床情况不稳定。②造影导管或导丝尖端形成的微血栓脱落或病变部位斑块脱落，引起冠状动脉阻塞。③冠状动脉痉挛，造成冠状动脉内血流不畅。④冠状动脉气体栓塞，主要是术中操作过程中不慎注入≥1mL气体于冠状动脉内，引起远端血管的血流阻断，可导致患者血压降低、胸痛、心肌梗死、室颤、意识丧失甚至死亡。一旦发生较大量的气体栓塞，可以快速用力回抽血液，尽快将气体打碎分解；如气体栓塞在血管远端，可经导管适当加压注射自体血液，将气栓分解，加速气体排出冠脉循环。⑤冠状动脉夹层，由于操作不当，造影导管损伤主动脉及冠状动脉开口引起。

（2）心律失常 包括室颤、心室停搏和房室传导阻滞。其产生因素是由于多次导管和导丝的刺激、导管置入过深致嵌顿、右冠状动脉超选进入窦房结支、血栓形成与栓塞、气体栓塞、注入对比剂时间过长及剂量过大。术中应严密监测，出现频发室性早搏时及时提醒术者警惕室速发生，一旦患者出现意识丧失、抽搐、呼吸浅慢或停止、颈动脉搏动消失、心电监护示室颤时，立即进行电除颤，酌情行心肺复苏，配合术者抢救；心动过缓时引导患者用力咳嗽，必要时遵医嘱使用阿托品。

（3）脑栓塞 因操作不当引起斑块脱

落，或排气不完全气体进入颈动脉所致。

（4）血管并发症 包括有股动脉穿刺入路时的出血、血肿、假性动脉瘤、动静脉瘘，严重者可出现腹膜后血肿；桡动脉穿刺入路时可出现手部肿胀、上肢胸壁和颈部血肿。

（5）血管迷走反射 主要发生于血管穿刺和术后拔除鞘管时，也可出现于术中。患者表现为胸闷、头晕、呕吐、面色苍白、出汗、血压下降、心率减慢等不适，严重者可出现晕厥、休克。出现时立即引导患者用力咳嗽，在快速加压输液扩容的同时，遵医嘱静脉注射阿托品及间羟胺，根据患者血压情况加用多巴胺等血管活性药物，密切监测血压、心率情况。

（6）对比剂过敏 表现为皮肤荨麻疹或斑丘疹、眼睑水肿、胸部憋闷感、呼吸困难，严重者出现喉头水肿、过敏性休克甚至心脏骤停。对比剂过敏反应多为速发性过敏反应，发生于对比剂使用后30min内，特别是最初5min内，少数表现为迟发性过敏反应，临床表现多以皮疹为主。早期识别至关重要，造影过程中患者突然出现低血压或高血压、头面部或躯干部皮肤瘙痒、皮疹是对比剂过敏的早期表现，可给予地塞米松10~20mg静脉注射；发生过敏性休克者，立即皮下注射肾上腺素1mg，快速补充有效循环血量和对应处理。

术后护理

（一）术后观察

1. 穿刺部位的观察 注意观察桡动脉、足背动脉搏动情况，皮肤颜色、温度，以及血管穿刺部位有无渗血、活动性出血和血肿的形成。

2. 注意观察患者心律、心率、血压，尤其有复杂病变或基础疾病的危重患者，观察心电图波形的改变，如出现ST段抬高或压低，心绞痛突然发作、面色苍白、大汗、血压下降等冠状动脉急性闭塞的症状，立即报告医生及时处理。

（二）病情交接

完成介入治疗术后交接单的填写，将患者安全送返病房，与病房护士交代术中情况及术后相关注意事项。

术后宣教

1. 体位指导　股动脉入路穿刺者，术后术侧下肢制动8h，术侧下肢伸直，禁止屈髋、屈膝动作，可侧向穿刺侧翻身（原则保持穿刺侧下肢平直）；桡动脉入路穿刺者，术后取舒适的自由体位，注意避免腕关节用力或做过度伸曲活动。

2. 饮食指导　鼓励患者多饮水，饮水量达1 500mL以上，可以加速对比剂的排泄，预防对比剂肾病的发生。

（陈　玟　袁　静　黄晓燕）

第三节
经皮冠状动脉介入治疗护理配合

概　述

1977年Amdreas Gruentzig完成首例经皮冠状动脉腔内成形术（percutaneous transluminal coronary angioplasty，PTCA），开启了介入心脏病学的新时代，40多年来取得了突飞猛进的发展。随着导管及支架材料的持续改进、冠状动脉导丝操控性的改变、术者经验的增加以及基于循证医学治疗策略的发展，经皮冠状动脉介入治疗（percutaneous coronary intervention，

PCI）已经发展成为冠状动脉疾病主要的治疗方法，包括分叉病变、慢性完全闭塞性病变，PCI仍然是相对安全、有效的方法。

经皮冠状动脉介入治疗是通过经皮穿刺外周血管路径（股动脉或桡动脉），通过导丝与导管建立轨道，将球囊导管沿主动脉送入冠状动脉病变部位，利用加压充盈球囊的机械作用，扩张狭窄的冠状动脉，并置入支架，从而得到管腔面积获益，解除冠状动脉狭窄，改善心肌血供，达到缓解症状和减少心肌梗死的发

生，提高患者生活质量的非外科手术方法，具有创伤小、恢复快、住院时间短的优势。

经皮冠状动脉腔内血管成形术（PTCA）和经皮冠状动脉介入治疗（PCI），由于单纯球囊扩张术再狭窄率高，所以目前绝大多数病例在球囊扩张后植入药物洗脱支架；一般将球囊扩张和支架植入这一过程称为PCI。经皮冠状动脉腔内旋磨术（percutaneous transluminal coronary rotational atherectomy，PTCRA），对于冠状动脉重度钙化球囊无法扩张的病变是一种极为有效的介入治疗方法，经过高速旋转的旋磨头旋磨后获得光整、平滑的管腔，保证接下来的治疗顺利进行。如今，越来越多更加精准的介入检查手段得到应用，例如以血管内超声（intravascular ultrasound，IVUS）和光学相干断层成像（optical coherence tomography，OCT）为代表的冠状动脉腔内影像学技术的应用，能够深入认识血管壁结构、斑块成分和特征，指导临床实践；以冠状动脉血流储备分数（fractional flow reserve，FFR）为代表的冠状动脉腔内功能学，能够真实反映当前情况下的心肌灌注或缺血程度，提示血管重建的必要性和价值。

术前评估

（一）一般信息

依据心脏介入治疗交接单及病历首页，仔细核对患者一般信息，以及介入手术名称、手术部位等资料。

（二）生命体征

查看患者的生命体征，与病房护士及医生做好病情交接。

（三）病情

了解患者病情，详细询问病史、药物过敏史，重点是抗血小板药物过敏史和对比剂过敏史，评价患者心、肾功能情况。

（四）相关检查结果

查看各项检查结果，如血常规、血型、肝肾功能、电解质、凝血指标、传染病筛查、心电图报告、心脏彩超和胸部X线片等。

（五）手术资料

检查手术知情同意书是否已征得患者及其家属的同意并签名。

（六）身体评估

检查询问患者是否取下假牙、项链、耳环、手表、戒指等饰品，勿穿内衣裤。查看血管路径的皮肤清洁情况，经桡动脉穿刺者如汗毛较重也需要备皮。对于年老、消瘦、心功能低下卧床患者需进行压疮风险评估，检查易受压皮肤状况，术中适当予以保护预防。触摸桡动脉、双足背动脉搏动及四肢皮肤温度，便于术中病情的观察、比较。

（七）饮食评估

询问患者饮食，以防止和预防术中可能发生的并发症。PCI术不需要禁食、禁水，可给予平日进食量的70%～80%，以防止血容量不足、低血糖反应等。

（八）管路评估

检查静脉留置针的留置日期是否在有效期内，留置管道是否通畅，留置针的位置首选左上肢静脉。

（九）术前宣教

评估患者的病情、意识、心理状态与配合程度，给予导管室环境的介绍和自我介绍。冠状动脉造影和PCI术是一种创伤性的诊断治疗手段，患者及家属易产生紧张、恐惧、焦虑情绪，向患者做好解释工作，用通俗易懂的话语简单介绍手术过程，告知术中可能会出现轻微的不适感，让患者更好地了解整个介入治疗过程，更好地配合手术。

❤ 术中护理

（一）物品的准备

1. 备齐各类器械、材料、物品、抢救设备及特殊手术用品，检查各类仪器、急救设备是否处于应急完好状态，如心电监测仪、呼吸机、除颤器、临时起搏器、主动脉球囊反搏（intraaortic balloon pump，IABP）仪、旋磨仪、负压吸引器、输液泵、吸氧装置等。

2. 药品准备 包括利多卡因、肝素、阿托品、间羟胺、硝酸甘油、硝普钠、多巴胺、地塞米松、欣维宁、非离子型对比剂等。

3. 熟悉各类导管、支架、导丝的型号、长度、用途，有预见性地准备好术中所需材料

（1）冠状动脉造影术 ①桡动脉入路：6F桡动脉鞘、0.035″×260cm交换导丝、6F TIG造影管、止血器。②股动脉入路：6F动脉鞘、0.035″×150cm J导丝、6F JL4造影管、6F JR4造影管。

（2）PCI术 各类指引导管、指引导丝、Y型接头套件、压力泵、各类预扩张及后扩张球囊、支架等。

（3）冠状动脉慢性完全闭塞病变（chronic total occlusion，CTO）的PCI术，还需准备微导管、穿通导丝等CTO器械及双套压力套件，便于对侧造影和经逆向介入操作。

（4）冠脉旋磨术 备旋磨仪、高纯氮（压力≥5MPa）、旋磨头、旋磨导丝、旋磨推进器。

（5）血管内超声（IVUS） 备IVUS超声导管。

（6）冠状动脉血流储备分数（FFR） 备FFR测量仪、压力导丝、压力换能器套件，三通接头、10mL或20mL注射器用于压力系统的排气（图14-3-1）。

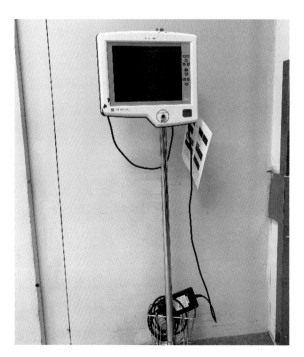

图14-3-1 FFR测量连接装置示意图

（二）术中配合

1. 严格执行查对制度，与术者进行双人手术安全核查，确认手术路径和方式。

2. 协助患者取舒适的平卧位，双上肢自然放于身体两侧，双下肢自然外展分开，桡动脉入路者右手臂外展，掌侧向上，不得随意翻身，告知患者术中制动的重要性，注意保暖；

妥善固定各种管道，防止术中移动X线球管、手术床而造成脱落。指导患者进行深呼吸、屏气、咳嗽动作，便于术中的配合。

3. 连接固定好心电监护导线，避免术中心电干扰而影响病情的观察。电极位置可贴左侧肢体、三角肌、肩膀、肋缘、剑突下，以避开心影区域及除颤部位为原则。必要时予吸氧。

4. 手术区域的消毒

（1）检查术区皮肤清洁及备皮情况，观察术区皮肤是否有破损感染，清除胶布及电极贴的痕迹，动作轻柔，避免损伤术区皮肤。

（2）皮肤消毒范围 消毒以穿刺点为中心，桡动脉路径范围上要过肘窝，下达指尖，包括前后整个手臂；CTO或复杂病变PCI术时，消毒双侧腹股沟部位的皮肤，范围上至平脐，下至大腿上1/3（包括会阴部皮肤），双侧至腋中线水平。

（3）手术部位皮肤消毒彻底，常规铺巾，建立宽大的无菌手术区域。

（4）严格执行无菌操作规程，控制手术室人员进入并减少走动。

5. 与术者连接肝素盐水、对比剂、换能器等压力监测系统，并校对零位。连接时注意各输液管道、连接处的排气，防止术中操作时出现压力误差及冠脉内气栓。

6. 需要进行冠脉旋磨时，预先配置好旋磨液。500mL生理盐水中加3 000～5 000U肝素和1～5mg硝酸甘油（硝酸甘油根据患者血压情况可以选择1～5mg，避免因导管刺激诱发冠状动脉痉挛），加压袋压力200~300mmHg；正确连接好旋磨系统，按术者要求调试好旋磨仪的转速，打开旋磨液开关，确保旋磨过程中液体的稳定灌注；术中保持旋磨转速在14万～22万

r/min，随时提醒术者旋磨转速及旋磨时间，每次旋磨时间不超过20s；手术结束后及时关闭旋磨系统和高纯氮总开关，排空副压力表余气，做好仪器使用后的记录并签名。

7. IVUS检查前，常规应用肝素化100U/kg，同时在冠脉内注射硝酸甘油100～200μg，避免因导管刺激诱发冠状动脉痉挛而影响诊断。

8. 确定行FFR测量时，需配置血管扩张药物三磷酸腺苷（ATP）或腺苷，浓度为1mg/mL，即40mg三磷酸腺苷+36mL生理盐水，临床上采用快速计算方法计算速度，即体重（kg）×10=输注速度（mL/h）；给药时选择粗大静脉（股静脉、肘正中静脉，临床以肘正中静脉为常用）。正确连接测压系统装置，完成冠脉压力和压力导丝的校零，保证它们的一致性。开始给药前告知患者用药后因诱导血管最大充血量会导致胸闷，让患者心理上有所准备；观察记录动脉压力与压力导丝的数值及比值；FFR的理论正常值为1，目前FFR建议的参考标准为0.80，FFR<0.75的病变宜行血运重建，FFR>0.80的病变为药物治疗的指征，FFR 0.75～0.80为临界值，可综合患者具体临床症状决定是否进行血运重建（图14-3-2，14-3-3）。

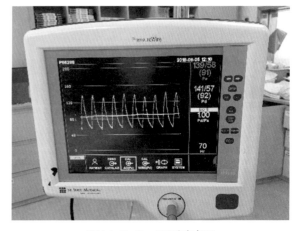

图14-3-2 FFR测试图

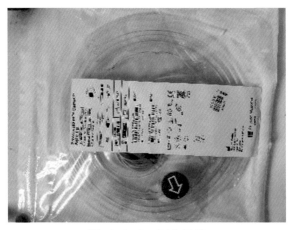

图14-3-3　压力导丝

（三）术中病情观察

1. 术中与术者默契配合、团结协作，熟悉手术步骤及进程，快速准确地传递各类导管器械、材料，熟练掌握各类设备仪器的操作及各种急救药物的使用方法。

2. 严密监测心电图及有创血压的变化，并关注X线影像，尤其在球囊扩张及支架释放的瞬间，及时识别恶性心律失常的发生，提醒术者，及时给予相应的处理。出现压力突然下降、嵌顿压力或室化压力，及时提醒术者调整导管。在冠状动脉旋磨术过程中，需严密观察心电、血压变化，出现异常及时告知术者暂停操作，指导患者咳嗽，以加速微颗粒排空，待心电、血压恢复正常后再继续手术。

3. 重视患者主诉，观察患者神志、呼吸、面色、表情及皮肤有无过敏症状，多与患者沟通，询问患者感受，给予鼓励、安慰和心理支持，告知患者在感到不适时可告知医护人员。冠状动脉旋磨时旋磨机器会发出高转速的噪声，预先告知患者，做好解释和安慰。

4. 行PCI时，注意提醒术者根据患者体重负荷肝素，并记录使用肝素时间，定时监测ACT结果，及时补充肝素，建议ACT维持在

300～350s；准确记录对比剂用量，超过300mL时，提醒术者。

5. 做好术中各项相关记录，包括患者心率、心律和血压情况，按要求粘贴支架条形码。

6. 并发症的观察及处理

（1）冠状动脉穿孔　冠状动脉穿孔是指在介入手术操作过程中引起的冠状动脉壁破裂，造成血液外渗至血管外的情况。其Ellis分型有4型：Ⅰ型（图14-3-4），造影时仅见到局灶性溃疡性龛影或蘑菇状影向管腔外突出，受损限于管壁中层或外膜，没有对比剂外漏；Ⅱ型（图14-3-5），限制性外漏，可见对比剂漏出血管，漏入心肌或心包，但没有对比剂喷射状外漏；Ⅲ型（图14-3-6），对比剂从≥1mm的孔道向心包喷射状外漏；Ⅳ型，对比剂直接漏入冠状静脉窦、左心室或其他解剖腔室。临床症状依其出血量的多少和速度而定，轻者（Ellis分型Ⅰ型、Ⅱ型）可无明显症状，重者出现急性心脏压塞。

（2）心脏压塞　X线透视显示心脏边界增大，心影搏动减弱或消失，心影内可见与心影隔开的半环状透亮带，可见对比剂积聚于心包腔，心脏B超出现心包积液阴影区，可确诊，立即配合术者紧急抢救。患者表现为胸痛、胸闷、气促、烦躁、面色苍白、冷汗、心率加快、血压进行性下降、脉压差缩小、意识丧失等症状，需马上行心包穿刺以解除压塞症状。出血量多且持续出血时，做好输血准备，准备鱼精蛋白中和肝素；遵医嘱使用升压药、扩充血容量及纠正酸中毒等药物，配合行血气分析检查；冠脉破口可采用球囊压迫、覆膜支架置入进行处理；小血管末端漏，可予弹簧圈、自体组织进行栓塞；必要时行外科开胸手术修补。

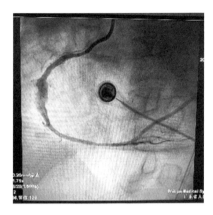

图14-3-4　Ⅰ型穿孔

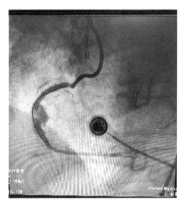

图14-3-5　Ⅱ型穿孔

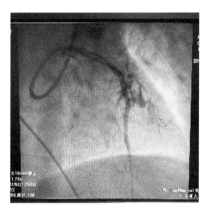

图14-3-6　Ⅲ型穿孔

（3）恶性心律失常　由于操作导丝或导管刺激血管壁、导管置入过深导致嵌顿、气栓或血栓形成、再灌注损伤及对比剂阻断血流等影响压力监测图形变化见图14-3-7、图14-3-8，术中易出现心律失常，如心动过缓、窦性停搏、房室传导阻滞、室性早搏、室性心动过速（图14-3-9）、心室颤动等，应严密监测，出现频发室性早搏时及时提醒医生警惕室性心动过速发生，一旦患者出现意识丧失、抽搐、呼吸浅慢或停止、颈动脉搏动消失心电监测显示室颤时，立即电除颤复律，根据情况决定是否行心肺复苏，配合术者抢救准确及时地使用阿托品、肾上腺素等抢救药物。

（4）慢血流、无复流现象（no-reflow phenomenon，NRP）　是指行球囊扩张或支架置入后冠状动脉狭窄解除，无血管痉挛、夹层、血栓形成等机械性阻塞因素存在，但造影可见冠状动脉前向血流急性减慢（TIMI2级，慢复流）或丧失（TIMI0-1级，无复流），导致血流灌注不能维持的一种现象。该现象反映了冠状动脉所支配区域心肌灌注不足，与受累心肌范围、基础左心室功能密切相关，表现为即刻出现的胸闷、胸痛、心率减慢、血压下降、ST段抬高、心律失常甚至心室颤动、心源性休克。急性冠状动脉综合征的罪犯血管及CABG术后的静脉桥血管在行介入治疗时更易发生无复流，另外，行旋磨术和旋切术过程中，无复流发生率也较高。一旦发生，立即配合术者给予冠状动脉内注入硝酸甘油（200μg）、硝普钠或盐酸替罗非班，伴心源性休克时遵医嘱予活性药物多巴胺和IABP循环支持。关键还是预防，对于血栓负荷较重的急

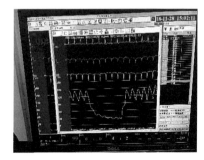

图14-3-7　深插嵌顿压力

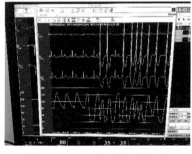

图14-3-8　左心室化压力

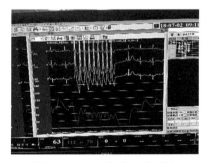

图14-3-9　室性心动过速

性冠状动脉综合征（acute coronary syndrome，ACS）患者，可于冠状动脉内推注盐酸替罗非班预防；旋磨术中持续经旋磨导管滴注肝素硝酸甘油生理盐水，有助于减少无复流现象的发生。

（5）急性冠状动脉闭塞 ①常见因素有：支架内急性血栓形成（图14-3-10）、冠状动脉夹层、冠状动脉痉挛和冠状动脉气体栓塞。②处理：急性冠状动脉闭塞的症状与无复流现象症状相同，血栓、痉挛所致的处理同无复流现象的处理；长病变支架置入、分叉病变支架置入及支架扩张不全、贴壁不良是造成支架血栓形成的危险因素，应强化抗栓治疗，追加肝素或用欣维宁溶栓；引起冠状动脉夹层，造成血管内膜损伤、撕裂，出现时用低压力球囊再扩张，冠状动脉内植入支架覆盖；冠状动脉气体栓塞是术中操作过程中不慎注入≥1mL气体于冠状动脉内，而引起远端血管的血流阻断，可导致患者血压降低、胸痛、心肌梗死、心室颤动、意识丧失甚至死亡。一旦发生较大量的气体栓塞，可以快速用力回抽血液，尽快将气体打碎分解；如气栓栓塞，在血管远端，可经导管适当加压注射自体血液，将气栓分解，加速气体排出冠状动脉循环。

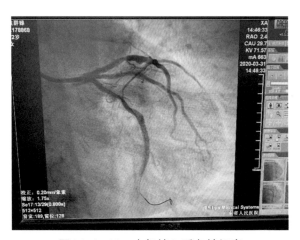

图14-3-10 支架植入后急性闭塞

（6）血管迷走反射 主要发生于血管穿刺和术后拔除鞘管时，也可出现于术中。患者表现为胸闷、头晕、呕吐、面色苍白、出汗、血压下降、心率减慢等不适，严重者可出现晕厥、休克。在快速加压输液扩容的同时，静脉注射阿托品及间羟胺，根据患者血压情况遵医嘱应用多巴胺等血管活性药物，密切监测血压、心率情况。

（7）对比剂过敏 表现为皮肤荨麻疹或斑丘疹、眼睑水肿、胸部憋闷感、呼吸困难，严重者出现喉头水肿、过敏性休克甚至心脏骤停。对比剂过敏反应多为速发性过敏反应，发生于对比剂使用后30min内，特别是最初5min内，少数表现为迟发性过敏反应，临床表现以皮疹为主。早期识别至关重要，PCI过程中突然出现低血压或高血压、头面部或躯干部皮肤瘙痒、皮疹，是对比剂过敏的早期表现，可给予地塞米松10~20mg静脉注射；剧烈寒战者用盐酸异丙嗪注射液25mg肌内注射；发生过敏性休克者，立即皮下注射肾上腺素1mg，同时快速补充有效循环血量。

（8）冠状动脉旋磨术的并发症 ①房室传导阻滞、心脏停搏，常发生于右冠状动脉或左回旋支的旋磨术中，为一过性（10~30s），可通过患者的咳嗽纠正。②无复流、慢血流，其发生与毛细血管床被大量微粒栓塞、血管痉挛、磨头快速旋转在血液中形成的微小气泡有关。

（8）IVUS检查最常见的并发症是血管痉挛，也可导致血栓、夹层的发生。一旦出现，退出IVVS超声导管进行对症处理。

术后护理

（一）术后观察

1. 穿刺部位的观察　患者经右桡动脉介入术后，右桡动脉穿刺口予止血器加压止血（图14-3-11），护士需注意观察远端动脉搏动情况，皮肤颜色、温度及血管穿刺部位有无渗血、活动性出血及血肿的形成。

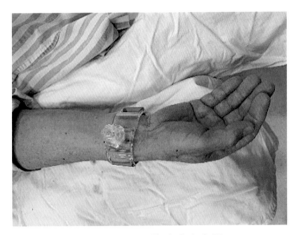

图14-3-11　桡动脉止血器

2. 继续监测心电及血压，尤其复杂病变或基础疾病危重的患者，询问患者主诉，发现异常立即报告医生及时处理。

（二）病情交接

完成介入治疗术后交接单的填写，将患者安全送返病房，与病房护士交接术中情况及术后相关注意事项。

术后宣教

1. 体位指导　①股动脉入路穿刺者，术后制动8h，穿刺侧下肢伸直，禁止屈髋、屈膝动作，原则保持穿刺侧下肢平直。②桡动脉入路穿刺者，术后取舒适的自由体位，注意避免腕关节用力或做过度伸曲活动；嘱咐患者不可自行解开止血器，如有肿胀不适，及时告知医生及护士。

2. 饮食指导　鼓励多饮水，1 500mL以上，以便使注入体内的对比剂通过肾脏排泄，预防对比剂肾病的发生。

（潘媚媚　吉桂珍　黄小梅）

第四节
4 先天性心脏病介入治疗护理配合

概　述

先天性心脏病是先天性畸形中最常见的一类，约占各种先天性畸形的28%，指在胚胎发育时期由于心脏及大血管的形成障碍或发育异常而引起的解剖结构异常，或出生后应自动关闭的通道未能闭合（在胎儿属正常）的情形。先天性心脏病谱系特别广，包括上百种具体分型，有些患者可以同时合并多种畸形，症状千差万别，最轻者可以终身无症状，重者出生即出现严重症状如缺氧、休克甚至夭折。根据血流动力学结合病理生理变化，先天性心脏病可分为发绀型或者非发绀型，也可根据有无分流分为3类：无分流类（如肺动脉狭窄、主动脉缩窄）、左至右分流类（如房间隔缺损、室间隔缺损、动脉导管未闭）和右至左分流类（如法洛四联症、大血管错位）。

先天性心脏病的介入诊疗术是经皮穿刺外周血管（主要是股动脉、股静脉），在X线透视引导和超声心动图的辅助下，将导管推送至心脏相应部位进行操作，取得相关参数和/或治疗，是目前诊断和治疗先天性心脏病的重要手段。介入检查治疗术主要包括心导管检查术、球囊扩张术和封堵术。该手术具有创伤小、治疗效果好、住院时间短、并发症少等优点。

心导管检查术在先天性心脏病的应用主要包括心腔及血管内压力、血氧测定，判断心腔内和大血管间有无分流，计算其分流量、心输出量、血管阻力等血流动力学资料，为选择合适的介入手术或外科手术提供依据和术后疗效评价。根据心导管的异常走行途径，必要时行选择性心血管造影（心室造影、选择性动脉造影、选择性静脉造影）来证实复杂先天性心脏病的诊断；明确肺高压的病因。

经导管球囊扩张术和封堵术是先天性心脏病的介入治疗手段。常见的有经皮球囊肺动脉瓣成形术（percutaneous balloon pulmonary valvuloplasty，PBPV）、经皮球囊二尖瓣成形术（percutaneous balloon mitral valvuloplasty，PBMV）、房间隔缺损（atrial septal defect，ASD）封堵术、室间隔缺损（ventricular septal defect，VSD）封堵术、动脉导管未闭（patent ductus arteriosus，PDA）封堵术、卵圆孔未闭（patent foramen ovale，PFO）封堵术、左心耳封堵术（left atrial appendage closure，LAAC）。

小儿先天性心脏病介入术有其自身特点，虽然在心导管检查和治疗操作过程和成人没有本质区别，但在术前准备、操作细节、注意事项等方面有更高的要求，需要高度重视。

术前评估

（一）一般信息

依据心脏介入手术通知单、护理交接单及病历首页，核对患者的病区、床号、姓名、性别、年龄、住院号（手腕带）、介入手术检查名称、手术部位等资料。

（二）生命体征

查看患者的生命体征，与病房护士及医生做好病情交接。

（三）病情

了解患者病情，询问既往病史及药物过敏史，尤其注意有无对比剂过敏史。病情较重或有特殊情况的患者，导管室护士需与病房护士及医生进行面对面交接病情及信息。儿科全身麻醉患儿需要和麻醉师一起核查患儿相关信息。

（四）相关检查结果

查看各项检查结果，如血常规、血型、肝肾功能、电解质、凝血指标、传染病筛查、心电图报告、心脏彩超和胸部X线片等。

（五）手术资料

检查术前手术知情同意书是否已征得患者及其家属的同意并签名。

（六）身体评估

检查询问患者是否取下假牙、项链、耳环、手表、戒指等饰品，勿穿内衣裤。检查拟行血管径路的皮肤区域清洁情况。对于年老、消瘦、心功能低下、卧床患者需进行压疮风险评估，检查易受压皮肤状况，术中适当予以保护预防。触摸双足背动脉搏动及四肢皮肤温度，便于术中病情的观察、比较。

（七）饮食评估

评估患者饮食情况：①局部麻醉患者避免过饱也避免空腹，可给予平日进食量的70%~80%，以防止或减少禁食引起的血容量不足、低血糖反应等。对于老年人更要保证进食量，以防因调节功能差而导致不可逆并发症的发生。②全身麻醉患者术前禁食6h，禁饮4h。

（八）管路评估

检查静脉留置针的留置日期是否在有效期内，留置位置是否恰当，保持静脉通道通畅。

（九）术前宣教

评估患者的病情、意识、心理状态与配合程度，给予导管室环境的介绍和自我介绍。介入手术是一种微创的检查、治疗手段，但患者及家属难免会有紧张、恐惧、焦虑情绪，做好解释工作，用通俗易懂的话语简单介绍手术，让患者更好地理解整个介入治疗过程，更好地配合。对不能配合的患儿需要协助麻醉师静脉全身麻醉，注意保持呼吸道通畅。

（十）防护

保护患者，做好X线放射防护。不影响手术的情况下，放置铅脖或铅垫，以保护甲状腺和生殖器，尽可能地避免伤害。

术中护理

（一）物品的准备

1．仪器设备的准备　血压、血氧监测仪、除颤仪、中心氧气、吸痰装置、输液恒速泵、气管插管用物、呼吸囊、呼吸机、血气分析仪等；检查各类仪器、急救设备，确保处于完好备用状态。

2．药物的准备　常规配置利多卡因、肝素、阿托品、间羟胺、甲基泼尼松龙、万他维、对比剂等；备齐急救药品：肾上腺素、多巴胺、碳酸氢钠、地塞米松等。

3．导管材料的准备，见表14-4-1。

表14-4-1　不同病种介入导管材料

病种	手术类型	导管材料
先天性心脏病	左、右心导管术	穿刺针、刀片，5F/6F动脉鞘2个、0.035″×150cm J头导丝、6F MPA导管、5/6F PIG造影管、1mL注射器若干（血气分析用）、压力套件、高压连接管
肺动脉瓣狭窄	PBPV术（儿科）	6F动脉鞘、6F MPA导管、0.035″×150cm J头导丝、0.035″×260cm加硬交换导丝、肺动脉瓣球囊、30mL注射器、三通接头、压力套件、石蜡油、对比剂（加生理盐水以1：4配置）
二尖瓣狭窄	PBMV术	穿刺针、刀片、6F桡动脉鞘、9F动脉鞘、8F房间隔长鞘、6F PIG造影管、0.032″×260cm超滑导丝、房穿针、二尖瓣球囊套件、双压力套件
房间隔缺损/卵圆孔未闭	ASD/PFO封堵术	成人：穿刺针、刀片、9F动脉鞘、0.035″×260cm J头交换导丝、6F MPA导管、30mL注射器、压力套件、输送鞘、ASD封堵器。 小儿：5F/6F动脉鞘、0.035″×150cm J头导丝、6F MPA导管、1mL注射器4个（血气分析用）、30mL注射器、0.035″×260cm加硬交换导丝、压力套件、输送鞘、ASD封堵器
室间隔缺损	VSD封堵术	成人：穿刺针、刀片、6F动脉鞘2个、0.035″×150cm J头导丝、0.032″×260cm超滑交换导丝、6F MPA导管、6F PIG造影管、6FJR4造影管、抓捕器、30mL注射器、压力套件、高压连接管、输送鞘、VSD封堵器。 小儿：5F/6F动脉鞘各1个、0.035″×150cm J头导丝、6F MPA导管、5F PIG造影管、0.032″×260cm超滑交换导丝、1mL注射器3个（血气分析用）、30mL注射器、压力套件、高压连接管、抓捕器、输送鞘、VSD封堵器
动脉导管未闭	PDA封堵术	成人：穿刺针、刀片、6F动脉鞘2个、0.035″×150cm直头或J头导丝、6F MPA导管、6F PIG造影管、0.035″×260cm加硬交换导丝、30mL注射器，压力套件、输送鞘、PDA封堵器。 小儿：5F/6F动脉鞘各1个、0.035″×150cm直头导丝、6F MPA导管、4-6F PIG造影导管、1mL注射器4个（血气分析用）、30mL注射器、压力套件、0.035″×260cm加硬交换导丝、输送鞘、PDA封堵器（注：是否需要PIG导管，需询问医生）
心房颤动	左心耳封堵术	穿刺针、刀片、6F/8F动脉鞘、8.5 SL1长鞘、0.035″×150cm J头导丝、0.035″×260cm加硬交换导丝、6F PIG造影管、压力套件、房穿针、扩张条、50mL注射器、左心耳专用输送长鞘、封堵器

（二）术中配合

1. 严格执行查对制度，与手术医生（需静脉全麻时与麻醉师）一起执行手术安全核查，确认手术路径、方式和麻醉方式。

2. 协助患者取舒适的平卧位，解开衣扣，双上肢自然放于身体两侧，双下肢自然外展分开，不得随意翻身；需造影患者双手上举抱头，充分暴露心脏影像视野，妥善固定好肢体，保持舒适功能体位；告知患者术中制动的重要性，注意保暖，必要时使用约束带固定；全身麻醉患者及患儿取去枕仰卧位，用小枕垫高肩部，使患者头部尽量后仰打开气道，保持呼吸道通畅，需要时随时做好吸痰准备。

3. 妥善固定各种管道，防止术中移动X线球管、手术床而造成脱落。指导患者进行深呼吸、屏气、咳嗽动作，便于术中的配合。

4. 连接固定好心电监护导线，避免术中心电干扰而影响病情的观察，电极位置以避开心影区域及除颤部位为原则；必要时予吸氧，全身麻醉患者及患儿予面罩吸氧，监测血氧饱和度，特别注意患儿吸氧面罩勿压迫眼眶以免造成不良后果；需要观察无创血压的患者绑好血压计袖带并记录术前血压便于术中、术后的对照、计算。

5. 按医嘱术前使用抗生素预防感染；患儿需造影者按0.5mg/kg的剂量使用甲基泼尼松龙，预防对比剂过敏。

6. 手术区域的消毒

（1）检查术区皮肤清洁及备皮情况，观察术区皮肤是否有破损感染，清除胶布及电极贴的痕迹，动作轻柔，避免损伤术区皮肤。

（2）皮肤消毒范围 双侧腹股沟部位皮肤消毒，以穿刺点为中心，范围上至平脐，下至大腿上1/3，双侧至腋中线水平，最后是会阴部。

（3）严格执行无菌操作规程，控制手术室人员进入并减少走动，术中监管无菌操作。

7. 与术者连接肝素盐水、换能器等压力监测系统，连接时注意管道连接处的排气，严格校对零位，以保证术中所测心腔压力的准确性，避免因误差而影响判断。

8. 配合术者准确记录各心腔的压力，及时做好血气分析。

（三）术中病情的观察

1. 术中与术者默契配合、团结协作，熟悉手术步骤及进程，快速准确地传递各种导管器械、材料，熟练掌握各种设备仪器的操作及各种急救药物的使用方法。

2. 严密监测心率、心律、呼吸、血氧饱和度及血压的变化，关注患者的主诉和症状，观察患者神志、呼吸、面色、表情及皮肤有无过敏症状，多与患者沟通，询问患者感受，给予鼓励、安慰和心理支持，告知患者在感到不适时可告知医护人员。

3. 在手术过程中，因导管和导丝在心腔内的刺激，可引发一过性的室性心律失常，应及时提醒术者调整导管、导丝位置，给予相应的处理，酌情暂停手术操作至心律恢复。

4. 做好术中各项相关记录，包括患者心率、心律和血压情况，粘贴耗材条形码。

5. 并发症观察及处理

（1）心律失常 是最常见的并发症，包括快速性心律失常和房室传导阻滞。房性、室性心律失常和房室传导阻滞，多由手术过程中导丝或导管在心腔内机械刺激产生，通过调整导丝或导管位置后消失。出现持续性室性心动过速或心室颤动为致命性心律失常，应立即停止手术操作，给予相应处理。

（2）迷走神经反射　引起心率缓慢、血压下降、胸闷、头晕、呕吐、面色苍白、出汗等不适，严重者可出现晕厥、休克。在快速加压输液扩容的同时，遵医嘱静脉注射阿托品及间羟胺，根据患者血压情况应用多巴胺等血管活性药物，密切监测血压、心率情况。

（3）心包填塞　因心脏穿孔或大血管撕裂穿孔出血而致，是最严重的并发症。表现为突发胸痛、胸闷、气促、烦躁、面色苍白、冷汗、心率加快、血压进行性下降、脉压差缩小、意识丧失等症状，X线透视显示心脏边界增大，心影搏动减弱或消失，心影内可见与心影隔开的半环状透亮带，复查心脏B超出现心包积液阴影区，即可确诊。应立即配合医生紧急抢救，行心包穿刺引流以解除症状；出血量多且持续出血时，做好输血准备，准备鱼精蛋白中和肝素；遵医嘱使用升压药、扩充血容量及纠正酸中毒等药物，配合行血气分析检查；必要时外科开胸行破口修补术。

（4）心脏瓣膜关闭不全　这是膜部VSD封堵术常见的并发症，多由操作过程中损伤三尖瓣或腱索所致；肺动脉瓣球囊扩张多因球囊过长、位置过低损伤三尖瓣所致。表现为心慌、胸闷、气短及心脏杂音变化等，给予吸氧，使用血管扩张剂及强心、利尿剂，必要时行心脏瓣膜置换术。

（5）封堵器脱落或移位　常因封堵器过小、病变解剖位置特殊、器械原因及操作不当所致。脱落的封堵器可随血流漂至下游血管或心腔内，并出现相应的临床表现。一旦发生，应立即用抓捕器或异物钳抓取，避免进一步脱落到左心房、栓塞到二尖瓣，必要时紧急外科手术取出。

（6）急性左心功能衰竭　多发生在重度瓣膜狭窄、大ASD合并肺高压、左心室舒张末期内径≤35mm者，出现呼吸急促、发绀、肺部啰音、咯血色泡沫样痰等症状，应早期发现及时处理。

（7）气体栓塞　包括脑动脉气体栓塞、肺动脉气体栓塞、冠状动脉气体栓塞。主要因气体进入血管内所致。脑动脉、肺动脉气体栓塞表现为憋喘、呼吸困难及发绀，给予加大吸氧流量，必要时呼吸囊加压辅助呼吸、停用镇静药物等处理；冠状动脉气体栓塞可出现心电图ST段抬高，胸闷、胸痛及血压下降等症状，应及时提醒术者，非全身麻醉患者可引导用力咳嗽缓解症状；全身麻醉患者予呼吸囊加压辅助呼吸、停用麻醉药物，脉冲式按压患者左胸部等处理。如注入气体较多，形成大量气栓，可造成心肌梗死、心室颤动、意识丧失甚至死亡。一旦发生，可以快速用力回抽血液，尽快将气体打碎分解；如气体栓塞在血管远端，可经导管适当加压注射自体血液，将气栓分解，加速气体排出冠状动脉循环。

（8）其他并发症　对比剂过敏，动静脉瘘及假性动脉瘤。酌情对症处理。

术后护理

（一）术后观察

1. 穿刺部位的观察　注意观察足背动脉搏动情况，皮肤颜色、温度，以及血管穿刺部位有无渗血、活动性出血及血肿的形成。

2. 继续注意观察患者的心电图及血压情况，观察心电图波形的改变，有无快速心律失常、房室传导阻滞等心律失常的发生；患儿麻醉未清醒者，持续面罩吸氧，监测血氧饱和度，头偏向一侧，以免发生误吸导致窒息。

3. 拔管时部分患者因血容量不足、穿刺口受压疼痛、拔管刺激等原因可引起血管迷走神经反射，可给予加快生理盐水静脉滴注，嘱患者深呼吸及合适的力度压迫等预防。

（二）病情交接

完成介入治疗术后交接单的填写，将患者安全送返病房，与病房护士交接术中情况及术后相关注意事项。

（三）体位指导

指导患者术后保持平卧，术侧肢体制动8h，穿刺侧下肢伸直，禁止屈髋、屈膝动作，原则保持穿刺侧下肢平直；指导患者打喷嚏、咳嗽时，可用手按压住伤口减轻腹压，预防伤口出血。

（黄小梅　欧阳俏　李　晋）

第五节
5 永久起搏器植入治疗护理配合

概　述

心脏植入式电子装置（cardiac implantable electronic device，CIED）包括：永久心脏起搏器（permanent pacemaker，PPM）、植入式心脏复律除颤器（implantable cardioverter difibrillator，ICD）与心脏再同步化治疗器械（cardiac resynchronization therapy，CRT）。

CIED是用特定频率的脉冲电流，通过电极导线刺激心脏，使之激动和收缩，即模拟正常心脏的冲动形成和传导，代替或补充原有的心电系统引起心脏搏动，以治疗缓慢型或快速型心律失常或心脏电/机械不同步。

永久心脏起搏器（PPM）由脉冲发生器和电极导线两部分组成。脉冲发生器包括电路和电池，外壳由钛合金铸成，埋藏于皮下深筋膜层，是起搏系统的主体，能感知心电信号，发放脉冲电流。电极导线是连接脉冲发生器和心肌的部分，将起搏器的电脉冲传导至心肌，再将心脏的电信号传导至起搏器的感知电路。起搏电极导线根据植入位置分为心房电极与心室电极，根据电极固定方式分为被动电极（头端带翼状固定结构）与主动固定电极（螺旋电极）。心房电极一般放置于右心房心耳处，心室电极放置于右心室心尖部或间隔部。

植入式心脏复律除颤器（ICD）是一种特

殊类型的兼具起搏、复律、除颤功能的植入式电子装置，能终止危及生命的室性心律失常，其功能包括对快速室性心律失常的感知、鉴别功能和对快速室性心律失常的分层治疗以及抗心动过缓起搏功能。ICD电极导线常置放于右心室。

心脏再同步化治疗，又称为双心室起搏治疗，是一种非药物治疗心力衰竭的方法。分别植入右心房、右心室和左心室电极导线，通过起搏的方法使心房和左、右心室按顺序激动，以恢复心脏收缩的同步性，改善心脏收缩不同步的慢性心力衰竭患者的临床症状，改善生活质量及远期预后，降低死亡率。

临床上起搏电极导线的植入途径多样。右心房、右心室植入常经锁骨下静脉或腋静脉穿刺，将电极导线放置于相应位置。左心室导线植入途径为先寻找冠状静脉窦口，通过冠状静脉逆行造影，选择左心室电-机械收缩最延迟的侧静脉和侧后静脉为靶静脉，将左心室电极导线植入。

起搏器囊袋位置选择在患者优势手对侧，首选左侧，紧贴胸大肌表面，大小刚好可容纳起搏器为宜。

自1958年世界第一台全埋藏式心脏起搏器问世迄今，心脏起搏技术迅猛发展，新技术、新功能不断问世，从单腔到双腔再到三腔起搏器，从非生理性到半生理性再到生理性起搏，从治疗心动过缓到心动过速再到心力衰竭的同步化治疗，从远离核磁到磁共振兼容，功能日益强大完善。

目前作为心脏电传导重要节点的希浦系统起搏技术，包括希氏束起搏和左束支区域起搏，可以通过希浦系统传导实现更加理想的生理性起搏，获得正常的电传导，为生理性、稳定性和安全性的起搏方式，是现今起搏治疗领域的热点。

随着起搏技术及能源材料的发展，新的微型"无线"起搏器应运而生，无导线起搏系统是心律失常治疗的新领域。无导线起搏器通过递送系统经股静脉植入右心室，避免了电极导线的静脉植入与存留，具有操作简单、无瘢痕、无切口、微创美观、无囊袋及导线并发症等优势，但目前国内无导线起搏器均为单腔起搏，无法提供双腔起搏及感知，无除颤功能，相信在不远的未来，起搏治疗将进入"无线"时代。

术前评估

（一）一般信息

依据心脏介入手术通知单、护理交接单及病历首页，核对患者的病区、床号、姓名、性别、年龄、住院号（手腕带）、介入手术检查名称、手术部位等资料。

（二）手术资料

检查手术知情同意书是否已征得患者及其家属的同意和签名。

（三）生命体征

查看患者生命体征，发现体温异常时，应告知医生暂缓手术，对因处理后择期再行手术。

（四）相关检查结果

查看各项检查结果，凝血指标异常的患者需准备好电切电凝。

（五）身体评估

协助患者取下所携带的金属饰品及无线电子设备（包括手机、助听器等），防止干扰起搏器电信号，影响参数调试。检查术区皮肤准备情况：备皮范围上及下颌，下及肋缘，外至双侧腋中线，包括整个胸部和肩部。皮肤表面应清洁、无皮损。

（六）检查术前用药及带药情况

术前半小时至2h内静脉注射抗生素，预防感染。查询术前是否已停用抗血小板药3~5天。异丙肾上腺素静脉持续注入者应使用微量泵滴注。

（七）管理评估

检查静脉留置针的留置日期是否在有效期内，保证留置管道通畅。

（八）病情评估

评估患者病情，对于年老、消瘦、心功能低下卧床患者需进行压疮风险评估，检查易受压皮肤状况，术中适当予以保护。

（九）术前宣教

永久性起搏器植入术是有创治疗手段，患者及家属易心存顾虑，产生紧张、恐惧、焦虑情绪，向患者做好解释工作，用通俗易懂的话语简单介绍手术过程，告知患者术后可以消除或减轻症状，提高生活质量，让患者能放松心情，更好地配合手术。

❤ 术中护理

（一）物品的准备

1. 备齐植入所需的器械与材料（起搏器手术包），准备并检查各类仪器与急救设备，确保处于完好备用状态。对术中所需的起搏器分析仪（图14-5-1）、电刀（备用）等设备进行调试，使之处于良好状态。

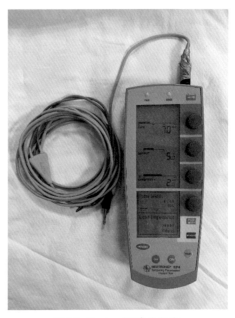

图14-5-1 起搏分析仪

2. 药品准备 利多卡因、阿托品、间羟胺、异丙肾上腺素、生理盐水、对比剂等。

3. 准备好术中所需材料 ①根据起搏器品牌及型号备7F或8F撕开鞘（ICD备9F撕开鞘）、0.035″×80cm J头导丝、心房和心室起搏器电极导管、起搏器、外科手术贴膜、鳄鱼头连接线。②CRT起搏器需备0.014mm的冠脉指引导丝、冠状窦电极导管、左心室传送系统、漂浮造影管（备用）、螺旋注射器及对比剂。③希浦系统起搏需备0.035″×150cm J头导丝、C315鞘管、鳄鱼头连接线、肝素生理盐水。④无导线起搏器植入需备8F动脉鞘、18F（戈尔）动脉鞘、27F美敦力Micra输送动脉鞘、Amplatz Super Stiff 0.035″×260cm导丝、无导线起搏器、压力延长管、三联三通、50mL注射器、对比剂和加压肝素生理盐水，备齐心包穿刺用物、圈套器、Agilis调弯鞘管、体外除颤电极片、临时起搏器及电极等。无导线起搏器长约25.9mm，形状如图14-5-2所示。

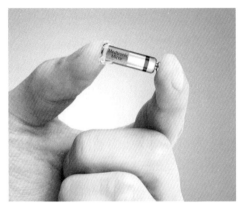

图14-5-2　无导线起搏器

（二）术中常规护理

1. 严格执行查对制度，与医生行双人手术安全核查，核对植入起搏器的种类及型号。

2. 协助患者取舒适的平卧位，双上肢自然放于身体两侧，妥善固定各种管道，指导患者进行深呼吸、屏气、咳嗽动作，便于术中的配合。带有临时起搏器者，注意电极导线连接是否紧密、固定，起搏功能是否正常，妥善放置。静脉滴注异丙肾上腺素者，密切观察滴速及患者心率、心律的变化。

3. 予血压监测，袖带束缚于植入侧的对侧上肢，常规连接心电监护（希浦系统起搏者连接十二导联心电图），必要时连接除颤电极贴、监测血氧饱和度及吸氧。心电监护图形要求基线平稳，无干扰，心电图各波形清楚，易

于识别，避免术中干扰影响病情观察。

4. 手术区域的消毒

（1）皮肤消毒范围　上至下颌，下至上臂1/3处及乳头水平，两侧至腋中线，以切口穿刺部位为中心，向外周消毒。检查术区皮肤清洁及备皮情况，观察术区皮肤是否有破损感染，清除胶布及电极贴的痕迹，动作轻柔，避免损伤术区皮肤。

（2）无导线起搏器植入需消毒双侧腹股沟部位的皮肤，范围上至平脐，下至大腿上1/3，双侧至腋中线水平，最后消毒会阴部。

（三）术中无菌技术管理

1. 手术间的空气、地面等环境保持清洁整齐，手术器械、敷料、铺巾等无菌物品严格消毒，规范放置。

2. 严格遵守无菌操作规程，术者严格进行外科手消毒，控制手术室人员进入并减少走动。

3. 患者戴口罩遮挡口鼻，戴手术帽使头发不外露。嘱咐患者术中如无不适，尽量少说话。

4. 常规铺巾，术者穿刺前再次消毒穿刺部位后更换无菌手套，粘贴无菌外科手术贴膜。

5. 术中保持各类无菌单的干燥、整洁，避免有过多液体或血液浸湿布单。

（四）术中病情观察及护理配合

1. 术中与医生默契配合、团结协作，熟悉手术步骤及进程，快速准确地传递各种导管器械、材料。

2. 严密监测心率、心律、血氧饱和度、血压、神志、呼吸以及面色的变化。在制作起搏器囊袋过程中，机械的牵拉会产生一过性的胀痛，此时注意对患者做好解释和安抚工作。

3．做好术中相关记录，包括：术前与术后的心率、心律、血压，术中所测各项参数，如起搏阈值、阻抗、感知灵敏度以及起搏器、起搏电极型号，并粘贴其条形码，记录打印有效起搏心电图。

4．并发症的观察及处理

（1）心肌穿孔　穿孔的多发部位是右心房游离壁和右心室心尖部，患者出现胸闷、气促、烦躁、面色苍白、冷汗、心率增快、血压下降、脉压差变小、意识丧失等症状，X线透视心影增大，搏动减弱或消失，心影内可见与心影隔开的半环状透亮带，心脏B超见心包腔液性暗区，即可确诊。立即配合术者进行紧急抢救，行心包穿刺抽出心包内渗液以解除症状；出血量多且持续出血时，做好输血准备，必要时外科开胸行破口修补术；遵医嘱应用升压药、扩充血容量及纠正酸中毒，配合做血气分析。

（2）心律失常　电极导管跨过三尖瓣环时，常会出现一过性室性心律失常，注意及时提醒术者，调整导线位置可消失。重视心律失常的预警信号，当发生多源性室性早搏、频发室性早搏、RonT室性早搏、Q-T间期较长、阵发性室性心动过速、尖端扭转型室性心动过速、高度心动过缓等时应提醒术者，及时处理。对于心脏停搏、完全性房室传导阻滞的高危患者，应密切关注心电监护情况，可考虑事先放置临时起搏器。

（3）电极导线脱位　注意观察心电的起搏心电图形及X线影像学的特征，及时给予重新放置。

（4）气胸　患者突然出现胸痛、胸闷、呼吸困难、低血压，锁骨下穿刺抽到气体。处理：①予头高位，高流量间断吸氧；②肺压缩<30%可采取保守治疗，给予密切观察，通常可自行吸收；③肺压缩>30%，患者有持续呼吸困难或出现血气胸，立即给予行胸腔穿刺引流。

（五）术中起搏参数的测试

协助术者进行起搏器各项参数的测试，这是确保术后起搏器正常工作的重要条件。待起搏电极送达心房或心室特定位置后，用专用检测连接线与台下起搏器测试分析仪连接，测试各项参数，测试时注意避免污染无菌区。测试参数包括：

1．损伤电流的检测　将心腔内电极与心电V_1导联相连接，可以记录损伤区域腔内的电位变化。若电极与心肌接触良好，心内心电图（损伤电流）的P波不明显，R波高大；QRS呈rS型，S波深达5～15mV，ST段抬高，升高程度一般为2～3mV，T波直立。对于被动固定电极导线，须保证电极头与心肌之间紧密接触，才能得到较理想的起搏阈值；对于主动固定电极导线，须伸出电极螺旋植入心肌内，才能得到较理想的起搏阈值，降低脱位风险。

2．起搏阈值　从5V起降，逐步降低幅度直至不能夺获为止，这一临界数值即为起搏阈值，为确保稳定性，可重复测试2～3次（正常值：在脉宽0.42ms的条件下，心房≤1.5V，心室≤1.0V）。

3．阻抗　是指起搏系统中电流流动的阻力大小，在完全起搏条件下进行测试（正常值：心房或心室300～1 200Ω）。

4．感知灵敏度（P波、R波高度）　对于严重心动过缓者，测试起搏阈值时对自主节律存在抑制现象，为避免突然停起搏导致阿-斯综合征发作，在测试P波、R波高度时，要先逐渐降低起搏频率，直至患者恢复自身心律后，再逐渐升高感知灵敏度数值，待仪器上感知显示灯熄灭、起搏显示灯亮起这一刻的感知灵敏度数值即为所要测得的数值，即P波、R波高度（正常值：P波≥2.0mV，R波≥5.0mV）。

5. 检查电极稳定性，嘱患者深呼吸或咳嗽，严密监测心电图，检查电极张力，判断是否有电极移位、无效起搏或膈肌刺激现象。

术后护理

（一）术后观察

1. 伤口的观察　观察伤口有无渗血，敷料是否整洁干燥；如渗出液多，及时更换敷料，严格无菌操作；观察伤口有无红、肿、热、痛及皮肤张力情况，如囊袋隆起，局部皮肤青紫，有波动感，可能发生囊袋血肿，应及时处理。

2. 起搏器工作状况的观察　密切观察心率、心律的变化，注意有无起搏信号；询问患者症状，及时发现起搏器功能障碍，报告医生，配合处理。

（二）病情交接

完成介入治疗术后交接单的填写，将患者安全送返病房，与病房护士交接术中情况及术后相关注意事项。

（三）体位指导

术后保持平卧或略向左侧卧位6h，术侧肢体不宜过度活动，避免用力、过度外展及上举，勿用力咳嗽，防电极脱位；指导患者适当做上肢及肩关节前后运动（防止做外展运动），减少肩关节粘连，禁止激烈运动及负重。出院后按医嘱定时回院随访。

（潘媚媚　袁　静　曾　燕）

6 | 第六节 |
心脏消融介入治疗护理配合

概　述

心律失常射频消融术（radiofrequency catheter ablation，RFCA）是利用消融导管在心腔内所标测到的靶点部位释放高频电流，导致该部位心内膜及心内膜下心肌凝固性坏死，从而达到阻断快速心律失常异常传导路径或起源点的介入性技术。射频电流是一种正弦波形，是频率为300~750kHz的交流电流，经导管向心腔内病灶部位导入，使组织温度升高，当心肌细胞温度达到50℃时发生组织坏死。射频电流损伤范围在1~3mm，不会造成机体危害，因此，射频消融术是目前治疗快速型心律失常的主要方式，具有创伤小、恢复快、成功率高、并发症少等优点，避免长期服用抗心律失常药物的不便与外科手术治疗的痛苦。

为提高手术成功率，减少手术并发症，快速精确定位病灶部位，同时降低X射线摄入量，现临床射频消融术中广泛运用三维标测系统来精确清晰辨别心腔结构，智能软件能快速、精确计算并分析海量心电信息，提供参数指导消融，尤其对心房颤动、心房扑动及器质性室性心动过速等，大大提高了治疗成功率。有些卒中风险高的心房颤动患者接受消融治疗后并不能预防卒中的发生，可考虑左心耳封堵预防血栓。

与常规心内膜消融术相比较，各种类型室性心动过速、心内膜消融复发、折返环或异位起搏点位于心外膜的患者，尤其适用于在心外膜进行电生理标测（图14-6-1）和消融的方法，此称为心外膜射频消融术（epicardial radiofrequency ablation）。

近年来，探索更为安全、高效且操作相对简单的新方法来隔离肺静脉前庭成为研究热点。应用于心房颤动消融的冷冻球囊消融术（cryoballoon ablation，CBA）是一项重要的技术突破，它最突出的优势在于安全性：①圆形的冷冻球囊导管的形态是针对肺静脉前庭的解剖学特点定制，冷冻球囊可和绝大多数肺静脉前庭牢固贴合，单次消融就可形成连续的环形消融径线，能降低动脉栓塞、肺静脉狭窄和心房食管瘘等严重并发症发生的风险；②冷冻消融过程中球囊与组织密切贴合牢固黏附，很少发生导管移位，可明显降低损伤肺静脉前庭毗邻结构的风险；③在深低温冷冻消融前，组织损伤多为可逆的一过性，从而降低了重要组织永久性损伤的风险。

术前评估

（一）一般信息

依据心脏介入手术通知单、护理交接单及病历首页，核对患者的病区、床号、姓名、性别、年龄、住院号（手腕带）、介入手术检查名称、手术部位等资料。

（二）生命体征

查看患者生命体征，发现体温异常时，应告知医生暂缓手术，对因处理后择期再行手术。

（三）病情

了解病情，询问既往史、服用抗凝药物及各种抗心律失常药物史。对于病情较重或有特殊情况的患者，需与病房护士及医生面对面交接相关病情和信息。

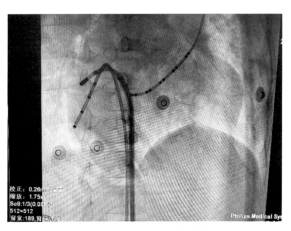

图14-6-1　电生理标测影像图

（四）相关检查结果

查看各项检查结果。心房颤动患者需查看经食管B超报告，了解左心房有无血栓，有无卵圆孔未闭或房间隔缺损等。行冷冻球囊消融术的患者需查看CT，明确肺静脉是否有畸形。

（五）身体评估

协助患者取下假牙、项链、耳环、手表、戒指等饰品，勿穿内衣裤。检查拟行血管径路的皮肤区域备皮和清洁情况。对于年老、消瘦、心功能低下卧床患者需进行压疮风险评估，检查易受压皮肤状况，术中适当予以保护预防。触摸双足背动脉搏动及四肢皮肤温度，便于术中病情的观察、比较。

（六）饮食评估

询问患者空腹情况，需全身麻醉者应禁饮、禁食12h以上。局部麻醉患者可适当予平日进食量的70%～80%，以防止或减少禁食引起的血容量不足、低血糖反应等。对老年或体弱无糖尿病史患者，可按医嘱给予静脉补充10%葡萄糖注射液。

❤ 术中护理

（一）物品的准备

1. **仪器设备的准备** 无创血压、血氧监测仪、除颤仪、中心氧气、吸痰装置、输液恒速泵、多导电生理记录仪和电生理刺激仪、三维标测机器、冷冻球囊仪器、液态N_2O、电极导管及消融导管尾线、B超检查仪等；心外膜消融时备心外膜专用穿刺针、气管插管用物、呼吸囊、呼吸机等；检查各种仪器、急救设备是否处于应急完好状态，对术中所需的各种设备进行调试，确保所有设备处于良好状态。

2. **无菌手术台的准备** 长型治疗车，无菌大双孔包，里面配中单2条，治疗巾5条，大方盘1个，止血钳1把，中杯2个，小杯2个，手术衣，手套，10mL注射器3个，5mL注射器2个，穿刺针，刀片，消毒用刷，纱布，方盆内准备3 000 U肝素的生理盐水500mL，挡板套，球管帽。

3. **耗材的准备** 熟悉各类导管耗材，备齐各类手术所需物品及材料，做到随取随用，快速准确。详见表14-6-1。

表14-6-1 各类手术所需耗材及用物

病种	消融方式	耗材、用物
室上性心动过速	射频消融（二维）	6F股动脉鞘3个，7F股动脉鞘/8F SRO 1个，四级标测导管2个，十极冠状窦标测导管1个，射频消融导管1个
心房颤动	射频消融（三维）	6F/7F股动脉鞘1个，8.5F SL1 长鞘2个，十级冠状窦标测导管，房间隔穿刺针（卵圆孔未闭或房间隔缺损时不需要），肺静脉标测导管，导航星冷盐水消融导管，30mL造影剂，10mL螺旋注射器1个
心房颤动	射频消融（冷冻球囊）	6F/7F股动脉鞘，12F股动脉鞘，8.5FSL1 长鞘，房间隔穿刺针（卵圆孔未闭或房间隔缺损时不需要），四极标测导管，十极标测导管，环肺标测导管，球囊输送鞘，冷冻球囊，加硬导丝，Y接头，压力监测套件，螺旋注射器，造影剂，输液管，延长管，30mL注射器

续表

病种	消融方式	耗材、用物
心房颤动	左心耳封堵	6F股动脉鞘，8.5F SL1长鞘，14F股动脉鞘，14F扩张条，6F PIG造影导管，房间隔穿刺针，加硬导丝，封堵器输送鞘，封堵器，压力套件，含3 000U肝素的生理盐水500mL，造影剂100mL，造影连接管
室性早搏	射频消融（三维）	6F股动脉鞘，8F股动脉鞘，8F SRO长鞘或8.5F SL1长鞘，十极冠状窦标测导管，射频消融导管
室性早搏	射频消融（心外膜）	6F股动脉鞘，8F股动脉鞘，8F SRO长鞘或8.5F SL1长鞘，可调弯鞘管，十极冠状窦标测导管，射频消融导管，呼吸机、气管插管用物，专用心外膜穿刺针

4. 药物的准备　常规配制阿托品、间羟胺、异丙肾上腺素、肝素生理盐水，按医嘱配制芬太尼、力月西、伊布利特等药物，冷冻球囊消融时还需配制地塞米松、鱼精蛋白、三磷酸腺苷二钠（ATP）等（表14-6-2）。

表14-6-2　不同药物的配置方法及作用、用法

药物	配制方法	作用	用法
阿托品	原液0.5mg×2支，备用	用于诱发试验，加快心率，行电生理检测	0.5mg或1mg，静脉推注
异丙肾上腺素	1mg+500mL生理盐水（NS）	用于诱发试验，加快心率，行电生理检测	静脉滴注
芬太尼	0.5mg+40mL NS	心房颤动消融过程中镇痛	首剂量后5~10mL/h维持
咪达唑仑	5mg+4mL NS	心房颤动复律前镇静	先静脉注射2mg，视情况再每次追加1mg
肝素	25 000U/2支+21mL NS=1 000U/mL	抗凝	ACT<300s按医嘱追加
伊布利特	1mg+10mL NS	持续心房颤动消融后复律	10min内静脉推注完毕
间羟胺	10mg+9mL NS	升压	1mg静脉推注
多巴胺	200mg+30mL NS	心外膜消融时升压	按医嘱恒速泵输入
ATP	原液	阻断房室结传导，判断有无房室旁道，同时可判断肺静脉隔离后有无急性恢复	原液30mg快速静脉注射，再用生理盐水快速冲管

（二）护理配合

1. 严格执行查对制度，与医生进行双人手术安全核查，确认手术路径和方式。

2. 协助患者取平卧位，暴露手术区域，注意保护患者隐私并注意保暖。告知患者术中不可移动身体，避免影响三维导航系统标测数

据。指导患者术中保持呼吸平稳，切勿用力屏气，咳嗽前要先告知医生，以使术中标测准确，降低并发症风险。

3. 连接标准十二导联，并固定好心电监护导线，避免术中因心电干扰影响心电图分析及病情的观察；予心电、血压监测，心房颤动患者使用芬太尼镇痛时予血氧饱和度监测、吸氧，持续性心房颤动及室性心动过速患者连接好除颤电极贴；行左心耳封堵患者进行有创左心房压力监测。

4. 妥善固定各种管道，防止术中移动X线球管、手术床而造成脱落。连接静脉通道，500mL生理盐水以每分钟30滴的速度维持补液。房颤患者准备恒速泵，并按医嘱配制芬太尼等镇静镇痛药，交麻醉医生使用。

5. 配备1:1肝素生理盐水1 000mL两袋，以冷盐水泵持续输入，用以冲刷导管头端，降低头端消融电极的温度，以达到高功率放电而保持组织界面温度处于安全值的目的，保证消融的有效性，降低凝血或形成焦痂的风险。冷冻球囊消融时需再配制1:1肝素生理盐水50mL恒速泵入灌冲冷冻射频消融导管用。

6. 手术区域的消毒

（1）皮肤消毒范围　以穿刺点为中心，消毒双侧腹股沟部位的皮肤，范围上至平脐，下至大腿上1/3，双侧至腋中线水平，最后是会阴部；锁骨下静脉入路者，消毒上至左侧颌下，腋下至腋中线水平，下至平乳头。

（2）常规铺巾，建立宽大的无菌手术区域。

7. 按医嘱使用异丙肾上腺素，做电生理刺激检测以诱发心律失常进行类型分析及术后检测手术是否成功，过程中会有心悸、胸闷症状，向患者解释，消除紧张情绪，取得最佳配合。

8. 术中与医生默契配合，熟悉手术步骤及进程。快速准确传递各种导管术中用物及耗材；开启耗材前仔细查看，确保耗材在有效期内，包装无破损，开启后的耗材及时做好登记和收费；熟练各种设备仪器的操作及各种急救药物的使用方法。

9. 严格执行无菌操作规程，控制手术室人员进入并减少走动。

（三）病情观察及监测

1. 严密监测心率、心律、血氧饱和度、血压，并记录。特别需要关注的是房间隔穿刺时，需预防迷走神经反射和注意心脏压塞的发生。

2. 房间隔穿刺后按医嘱给予肝素，按1kg体重100U计算用量，并记录使用时间，每30min监测ACT1次，ACT结果<300s按医嘱及时补充肝素。心房颤动消融及左心耳封堵时，ACT应维持在300～350s。

3. 射频消融术中因电刺激或器械刺激可引起患者不适，如：冷冻射频消融术中可有头晕等症状；行左心耳封堵术需置入食管超声探头时，会引起恶心、呕吐等；射频仪放电消融时心脏部位疼痛感较强，患者常感到难以忍受无法配合。护士要重视患者主诉，观察患者神志、生命体征，多与患者沟通，询问患者感受，给予心理支持，并对症处理，可暂停放电或按医嘱使用镇痛、镇静药等，减轻患者痛苦，使手术顺利进行。

4. 并发症的观察及处理

（1）心脏压塞　最严重的并发症之一，表现为突发胸闷、气促、出冷汗、血压下降、心率增快、颈静脉怒张、烦躁不安甚至意识丧失，X线检查显示心影增大，搏动消失，心影内可见与心影隔开的半环状透亮带。处理：立即配合医生行心包穿刺术，抽出心包内渗液以解除症状；出血量多且持续出血时，做好输血准备，必要时开胸行破口修补术；准备鱼精蛋白对抗肝素；遵医嘱应用升压药、扩充血容量及纠正酸中毒药物，配合做血气分析。

（2）血栓或空气栓塞　最棘手的并发症，以脑栓塞和肺栓塞常见，注意观察患者意识及呼吸情况。血栓栓塞与血液高凝状态、术中肝素用量不足、冷盐水灌注时排气不充分形成气栓等相关。处理：术前充分抗凝，常规行食管超声排除左心房血栓；术中监测ACT，及时补充肝素。

（3）迷走神经反射　表现为心率减慢、血压下降、恶心、面色苍白、出冷汗、意识模糊等。处理：术中常规给予0.9%生理盐水静脉滴注，根据患者出入量等情况，及时调整补液速度，维持有效循环血容量；发生迷走神经反射时，可嘱患者用力咳嗽；心率减慢时遵医嘱静脉注射阿托品；血压降低时，加压快速补液，遵医嘱静脉注射间羟胺。

（4）完全性房室传导阻滞　导管操作或消融放电过程中损伤房室结及希氏束所致，表现为头晕、黑矇、心悸、四肢抽搐、心率下降，心电图示高度房室传导阻滞。处理：遵医嘱使用阿托品或异丙肾上腺素，必要时协助医生置入临时起搏器。

（5）药物不良反应的观察和处理　房颤患者在消融过程中常用芬太尼镇痛，用药过程中严密观察患者的神志，有无恶心、呕吐、皮肤发痒、视物模糊，呼吸抑制、血氧饱度下降等情况。出现异常马上报告麻醉医师，紧急处理。

（6）气胸、血气胸　由锁骨下静脉穿刺时伤及胸膜所致，表现为胸闷、气急，呼吸时胸痛，患者烦躁不安。处理：密切观察，予头高位，高流量间断吸氧，肺压缩<30%时，给予密切观察，可自行吸收；肺压缩>30%，患者有持续呼吸困难或出现血气胸，给予行胸腔穿刺引流。

（7）膈神经麻痹　右肺静脉冷冻消融、上腔静脉消融或左心室侧壁心外膜消融时损伤膈神经所致。

❤ 术后护理

（一）术后观察

1. 穿刺部位的观察　观察患者的伤口敷料、足背动脉搏动、下肢皮肤温度和颜色等。

2. 继续注意观察患者心律、心率、血压情况，观察有无心律失常的发生，记录异常心电图出现及持续的时间。

（二）病情交接

完成介入治疗术后交接单的填写，将患者安全送返病房，与病房护士就术中情况及术后相关注意事项做好交接。

（三）体位指导

指导患者术后保持术侧，肢体制动8h，穿刺侧下肢伸直，禁止屈髋、屈膝动作；指导患者打喷嚏、咳嗽时，可用手按压住伤口减轻腹压。

（黄晓燕　袁　静　李　晋）

7 第七节 大血管疾病介入治疗护理配合

疾病概述

大血管疾病分为两大类：狭窄性的和扩张性的。

狭窄性的大血管疾病有先天性的，如主动脉缩窄；也有后天性的，因梅毒、结核、动脉炎、创伤、风湿热、动脉粥样硬化等引起的管腔狭窄或闭塞，还有因风湿性先天性及老年退化性引起的主动脉缩窄。主动脉缩窄主要表现为高血压和充血性心力衰竭。如果累及脑供血，可表现为头晕、头痛、耳鸣、视力损害、语言障碍，甚至意识模糊和瘫痪；如果影响肢体供血，可表现为疼痛和间歇性跛行。

扩张性的大血管疾病就是我们通常所说的动脉瘤，其发病原因包括马方综合征（先天性）、梅毒或细菌感染、动脉粥样硬化、高血压、创伤等。根据病理学改变，动脉瘤又分为真性动脉瘤、假性动脉瘤和主动脉夹层。真性动脉瘤和假性动脉瘤主要表现为邻近器官的压迫症状，如声音嘶哑、吞咽困难、喘鸣等，有时可自我感觉血管异常搏动或触及肿块。主动脉夹层的典型表现为突然出现的胸背部剧烈疼痛，常描述为"撕裂样"疼痛，伴有面色苍白、大汗、晕厥甚至卒中。大血管动脉瘤对人体生命健康威胁极大，病情异常凶险，常常因为瘤体破裂出血导致患者无法救治、突然死亡。

术前评估

（一）一般资料

依据心脏介入手术通知单、护理交接单及病历首页，做好安全核查。

（二）病情

与病房护士及医生交接相关病情和信息，查看各项检查结果，了解患者病情，询问有无高血压、糖尿病、脑出血病史、消化性溃疡史及近期的手术外伤史，药物过敏史，特别是抗血小板药物和对比剂过敏史。

（三）生命体征

查看患者的生命体征，测量上、下肢血压，注意血压是否在安全范围内。触摸桡动脉、双足背动脉搏动及四肢皮肤温度，便于术中观察、比较。对患者进行压疮风险评估，检查易受压皮肤状况，术中予以保护预防。

（四）身体评估

协助患者取下影响X线透光的物品，如活动性义齿、金属饰品等，勿穿内衣裤。

（五）饮食评估

了解患者术前进食情况，局部麻醉患者避

免过饱也不建议空腹，以防止过长时间禁食引起血容量不足、低血糖反应等。

（六）管路评估

检查静脉留置针位置是否恰当，胸主动脉夹层首选右上肢静脉，腹主动脉瘤首选左上肢。保持留置管道通畅，如中心静脉导管、尿管等。

❤ 术中护理

（一）物品的准备

1．仪器设备的准备　血压、血氧监测仪、除颤仪、中心氧气、吸痰装置、输液恒速泵、气管插管用物、呼吸囊、呼吸机、临时起搏器、血气分析仪等；检查各种仪器、急救设备，确保处于完好备用状态。

2．药物的准备　常规配置利多卡因、肝素、阿托品、间羟胺、对比剂等；备齐急救药品：肾上腺素、硝普钠、多巴胺、地塞米松、鱼精蛋白以及芬太尼、吗啡和丙泊酚等；术前应用抗生素。

3．导管材料　6F桡动脉鞘、TIG造影管、6F JL4造影管、6F JR4造影管、6F PIG造影管、6F/9F动脉鞘、0.035″×260cm超滑导丝、0.035″×150cm J头导丝、0.035″×260cm特硬导丝、临时起搏导管、16F/22F扩张条、Porglide缝合器2个、无菌止血钳4把、外周扩张球囊、大动脉外周支架、高压连接管。

4．主动脉狭窄拟行经皮主动脉瓣置换术时，需特殊准备瓣膜清洗台，由于主动脉瓣膜支架保存在戊二醛溶液中且需在低温下塑形装载，需准备3 000mL盐水用于清洗瓣膜及2袋500mL盐水冰块用于低温塑形装载。

（二）术中配合

1．严格执行查对制度，与医生进行双人手术安全核查，确认手术路径和方式。

2．协助患者平卧，保持舒适功能体位，充分暴露手术区域，注意保暖，保护患者隐私。妥善固定各种管道。连接固定好心电监护导线，避免术中心电干扰。电极位置应避开心影区域及除颤部位。

3．需用芬太尼镇痛者给予吸氧及血氧饱和度监测。

4．手术野皮肤消毒及铺设无菌区域

（1）术区皮肤清洁及充分备皮。消毒范围：以穿刺点为中心，桡动脉入路者范围要求上过肘窝，下达指尖，包括前后整个手臂；双侧腹股沟部位消毒范围要求上至平脐，下至大腿上1/3，双侧至腋中线水平；最后是会阴部消毒。常规铺巾后，手术医生严格外科洗手后戴无菌手套再次消毒股动、静脉穿刺点，穿刺前重新更换无菌手套。

（2）铺建宽大的无菌手术区域，输液架、高压注射器套无菌保护套。

（3）严格执行无菌操作规程，控制手术室人员进入并减少走动，按外科手术步骤穿戴手术衣，术中保持手术台面的无菌。

5．连接肝素盐水、造影剂、换能器等压力监测系统，妥善固定并校准零位。注意各管道连接紧密无气泡残留，防止术中测压误差。

（三）术中病情观察

1．术中与术者默契配合、团结协作，熟悉手术步骤及进程，快速准确地传递各种导管器械、材料，熟练掌握各种设备仪器的操作及各种急救药物的使用方法。

2．血压、心率监测与调控　主动脉夹层

最常见致病因素为高血压。导致夹层撕裂和血肿形成的主要因素是收缩压和左心室射血速率的大小，因此要密切观察患者血压、心率变化，使用硝普钠微泵泵入者，根据血压调整输入量，使血压控制在收缩压100~120mmHg，心率60~80次/min。为防止患者憋尿引起血压升高，应保持尿管引流通畅，尿袋固定在手术床边便于观察；对于疼痛敏感患者按医嘱使用镇静、镇痛药，避免因疼痛加重患者的血压升高、心率加快，增加心脏后负荷。同时也要防止血压过低，当血压低于目标值时，应按医嘱减少或暂停降压药，必要时适当扩充血容量。

3. 注意观察药物的不良反应　大剂量或者长时间使用硝普钠者注意观察患者有无恶心、呕吐、头痛、精神错乱、心房颤动、嗜睡、昏迷等不良反应，防止氰化物蓄积中毒；使用止痛剂或镇静剂者，密切观察患者的呼吸、血氧饱和度变化，防止呼吸抑制。

4. 注意患者有无血尿、无尿等夹层累及肾动脉表现；观察患者有无呼吸困难、胸痛、胸闷、心电图ST段有无抬高等夹层累及冠状动脉开口的表现；观察患者有无腹痛、腹胀等夹层累及肠系膜上下动脉的表现，及时报告术者。

5. 迷走神经反射　是手术常见的并发症，表现为心率减慢、血压下降、眩晕、恶心、面色苍白、出冷汗。术中常规给予0.9%生理盐水静脉滴注，根据患者出入量及时调整补液速度，维持有效循环血容量；发生迷走神经反射，心率减慢时遵医嘱静脉注射阿托品，视血压降低情况加压快速补液，遵医嘱静脉注射间羟胺。

6. 术中多与患者沟通，重视患者的主诉，密切观察病情，及时处理相关并发症，如

心肌梗死、脑动脉栓塞、夹层逆剥、内漏、截瘫、下肢动脉栓塞等，如果患者突然感到剧烈疼痛，应警惕主动脉外膜破裂的可能。

7. 术中需右心室快速起搏（超速抑制）时，患者会感觉胸部疼痛不适，在不影响手术进行的情况下，经常询问患者感受，密切观察患者的意识、面色、疼痛的部位和性质，及时发现患者的异常情况，提醒术者，并迅速遵医嘱给予相应处理，必要时可使用吗啡止痛。

（四）术中使用右心室快速起搏降压的护理配合

1. 超速抑制降压的方法及意义　主动脉缩窄行经皮主动脉腔内支架植入术、胸主动脉瘤或主动脉夹层拟行胸主动脉腔内隔绝术时，因胸主动脉血流湍急搏动明显，通过右心室起搏超速抑制来降低血压，可使支架在定位及释放过程中避免受到过强的血流冲击而移位。

起搏电极置于右心室，起搏导线连接起搏器，起搏心率调至180次/min，使动脉血压迅速降至较低水平，关闭起搏器后能即刻恢复降压前的血压，降压所需时间和手术时间明显缩短，比药物降压起效迅速且安全度提高，同时也是患者发生房室传导阻滞、心律失常有效的抢救和复律措施。

2. 超速抑制前的调试准备　准备好临时起搏器固定于手术床边，避免移动手术床时起搏器跌落。当术者放置好右心室起搏电极后，连接电极导线和起搏器，按医嘱测试起搏运行，测试起搏心率一般高于患者自身心率10~20次/min，输出电压为5V，感知电压为2~3mV。测试正常后，断开起搏器，将起搏频率调至心率180次/min备用。

3. 支架定位释放时超速抑制的配合 术者将支架或球囊送入主动脉时，再次检测确认起搏器是否正常工作，起搏参数是否正确。当支架或球囊置入准备释放时，听术者指令启动起搏器，患者起搏心率达到180次/min，血压同步降低至60～70mmHg，支架释放或球囊扩张完成后，停止起搏，患者恢复自主心率和超速抑制前血压，同步超速抑制配合完毕。

术后护理

（一）术后观察

1. 穿刺部位的观察 注意观察患者四肢活动变化，桡动脉、足背动脉搏动情况，皮肤颜色、温度；观察有无抗凝过量迹象，协助术者清洁患者伤口周围皮肤，观察穿刺部位是否有瘀血、肿胀、出血等情况；发现有明显皮下血肿、出血，及时告知主刀医生，必要时按医嘱使用鱼精蛋白中和肝素（使用鱼精蛋白前静脉推注5~10mg地塞米松）；观察患者有无大小便失禁，警惕有无卒中、截瘫症状的发生。

2. 协助术者用碘附消毒伤口并包扎，观察患者神志、面色，防止按压止血疼痛引起的迷走神经反射。

（二）病情交接

完成介入治疗术后交接单的填写，将患者安全送返病房，与病房护士交接术中情况及术后相关注意事项。图14-6-1、图14-6-2为主动脉缩窄手术前后的影像学检查。

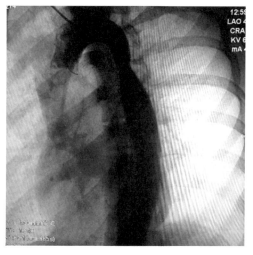

图14-6-1 主动脉缩窄术前影像图

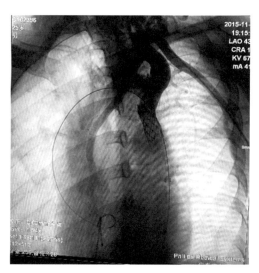

图14-6-2 主动脉缩窄术后影像图

（三）体位指导

嘱患者术后术侧肢体制动8h，穿刺侧下肢伸直，禁止屈髋、屈膝动作，原则保持穿刺侧下肢平直；指导患者打喷嚏、咳嗽时，用手按压住伤口，防止伤口血肿的发生。

（袁　静　张妙云　潘媚媚）

第十五章
心血管疾病手术
护理配合

| 第一节 |
心血管系统手术护理概述

手术概述

（一）心血管外科常用手术切口与体位

1. 仰卧位　包括水平仰卧位、斜仰卧位。

（1）水平仰卧位　心血管手术最常用的手术体位。患者自然平卧，肩背部垫一长型胸垫（约40cm×15cm×8cm）使胸部抬高、头部后仰；双臂呈功能位平行于躯体两侧，两腿自然伸直，腘窝下垫软枕保持双膝微屈功能位，踝关节垫马蹄形踝垫，适宜于胸部正中切口以及同时行腹股沟切口、下肢内侧切口以及锁骨外切口（图15-1-1）。

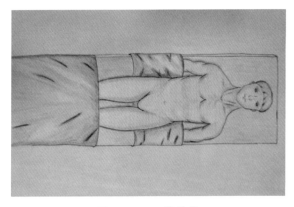

图15-1-1　仰卧位

（2）斜仰卧位

1）右斜仰卧位　适用于微创胸部小切口心脏手术，如二尖瓣及三尖瓣置换/成形术、房缺修补术、黏液瘤摘除术、冠状动脉搭桥手术、室间隔肥厚心肌切除术等。患者平卧，头部垫头圈，肩背部垫长型胸垫使胸部抬高；右侧躯干下沿身体长轴设置40cm×15cm×8cm长型凝胶垫，使身体向左侧倾30°、右上肢屈肘抬高约90°呈功能位，固定在托手板或麻醉头架上（图15-1-2）；或者将右侧上肢呈功能位垂放床沿，略低于身体10cm，对侧上肢与身体平行放置于床沿（图15-1-3）。尽量暴露手术切口。取右前外侧胸部切口，经第三或第四肋间进胸。

2）左斜仰卧位　适用于微创胸部小切口心脏手术，如射频消融术、心包剥离术、永久性起搏器安装术等。患者平卧，头部垫头圈，肩背部垫长型胸垫使胸部抬高；左侧躯干下沿身体长轴设置40cm×15cm×8cm长型凝胶垫，使身体向右侧倾30°、左上肢屈肘抬高约90°，

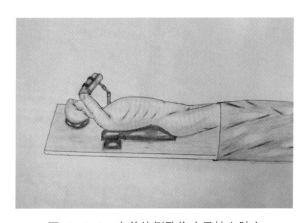

图15-1-2　右前外侧卧位（悬挂上肢）

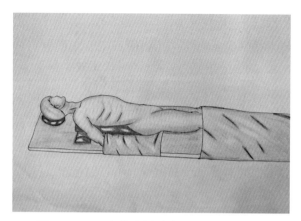

图15-1-3 右前外侧卧位（上肢功能位）

固定在托手板或麻醉头架上，或者将左侧上肢呈功能位垂放床沿，略低于身体10cm，对侧上肢与身体平行放置于床沿。尽量暴露手术切口。取左前外侧胸部切口，经第三或第四肋间进胸。

2.侧卧位 包括侧俯卧位和侧仰卧位。

（1）侧俯卧位 多见于小儿胸部血管手术，如动脉导管结扎术、主动脉缩窄矫治术等。患儿右侧卧位，头部垫C形头圈保护耳廓，头圈高度平下侧肩高，使颈椎处于水平位置；腋下垫长型胸垫使胸部抬高（根据患儿身高、体重不同选择相应的体位垫），双上肢屈曲呈抱球状置于床沿或托手架上，双臂间夹松软的棉布，双腿间夹软枕，注意踝部与足跟保护。

（2）侧仰卧位 多见于胸腹主动脉瘤手术，特别是降主动脉+腹主动脉置换术。患者右侧卧位，头部垫C形头圈保护耳廓，头圈高度平下侧肩高，使颈椎处于水平位置；腋下（距肩峰10cm处）垫长型胸垫（约40cm×15cm×8cm）使胸部抬高，双腿间夹软枕，注意踝部与足跟保护；左臂屈曲呈抱球状置于可调节托手架上，右臂外展于托手板上，肩关节外展或上举不超过90°，右腿屈曲约45°，左腿略屈膝或

伸直，不约束左腿以便术中调整位置；腹侧用固定挡板支持耻骨联合，背侧用挡板固定骶尾部或肩胛区，共同维持患者90°侧卧位，保持患者稳定性（图15-1-4）。

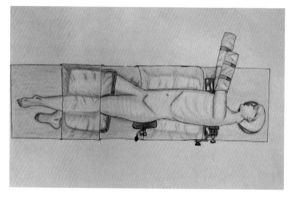

图15-1-4 侧仰卧位

（二）手术野皮肤消毒铺巾

1.消毒液 术野皮肤消毒用安尔碘Ⅰ型消毒液，碘过敏者用0.1%氯己定，会阴部及2个月内婴儿皮肤用1%聚维酮碘溶液。

2.消毒范围

（1）水平仰卧位 上至下颌、颈肩，左右至腋中线，下至大腿上2/3处。

（2）搭桥手术 上至下颌、颈肩，下至会阴部，左右至腋中线，双下肢悬吊消毒至足趾（图15-1-5）。

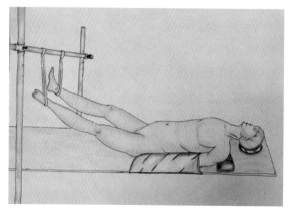

图15-1-5 冠状动脉搭桥手术消毒范围

（3）斜仰卧位　上至颈肩、上臂上1/3，下至大腿上2/3，包括会阴部，前至对侧腋前线，后至腋后线。

（4）侧俯卧位　上至颈肩、上臂上1/3，前后过中线至对侧腋前线和腋后线，下至髂嵴。

（5）侧仰卧位　上至颈肩、上臂上1/3，前后过中线至对侧腋前线和腋后线，下至大腿上2/3，包括会阴部。

3.铺巾　棉布铺巾要求切口周围不少于4层，一次性无纺布铺巾不少于2层。无菌巾距离切口2~3cm，遮盖全身并悬垂至床沿30cm以下。

术前准备

（一）心血管手术常用器材准备

1.手术器械

（1）开胸手术器械包　根据患者年龄、体重，分为成人体外循环器械、小儿器械、婴儿器械。

（2）精密器械附加包　按照手术不同类型，分为换瓣手术附加包、搭桥手术附加包、大血管手术附加包、小儿手术附加包、腔镜手术附加包、移植手术附加包、瓣膜成形附加包、瓣膜/环测量器等。

2.仪器设备

（1）基础设备　高频电刀、电动胸骨锯、摆动式胸骨锯、吹风式保温机、胸腔镜、血液回收机、微电脑输液排泵、头灯、显微眼镜、录像仪、超声刀、加温加压输液器。

（2）专科设备　多普勒超声机、血流测量仪、血氧监测仪、血气分析仪、ACT分析仪、射频消融仪、体外循环机、循环水箱、制冰机、脑氧饱和度监测仪、连续心排监测仪。

（3）抢救设备　临时起搏器、除颤仪、主动脉内球囊反搏仪、ECMO机、心室辅助机。

3.高值耗材

（1）人工心脏瓣膜　机械瓣、生物瓣、同种异体瓣、瓣膜成形环。

（2）人工心脏补片　涤纶补片、膨体聚四氟乙烯补片、生物补片、牛心包补片。

（3）人工血管　涤纶血管、GORE-TEX血管、同种异体血管、异种异体血管。

（4）一次性手术器械　射频消融钳、射频消融笔、心耳切割器、钛夹、心表固定器、分流栓、血管吻合器、血管阻断带、主动脉打孔器、软组织牵开器、临时起搏导线、穿刺针、导管鞘、导丝等。

（5）其他植入物　永久起搏器、血管支架、瓣膜支架、胸骨钢板、螺钉、胸骨结扎带、胸骨钢丝等。

（6）止血用品　止血纱、生物蛋白胶、止血粉、止血海绵等。

（7）缝线　可吸收缝线、不可吸收缝线（聚丙烯线、涤纶线、GORE-TEX缝线、丝线）。

（二）药品准备

（1）血管活性药　多巴胺、盐酸肾上腺素、异丙肾上腺素、硝酸甘油、硝普钠、去氧肾上腺素、去甲肾上腺素等。

（2）抗心律失常药　利多卡因、胺碘酮等。

（3）抗凝、止血药　氨甲环酸、氨基己酸、纤维蛋白原、凝血酶原复合物、凝血因子Ⅶ、凝血因子Ⅷ、肝素钠、硫酸鱼精蛋白等。

（4）激素类　甲基泼尼松龙、地塞米松等。

（5）电解质类及其他 5%碳酸氢钠、10%氯化钾、25%硫酸镁、10%氯化钙、呋塞米、20%甘露醇、50%葡萄糖等。

护理评估

（一）术前访视

1. 病史及心理-社会反应

（1）了解患者既往有无高血压、糖尿病、风湿热等病史，家族史，有无做过心血管手术、做过几次，是否有体内植入物：瓣膜/环、冠状动脉支架、起搏器、防粘连膜等，用药及过敏史、传染病史等。

（2）生活习惯、嗜好、睡眠及情绪等。

（3）文化程度及对疾病知识的认知度与配合度、治疗过程、用药管理，睡眠、胃纳、二便情况等。

（4）心理精神状态及家庭社会支持情况等。

2. 身体评估

（1）评估患者的生命体征、疼痛、意识状态、营养状态、皮肤和黏膜等情况。

（2）评估患者的生活自理能力，评估患者有无血栓、跌倒、压疮等风险。

3. 相关心血管专科检查 胸部X线平片、超声心动图、十二导联心电图、MRI/CT、冠状动脉造影及影像学检查等。

（二）入室评估交接

1. 一般情况 观察患者神志、面容、呼吸，有无气促、缺氧、心力衰竭，自理能力、配合程度。

2. 体格检查 身体、四肢活动情况，皮肤完整性、留置管道情况。

3. 术前准备情况

（1）查看手术部位皮肤准备、术前用药、胃肠道准备、过敏史、影像资料（X线片、MRI/CT片）、手术知情同意书、麻醉知情同意书、输血知情同意书、手术部位感染风险评估表、药物过敏试验结果、术晨体温以及配血情况。

（2）询问月经情况，询问是否携带首饰、隐形眼镜、助听器等随身物品，有无活动性义齿、义肢、金属植入物、内置永久起搏器。

护理配合

（一）正中开胸体外循环心脏手术配合

1. 开胸 自胸骨切迹下1cm至剑突尖端下1～2cm切开皮肤、皮下组织、骨膜，用胸骨锯切开胸骨，骨蜡止血，胸骨牵开器撑开胸骨。

2. 切开心包 高频电刀或剪刀切开心包，先天性心脏病手术需留置心包补片，用0.6%戊二醛溶液浸泡10～15min，生理盐水涮洗3次，每次至少1min，浸泡于生理盐水容器中备用。丝线或涤纶线提吊心包，显露心脏。

3. 游离主动脉 剪开主动脉与肺动脉之间的结缔组织，解剖钳游离主动脉后方，过阻断带（丝线或细棉线），以便下主动脉阻断钳。

4. 插管建立体外循环

（1）主动脉插管 2-0涤纶线或3-0聚丙烯线带毡片在无名动脉开口下方缝制双荷包线，套缩带管（14#橡胶尿管）；尖刀切开主动脉壁、插入主动脉管，10#丝线结扎固定插管。剪开预充排好气的动静脉管路，连接体外循环动脉管。

（2）上腔静脉插管　4-0聚丙烯线在右心耳（或上腔静脉与右心房交界上方）处缝制荷包线，套缩带管（14#橡胶尿管）；尖刀切开上腔静脉（或者用剪刀剪去右心耳尖端一小部分），插入上腔管，10#丝线结扎固定插管，通过Y型接头与体外循环静脉管路连接。

（3）下腔静脉插管　4-0聚丙烯线在右心房底（或下腔静脉-右心房交界上2cm处）缝制荷包线，同样方法插入下腔管，通过Y型接头与静脉管路连接。开始体外循环转流、逐渐降温至手术所需温度（见"第十五章第二节体外循环概述"）。

（4）上腔静脉阻断带　直角钳游离上腔静脉，钳带细棉线绕过上腔静脉，套缩带管（28#橡胶肛管）。

（5）下腔静脉阻断带　肾蒂钳和花生米钳游离下腔静脉，钳带细棉线绕过下腔静脉，套缩带管（28#橡胶肛管）。

（6）灌注插管　2-0涤纶线或3-0聚丙烯线带毡片在主动脉根部缝制荷包线，套缩带管，插主动脉灌注针头，排气后连接灌注管道。

（7）左心室引流插管　4-0聚丙烯线在右上肺静脉处缝制荷包线，套缩带管，10#丝线结扎固定插管，尖刀、扁桃钳，放置可塑性的左心室引流管，结扎固定，连接体外循环左心吸引管路。

（8）阻断上、下腔静脉　收紧下腔静脉缩带管、上腔静脉缩带管，使心脏排空。

（9）阻断升主动脉　递主动脉阻断钳，在灌注针与主动脉插管之间夹闭主动脉，灌注心脏停搏液，心脏停搏。

5．心内操作　根据不同手术方式切开心脏不同位置（如右心房、左心房或主动脉等），开始不同的心内操作（如心脏瓣膜置换、心内畸形矫治、冠状动脉搭桥等）。操作完毕缝合心脏切口，开启升温模式，使体温逐渐回升。

6．心脏复搏　缓慢撤除主动脉阻断钳、恢复心脏血流，备除颤器、除颤手柄及利多卡因、钙剂以及正性肌力药，检查心脏各吻合口有无出血，根据病情决定是否放置临时起搏导线，拔除心室引流管和停搏液灌注管，打结并用聚丙烯线加固缝合。经食管超声验证手术效果，待生命体征稳定后停止体外转流。

7．撤离体外循环

（1）钳夹下腔静脉插管，拔出插管，收紧荷包线，打结。

（2）钳夹上腔静脉插管，拔出插管，收紧荷包线，不打结，以备随时再次开机。

（3）经静脉推注鱼精蛋白中和肝素，拔除动脉插管，收紧荷包线打结，4-0聚丙烯线加固缝扎所有插管口，防止出血，必要时给止血用品。

8．清点手术器械　器械护士与巡回护士双人清点手术器械、敷料、缝针。

9．缝合心包　放置心包引流管和纵隔引流管，涤纶线或丝线连续缝合心包。

10．闭合胸骨　成人缝胸骨钢丝4～6根，钢丝可绕过或穿过胸骨，递钢丝钳拧紧固定；胸骨骨质疏松或脆弱可加用8孔X型钢板螺钉固定；小儿患者可用1-0可吸收线连续缝合胸骨。分别用不同型号吸收线逐层缝合骨膜、皮下组织、皮肤。

11．清洁伤口　用盐水纱布清洁伤口周围皮肤，贴伤口敷料，接水封瓶，整理术后用物。

（二）全腔镜下体外循环心脏手术配合

1. 经外周血管建立体外循环

（1）全身麻醉，双腔气管插管，术中采用左侧单肺通气，控制右肺呼吸。

（2）经颈内静脉行上腔插管　18G穿刺针、导丝、导管鞘、尖刀，经颈内静脉插入上腔静脉管，用角针10#线缝合插管处皮肤，套缩带管固定，夹管钳阻断导（插）管连接循环管道备用。

（3）经股动/静脉行下腔静脉和股动脉插管

1）在（右侧）腹股沟韧带和腹股沟皱褶之间2cm处切开皮肤、皮下，乳突牵开器暴露术野。

2）蚊式钳、小直角钳游离股动脉、股静脉，必要时10#丝线牵引过带。

3）缝制荷包线　5-0聚丙烯线2根，在股动脉缝制双荷包线，套缩带管；5-0聚丙烯线在股静脉缝制荷包线，套缩带管。

4）股静脉插管　18G穿刺针向心性刺入股静脉–送入长导丝–导管鞘扩大穿刺口–尖刀扩大皮肤切口–插入下腔静脉管至右心房–收紧荷包线，与静脉管路连接，由于需要经常调整管路位置，因此不缝合固定下腔管。

5）股动脉插管　与股静脉插管同样方法置入股动脉管–收紧荷包线，用角针10#丝线缝扎固定于切口皮肤，连接动脉管路，开始体外转流。

2. 连接腔镜光纤和摄像电缆，调白平衡，目镜前端用60℃热盐水浸泡5min做防雾处理，同时备碘附纱布（2D腔镜）或盐水纱布（3D腔镜）擦拭目镜。

3. 经胸部微创小切口手术（以微创二尖瓣置换术为例）

（1）主操作孔　在右侧第4肋间腋前线至锁骨中线间切开约3.5 cm切口，电刀游离皮下组织进入胸腔，置入软组织牵开器。

（2）胸腔镜孔　在右侧第4肋间腋中线处切开约1.2cm切口，置入软组织牵开器，送入胸腔镜目镜。

（3）辅助孔　在右侧第5肋间腋中线处切开约1cm切口，置入软组织牵开器（图15-1-6）。

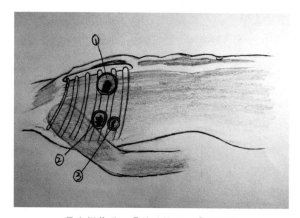

①主操作孔；②胸腔镜孔；③辅助孔

图15-1-6　微创小切口示意图

（4）换长电刀头和微创器械，切开心包，2-0涤纶线缝6～8针悬吊心包，线尾留在切口外用小弯钳固定在切口巾上。

（5）3-0聚丙烯线加毡片缝制主动脉灌注荷包线，经孔①插入加长的灌注针、缩带固定，缩带管与灌注针均从孔①穿出，连接灌注管路，固定在切口巾上。

（6）加长肾蒂钳游离上、下腔静脉，将细棉线或10#丝线对折后绕过上、下腔静脉、收紧缩带，或血管阻断夹阻断腔静脉回心血流。

（7）经孔③送入特制阻断钳，在灌注针上方夹闭升主动脉，开始灌注心脏停搏液，心脏停搏。

（8）用长柄尖刀经房间沟切开左心房，缝4针牵引线暴露左心房。

（9）在第4肋间胸骨旁穿刺置入左心房金属牵开器密封鞘；再经孔①用长柄夹持器将牵开器叶片送入，使密封鞘与牵开器叶片固定在一起，从外部上提牵开器拉开左心房壁，显露二尖瓣，旋紧牵开器控制阀保持固定（图15-1-7）。

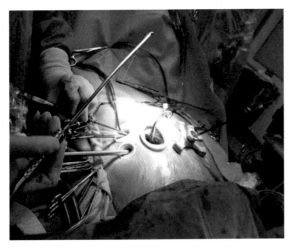

图15-1-7　操作孔与器械

（10）经牵开器密封鞘侧口连接CO_2吹气软管，使CO_2经金属鞘管送入左心房辅助排气。

（11）长柄尖刀切开二尖瓣环，微创瓣膜剪剪除病变瓣膜，2-0带垫片涤纶线间断缝合瓣环12针，上人工瓣膜，用推结器打结。

（12）旋松左心房牵开器阀门，退出叶片，用灌洗器注水测试瓣膜功能，使左心房充盈、排气。用3-0聚丙烯线连续缝合左心房，完成心内操作。

4．撤除主动脉阻断钳、停搏液灌注针，松开上、下腔静脉缩带，心脏复搏，开启升温模式，使体温逐渐回升。

5．撤停体外循环，拔除颈静脉插管，缝合插管处皮肤切口。

6．拔除股静脉插管，收紧荷包线；拔除股动脉插管，收紧荷包线，待病情平稳后打结，缝合腹股沟切口。

7．2-0涤纶线缝合心包，放置胸腔引流管，双人清点器械、敷料、缝针、止血，撤除胸腔镜，缝合所有切口。

（三）再次开胸体外循环心脏手术配合

1．评估　术前了解患者年龄，既往手术史（是否分期手术），上一次手术是否放置防粘连心包膜、是否使用钢丝缝合胸骨、钢丝数量等。根据术前影像学资料判断心脏、大血管、冠状动脉与胸壁位置关系，粘连部位及严重程度。

2．特殊器材准备　除常规心脏体外循环手术器械、用品外，备摆动式胸骨锯、齿状皮肤拉钩、血液回收机，成年患者另备乳突牵开器、小儿胸骨牵开器及股动、静脉穿刺用品。

3．手术配合

（1）开胸前可做好经腹股沟下切口行股动、静脉插管准备，并安装好人工心肺机管道，以便随时开始部分性心肺转流；可预先游离好股动、静脉再开胸，或在开胸过程中有出血时再经股动、静脉插管，避免减少不必要的损伤；如有严重的外周血管疾病，或降主动脉存在大块附壁血栓，应考虑腋动脉插管。

（2）沿胸部瘢痕开胸，电刀分离胸骨表面，大角针10#丝线间断缝合切口两侧皮肤数针，汇集丝线做牵引束（图15-1-8）。

（3）剪断胸骨钢丝，暂不拔除（留待锯开胸骨后去除），摆动锯小心锯开胸骨外板、内板（图15-1-9）；用小儿胸骨牵开器和齿状拉钩稍微撑开胸骨切缘，暴露术野，用电刀或剪刀锐性分离胸骨后及胸壁与心脏表面粘连的瘢痕组织，避免损伤右心室、主动脉、无名静脉及冠状动脉分支（图15-1-10）。

（4）游离升主动脉、上腔静脉、下腔静脉、右心房、右心室等，3-0或4-0聚丙烯带毡片缝制荷包线，插管建立体外循环（方法同"正中开胸体外循环心脏手术配合"）。

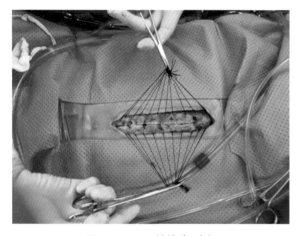

图15-1-8 丝线牵引束

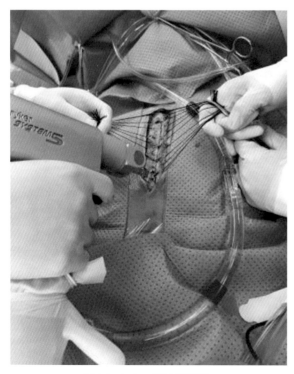

图15-1-9 摆动锯开胸

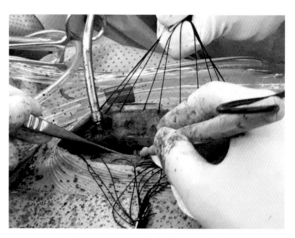

图15-1-10 分离胸骨后组织

（5）心内操作、撤离体外循环及关闭胸腔等配合同"正中开胸体外循环心脏手术配合"。

（6）注意事项 ①再次开胸手术出血多，术中血纱布浸泡在肝素钠盐水（配置比例：1支肝素钠+500mL生理盐水）中洗净再拿下台，血水经血液回收机洗涤过滤；②术前设置一次性胸外AED除颤电极片，以备开胸过程中心搏骤停时电极除颤；③锯胸骨或分离粘连组织时出血，配合医生止血、抢救，迅速建立体外循环。

（四）巡回配合

1．评估核对 与麻醉医生共同核对患者身份信息及病房带入的药品和用物，完成术前评估。根据患者需求给予必要的安慰和解释，消除紧张情绪。

2．注意保暖 室温调高至25℃，床上铺设一次性保温毯（身下型），开启吹风式保温机为患者保温；配合麻醉医生完成麻醉诱导、桡动脉穿刺和颈静脉穿刺；为患者导尿、连接测温探头连接线，围术期持续监测体温变化，通常是鼻咽温和膀胱温，婴幼儿监测直肠温。

3．体位摆放　根据手术方式正确安置手术体位，合理应用凝胶体位垫及防压伤敷料，减少局部压力与剪切力，预防皮肤压伤和神经损伤等并发症，确保患者安全、舒适和功能位置。安置电刀回路板时尽量选择靠近手术切口、肌肉血管丰富、毛发少、无瘢痕、无破损、无金属植入物的部位，根据年龄、体重选择成人型、儿童型以及新生儿型的电刀回路板。

4．药物配置　按医嘱配制特殊药物，如肝素、鱼精蛋白、血管活性药等，体内肝素化用量3~3.5mg/kg，切皮前30~60min使用抗生素。

5．清点器械　手术开始前与器械护士共同清点器械、纱布、缝针等所有物品，并做好记录。空腔脏器关闭前，切口关闭前、后再次与器械护士核对以上物品，以防遗留异物。

6．手术开台　帮助手术人员穿手术衣，安排各类人员就位，保持手术间整洁安静，实时调整灯光。保证输液通畅，用药和输血必须双人核对，避免发生差错。督促手术人员严格执行无菌操作，对违反者立即纠正。

7．三方核查　严格执行《手术安全核查制度》，在麻醉前、手术开始前、患者离室前与外科医生和麻醉医生共同核查患者身份信息；"Time Out"：切皮前确定手术名称、手术部位、手术方式及所有准备工作就绪，开始切皮。

8．提供用品　熟悉手术步骤和医生习惯，随时提供手术所需器械、物品，开启人工瓣膜、瓣环、人造血管、支架等高值耗材时，务必与手术医生、器械护士核对名称、型号、有效期，保留耗材标签，贴在相应的文书中，作为追溯依据。

9．病情观察　心脏手术变化快，意外情况随时发生，巡回护士要坚守岗位，严密监测病情变化，观察生命体征；一旦出现大出血、突发心室颤动、心搏骤停等紧急情况时，快速准备抢救器材、按医嘱配置抢救药，配合医生实施抢救。

10．完善记录　认真填写手术护理记录单，统计出入总量包括输液、输血、用药、出血、尿量等。做好各种文书记录，规范处理手术标本。

11．手术完毕，擦净患者皮肤血迹，协助手术医生包扎伤口，理顺全身管路保持通畅，检查标识固定情况，与手术医生及麻醉医生一起护送患者回ICU，与ICU护士进行床边交班。

12．整理手术间，物归原处，并补充所需物品。

应急抢救配合

（一）术前急性缺氧发作

1．急性缺氧发作　多见于发绀型先天性心脏病患儿，特别是法洛四联症的婴幼儿，因麻醉前哭闹或麻醉诱导期躁动引起发作性缺氧表现，出现呼吸急促、烦躁不安、发绀加重、心脏杂音消失等症状，严重时甚至导致死亡。

2．抢救配合

（1）立即予以面罩给氧、备齐吸痰用物，保持呼吸道通畅、清除分泌物及呕吐物，建立静脉通道，配合麻醉医生完成静脉给药及气管插管。

（2）报告护士长增派人手，通知手术医生到场，准备除颤仪。

（3）器械护士立即刷手上台准备器械、用品，整理体外循环管路。

（4）巡回护士协助做动脉血气分析，迅速做好导尿、体位安置等术前准备，协助消毒、铺巾，尽快建立体外循环。

（二）围术期心律失常及心搏骤停

1. 常见于非体外循环下行冠状动脉搭桥术、心包剥脱术、微创射频消融术、介入心脏手术等，手术过程中突发心律失常甚至心脏骤停。

2. 抢救配合

（1）按口头医嘱配置抗心律失常药物如利多卡因、胺碘酮，以及抢救药物如盐酸肾上腺素、去氧肾上腺素等。

（2）立即准备电击除颤　通常在手术前已安置一次性胸外AED除颤电极片，或将消毒灭菌的胸内/胸外除颤板拿到手术间备用；胸外除颤时成人除颤功率以200J起步，最大不超过360J；胸内除颤时成人除颤功率为20～30J；小儿除颤选择2～4J/kg，最大能量10J或不高于成人；多次除颤不成功或病情不稳定，报告护士长增派人手。

（3）体外循环　尽快通知体外循环灌注师，酌情配置心脏停搏液，协助将体外循环管路和动脉与静脉插管、插管缝线等提供给手术台上建立体外循环。

（4）如果无法经正中开胸建立体外循环（心包粘连或微创切口），则经股动、静脉插管，迅速提供穿刺针、导丝及导管鞘等。

（5）必要时头部放冰袋保护大脑；按医嘱做动脉血气分析，输注碳酸氢钠注射液，观察患者瞳孔、尿量及生命体征变化，待生命体征平稳，继续完成手术。

（三）再次开胸手术大出血

1. 风险识别　再次开胸手术患者心包或心脏直接与胸骨后壁粘连，开胸过程中容易损伤主动脉、无名静脉、右心室前壁等，严重者出现心脏撕裂大出血，危及生命，需做好充分准备，随时应对。

2. 抢救配合

（1）当即停止分离，用纱布压迫出血部位，以聚丙烯线加毡片缝合止血。

（2）如破口大无法修补时，旋闭牵开器降低破口张力，助手提紧切口两侧预先缝制的两排牵引线，对合皮肤压迫止血。

（3）应用血液回收机吸血，出血量大时补充血容量，体重<10kg的患儿快速输血，头部放冰袋降温做好脑保护。

（4）配合主刀迅速从股动、静脉插管建立体外循环，逐步降温至可以随时停循环的低温状态，探查出血部位，用聚丙烯线和毡片缝合止血。

（5）注意事项　手术风险极高，术前了解病史，器械物品准备充分，反应快速，巡回护士切勿离岗；最常见并发症是大出血及心搏骤停，需准备好胸外除颤板、血制品及抢救药；分期手术、再次手术可能性大的心脏手术应预防粘连，常规放置人工心包膜；股动、静脉插管时，术后尽早拔除插管，注意观察下肢温度、颜色、动脉搏动情况。

（四）术后胸腔内出血及心包填塞

心脏外科手术后出血是发生并发症和死亡的独立风险因素，术后早期胸腔引流量每小时超过100mL，应对血细胞计数和凝血功能进行评估，通过成分输血和使用凝血药物纠正凝血功能紊乱。如果仍大量出血，则必须进入手术室探查止血。

1. 再次开胸止血术

（1）手术间准备　根据患者年龄和第一次手术情况准备成人或小儿开胸器械包、相应的特殊器械、一次性手术敷料包、高频电刀等。第一次手术为腔镜手术者需准备腔镜设备及器械。调高室温至25℃，开启吹风式保温机和一次性吹风毯。

（2）根据情况通知体外循环灌注师，备好血液回收机。

（3）接患者入手术间　患者多为术后当天或第二天，仍未脱离呼吸机，全身管道很多，输液泵使用各种血管活性药，巡回护士与麻醉医生、手术医生一起去监护室床边交接，并接患者入手术间，途中使用简易呼吸囊（配氧气袋）。

（4）配合手术医生从原切口入路快速打开胸腔，探查出血部位，根据出血部位不同选用不同方法止血，备聚丙烯线、丝线、毡片等缝合止血。

（5）如出血多，使用血液回收机，提供各种止血材料如可吸收止血纱、生物蛋白胶等，遵医嘱配置凝血因子、纤维蛋白原等止血药。必要时输注红细胞或血小板、冷沉淀等血制品。

（6）如果左心室或左心房出血，则需要在体外循环下暴露出血部位进行止血。

（7）用温盐水冲洗胸腔，仔细检查伤口，关闭胸腔。

（8）术后更换胸腔引流瓶，记录出血量。

2．ICU床边紧急开胸术（心包填塞）

（1）接到ICU紧急开胸电话，护士问清楚患者床号、年龄、手术方式，立即推上"床边抢救车"赶赴现场参与抢救。

（2）巡回护士迅速打开床边开胸包，由手术室提供、放在ICU抢救车备用，指引外科医生取出最上层的10件开胸器械，包括刀柄刀片、镊子、剪刀、钢丝剪、吸引器、胸骨撑开器等，快速打开胸腔，清除凝血块。

（3）器械护士上台整理器械，清点器械、纱布、缝针，重整无菌区域，配合医生止血。

（4）术闭将开胸器械及抢救车运回手术室料理、补充，更换开胸包在ICU备用。

（谢　庆　陈晓霞　宋海娟）

第二节

体外循环护理

概　述

体外循环（extracorporeal circulation，ECC）是利用一系列特殊人工装置将回心静脉血引流到体外，经人工方法进行气体交换、调节温度和过滤后，输回到体内动脉系统的一种生命支持技术。由于人工装置临时取代了人体心和肺的功能，所以体外循环又称为心肺转流（cardiopulmonary bypass，CPB），体外循环机又称为人工心肺机。体外循环是因心脏外科手术的需要而产生的。世界上第一台体外循环手术是1953年由美国的心脏外科医生Gibbon完成的房间隔缺损修补术，中国的第一台体外循环手术是1958年由留美回国的心脏外科医生苏鸿熙教授完成的室间隔缺损修补术。随着医学的发展，体外循环的应用范围不断扩大，除了在心脏大血管手术运用以外，在肺部手术、脑部手术、肝部手术及肿瘤治疗、心肺衰竭患者的生命支持方面也取得了瞩目的成绩，成为临床医学的一门重要技术。

体外循环装置（图15-2-1）主要由人工泵、人工肺、管道与插管、滤器、变温水箱、监测设备等组成。

1. 人工泵　人工泵是体外循环的血流驱动装置，具有代替心脏供血、心脏停搏液灌注、心内吸引及心外吸引的功能。根据在体外

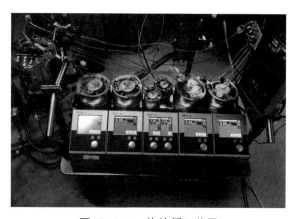

图15-2-1　体外循环装置

循环手术中的作用不同，分为主泵和辅助泵；根据血液驱动方式的不同，可以分为滚压泵和离心泵。滚压泵（图15-2-2）是通过挤压管道内的血液驱动血液流动，性能可靠，易于操作。目前在体外循环领域，滚压泵占据主流，多个滚压泵组合各种监测设备构成了体外循环机。在体外膜肺氧合（ECMO）领域，国内极少使用滚压泵，首选离心泵。离心泵由控制装置、驱动马达和泵头（图15-2-3）组成。当驱动马达运转时，经磁性连接带动叶轮高速旋转产生离心力，驱动血液单向流动。离心泵体积小，对血细胞损伤轻，适用于较长时间的循环支持，如ECMO、左心转流、心室辅助等情况，目前有些医院将其作为体外循环的主泵，对于长时间的危重体外循环手术可以减少并发症。

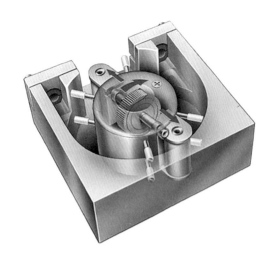

图15-2-2　滚压泵

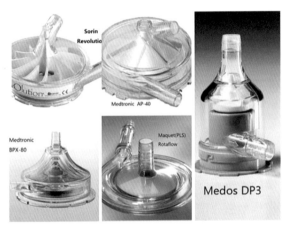

图15-2-3　国内常用离心泵泵头

管和泵管两种，普通管的材料一般为聚氯乙烯（PVC），泵管多以弹性良好的硅橡胶或硅塑制成。插管主要有动脉插管、静脉插管、左心吸引管及术野吸引管、心脏停搏液灌注管等，种类繁多，临床上选用插管需根据患者手术种类、体重、外科医生习惯等选择合适的插管。

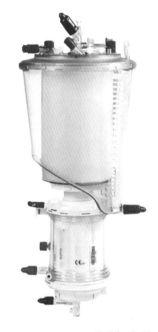

图15-2-4　膜式氧合器

2．人工肺　亦称氧合器，是体外循环中用于气体交换的装置，主要功能是将静脉血中二氧化碳排除，并将其氧合成动脉血，同时具有变温、祛泡、储血等功能。人工肺经历了血膜式氧合器、鼓泡式氧合器和膜式氧合器发展阶段。目前临床上主流的是膜式氧合器（图15-2-4）。

3．管道与插管　体外循环建立过程中使用动、静脉插管，通过接头连接体外循环管道（图15-2-5），从而开始体外转流。管道要求有较好的组织相容性、顺应性好、柔韧性强、热消毒耐受性、低散裂性。一般分为普通

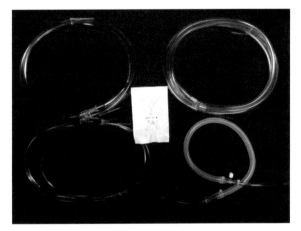

图15-2-5　体外循环管道

4．滤器　体外循环过程中容易产生微栓。这些微栓进入体内，可直接阻塞微血管，

对重要组织器官产生损伤。滤器可以预防栓子进入体内，减轻体外循环过程中的危害。目前临床上常用的体外循环滤器包括动脉微栓过滤器、静脉储血过滤器、气体过滤器等。

5. 变温水箱　变温水箱是体外循环过程中主动控制患者体温的一种设备。体外循环需要降低温度，减少组织代谢率，提高机体耐受缺血缺氧的能力，有时在复杂的先天性心脏病、主动脉夹层手术中需要停循环才能完成手术。对于灌注师而言，应熟悉正常机体的温度调节生理、低温的病理生理及变温水箱功能特点，根据手术需要控制患者的低温程度及复温速度，保证患者的安全。

6. 监测设备　一系列监测技术和设备的应用与发展是保障体外循环安全的重要环节。现代体外循环机配备了多种监测和报警装置，包括压力监测、温度监测、流量监测、气泡监测、液平面监测、停搏液灌注监测和时间监测等。灌注师必须确保所有监测设备处于良好的运行状态。在体外循环中，血液不可避免地会与非内皮细胞的异物接触激发凝血，必须进行全身抗凝。因此，对血液的抗凝监测也是体外循环最重要的监测内容之一。临床上肝素抗凝的主要监测指标为活化凝血时间（ACT），体外循环中要ACT＞480s。此外，还有一些辅助的监测设备，可以提高体外循环安全性，如连续血气监测、脑氧饱和度监测、血浆胶体渗透压监测等设备。

护理评估

（一）病史及心理-社会反应

1. 了解患者一般情况　包括姓名、年龄、性别、职业与经济状况，了解患者主要症状，有无疲劳、发绀、心悸、呼吸困难、心绞痛、晕厥等。

2. 了解既往史、家族史，特别是出凝血异常和输血病史等。对于女性患者，还应询问月经、婚育情况。

3. 评估患者心理状态及配合程度。

（二）身体评估

1. 评估患者身高、体重、发育及营养状况、体温、呼吸频率、血压、心率、脉搏等。

2. 评估心脏情况　包括心尖搏动位置、有无心前区震颤、心脏边界、心音和心脏杂音等。

3. 评估心功能状况　患者活动耐量，是否有水肿以及循环末梢血管收缩、湿冷、青紫等症状。

（三）相关检查

包括实验室检查，如血常规、血型、凝血功能、血生化、血气分析、传染性疾病等；辅助检查，如胸部X线片、超声心动图及心电图检查等。

术前准备

（一）仪器设备准备

1. 体外循环机　体外循环术前应检查泵头运转情况：开启机器开关，空转各泵头；检查有无噪声或异常声响，熟悉旋钮的调节幅度。检查电源系统及不间断电源工作情况，备好手摇柄。检查体外循环机监测系统工作状态，根据手术更改相关机器参数。

2. 变温水箱　检查变温水箱内的水量，检查变温水箱的电路，检查变温水箱的工作状态，制冷和加热系统是否正常，水管内水压及流速是否正常。

3. 气源设备 检查空氧混合器连接管是否接错或漏气，检查中心供气是否能提供正常压力，空氧混合器工作是否正常。

4. 其他仪器设备 检查其他术中需要使用的仪器设备工作状态，如ACT监测仪、连续血气监测仪、脑氧饱和度监测仪、真空静脉回流辅助装置（VAVD）等。

（二）物品与消耗品准备

1. 氧合器 一般根据患者病情、体重、手术复杂程度、氧合器的性能以及患者的经济情况综合考虑，进行相应的选择与准备。灌注师应了解每种氧合器的结构、预充量及性能。

2. 插管与管道 术前准备合适的动、静脉插管，心内、心外吸引管，心脏停搏液灌注管以及体外循环管道，检查包装的有效期及型号，开启前再确认一次。

3. 滤器 动脉滤器是体外循环血液进入体内的最后一道关口，意义重大。应根据患者的体重选用适当的型号。

4. 血液浓缩器 重症患者、肾功能不良者、小儿等对血液稀释度有特殊要求的患者准备血液浓缩器。使用血液浓缩器，应根据患者的体重选择适当的型号。

5. 其他物品 准备其他术中可能需要的物品，如血液回收机耗材、储血罐、各种接头、单独包装管道、空气过滤器、输血管、ACT试剂、1mL注射器等。

（三）药品

1. 体外循环管路预充液体准备

（1）晶体液 复方电解质注射液（勃脉力A）、乳酸林格氏液。

（2）胶体液 白蛋白、人工胶体液（羟乙基淀粉、琥珀酰明胶）。

（3）库存血液或新鲜血液。

（4）其他 肝素、5%碳酸氢钠、20%甘露醇等。

2. 停搏液的准备与配制 根据手术种类要求及各单位习惯自行准备，广东省人民医院常用停搏液配方有以下几种。

（1）改良St.Thomas冷晶体停搏液（4℃）（表15-2-1） 主要应用于儿童先天性心脏病矫治手术，灌注一次，灌注量20mL/kg。

表15-2-1 改良St.Thomas冷晶体停搏液配方

成分	剂量
复方电解质注射液	500mL
10%氯化钾	5mL
25%硫酸镁	2.4mL
5%碳酸氢钠	15mL
2%利多卡因	0.625mL
地塞米松	4mg

（2）高钾含血停搏晶体液（4℃）（表15-2-2） 主要应用于成人心脏手术，按照4:1配比将血与晶体液混合，初始灌注量20mL/kg，20～30min间断灌注低浓度停搏液一次，复灌剂量10mL/kg。

表15-2-2 高钾含血停搏晶体液配方

晶体停搏液成分	稀释血心停搏液	
	高浓度	低浓度
生理盐水	500mL	500mL
10%氯化钾	35mL	14mL
25%硫酸镁	19.2mL	19.2mL
2%利多卡因	10mL	2.5mL

（3）Del Nido含血停搏晶体液（8~12℃）（表15-2-3） 主要应用于成人心脏手术，按照1:4配比将血与晶体液混合，灌注量：体重>50kg灌注1 000mL；体重<50kg，按照20mL/kg的量进行灌注。灌注方法：主动脉阻断后顺行或顺行+逆行单次灌注。

表15-2-3 Del Nido含血停搏晶体液配方

成分	剂量
复方电解质注射液	500mL
20% 甘露醇	8.15mL
25% 硫酸镁	4mL
5% 碳酸氢钠	11mL
2% 利多卡因	3.25mL
10% 氯化钾	10mL

3. 药品准备 10%氯化钾、25%硫酸镁、5%氯化钙、呋塞米、肝素、2%利多卡因等。

（四）体外循环装机及预充

灌注师应对术前诊断、手术方案及麻醉方案有详尽的了解，掌握术者对体外循环的具体要求及应注意的问题，全面考虑制定体外循环方案。灌注师对使用的体外循环物品，尤其对体外循环机、气源等主要物品进行检查，完成装机及管路的预充排气，保证准备工作万无一失。

1. 装机

（1）在打开体外循环物品之前要检查外包装是否完好无损，是否在有效期内。

（2）评估环境，进行七步洗手法或快速手消毒，开启包装后注意无菌操作，避免污染接头或管道连接处。

（3）按要求连接和安装管道。检查泵管、管道是否完好，各接口是否牢固。

（4）安放氧合器及管路于体外循环机的适当位置，注意勿扭曲。泵管、接头等出入口方向勿接反。正确连接氧气管及平面报警贴片。连接水管，测试变温器是否漏水。

2. 预充排气与滚压泵松紧度调节

（1）安装后，再次核查氧合器与管道的连接是否正确、牢固。

（2）加入预充液体排气。首先检查泵的方向，然后进行泵松紧度调整，大流量排净体外循环管道及氧合器内空气，必要时可以反复轻轻敲打氧合器、循环回路及动脉微栓过滤器等，完全排净气体后停泵，钳闭动、静脉管路。

（3）预充液内加入适当肝素。

♥ 术中管理

体外循环过程经历3个阶段，即前并行、体外循环中、后并行。3个阶段都有不同的技术要点。在体外循环完成后，灌注师还有很多操作继续配合外科医生和麻醉医生完成手术。

（一）前并行的管理

前并行通常指体外循环转流开始至升主动脉阻断前的这一阶段，此阶段的主要目的是将患者的血液循环过渡到体外循环，并进行适当的血液降温，为心脏停搏做好准备。

1. 前并行的准备工作 正式转流前，灌注师应根据核对单（checklist）逐项认真检查核对，避免体外循环意外的发生。

（1）体外循环前应确认肝素的抗凝，检测ACT>480s，方可进行体外循环。

（2）核对整个管道的方向，核对体外循环机的设置参数。

（3）转机前的各种检查，如变温水箱工

321

作状况，泵管松紧度，紧急手摇柄，气源是否通畅等。

2. 前并行的操作要点

（1）体外循环开始后，应注意各种安全监测指标，包括主动脉泵压的测定和氧合器氧合是否良好等。

（2）血流动力学的管理。一般将动脉平均灌注压力控制在成人60～80mmHg，婴幼儿为30～50mmHg。

（3）调节气体浓度和流量，保证氧合器的氧合和二氧化碳排除。如果体外循环全流量，可停患者的呼吸机。

（4）控制降温速度，遵循水温与血温的温差原则。

（5）维持适当的储血罐液面。

（二）体外循环中管理

体外循环中的运行期通常指冠状动脉循环的阻断到冠脉循环的恢复。此时的基本任务有两方面，既保障患者安全，又为外科提供良好的手术条件。

1. 保障患者安全

（1）保证适当的灌注流量，监测氧代谢的供需平衡，维持适当的灌注压力。

（2）保证血液抗凝，定时测量ACT，术中ACT维持在480s以上。

（3）保证转机安全，加强监测，积极预防，防止气栓进入体内。

（4）其他安全措施　控制合理降温幅度，监测氧合器性能，持续监测动脉泵压力，维持内环境稳定，调节电解质在生理范围内。

2. 为外科提供良好的手术条件

（1）灌注心肌停搏液，加强心肌保护。

（2）控制合适的灌注流量，保证心内、

心外吸引的正常工作状态及适当大小，维持干净的手术野。

（三）后并行的管理

后并行，指从心脏复搏成功开始，至停止体外循环，也称为辅助循环期，包括辅助循环和停止体外循环两部分。

1. 此期间的主要任务

（1）手术后的心脏逐渐恢复功能，从体外循环过渡到自身循环。

（2）调整电解质及血气。

（3）继续进行体表及血液复温。

（4）调整体内血容量，在心功能允许的情况下尽量补充体内血容量。

（5）调整血红蛋白浓度，如血细胞比容过低，则使用利尿剂或血液浓缩器或补充适当血细胞使血细胞比容达到预期水平。

（6）治疗心律失常，必要时安装临时起搏器。

2. 停止体外循环的标准

（1）降低体外循环灌注流量时能维持正常的动脉血压。

（2）血容量基本补足，中心静脉压在正常值范围。

（3）鼻咽温度36～37℃，直肠温度＞35℃。

（4）血红蛋白浓度成人达8.0g/dL，婴幼儿达9.0g/dL，新生儿达10.0g/dL以上，血气、电解质基本正常。

（5）心率经药物或安装起搏器调整至正常范围内。

（6）血管活性药或正性肌力药已准备就绪或已经开始维持。

停机的过程中，部分控制静脉引流，逐渐

给患者输血，同时逐渐减少流量，避免心脏过度充盈膨胀而导致心肌纤维的拉伤。随着心脏的充盈，左心室开始射血，动脉压波形从直线变成搏动灌注的波形，一旦出现动脉压波形，输血应缓慢进行，最好参照中心静脉压、左心房压、肺动脉压，直到满意的血流动力学指标。停止转流后，应与术者、麻醉医生共同密切注意患者的心率、动脉压、静脉压变化，并根据动、静脉压和左心房压分次缓慢输入剩余血液至储血罐最低处。当麻醉医生注入鱼精蛋白后，要停止右心吸引泵，待患者循环稳定，无过敏反应，可拔除动脉插管，回收氧合器及管路中的剩余血液。精确记录体外循环记录单，待术者关闭胸骨后再撤除体外循环管道，至此体外循环工作全部结束。

（四）应急处理

体外循环停止后，灌注师应提高警惕，如下列情况发生，需保持体外循环管路血液抗凝，准备再次启动体外循环。

1. 心脏和大血管的严重出血，体外循环可回收患者出血，并回输给患者。

2. 停机后通过食管超声判断心脏畸形的矫正情况、心肌收缩情况以及置换瓣膜的功能情况。通过了解这些信息，外科医生、麻醉医生、灌注师决定下一步工作流程。

3. 心肌收缩能力弱，血流动力学难以维持，再次体外循环可辅助心脏逐渐恢复或过渡至ECMO、心室辅助装置。

体外膜肺氧合 ECMO

据统计有0.5%～1.2%的心脏手术患者会出现术后不能脱离体外循环，或者脱机后在ICU中出现使用常规血管活性药物和IABP辅助治疗仍然无法缓解的低心排血量现象，患者需要进一步机械循环辅助治疗来挽救生命。通常这部分患者同时具有双心室功能衰竭和/或肺部疾病时，应首先考虑建立VA-ECMO辅助。VA-ECMO由于自身的特点，近几年广泛应用于各种原因导致的急性循环衰竭患者的抢救性治疗，并积极促进器官移植的发展。ECMO适用于所有年龄段患者，包括新生儿、儿童和成人；在提供双心室辅助的同时又可以进行呼吸辅助；操作简单、快捷，成人多不需要开胸，经外周血管插管，可在手术室或者ICU床旁局部麻醉下完成操作。

目前在国内，越来越多的护理人员参与到ECMO的安装与准备工作。训练有素的护理团队通过模拟培训和实际操作练习，可以极大地缩短前期准备时间。

（一）前期准备

1. 人员准备　值班护士24h在岗，在接到ECMO的电话请求后，第一时间联系医生，医生评估上机指征，同时负责与家属签署ECMO知情同意书。

2. 用物准备（以广东省人民医院为例）

（1）ECMO物品　ECMO套包包括泵头、管道、长效氧合器；动、静脉插管；8F动脉鞘管、夹管钳、2袋复方电解质注射液、若干三通、无菌剪刀、无菌手套。

（2）设备　ECMO架车、ECMO主机、手摇柄、变温水箱、空氧混合器、插板，检查并测试性能是否完好。

（3）手术物品　手术器械（穿刺包或成人器械包）、治疗巾、中单、手术衣、无菌手套、消毒液、穿刺针、导丝、缝线、电烙机、负极板及连接线等。

3. 患者准备

（1）密切监护患者生命体征，备齐抢救药物。

（2）化验检查 血气、血常规等。

（3）评估插管部位血运。

（4）备皮、备血。

4. 安装前准备

（1）保证床单位有足够的空间摆放设备与治疗车。

（2）ECMO相关设备处于有效制动状态，报警功能处于开启状态。

（3）空氧混合器、氧源、电源连接无误。

（二）安装与预充排气

1. 耗材检查

（1）打开包装前，检查有效期与包装完整性。

（2）安装离心泵头、氧合器之后，依次连接管道，管道需妥善放置，避免打折。

（3）连接变温水箱的水管，开启水箱，检查氧合器是否漏水。

2. 预充排气（图15-2-6）

（1）在泵头前段2个三通依次连接2条排气管，近泵头段为液体入路，远泵头段为气体、液体出路。

（2）夹闭三通中间管路，通过重力把晶体液排入泵头前段与氧合器膜前处，夹闭管路。注意排干净此段空气。

（3）通过动力排气，开启离心泵，可轻轻敲打氧合器与接头处，把管路中空气排干净至集气袋。

（4）液体入路排气管连接集气袋，自循环排气完全。

（三）置管方式

VA-ECMO模式，成人首选股动、静脉，或股静脉-腋动脉（图15-2-7），即引流管经股静脉插入下腔静脉或右心房，氧合血经股动脉或腋动脉泵入体内；新生儿或低体重婴幼儿可选择颈部动、静脉插管，例如右颈内静脉-颈总动脉转流（见图15-2-8）；心脏术后患儿可以经主动脉与右心房插管。

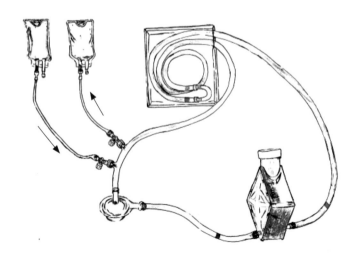

图15-2-6 预充排气

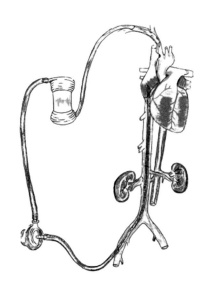

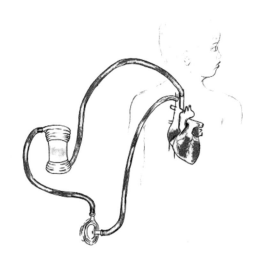

图15-2-7 股静脉-腋动脉   图15-2-8 右颈内静脉-颈总动脉

（孟擎擎 谢 庆 陈 娟）

第三节
先天性心脏病手术护理配合

疾病概述

先天性心脏病是指胚胎发育期因心脏血管发育异常而引起的心脏解剖学结构异常的疾病，是造成儿童死亡的常见疾病之一。流行病学研究显示，目前我国先天性心脏病的发病率为0.6%～1.0%，手术治疗是先天性心脏病最为常见的治疗方式。先天性心脏病可分为简单先天性心脏病和复杂先天性心脏病，简单先天性心脏病主要包括房间隔缺损、室间隔缺损、动脉导管未闭和肺动脉瓣狭窄等；复杂先天性心脏病常见包括法洛四联症、右心室双出口、心内膜垫缺损、大动脉转位、单心室、肺动脉闭锁、完全型肺静脉异位引流、永存动脉干等。

手术方式

先天性心脏病病种多，同一病种因患者年

龄、体重、血氧饱和度、左右心室压力、缺损部位与大小、血管发育情况和病种亚型等的不同，有不同的手术方式。手术分类方法有以下3种：

（一）按是否需要体外循环分类

分为非体外循环手术和体外循环手术两类。非体外循环手术，如动脉导管结扎术、主动脉缩窄矫治术、体-肺分流术、肺动脉环缩术、腔-肺动脉吻合术等；体外循环手术又分为心脏不停搏和心脏停搏手术。体外循环心脏不停搏手术，如不停搏下肺动脉狭窄矫治术等；体外循环心脏停搏手术，如室间隔缺损修补术、法洛四联症根治术、右心室双出口矫治术、心内膜垫缺损修补术、大动脉调转术等。

（二）按是否需要分期手术分类

分为姑息性手术和根治性手术两类。姑息性手术，如体-肺分流术、肺动脉环缩术、腔-肺动脉吻合术等；根治性手术，如室间隔缺损修补术、法洛四联症根治术、大动脉调转术等。

（三）按切口部位、大小、微创程度分类

分为超声引导下介入封堵术、胸腔镜下心脏手术、经肋间小切口直视手术、经胸骨正中切口直视手术等。

总结，相对来说简单手术，切口相对微创，但也不是绝对，还要根据心脏手术部位不同而有所不同。手术切口多采用胸骨正中切口，甚至需要多个切口才能完成手术，如部分肺动脉闭锁/室间隔缺损合并大侧支血管，需要侧胸切口联合胸骨正中切口完成手术。

护理评估

（一）评估患者

先天性心脏病患者年龄跨度大，术前需了解患者年龄、体重、情绪、配合程度、生命体征、缺氧发作史、手术史及金属植入物等。

（二）评估术前准备

术前胃肠道准备情况，青春期后的患者手术区域皮肤准备情况，女性患者月经情况，手术中可能受压部位的皮肤状况，有无胎记、颜色及部位，知情同意书签署情况。

（三）评估拟行手术方式

包括是否需要体外循环、是否再次手术、手术切口部位等。

术前准备

（一）手术器械

1. 针对先天性心脏病手术不同的种类，用物准备也有所不同。常规体外循环开胸器械（图15-3-1）是基础器械，按患者年龄、体重选择。原则上，年龄在5岁以下、体重20kg以下选择婴儿器械；体重20~35kg选择小儿器械；35kg以上选用成人器械。

2. 使用婴儿器械或小儿器械的手术加配小儿附加器械（图15-3-2），包括精细镊子、执笔式针持、精细尖头剪刀和婴儿阻断钳等；新生儿及冠状动脉手术加配新生儿附加器械（图15-3-3）；血管类手术加配血管阻断钳；流出道狭窄和肺动脉狭窄加配肺动脉测量探条；瓣膜类加配测环器和测瓣器。

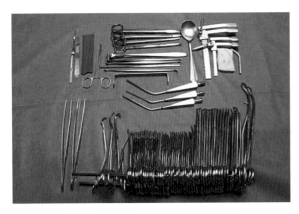

图15-3-1　体外循环开胸器械

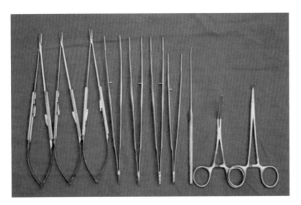

图15-3-2　小儿附加器械

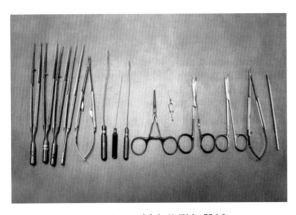

图15-3-3　新生儿附加器械

（二）植入物

1. 缺损类手术　自体心包片（经0.6%戊二醛固定）、生物补片、人工补片等。

2. 瓣膜类手术　机械瓣膜、生物瓣膜、成形环、带瓣血管等。

3. 血管类手术　人工血管和人工血管补片等。

🫀 护理配合

（一）体外循环下根治性手术

1. 室间隔缺损

（1）概念　指心室间隔在胚胎时期发育不全，形成贯通左右心室的孔洞，造成心室水平产生左向右分流。其可孤立存在或合并其他心内、心外畸形，是临床上最常见的先天性心脏病，约占先天性心脏病发病总数的20%。根据Anderson提出的分类方法及解剖学位置，分为3型：①膜周部：位于室上嵴下方或三尖瓣隔瓣后缺损，此类型最多见；②动脉干下-漏斗部：主要位于室上嵴上方及肺动脉瓣下，其自行闭合机会低；③肌部：常为多发型，且合并其他类型室间隔缺损，此型最少见。

（2）室间隔缺损修补术

1）手术路径　可有经胸骨正中切口室间隔缺损修补术、胸腔镜下室间隔缺损修补术、经肋间小切口室间隔缺损修补术。

2）手术特殊用物　自体心包、生物补片或人工补片。

3）手术步骤　以经胸骨正中切口室间隔缺损修补术为例。①常规消毒铺巾，经胸骨正中切口建立体外循环；②阻断主动脉，使用心肌保护液灌注使心脏停止跳动；③根据室缺部位选择右心房、肺动脉或心尖（适用于肌部室缺，极少用）为切口，暴露缺损位置；④用经戊二醛固定的自体心包、生物补片或人工补片修补室间隔缺损；⑤缝合心脏切口，复温，开放主动脉，恢复心脏搏动；⑥生命体征稳定、血气分析结果满意，经食管超声确认无残余分流后撤除体外循环。

（3）注意事项

1）手术前及复温后动态监测体温变化，做好保温措施，预防低体温发生。

2）术中监测生命体征、尿量及尿色、血氧饱和度。

3）准备临时起搏器及异丙肾上腺素等急救药物，预防Ⅲ度房室传导阻滞等心律失常的发生，并注意心电图的变化。

2．法洛四联症

（1）概念　由在胚胎期主肺动脉间膈之间发育异常所导致，是最常见的发绀型先天性心脏病，占先天性心脏病的10%～12%。法洛四联症有4个基本特征，包括室间隔缺损、主动脉右侧移位、右心室流出道梗阻和继发右心室肥厚。

（2）法洛四联症根治术　包括室间隔缺损修补、右心室流出道肥厚肌束切除、右心室流出道/肺动脉补片扩大。

（3）手术特殊用物　肺动脉测量探条、自体心包和/或生物补片等。

（4）手术步骤

1）常规消毒铺巾，经胸骨正中切口建立体外循环。

2）阻断主动脉，使用心肌保护液灌注使心脏停止搏动。

3）通过右心房或肺动脉切口修补室间隔缺损。

4）经右心房或肺动脉、右心室流出道切口剪除右心室流出道肥厚肌束，疏通右心室流出道。

5）右心室流出道、肺动脉切口用自体心包或生物补片扩大。

6）开放主动脉，恢复心脏搏动。

7）撤除体外循环。

（5）注意事项

1）手术前及复温后动态监测体温变化，做好保温措施，预防低体温的发生。

2）术中监测生命体征、尿量及尿色、血氧饱和度。

3）术前避免患儿哭闹，防止缺氧发作，并注意观察缺氧发作症状，及时处理。

4）准备临时起搏器及多巴胺等血管活性药物，并关注血容量的变化，预防Ⅲ度房室传导阻滞等心律失常的发生以及低心排血量综合征的发生。

3．大血管转位

（1）概念　指房室关系一致而心室-大动脉关系不一致的一类先天性心脏畸形。临床表现为主动脉起源于右心室（形态学的），而肺动脉起源于左心室（形态学的）。大血管转位还可合并其他畸形。

（2）大动脉调转术　包括冠状动脉移植、主动脉与肺动脉远端调转、主动脉重建和肺动脉重建。

（3）手术特殊用物　新生儿附加器械、眼科手术刀、主动脉打孔器等。

（4）手术主要步骤

1）常规消毒铺巾，经胸骨正中切口建立体外循环。

2）阻断主动脉，使用心肌保护液灌注使心脏停止搏动。

3）横断主动脉，探查冠状动脉走行并游离。

4）横断肺动脉，移植冠状动脉。

5）主肺动脉移至主动脉前方（Lecompte操作）。

6）主动脉重建（主动脉远端与肺动脉近

端吻合）。

7）肺动脉重建 采用自体心包片进行肺动脉根部重建，再完成肺动脉远端与主动脉近端吻合。

8）开放主动脉，恢复心脏搏动，撤除体外循环。

（5）注意事项

1）为外科医生提供放大镜及足够的光源。

2）游离冠状动脉时，将电切功率调至最小值，电凝6～8W，避免损伤冠状动脉。

3）游离冠状动脉时，操作精细，洗手护士避免碰到主刀医生，避免误伤冠状动脉。

4）吻合冠状动脉时使用的缝针小，洗手护士要做好缝针管理。

5）大动脉调转手术患者年龄小，体重轻，术前、术后做好保温，术后转运床提前30min预热。

6）新生儿皮肤娇嫩，做好皮肤护理。

7）新生儿肢体小，电刀负极板尽量贴在臀部或腰部。

4. 永存动脉干

（1）概念 指左、右心室均向一根共同的动脉干射血，体循环、肺循环和冠状动脉循环血供均直接来自动脉干。动脉干骑跨于高位室间隔缺损之上，瓣膜为三叶瓣或多叶瓣，可有瓣膜发育不良。永存动脉干患者约50%死于1个月内，75%在1岁以内死亡。故多主张出生后2～3个月，甚至新生儿期行纠治术，避免肺血管病变。

（2）疾病分型 Ⅰ型：主肺动脉起源于动脉干的左侧并分为左、右肺动脉；Ⅱ型：左、右肺动脉相互靠近，起源于动脉干侧面或背侧；Ⅲ型：左、右肺动脉起源于动脉干的不同部位。

（3）永存动脉干矫治术 以Ⅰ型为例

1）手术特殊用物 直头血管阻断钳、C形血管阻断钳、无损伤精细镊子、肺动脉测量探条、10#丝线、橡胶尿管、主动脉打孔器。

2）手术步骤 ①常规消毒铺巾，胸骨正中开胸，游离永存动脉干、肺动脉干与左、右肺动脉分支，左、右肺动脉过10#丝线；②主动脉高位插管，开始体外循环时阻断肺动脉阻断带；③阻断主动脉，使用心肌保护液灌注使心脏停止搏动；④心脏停搏后在动脉干剪下主肺动脉，缝闭共干端切口，或心包片修补共干处切口，必要时对主动脉及瓣膜进行处理；⑤切开右心室，疏通右心室流出道，修补室间隔缺损；⑥肺动脉底边与右心室切口上方吻合，用心包片做右心室流出道至肺动脉的补片扩大；⑦开放主动脉，恢复心脏搏动，撤除体外循环。

（4）注意事项

1）术后预防肺高压危象，正压通气，必要时手控呼吸、一氧化氮（NO）吸入。

2）做好体外膜肺氧合应急准备。

3）患者年龄低、体重轻，手术全程注意保温，使用温盐水及保温设备，术后转运床提前30min预热。

（二）非体外循环下根治性手术

1. 动脉导管未闭

（1）概念 动脉导管是降主动脉与肺动脉之间的连接通道。胎儿时期，动脉导管正常存在，将肺动脉血液引流至主动脉。出生后24h内，大多数动脉导管就会功能性关闭，3个月内可解剖性关闭。根据动脉导管的大小、形态，可分为管型、漏斗型、窗型、哑铃型、动脉瘤型。

（2）动脉导管闭合结扎术　以小儿患者动脉导管结扎术为例。

1）手术特殊用物　可塑形牵开器等。

2）手术步骤　①患者右侧卧位，消毒铺巾后暴露胸部左后外侧切口；②经第3或第4肋间切口进胸，可塑形牵开器控制左侧肺活动；③切开纵隔胸膜，分离动脉导管周围组织；④正确辨别动脉导管，用丝线结扎动脉导管；⑤移除可塑形牵开器，放置小号引流管，逐层关闭胸腔。

（3）注意事项

1）安置手术体位时，避免损伤臂丛神经。

2）特别关注患者是否右弓右降，避免发生手术体位错误。

3）进胸腔时，电刀参数调低，避免损伤左肺。

2．主动脉缩窄

（1）概念　是主动脉先天性发育异常形成局部狭窄，其狭窄部位主要见于主动脉峡部、左锁骨下动脉远端，也可以在主动脉的其他地方，造成血流动力学障碍。根据狭窄部位与动脉导管间的关系，可分为3种类型：导管旁型、导管前型、导管后型。

（2）主动脉缩窄矫治术　侧卧位主动脉缩窄矫治可用技术有：切除并端端吻合术、完全性扩大端端吻合术、左锁骨下补片主动脉成形术、反转左锁骨下补片主动脉成形术、人造补片主动脉成形术等。

1）手术特殊用物　可塑形牵开器、血管阻断钳等。

2）手术步骤　以小儿患者主动脉缩窄切除并端端吻合术为例。①患者右侧卧位，消毒铺巾后暴露胸部左后外侧切口；②经第3或第4肋间切口进胸，可塑形牵开器控制左侧肺

活动；③进胸暴露纵隔胸膜，先游离左锁骨下动脉、左颈总动脉，再游离动脉导管韧带、降主动脉及侧支，最后游离胸部降主动脉近端；④C形血管阻断钳阻断主动脉弓远端和左锁骨下动脉，直头阻断钳阻断胸部降主动脉；⑤结扎动脉导管韧带，剪除缩窄部分组织，进行降主动脉与主动脉弓远端的端端吻合；⑥放置引流管，止血，逐层关胸。

（3）注意事项

1）安置手术体位时，避免损伤臂丛神经。

2）特别关注患者是否右弓右降，避免发生手术体位错误。

3）进胸腔时，电刀参数调低，避免损伤左肺。

4）右侧桡动脉、下肢动脉穿刺测压，监测下肢血氧饱和度。术中、术后注意观察穿刺肢体血供情况。

5）阻断主动脉弓部时开始计时，阻断时间不超过45min，10～15min提醒手术医生一次。

6）吻合时，手术台上备肝素盐水彻底冲洗吻合口。

7）完成吻合，恢复下肢循环后给予碳酸氢钠纠正酸中毒。

3．经胸封堵术

（1）概念　经胸微创封堵技术是由心脏外科医生直视下经胸部肋间小切口，在心脏正常搏动状态下，借助食管超声心动监测，应用特制的输送装置，将封堵器直接安放于心脏缺损部位，以达到治疗目的。多应用于房间隔缺损和室间隔缺损的封堵。

（2）手术特殊用物　乳突牵开器、穿刺针、鞘管与封堵器，备常规体外循环开胸器械、胸骨锯。

（3）手术步骤　以房间隔缺损封堵术

为例。

1）患者取平卧位，常规消毒铺巾。

2）取右侧乳房下弧形切口，在第4肋间进入胸腔。

3）湿纱布推开肺组织暴露心包表面，切开心包，充分暴露右心房游离面。

4）右心房表面缝荷包后持穿刺针刺入右心房内，经过穿刺针送导丝至右心房，超声引导下调整至左心房侧。

5）导丝引导下置入输送鞘，沿输送鞘送入封堵器，释放伞盘，确认封堵器位置后释放封堵器。

6）放置引流管，逐层止血关胸。

（4）注意事项

1）术前为患者安置一次性胸外AED除颤电极片。

2）术中使用半量肝素钠，术后一般不需要中和。

3）如有需要，准备肋间神经阻滞药物。

4）若手术封堵失败，立即改为开胸手术。

（三）姑息性手术

1. 肺动脉环缩术

（1）概念　肺动脉环缩术是用于某些危重或复杂先天性心脏畸形的第一期姑息性手术。其目的是限制肺动脉血流保护肺血管床，或进行左心室功能锻炼，为二次手术创造条件。

（2）手术特殊用物　人工血管环、钢尺、钛夹、测压延长管、头皮针、肝素水。

（3）手术步骤　以非体外循环下手术为例。

1）胸骨正中切口，常规开胸。

2）游离主肺动脉，并环形游离。

3）用环缩带环绕近端肺动脉，根据病情需要收紧环缩带至带子远端压力为体循环压力的1/2~1/3以下，且在吸入50% O_2时动脉饱和度不低于80%，固定环缩带。

4）留置引流管，止血、关胸。必要时延迟关胸。

（4）注意事项

1）术前安置中心静脉测压和动脉测压装置，术中环缩带远端测压，评估环缩术的效果。

2）术后密切关注生命体征变化，根据病情随时有二次手术的可能性，故患儿手术后延迟关胸。

3）为避免再次手术时粘连，建议放置防粘连膜。

2. 体肺分流术

（1）概念　用于有复杂解剖的先天性心脏病畸形的患者中，是某些复杂先天性心脏畸形的其中一期姑息性手术。

（2）主要手术方式

1）Blalock-Taussig分流术　锁骨下动脉吻合至主动脉弓对侧的肺动脉。

2）Potts分流术　降主动脉吻合至左肺动脉。

3）Waterston分流术　升主动脉吻合至右肺动脉。

4）中心分流术　在升主动脉和主肺动脉之间植入人工血管。

5）改良Blalock-Taussig分流术　在锁骨下动脉或无名动脉和右肺动脉或左肺动脉之间植入GORE-TEX人工血管。

（3）手术特殊用物　血管阻断钳、3.5~5mm的GORE-TEX人工血管、主动脉打孔器、无损伤精细镊子。

（4）手术步骤　以改良Blalock-Taussig分

流手术为例。

1）胸骨正中切口，常规开胸。

2）游离锁骨下动脉或无名动脉、右肺动脉或左肺动脉。

3）使用肝素钠1mg/kg肝素化，使ACT达160～180s。

4）C形血管钳钳夹锁骨下动脉或无名动脉，做一切口与GORE-TEX人工血管行端侧吻合。

5）C形血管钳钳夹右肺动脉，做一切口与GORE-TEX人工血管另一端行端侧吻合。

（5）注意事项

1）大部分体肺分流患者年龄低、体重轻，手术全程注意保温，使用温盐水及保温设备，术后转运床提前30min预热。

2）手术在非体外循环下进行，术中密切关注生命体征变化，随时可能转为体外循环手术，做好体外循环用物准备及手术配合。

3）为避免再次手术时粘连，建议放置防粘连膜。

4）患者通常为新生儿，血管小，需要更精细的器械进行血管吻合操作。

5）术中注意观察患者呼吸道情况及是否有肺出血。

3. 双向格林手术

（1）概念 是指改良的双向上腔静脉-肺动脉吻合术，上腔静脉与肺动脉进行端侧吻合使上腔静脉血流直接进入两侧肺动脉，并保留了肺动脉的共汇和完整性。该手术使体循环静脉血直接供应肺循环，从而提高体循环血氧饱和度，也不增加左心室的容量负荷，促进心血管系统发育，为二次手术创造条件。其主要应用于发绀型心脏病，特别是功能性单心室。

（2）手术特殊用物 血管阻断钳、直角

静脉插管、直头静脉插管及接头。

（3）手术步骤

1）胸骨正中切口，常规开胸。

2）充分游离上腔静脉、右肺动脉，游离并结扎奇静脉。

3）上腔静脉远端与右心耳分别插管建立上腔静脉回流旁路。

4）用直头血管阻断钳分别钳夹上腔静脉远端和靠近右心房处，近右心房处横断上腔静脉，近心端缝闭。

5）用C形血管阻断钳钳夹右肺动脉，在肺动脉上做切口，与上腔静脉远心端吻合。

6）有双侧上腔静脉的患者，双向格林手术不需建立上腔静脉回流旁路，直接进行左、右上腔静脉与肺动脉吻合。

7）测量中心静脉压与肺动脉压，原则上均维持在20mmHg以下，放置引流后关胸。

（4）注意事项

1）术前需行上、下肢中心静脉穿刺测压，术中、术后补液从下肢静脉进行。

2）如为再次手术，术前需要贴上一次性胸外AED除颤电极片。

3）为避免再次手术时粘连，建议放置防粘连膜。

4）如非体外循环手术，密切关注手术情况，做好转为体外循环手术的准备。

4. 胎儿心脏介入手术

（1）概念 胎儿心脏介入治疗是为了防止胎儿期心脏双心室向单心室发展的一种新的手术方式。目前国际上已有十余年的探索，我国刚处于起步阶段。胎儿心脏介入治疗方式主要包括经皮肺动脉瓣球囊扩张术、经皮主动脉瓣球囊扩张术、经皮卵圆孔球囊扩张或支架植入术等。

（2）手术特殊用物　18GA的15cm长套管穿刺针、22GA硬膜外穿刺针、4.0mm×9mm冠状动脉球囊、0.36mm（0.014″）×190cm冠状动脉导丝、B超机及透明无菌屏幕保护套、B超探头、无菌耦合剂、胎儿介入手术专用器械包、药物无菌标识纸。

（3）手术步骤　以胎儿经皮肺动脉瓣球囊扩张术为例。

1）孕妇全麻气管插管，安置膀胱截石位，消毒铺巾，暴露孕妇腹壁。

2）超声引导下，经孕妇腹壁-子宫壁-羊膜腔-胎儿胸壁-右心室游离壁-肺动脉瓣-主肺动脉，对胎儿肺动脉瓣进行球囊扩张。

3）介入操作完毕，退出针芯时，备5mL注

射器吸走心包腔内血液，避免心包填塞。

4）用碘附消毒穿刺口，无菌小敷料覆盖。

（4）注意事项

1）穿刺期间关闭手术间照明及手术灯，保持安静，避免影响操作者。

2）全程关注B超及心电监护屏幕，及时应对胎儿心动过缓、心脏骤停、心包腔积血等危险状况。

3）器械台上用1mL注射器吸好10μg/mL盐酸肾上腺素、1μg/mL异丙肾上腺素、50μg/mL硫酸阿托品各5支，贴好标签。药物分开放置，避免紧急情况下用药错误。

4）备5mL注射器用于抽胎儿心包积液。

（陈晓霞　宋海娟　潘晓彤）

第四节

4 冠状动脉搭桥术护理配合

概　述

（一）定义

冠心病（CHD）是冠状动脉粥样硬化性心脏病的简称，由于血管阻塞导致心肌缺血缺氧或引起冠状动脉功能性改变（痉挛），又称"缺血性心脏病"。临床上可分为原发性心脏骤停、心绞痛、心肌梗死、心力衰竭和心律失

常等类型。冠心病是严重威胁人们健康并造成大量死亡的一种心身疾病，为老年人最常见的心脏病。

（二）冠状动脉解剖

1. 左冠状动脉　左冠状动脉经左主干后分出前降支和回旋支两支粗大分支。前降支供应左心室前壁、前室间隔、心尖和部分右心室

前壁的动脉血；回旋支血供范围是部分左心室前壁、侧壁、后壁和左心房，左优势型患者中甚至可以达到后间隔（图15-4-1）。

2. 右冠状动脉　血供范围是右心室、右心房和后室间隔。临床上将左前降支、回旋支和右冠状动脉当作供应心脏血供的3支血管，通常说冠心病几支病变，是指前降支、回旋支和右冠状动脉这3支血管。

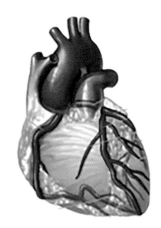

图15-4-1　冠状动脉解剖

（三）冠脉搭桥手术血管材料

1. 动脉　左内乳动脉、右内乳动脉、左/右桡动脉、胃网膜右动脉及腹壁动脉等。以左/右内乳动脉效果最好，桡动脉术后易痉挛（一般要用肝素和钙离子通道阻滞剂处理后用），胃网膜动脉创伤大。

2. 静脉　大隐静脉、上肢的贵要静脉等。大隐静脉是最常用的桥血管材料。

3. 人工材料　同种异体静脉、组织工程人工血管，前者通畅率低，后者还未用于临床。

🏥 手术方式

冠状动脉搭桥术（CABG）是采用自体血管材料作为桥血管，让动脉血流向因引起狭窄或梗阻的冠状动脉远端而到达缺血的心肌，从而改善心肌的缺血、缺氧状态的心肌血运重建术。CABG的手术方式主要有以下几种。

（一）传统体外循环下搭桥手术

手术过程中是通过体外循环机临时代替心脏功能，心脏停止搏动，视野无血的情况下便于进行搭桥吻合操作。

（二）非停搏非体外循环下搭桥术

在心脏搏动的情况下，通过心表固定器固定部分心脏组织进行手术。由于手术不使用体外循环辅助，在搏动的心脏上完成搭桥手术，需要较高的外科技术水平，无体外循环引起的并发症，术后恢复也相对较快。

（三）微创搭桥手术

非体外循环的冠状动脉搭桥术的进一步改进即为微创冠状动脉搭桥手术，手术是通过肋间一个5～10cm的切口进行，或通过胸壁打开几个小孔以置入特殊的手术器械于心包腔，不用劈开胸骨，减少了损伤以及术后感染的概率。在直视下，使用小切口牵开器、新型悬吊式乳内牵开系统或在胸腔镜传出实时大画面辅助下，使用特殊手术器械进行手术操作。

（四）机器人搭桥手术

机器人搭桥手术是利用3D模拟技术，使用特殊机器和医疗器械，将摄像探头置入患者心包腔内心脏表面实时传出大屏幕，将微小的模拟人手的机械手通过胸壁置入心表，术者远离手术台，在台下，手指套上操纵装置遥控机械手，通过显示屏影像，遥控机械手在患者体内做冠状动脉搭桥术。

（五）杂交（hybrid）手术

即行冠状动脉搭桥术的同时，在手术室辅以内科介入手术。

护理评估

（一）评估患者病情

了解患者对手术的顾虑及期望，患者既往病史（如传染病史、糖尿病史、高血压病史）、手术史、过敏史；重点了解冠心病患者用药史及术前抗凝药物是否停用（阿司匹林或玻立维需停药1周以上）；患者生命体征正常，无发热。

（二）评估术前准备

术前胃肠道的准备，禁食、禁饮情况；患者手术区域皮肤准备情况（上至下颌、颈肩，下至会阴部，左右至腋中线，双下肢悬吊消毒至足趾），术前应充分清洁手术野皮肤，剃除该区域毛发（包括腋窝，会阴部，双侧上、下肢）；检查患者全身皮肤情况，评估手术中受压部位皮肤的状况、颜色；评估有无肢体活动障碍（有无偏瘫史、颈椎病史）；评估有无排尿障碍；检查各项知情同意书的签署。

（三）评估相关检查

血液检查及配血，心电图检查（包括心电图、动态心电图、运动心电图），心脏影像学检查（包括超声心动图、X线胸片、心脏CT和MRI、放射性核素检查等），心导管术和血管造影等。

术前准备

（一）手术间仪器设备的准备

调试手术间仪器设备，如高频电刀、负压吸引器、头灯、血液回收机、血流测量仪等，重点检查调试CO_2吹气装置及电动吸引装置（吸力不超过0.04kPa），确保术中正常使用。

（二）消毒用物准备

准备搭桥消毒脚架、无菌消毒碗，碗内放入8块纱布垫以备皮肤消毒使用。

（三）搭桥手术器械准备

取大隐静脉器械（小牵开器、精细剪刀、细吸引头、钛夹钳、血管夹）、搭桥精细器械（冠脉尖刀片、冠脉探条、冠脉剪刀、精细无损伤镊子、精细静脉剪刀、笔式针持等）。

（四）腔镜搭桥设备及用物准备

备3D腔镜设备及目镜（10mm，30°）、悬吊式乳内动脉牵开系统、肋间小牵开器、腔镜取内乳微创专用器械（抓钳、结扎钉钳）。

（五）贵重耗材的准备

不停搏搭桥术另备心表固定器、雾化吹气管、分流栓、主动脉打孔器、钛夹、Enclose II主动脉近端吻合器。

（六）复合手术的准备

拟同期行室壁瘤切除、二尖瓣整形或换瓣、室间隔缺损修补术，需增加相应手术器械及手术用物（如瓣膜整形器械、瓣膜置换器械、人工瓣膜、瓣环、心包片、心脏垫片等）。

护理配合

（一）搭桥手术的消毒铺单

将患者双下肢抬高45°，用绷带固定于消毒脚架上，用浸透安尔碘Ⅰ型消毒液的纱布垫对手术区域擦拭消毒，会阴部用1%聚维酮碘溶液消毒。使用一次性搭桥手术敷料包，首先会阴部无菌巾覆盖，双下肢左、右和中间各铺一张无菌手术单，双脚戴脚套，将取大隐静脉的一侧腘窝垫高30cm，并外展下肢呈蛙腿状，胸部切口常规铺治疗巾后全身铺两层大单，暴露胸部切口和取大隐静脉切口。

（二）搭桥血管材料的准备

1. 取内乳动脉　常规开胸，内乳撑开器撑开胸骨，递无损伤镊子、电刀游离内乳动脉，钛夹用于侧支小血管止血，获取内乳动脉后表面喷洒罂粟碱溶液（配置比例：罂粟碱30mg+生理盐水9mL），并用罂粟碱溶液湿纱布包裹待用。

2. 取大隐静脉　内踝切口游离出大隐静脉，向腹股沟方向获取血管，侧支血管钛夹钳闭，游离足够长时剪断血管，放入罂粟碱血管保养液（配制比例：生理盐水200mL+罂粟碱60mg+肝素钠2 500U）中浸泡待修剪。

3. 大隐静脉的修剪　大隐静脉一端用血管夹暂时夹闭，另一端连接装有罂粟碱血管保养液的10mL注射器，检查血管有无漏口，漏口处用钛夹钳夹或7-0聚丙烯线缝闭，整条血管修剪完毕放入盛有患者自体血50mL+肝素钠1 250U的保养液中备用。

（三）非停搏搭桥配合

1. 内乳动脉的吻合　开启搭桥手术一次性贵重物品（心表固定器、CO_2吹气管）于手术台上，搭桥稳定器头部吸附于所需吻合血管两旁，局部固定心脏，尾端接台下低速率吸引装置，调节吸力不超过0.04mkPa。软包装无菌生理盐水用加压袋加压后接CO_2吹气装置台下端，并调节CO_2吹气量及无菌生理盐水滴入速度，保持吹气管持续向吻合口吹出气雾，使吻合口术野清晰。首先进行内乳动脉与左前降支的吻合，需搭桥的左前降支冠脉表面用15号手术刀片分开心外膜及脂肪组织，冠脉尖片切开狭窄血管远端，45°角度冠脉剪及120°角度冠脉剪扩大切口，放入分流栓，用8-0聚丙烯线连续缝合，吻合完毕后用5-0聚丙烯线固定内乳动脉于心表面。

2. 静脉桥远心端的吻合　垫热盐水湿纱布抬高心脏，暴露需搭桥的阻塞冠脉，将整条大隐静脉（又称为"桥"）递给主刀，用7-0聚丙烯线将大隐静脉一端与阻塞冠脉远心端吻合，吻合方法同内乳动脉的吻合。多支冠状动脉阻塞患者需同法进行大隐静脉一端与另一阻塞冠脉远心端的吻合。

3. 静脉桥近心端的吻合　半阻断钳阻断部分升主动脉，在升主动脉需要做吻合口的位置用11号手术刀片切开小口，主动脉打孔器打孔，在打孔的位置上做主动脉与另一端大隐静脉的吻合，使用6-0聚丙烯线连续缝合。主动脉端与大隐静脉的吻合也可使用Enclose Ⅱ主动脉近端吻合器进行，以减少搭桥术后卒中或认知功能障碍神经系统并发症。

（四）传统体外循环下搭桥手术

打开心包后，主动脉、腔静脉插管建立体外循环，阻断主动脉，心脏表面置冰泥保护，盐水垫包裹冰泥垫于心脏底部，抬高心脏。吻合顺序为首先吻合静脉桥远心端，如需处理瓣膜、室间隔缺损等，即进行心内操作，缝合心脏切口后吻合内乳动脉，最后吻合静脉桥近心端。吻合方法同非停搏搭桥。

（五）微创搭桥手术

1. 手术体位　仰卧位，左侧手臂上抬固定位（hands-up position）于患者头部上方，肘关节屈曲，左侧胸部垫高30°，充分暴露肋间隙，便于术前定位和术中操作。

2. 取内乳动脉　安装悬吊式乳内动脉牵开系统，连接摄像线、光源电缆线，打开腔镜主机、光源、显示屏。胸壁切口进胸，调节悬吊式乳内动脉牵开系统，悬吊拉钩高度和位置后，腔镜下取内乳动脉，递微创抓钳和长柄电刀给主刀游离内乳动脉，长电刀头套保护胶套，头端露出4mm左右用于切凝，第一肋处开始游离，血管分支使用结扎钉夹闭，向上游离至第1肋上缘，向下游离至第5肋。血管分支使用结扎钉夹闭，洗手护士备一条显影的小方纱块，出血部位不确定时，医生需使用抓钳夹持小纱块蘸血，寻找出血点。完全游离内乳动脉后喷洒罂粟碱溶液待离断。

3. 吻合内乳动脉　撤出悬吊系统及胸腔镜目镜，放置肋骨小牵开器，悬吊心包。离断

内乳动脉进行搭桥，内乳动脉的吻合同非停搏内乳搭桥方法。

（六）搭桥手术效果监测

吻合完毕，进行搭桥血管血流量监测，输入患者信息，超声探头接流量监测仪测吻合血管血流量，及时保存或打印流量的数值。一般平均流量>20mL/min，流量<5mL/min并且搏动指数数值（pi）>5提示血管桥供血不足，或血流阻力过大，需重新搭桥。

✤ 护理关注点

1. 非停搏搭桥手术　术中使用温盐水，避免水温过低刺激心脏耗氧增加。进行回旋支、对角支、后降支远端搭桥时，需要将心脏往左、右侧旋转并抬高，改变了心脏的血流动力学，患者可能会出现不可逆的持续低血压，需要快速建立体外循环，行体外循环下心脏不停搏辅助搭桥。

2. 精细操作阶段　如主刀医生尖刀切开冠状动脉，前向、后向剪刀扩大冠状动脉时，洗手护士切勿碰撞其手臂，以免损伤冠状动脉。

（韩盖宇　谢　庆　陈晓霞）

第五节

5 心脏瓣膜疾病手术护理配合

概　述

（一）心脏瓣膜疾病

心脏瓣膜疾病（valvular heart disease，VHD）是指二尖瓣、三尖瓣、主动脉瓣和肺动脉瓣的瓣膜由于先天性发育异常或其他各种病变如风湿热、黏液变性、退行性改变、先天性畸形、缺血性坏死、感染或创伤等出现了病变，影响血流的正常流动，从而造成心脏功能异常，最终导致心力衰竭的单瓣膜或多瓣膜病变。

心脏瓣膜疾病大部分发生于主动脉瓣和二尖瓣，包括主动脉瓣关闭不全、主动脉瓣狭窄、二尖瓣关闭不全和二尖瓣狭窄，三尖瓣关闭不全也比较常见。

当2个或2个以上心脏瓣膜同时存在病变称为多瓣膜疾病。

（二）心脏瓣膜置换术

心脏瓣膜置换术是采用由合成材料制成的人工机械瓣膜或用生物组织制成的人工生物瓣膜替换的手术，简称换瓣。生物瓣中心血流，具有良好的血流动力学特性，血栓发生率低，不必终身抗凝，但其寿命问题至今未获得满意解决，多数患者面临二次手术；机械瓣具有较高的耐力和持久性等特性，临床应用广泛，但机械瓣最大的难题是患者必须终身抗凝且潜在易发生血栓栓塞和出血的可能，给患者的工作、生活带来诸多不便。故出院后患者是否能做好自我管理，对提升生活质量以及预防术后并发症有着重要的意义。

（三）心脏瓣膜成形术

心脏瓣膜成形术是指将瓣膜修复达到治疗目的，常用于关闭不全病例及少数狭窄病例。具体包括瓣环的重建及环缩，乳头肌及腱索的缩短延长及转移，人工瓣环和人工腱索的植入，瓣叶的修复。手术要求高，术中需食管超声来判定成形效果。优点是避免服用抗凝药物引起并发症，缺点是只适用于瓣膜病变较轻的患者。

手术方式

心脏瓣膜病治疗主要依靠外科手术治疗和介入治疗。

（一）外科手术治疗

除瓣膜置换术外，瓣膜修复技术及各种微创手术（胸腔镜技术、机器人技术）也渐趋成熟。

1. 传统开胸手术　指锯开胸骨，在体外循环辅助下，阻断主动脉，使心脏停止搏动进行手术。适用于各类型的瓣膜置换及修复手术。优点是术野直观清晰，缺点是创伤大，出血多，手术切口不够美观。

2. 胸腔镜辅助下瓣膜手术　手术通过肋间一个约3.5cm的切口进行，在胸壁辅以1个或2个切口以置入特殊的手术器械及目镜于心包腔，通过股动、静脉及颈静脉插管建立外周体外循环。优点是不用锯开胸骨，手术切口美观，并减少手术创伤以及降低术后感染概率。缺点是手术种类局限。

3. 达芬奇（Da Vinci）机器人手术　该系统是一种高级机器人平台，其设计的理念是通过使用微创的方法，实施复杂的外科手术。达芬奇机器人由3部分组成：外科医生控制台、床旁机械臂系统、成像系统。优点是操作精密，切口微创；缺点是技术难度较高，且价格昂贵。

（二）介入技术

经皮主动脉瓣置入术（TAVI）发展迅速，已被多地应用，是一个多学科协作完成的高尖技术，详见本章"第十二节　一站式心血管复合手术护理配合"。

护理评估

评估患者生命体征，有无发热。患者病情及既往史（如传染病史、糖尿病史、高血压病等）、手术史、过敏史、用药史及术前用药；评估患者文化程度、医疗意愿及对手术治疗的认知程度，心理状态和家庭社会支持情况等。

（一）术前准备

术前胃肠道的准备，禁食、禁饮情况以及手术区域皮肤准备情况；检查患者全身皮肤情况，评估手术中受压部位皮肤的状况、颜色；检查各项知情同意书的签署。

（二）手术方式

根据单瓣膜修复、联合瓣膜修复或微创手术方式，准备相关器械及用物，如瓣膜整形器械、瓣膜置换器械、人工瓣膜、瓣环、微创器械等。

（三）相关检查

血液检查及配血、心电图检查、超声心动图、心脏影像学检查（如胸部X线片、核磁检查、冠状动脉造影等）。

术前准备

（一）正中开胸手术

1. 器械准备　成人器械及敷料、测瓣/环器、换瓣附加、临时起搏器等，如瓣膜成形需备瓣膜成形器械及GOR-TEX线。再次换瓣手术备摆动式胸骨锯。

2. 耗材准备　各种型号生物瓣、机械瓣或者成形环（一般65岁以下非育龄妇女首选机械瓣，65岁以上及有生育要求的育龄妇女选用生物瓣）、瓣膜缝线、血管缝线等。

（二）腔镜微创手术

1. 仪器准备　胸腔镜、摄像连接导线、光纤、一次性胸外AED除颤电极片。

2. 器械及耗材准备　需备腔镜手术器械和正中开胸手术器械，耗材同上。

护理配合

（一）正中开胸瓣膜置换术

1. 评估准备 根据患者年龄及意愿准备相应的人工瓣膜，再次换瓣手术备摆动式胸骨锯、一次性胸外AED除颤电极片和止血材料。

2. 正中开胸 锯开胸骨、常规建立体外循环，阻断主动脉，灌注心脏停搏液，提供无菌冰屑保护心肌（见本章"第一节心血管系统手术护理概述【护理配合】"）。

3. 心内操作配合

（1）主动脉瓣置换术 横行切开主动脉根部，切口两侧主动脉壁各缝一针带垫片5-0聚丙烯线做牵引，暴露主动脉瓣膜，探查瓣膜情况，切除病变瓣膜（保留瓣膜标本），测量瓣环大小以便选择相应尺寸的人工瓣膜，递2-0带垫片涤纶线间断褥式缝合15针，或者3-0聚丙烯线连续缝合将人工瓣膜固定于主动脉瓣环上，打结固定。器械护士需记住缝线的数量，在关闭主动脉切口前清点缝针。5-0聚丙烯线带毡片褥式连续缝合主动脉切口，再加一层连续缝合。

（2）二尖瓣置换术 切开右心房-房间隔，或切开房间沟，暴露病变的二尖瓣膜、瓣膜钳夹持瓣膜做牵引，沿瓣环切除瓣膜，用2-0带垫片涤纶线间断褥式缝合约12~15针、上人工瓣环、打结，3-0聚丙烯线连续缝合房间隔和右房壁切口。

（3）三尖瓣置换术 切开右心房，2-0涤纶线悬吊右房壁暴露三尖瓣，切除病变瓣膜（尽量保留全部隔瓣叶及其腱索），用2-0带垫片涤纶线间断褥式缝合约12针、上人工瓣膜并打结（三尖瓣位置换机械瓣产生功能性障碍和血栓形成率较高，应尽量选择生物瓣），

5-0聚丙烯线连续缝合右心房切口。

（4）再次瓣膜置换术 由于各种原因导致人工瓣膜失功能，需要重新置换瓣膜。

1）正中开胸建立体外循环 参照本章"第一节心血管系统手术护理概述【手术配合】之（三）再次开胸体外循环心脏手术配合"。由于组织粘连形成瘢痕，小心分离主动脉及心脏表面，备毡片和聚丙烯线止血。

2）拆除人工瓣膜植入物 尖刀切断原瓣膜缝线，逐个拆除原线头和垫片，取出失功能的人工瓣膜，清除机化组织及血栓。

3）测量瓣环，确定瓣膜型号。

4）绕瓣环间断缝合2-0带垫片涤纶线12~15条，上瓣膜、打结，缝合心脏切口。

5）撤除体外循环 开放主动脉阻断钳，恢复心搏，并行循环。行术中食管超声检查瓣膜功能，安放临时起搏导线，撤除体外循环插管。

6）止血关胸 与巡回护士双人核对手术器械、敷料，逐层关闭手术切口。

（二）腔镜下二尖瓣成形术

1. 经周围血管建立体外循环（见本章"第一节心血管系统手术护理概述【手术配合】"）。

2. 心内操作 切开房间沟（或者右心房、房间隔），间断缝2-0涤纶线悬吊左心房壁暴露术野，经胸置入左心房金属牵开器暴露二尖瓣，用灌洗器注冰盐水检查瓣叶完整性及腱索情况，决定手术方式。①腱索断裂，备5-0GOR-TEX缝线和垫片做人工腱索替代；②瓣叶增厚变形，可用尖刀切除部分瓣叶，5-0聚丙烯线修补瓣裂进行重塑；③人工瓣环成形，以2-0涤纶线间断缝合瓣环约12针，打结固定瓣环。反复注冰盐水检查二尖瓣反流情

况，缝合房间隔或房间沟切口。

3. 撤除主动脉阻断钳　心脏复搏后，常规经食管超声心动图评价瓣膜成形效果。

（三）腔镜下三尖瓣成形术

1. 首次三尖瓣成形术　多见于二尖瓣手术同期行三尖瓣成形术，切开右心房，间断缝2-0涤纶线悬吊心房壁暴露术野，探查三尖瓣，决定手术方式。①三尖瓣交界切开术：尖刀切开隔瓣和前瓣之间、隔瓣与后瓣之间融合瓣叶，注水检查瓣膜关闭功能，如对合不良可加用人工瓣环成形术。②三尖瓣环环缩术（De Vega技术）：如果瓣叶和腱索本身无病变，只是瓣环扩大，以3-0聚丙烯线带垫片连续缝合瓣环，收紧缝线打结，瓣口由助手伸入两个手指头支撑。③Key三尖瓣环成形术：3-0聚丙烯线带垫片在前、后瓣交界处褥式缝合2针，打结缝线。④人工瓣环成形术：用测环器测量三尖瓣环大小，2-0涤纶线缝合瓣环约8针，上人工瓣环，打结。注水检查三尖瓣反流情况，5-0聚丙烯线连续缝合右心房。

2. 再次三尖瓣成形术　多见于左心瓣膜手术后远期三尖瓣重度关闭不全或已行三尖瓣修复手术的患者，采用心脏不停搏下瓣叶扩大成形技术（根据实际需要再结合人工瓣环、瓣叶松解等成形技术）。

（1）行微创瓣叶扩大三尖瓣成形的指征　①三尖瓣叶挛缩伴三尖瓣瓣叶面积显著减小。②心脏术后单纯重度三尖瓣关闭不全伴右心衰竭表现，药物治疗效果差，三尖瓣反流面积≥10cm^2。③在第一次手术时，右侧胸膜腔完整。

（2）术前患者常规采用经食管超声心动图再次评估三尖瓣瓣叶、瓣下结构、瓣环等情况，术中根据瓣叶挛缩、瓣叶对合面积、瓣下腱索长度、瓣环扩大程度等情况选用补片或瓣环成形。

（3）瓣叶补片扩大成形的具体手术方法　①常温体外循环，直接切开心包及右心房壁，间断缝2-0涤纶线悬吊心房壁，充分暴露三尖瓣。②沿三尖瓣前瓣和后瓣根部从前隔交界至后隔交界的范围作一长弧形切开，裁剪适合大小的牛心包补片，用5-0聚丙烯线连续锁边缝合固定补片，牛心包片一侧与三尖瓣环缝合，另一侧与自然瓣叶的根部缝合，瓣叶扩大后，原有瓣膜的一部分转化为瓣叶的对合缘，从而间接地起到延长腱索的作用。③人工瓣环成形术：同首次瓣环成形术。

❧ 护理关注点

1. 二尖瓣成形手术　是目前治疗二尖瓣疾病，尤其是退行性变的金标准，对外科技术和经验要求很高，通过术前、术后经食管超声心动图分析，检测成形效果，必要时再次成形或瓣膜置换。护士应熟悉各种手术方式和特殊器械，及时提供手术所需耗材，精准配合。

2. 人工生物瓣膜清洗　生物瓣（牛心瓣或猪心瓣）一般用0.6%戊二醛溶液浸泡保存，使用前需用大量生理盐水反复涮洗（至少3遍）。

3. 并发症　二尖瓣置换术后如出现卡瓣、左心室破裂等并发症，需立即进入手术室开胸抢救。配备足够医护人员，做好应急预案。

4. 腔镜瓣膜手术进展不顺利或止血困难时会紧急转为正中开胸，开胸手术器械应常规准备在台上，随时可用。

5. 安全核查　开启高值耗材前务必与手术医生确认品牌、型号，与器械护士核对有效期及包装完整性。瓣膜手术缝针很多，关闭心脏切口前务必双人清点缝针数量，防止异物遗留。

6. 关注患者　除体外循环降温期间予冰水、冰屑外，手术前后期给予温盐水冲洗伤口，并适当升高室温（开启吹风式保温机）为患者保温。开放主动脉循环前调整手术床处于头低脚高位，进行主动脉根部排气，防止空气进入脑部血管引起栓塞。关注患者术中生命体征变化。

（张善娟　谢　庆）

第六节

主动脉疾病手术护理配合

概　述

主动脉疾病主要包括主动脉夹层、壁间血肿、动脉瘤、马方综合征、动脉粥样硬化、先天性主动脉疾患、外伤性疾患、主动脉炎症等。本章节主要介绍主动脉夹层及胸-腹主动脉瘤手术的护理配合。

手术方式

1. Standford A型　采用孙氏手术，包括升主动脉置换、全主动脉弓置换、降主动脉象鼻支架植入，其中升主动脉置换又包括Bentall、Wheat、Cabrol、David。

（1）Bentall手术　是升主动脉瘤累及主动脉瓣的标准术式。应用带瓣涤纶血管置换全部升主动脉和主动脉瓣，同时行冠状动脉移植。

（2）Wheat手术　保留冠状动脉开口水平的主动脉段，分别行升主动脉移植和主动脉瓣置换。

（3）Cabrol手术　应用一根直径8～10mm的涤纶人造血管，直接与两个冠状动脉开口吻合，然后两条人造血管行侧端-侧端吻合，称为改良Bentall手术。

（4）David手术　保留瓣膜的主动脉根部置换术。

2. Standford B型　采用覆膜支架植入（腔内隔绝术）。

3. Hybrid手术　锁骨下动脉-颈总动脉旁路移植术+覆膜支架植入（腔内隔绝术）和Debranch（去分支）+覆膜支架植入。

护理评估

（一）病史评估

评估患者患病及诊疗经过、相关的病史（如糖尿病、高血压病等心血管相关疾病），评估疾病的类型、过敏史、手术史、个人史（如居住环境、职业等）、生活方式（如饮食习惯、运动情况等）。

（二）身体评估

1. 意识状态评估　评估患者生命体征、精神状态，有无使用镇静药物，有无出现一过性谵妄。

2. 疼痛评估　评估患者是否出现疼痛情况，如早期出现疼痛，遵医嘱使用哌替啶、吗啡等止痛药物。疼痛剧烈时，血压会增高，注意血压变化情况，若血压突然大幅度下降，可能会导致主动脉破裂，应及时配合麻醉医生和外科医生做好抢救用药和紧急开胸准备。

3. 术野皮肤评估　评估胸前、腋窝、腹股沟、下肢备皮情况。

4. 随身物品评估　是否带入金属饰品、植入物、抗生素等，是否留置管道、管道是否通畅等。

5. 压疮风险评估　患者营养状态、全身皮肤情况，是否有皮肤颜色异常及破损。

（三）心理-社会状况评估

评估患者及家属对该手术情况的认知程度、心理状态和社会支持情况。

（四）术前检查评估

心电图检查（包括心电图、动态心电图、运动心电图）、动态血压监测、心脏影像学检查（包括超声心动图、X线胸片、心脏CT和MRI、放射性核素检查等）、心导管术和血管造影等。

术前准备

（一）仪器准备

高频电刀、中心负压吸引器、CO_2吹气连接管、一次性胸外AED除颤电极片、吹风式保温机、循环式变温水床、血液回收机、液体加温仪器、温度探头、血小板分离机（主动脉夹层使用）。

（二）器械准备

常规准备成人体外循环器械和大血管器械，另外根据拟行手术方式的不同准备隧道器、腹部拉钩及腹部牵开器、各种类型主动脉阻断钳、瓣膜整形器械、瓣膜置换器械及瓣膜测瓣器等。

（三）特殊植入物准备

涤纶人造血管、带环GOER-TEX人工血管、机械瓣膜或生物瓣膜、瓣膜成形环、血管内覆膜支架、牛心包补片等。

护理配合

（一）全主动脉弓置换术+降主动脉象鼻支架植入术配合

1. 手术主要步骤

（1）常规消毒、铺巾，显露右锁骨下区、胸部正中、右侧股动脉及左下肢区域备用。

（2）建立体外循环　分离右侧腋动脉、主动脉弓上血管，于右侧腋动脉及右心房插管、灌注HTK心肌保护液。

（3）吻合近端血管　取出升主动脉假腔内血栓，升主动脉近心端与人造血管近端行端–端吻合。

（4）深低温停循环需做好脑保护　经无名动脉行选择性脑灌注。

（5）沿升主动脉、主动脉弓至左锁骨下动脉远心处将主动脉弓横断，置入降主动脉象鼻支架，四分叉人造血管远端与降主动脉象鼻支架近端行端–端吻合。

（6）恢复循环　利用四分支人造血管的一条分支血管接动脉灌注管，恢复循环；再进行左颈总动脉、左锁骨下动脉、无名动脉与分支血管吻合。

（7）复温时使用原主动脉壁结合外科生物补片包裹人工主动脉根部形成外通道，分流至右心房止血。

（8）后并行循环时段，逐步撤除体外循环，使用鱼精蛋白中和肝素，逐层止血关胸。

2. 精准控温

（1）深低温停循环概念　利用体表和血液降温的方法将鼻咽温度降至18℃，直肠温度降至20℃以下时，停止对机体的血液供应，为复杂心血管手术提供一个安静、无血的环境，此种方法称为深低温停循环。

（2）深低温停循环护理

1）术前温度管理　室温调至22～25℃，维持患者鼻咽温在36℃以上。

2）停循环时温度管理　深低温停循环时，室温调至18℃，患者头部置冰袋，予脑保护。

3）复温时温度管理　室温调至25℃，恢复循环10min后，吹风式保温机开启32℃，患者鼻咽温28℃以上时，吹风式保温机调至38℃。吹风式保温机设定温度与鼻咽温温差

<10℃，不建议过早撤除冰袋。

3. 护理关注点

（1）重视患者的心理护理，避免患者手术前因情绪变化导致血压波动，必要时术前使用镇静药物。

（2）术前关注患者血压和心率的变化，对使用药物控制血压的患者，转运过程中保持药物管道通畅。

（3）转运、搬动患者时，动作轻柔。

（4）该手术如累及冠脉，消毒铺巾见本章"第四节冠状动脉搭桥术护理配合"。

（5）患者深低温停循环时头部置冰袋予脑保护，恢复循环时阶梯式复温，吹风式保温机设定温度与鼻咽温温差<10℃。

（6）该手术时间长，吻合口多，出血多，术中做好血液保护和血液回收。备大量血制品输注。

（二）锁骨下动脉–颈总动脉旁路移植术及降主动脉腔内血管覆膜支架植入术配合

1. 手术主要步骤

（1）全身麻醉，平卧位，消毒铺巾，显露颈部、双侧锁骨下区域及双侧腹股沟。

（2）颈部横切口，解剖显露右颈总动脉、左颈总动脉，在左锁骨上窝解剖左锁骨下动脉，注意保护臂丛神经、迷走神经。

（3）肝素化，引导人工血管经过双侧胸锁乳突肌后方，两端分别达左锁骨下动脉和右颈总动脉。

（4）排气开放后吻合口止血，近心端缝扎，在左锁骨下动脉吻合口近端以10#丝线结扎环缩以减少竞争血流。

（5）检查各吻合口，留置颈部伤口引流

球，止血缝合切口。

（6）降主动脉腔内血管覆膜支架植入术见本章"第十二节 一站式心血管复合手术护理配合"。

2. 护理关注点

（1）该手术在不开胸非体外循环下进行，应密切观察患者生命体征。

（2）全程使用温水，持续使用吹风式保温机预防患者低体温。

（3）如不在一站式复合手术室进行降主动脉腔内血管覆膜支架植入术，需提前与监护室沟通，备好呼吸机、除颤仪等监护设备。

（三）胸腹主动脉人工血管置换术配合

1. 手术体位的安置　侧仰卧位，见本章"第一节心血管系统手术护理概述【手术概述】之心血管外科常用手术切口与体位"。

2. 手术主要步骤

（1）胸部降主动脉瘤在建立体外循环下、维持体温35℃、下肢收缩压80mmHg、上肢血压120mmHg状态下行降主动脉近端与四叉人工血管近端行端–端吻合。

（2）纵行剪开人工血管，将8～12肋间血管以岛片端–侧吻合于人工血管，恢复脊柱灌注。

（3）阻断腹主动脉，开放瘤体，腹腔干与肠系膜插管保证灌注。

（4）双肾灌注后，修建腹腔干与肠系膜上动脉与人造血管侧孔吻合、右肾动脉与分支血管吻合、左肾动脉与人造血管侧端吻合后，开放恢复血供。

（5）修建远端腹主动脉与人造血管端–端吻合。

3. 护理关注点

（1）手术时间长、切口大，做好交接班，仔细清点器械、纱布、缝针等，避免异物遗留。

（2）密切监测体温变化，做好保温措施，预防低体温的发生。

（3）患者在过床或麻醉时，要密切注意血压变化，避免瘤体破裂，及时配合麻醉医生和外科医生做好抢救准备。

（4）密切监测尿量情况，及时发现肾功能衰竭并发症。

（5）观察下肢血运情况、皮肤温度及足背动脉搏动等。

（黄世杰　严冰华　陈晓霞）

7 | 第七节 |
心律失常手术护理配合

疾病概述

心脏传导系统由特殊心肌细胞构成，其功能是产生和传导自动兴奋节律，以维持心脏节律性搏动（图15-7-1）。

心房颤动（AF）简称房颤，是临床最常见的心律失常之一，房颤造成的血流动力学损害，不规则心室率引起的不适症状及栓塞是其所致主要危害。房颤已成为21世纪心脏病学的最大挑战之一，全球房颤总人口已达到3 300万

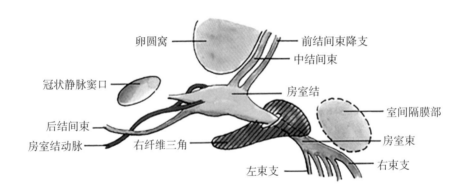

图15-7-1　房室结区的传导组织

以上，房颤在一般人群中发病率约为1%，在二尖瓣疾病患者中发生率高达79%。

接受临床治疗的房颤，根据病程主要分为阵发性房颤、持续性房颤和长程持续性房颤。房颤治疗方案包括药物治疗和非药物治疗，非药物治疗包括经导管消融术、外科消融术和内外科复合手术等。

对于一些心律失常和心脏传导功能障碍的患者，心脏手术后发生的高度或Ⅲ度房室传导阻滞（atrioventricular block，AVB），无好转迹

象或持续时间超过7天者，急性心肌梗死（acute myocardial infarction，AMI）后持续存在希氏束以下的Ⅱ度和希氏束内或以下的Ⅲ度房室传导阻滞患者需要植入临时或永久起搏器。

手术方式

目前治疗心律失常极为有效的经导管射频消融疗法，对心房扑动和心房颤动疗效不佳。20世纪90年代初，Cox首创迷宫手术治疗房扑

和房颤，获得满意疗效，成为当代房颤外科手术的里程碑。随着微创技术的进步，Wolf提出微创迷宫术，主要对阵发性房颤有效。全腔镜改良MINI-MAZE术（外科微创射频消融术）是治疗孤立性长程持续性房颤的有效术式，经肋间小切口，在非体外循环下进行手术，具有创伤小、手术治疗效果好、术后恢复快等优点。

心脏外科射频消融术的目的是快速造成局部心房壁的全层破坏，形成瘢痕组织，以阻断心房颤动的折返径路。采用双向电极发送射频能量，可保证全层组织消融。医用组织消融频率为350～700kHz，要求温度达到55～58℃。

微创射频消融术的主要操作步骤：①先行右侧胸壁打孔，切开并提吊心包。②游离心包斜窦和心包横窦，使用双极射频消融钳依次消融右侧肺静脉、右肺静脉顶部线和底部线补充隔离、下腔静脉和上腔静脉连线隔离、房室沟连线和右心耳连线隔离，止血关胸。③再行左侧胸壁打孔，使用切割闭合器切割左心耳，使用软组织剥离器游离心包横窦，导航过带，双极射频消融钳进行左侧肺静脉射频隔离、补充顶部线和底部线。

❤ 护理评估

（一）心理评估

由于疾病影响，患者会出现心悸气短、虚弱疲乏、脉搏不规则等状况。长期病程会导致患者焦虑、紧张等负性情绪。

（二）身体评估

包括呼吸频率、节律及深度，心率、心律，血压，意识状况，体位，面容和表情，肢体活动情况等。

（三）相关检查

1. 十二导联心电图检查　评估患者心率、心律情况。

2. 术前超声心动图检查　评估患者心功能，心房、心室大小，有无合并瓣膜反流等情况。

3. 心内科导管标测　提高射频手术成功率，便于术后评估。

4. 其他辅助检查　如CT、心导管造影检查等。

🔌 术前准备

（一）用物准备

根据手术通知单评估患者手术方式，准备用物。

1. 正中开胸射频手术　适用于二尖瓣或多瓣膜手术的患者，并同时伴有心房颤动，可同期行射频消融术。

（1）特殊器材准备　射频消融仪，双极射频消融钳或射频消融笔，如使用冲洗式射频消融装置需备500mL生理盐水配输液加压袋、连接管道，必要时备心耳切割闭合器。

（2）器械准备　成人开胸手术器械包，换瓣附加和缝线固定器等，临时起搏器，加长肾蒂钳，长电刀头，14#橡胶尿管。

2. 腔镜微创射频手术

（1）仪器准备　胸腔镜、摄像连接导线、光纤、充气气囊、心电图连接线、临时起搏器、房颤射频消融仪器。

（2）特殊器械准备　微创射频器械、微创钛夹钳。

（3）耗材准备　一次性胸外AED除颤电极片、微创双极射频消融钳（图15-7-2）、双极射频消融笔、切割闭合器及钉匣、带灯导航-软组织剥离器。

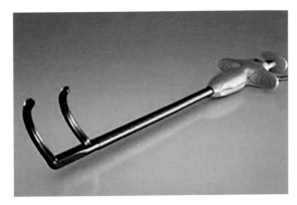

图15-7-2 双极射频消融钳

（4）心外膜临时起搏器 由麻醉医生术前放置。

🖐 护理配合

（一）正中开胸射频消融手术

多见于瓣膜手术同期行射频消融术。

1. 正中开胸 建立体外循环（上腔静脉插直角插管）。

2. 双侧肺静脉消融，切断马氏韧带。

3. 阻断主动脉，灌注心脏停搏液。

4. 切开右心房，使用双极射频消融钳行上下腔静脉连线、上下腔静脉至右心耳连线、右心耳环线、下腔静脉至冠状静脉窦连线、三尖瓣峡部等位点消融术。

5. 左心房消融 于房间沟下方切开左心房，使用双极射频钳分别行右肺静脉环线、左肺静脉环线、左心房顶线、左心房底线、左心耳环线、肺静脉至左心耳连线、二尖瓣峡部等位点消融术。

6. 左心耳缝闭 5-0聚丙烯线连续缝合左心耳根部。

7. 行瓣膜手术（护理配合见本章"第五节心脏瓣膜疾病手术护理配合"）。

8. 心脏复搏 开放主动脉阻断钳，心脏恢复自主搏动，常规放置心外膜临时起搏导线，连接起搏延长线备用。

9. 撤除体外循环 拔除体外循环插管，关闭切口。术毕评估患者生命体征及心电图情况，协助麻醉医生送患者安全返回监护室。

（二）腔镜微创射频消融术

1. 患者体位摆放

（1）用品准备 将2个1 000mL加压充气袋（图15-7-3）用治疗巾包好，并列纵行放在手术床合适位置，置于胸垫上方（图15-7-4），患者躺下后气囊刚好位于患者肩胛下方，充气球和压力表朝向患者头侧便于术中充气、放气。

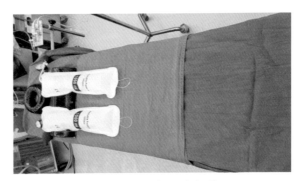

图15-7-3 加压充气袋

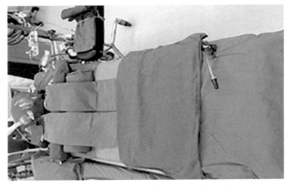

图15-7-4 术前设置加压充气袋

（2）连接心电图电极，粘贴一次性胸外AED除颤电极片　AED除颤电极片贴于患者右锁骨下和左肩胛下正对心尖位置，避免遮挡手术切口及正中开胸切口位置，使用一次性吹风毯保温。

（3）全身麻醉后摆放体位　患者仰卧，枕部垫头圈，肩胛处垫胸垫抬高，双上肢呈功能位垂放床沿，略低于身体10cm，留出两侧胸腔镜打孔位置，尽量暴露切口。关节处使用棉垫保护，腘窝及外踝使用啫喱垫抬高。

2. 右肺静脉射频消融

（1）右侧胸部抬高　巡回护士用充气球为右侧气囊充气，至患者右侧胸部抬高约30°，关闭三通接头以防漏气。

（2）经右侧胸部入路　右侧主切口位于第4肋间腋前线，腔镜孔位于第4肋间腋中线。直角钳套14#橡胶尿管分离心包，避免触及心房出血。必要时使用3-0聚丙烯线带毛毡扣提吊膈肌。

（3）隔离右肺静脉　用带灯导航-软组织剥离器、微创吸引器（圆头）钝性分离心包斜窦和心包横窦，通过导航器将双极射频钳的一个夹片绕过右侧肺静脉，夹住右肺静脉，开启消融发生器，隔离右侧肺静脉，然后进行顶部线和底部线补充消融，下腔静脉和上腔静脉连线，房室沟连线和右心耳连线射频，及时用生理盐水清洗干净双极射频消融钳，避免血痂黏附，影响射频效果。

（4）检查创面、止血，清点纱布、缝针后关闭伤口。

（5）放空右侧气囊使胸部复原。

3. 左肺静脉射频消融

（1）将腔镜设备转移到患者右侧，重新连接摄像导线和光纤。主刀医生和助手转移至患者左侧，保护所有器械设备不被污染。左侧气囊充气，抬高左侧胸部30°。

（2）左侧胸壁打孔　左侧主切口位于第4肋间腋前线，腔镜孔位于第3肋间腋中线。切开并提吊心包，使用切割闭合器切割左心耳，有出血时使用钛夹钳钳夹止血。使用软组织剥离器游离心包横窦，导航过带，双极射频消融钳进行左侧肺静脉射频隔离、补充顶部线和底部线隔离。

（3）术前由麻醉医生放置临时起搏导线备用。

（4）检查创面、止血，清点纱布、缝针后关闭伤口。

4. 术毕如果患者仍为房颤心率，按医嘱实行同步心脏电复律（推荐双向波初始能量选择120~200J；如果初次电击失败，逐步增加能量），恢复患者窦性心律。

（三）心外膜永久起搏器植入术

1. 体位摆放　斜仰卧位，抬高患者左侧胸壁30°，便于术者操作。

2. 准备合适器械　小儿牵开器、小儿开胸包、永久起搏器及相应配件。

3. 安置起搏电极　在左侧锁骨中线偏外侧第5肋间做切口，从膈神经下方切开心包，分别向上下延长切口，涤纶线悬吊心包显露左心室，选择一个相对无血管区，用5-0聚丙烯线将起搏电极固定在左心室表面，将电极导线引入另一切口-电池囊袋。

4. 安置电池　在电极切口同侧肋缘偏外侧2~3横指处做一切口，游离皮下组织，在腹外斜肌与腹内斜肌之间做一囊袋，使之能容纳电池。连接起搏导线与电池，由起搏器公司技术专员测试心率，将参数调整到合适范围。

5. 关闭切口 在缝合心包前，使起搏电极与心包切口平行，3-0涤纶线缝合心包，包埋电极导线；关闭切口和起搏器囊袋。关注患者心率变化及生命体征。

 护理关注点

1. 心理护理 心律失常患者由于长期慢性病困扰，多表现为焦虑、紧张情绪。术前可向患者介绍手术流程、需患者配合事项及术毕回ICU后患者管道情况及镇痛泵使用情况等。

2. 射频消融手术后早期容易发生心律失常，巡回护士提前准备临时起搏器备用。关注患者术中生命体征变化，出现紧急情况即刻配合抢救处理。

3. 腔镜微创射频手术术中密切观察患者病情及心率、心律变化，连接好AED除颤电极片的连接线备用，出现大出血或者心搏骤停情况时，迅速、有序配合外科医生、麻醉医生及体外循环灌注师进行抢救。

4. 双极射频钳使用后及时在生理盐水中清洗干净，避免血痂黏附，影响射频效果。

5. 心外膜永久起搏器植入手术需要公司人员跟台，需强化公司人员的无菌意识，预防感染，保证患者安全。

6. 团队协作 与麻醉医生、外科医生及体外循环灌注师保持有效沟通，协助麻醉医生准备放置心内膜起搏器的相关物品。

（张新芳 谢 庆 陈晓霞）

第八节

8 心脏移植手术护理配合

疾病概述

心脏移植手术是终末期心脏病患者唯一有效的根治手段。终末期心脏病是各种病因所致心脏病的终末阶段，是指药物等方法治疗无效的、不可恢复的心脏失代偿阶段。患者预期寿命不足6~12个月。其一年病死率为70%，猝死率为60%。目前，在全世界范围内，特别在发达国家，终末期心脏病发病率的增加已成为心脏疾病中主要的医疗问题。

终末期心脏病按病因分类：原发性心肌损害、节段性心肌损害（心肌缺血性心脏病）、弥漫性心肌损害（扩张、肥厚、梗阻性心肌病等）、代谢障碍性心肌损害（糖尿病性心肌病）等。

终末期心脏病的治疗策略主要有3个方面：①以心脏移植为代表的外科手段；②以机械辅助循环为核心的围术期多脏器保护；③以内外科合作为重点的多学科协作。心脏移植手术仅适用于各种治疗无效的终末期心力衰竭，90%以上为心肌病或晚期冠心病，其他脏器无不可逆损伤者。

🏥 手术方式

原位心脏移植术是把受体心脏（简称"受心"）切除以后，植入供体心脏（简称"供心"）。常规采用体外循环下胸骨正中切口。目前较为常用的术式主要包括双腔静脉法、双房法以及全心法。

1．双腔静脉法 是目前临床应用最普遍的心脏移植术式，该术式要求完全切除供心右心房，保留左心房后壁，分别吻合左心房、上腔静脉、下腔静脉、肺动脉、主动脉。

2．双房法 最经典术式，该术式包括左心房、右心房、主动脉和肺动脉的吻合。

3．全心法 全心法吻合口较多，需要分别完成左、右肺静脉及上腔静脉、下腔静脉、肺动脉和主动脉6个吻合步骤。

💓 护理评估

（一）受体评估

1．病史及心理-社会反应 评估患者患病及诊疗经过、相关的病史，确保患者病情适合心脏移植；评估患者对疾病的认知、心理状况、社会和家庭支持情况、个人史（如居住环境、职业等）、生活方式（如饮食习惯、运动

情况等）等。

2．身体评估 年龄＜65岁，除心脏外无其他器质性病变，心脏移植术后有最大机会成活和复原。无精神病史，无酒精或毒品成瘾，服从诊疗计划。

3．相关检查 除了常规项目检查外，还需要对肺、肝、肾、消化系统和造血系统进行测定和评价。

（二）供体评估

1．脑死亡的判断标准

（1）临床判定 不可逆的深昏迷、5项脑干反射消失、无自主呼吸。

（2）确认试验 短潜伏期体感诱发电位（SLSEP）、脑电图、经颅多普勒超声（TCD）至少符合2个。

2．病史评估 与受体一样，供体的选择同样是决定整体疗效的重要因素，对于供体的评估不应该限于心脏本身，还包括总体状态评估，排除供体的一些重要因素包括乙肝、丙肝及HIV血清学检测阳性及吸毒史等，病程中使用正性肌力药剂量不大。

3．身体评估 需要评估死亡原因、年龄、性别、体重、身高等。成人受体与供体的体型匹配要求是体重相差在受体体重的30%以内、年龄＜45岁等。

4．相关检查 供-受体配型（ABO血型）、心脏超声、心电图等。

🩺 术前准备

（一）人员安排

心脏移植手术分供心组和受心组，供心组护士2名，跟随团队外出获取供心；受心组护

士2名在手术室待命。

接到供体捐献信息后，通知移植团队做好准备，同时通知受体患者入院，完善术前检查。指定专人负责实时联系供体手术组与受体手术组情况，合理安排麻醉时间，与供心送达手术室时间的紧密衔接，减少供心缺血时间。

（二）用物准备

1. 供心箱用物　包括供心手术器械包、一次性耗材、供心保存袋等特殊用物，平时已按照清单将所有器械、用品准备在拉杆箱中，出发时拉箱即走，并重点检查胸骨锯电池、普通冰块、无菌冰泥。

2. 受心器械　开胸手术器械、受心附加器械、修剪供心器械、修剪供心无菌大盆。

3. 特殊用物　各种型号聚丙烯线、毛毡片、止血用物、胸内除颤板、无菌起搏器延长线等。

4. 特殊仪器　除颤仪、主动脉内球囊反搏仪、吹风式保温机、临时起搏器等。

5. 手术间　移植手术间尽量安排在百级净化手术间。

🫀 护理配合

（一）供心手术护理要点

1. 检查用物　因供体在不同的医院，远近距离设备都有所不同，必须双人核对，确保用物设备齐全。

2. 供心手术配合　消毒铺巾后全体手术人员向供者默哀致敬。锯开胸骨，剪开心包，缝升主动脉灌注荷包线，插灌注针，阻断升主动脉，剪断下腔静脉和右上肺静脉，排空心室内温血，加压灌注4℃晶体（或HTK）停搏液

2 000mL，至心脏完全停搏，此时应提供双吸引器和大量腹垫清除胸腔的停搏液及血水，暴露术野；依次剪断肺静脉、上腔静脉、主动脉、肺动脉，随即取下供心。

3. 供心保存方法　供心离体后，配合主刀医生快速检查供心，无损伤、结构无异常后即刻加压灌注4℃ HTK 心脏停搏液1 000mL，并将供心放入装有 HTK 液和冰泥混合的五层无菌器官袋内保存，逐层捆绑袋口，放入专用低温保温箱转运，全程维持0～4℃冷存，严格保持无菌。供心缺血时间越长，器官质量及受者术后效果越差，心脏离体最长不能超过8h。

4. 关闭胸腔切口　清点器械，用10#丝线缝合皮肤，盐水纱布擦拭皮肤，整理仪容。

5. 留取血标本　按医嘱抽取供体血液标本用于交叉配型，整理用物迅速撤除。

（二）受心手术步骤

1. 开胸建立体外循环　在升主动脉远端插入主动脉插管，在上、下腔静脉入口处分别插直角静脉管行静脉引流，转流、降温，阻断主动脉及上、下腔静脉，灌注心停搏液，剪除病心。

2. 修剪供心　在建立体外循环的同时多备一个无菌器械台，将供心从器官袋内取出，放入装有冰屑的无菌盆中，连接灌注管再次灌注HTK液（4℃）1 000mL，并修剪供心。

3. 供心的植入　5-0聚丙烯线依次缝合左心房、上腔静脉、下腔静脉、肺动脉、主动脉，心脏复搏后彻底排气，注生理盐水仔细检查各吻合口，确保无扭曲、成角、出血等情况。

4. 撤除体外循环　按顺序拔除体外循环管道，安装临时起搏导线，止血，关胸。

（三）受心手术护理要点

1. 术前评估交接　心脏移植手术风险大，终末期患者由于长期遭受疾病的折磨，对手术失去信心，对手术治疗也产生顾虑和恐惧；特别是供心获取前不确定因素多，患者进入手术室后需要等候一段时间，在清醒状态下接受桡动脉穿刺和颈静脉穿刺，存在较大的心理压力和焦虑情绪。巡回护士及时给予患者心理疏导，缓解紧张情绪，以聊天方式分散患者注意力，同时介绍有关心脏移植手术的相关知识，以增强患者对手术成功的信心。

2. 皮肤压疮护理　保持床单整洁，应用硅胶体位垫、泡沫敷料、液体敷料等工具保护受压部位，妥善保护好患者外露皮肤，防止与金属接触引起电灼伤。

3. 药物护理　备齐心血管活性药、激素类、凝血类、胃黏膜保护剂，严格执行抗生素预防用药原则，按医嘱使用抗排斥药。

4. 温度护理　在等候供心期间调高室温，应用吹风式保温机加空调被为患者保温。手术中始终运用综合性温度管理技术，关注患者体温护理。

5. 供心护理　供心到达手术间后，巡回护士从低温保温箱取出供心器官袋，打开外面两层包装，由台上手术医生取出内层袋，将心脏放在盛有冰盐水的无菌盆中修剪、检查，要严格注意无菌操作。

6. 生命体征护理　严密观察术中尿量与出入量，并做好记录。

7. 感控护理　严格执行各项感控制度，控制室内人数，谢绝参观。

8. 出血护理　心脏移植手术由于吻合口较多，体外循环时间较长，术中容易出血，因此要准备血制品、止血药物等材料。

（四）心脏移植术后辅助支持

1. 心功能障碍　心脏移植术后即刻出现的并发症为原发性移植物功能障碍，其一般表现为经过一段时间的再灌注，双心室功能状况恶化，血流动力学状态不稳定。为了撤除体外循环，可以使用主动脉内球囊反搏（IABP）辅助左心室功能。对于更加危重的病例，需延迟关胸，如果不能撤除体外循环，应转为体外膜肺氧合（ECMO）进行辅助。

2. 右心室衰竭　部分病例尤其是当肺血管阻力升高时，右心室会在移植术后出现衰竭，经食管超声心动图（TEE）可证实右心室收缩功能减退，而左心室表现出充盈不足及过度收缩。这种状况将会伴随出现低心排出量综合征、中心静脉压升高。一般情况下，右心室功能会在一段时间后改善，在易感期应积极使用血流动力学辅助、药物治疗，降低肺血管阻力，同时给予右心室正性肌力药物。典型改善右心室功能的药物包括多巴酚丁胺、米力农、吸入性一氧化氮、吸入性前列腺素（依前列醇）等。对于更为严重的病例，可使用临时右心室辅助装置。

（林碧姝　谢　庆　王　欣）

第九节
心肌病手术护理配合

疾病概述

心肌病（cardiomyopathy）是心肌病变伴心功能障碍的疾病，其分为扩张型心肌病、肥厚型心肌病、限制型心肌病、致心律失常性右心室心肌病和不定型心肌病等。本章节重点阐述肥厚型心肌病相关内容。

肥厚型心肌病（hypertrophic cardiomyopathy，HCM）是以非对称性左心室心肌肥厚（以室间隔为甚）为主要特征、因基因突变而致的常染色体显性遗传性心肌疾病。主要表现为左心室壁增厚，通常指二维超声心动图测量的室间隔或左心室壁厚度≥15mm，或者有明确家族史者厚度≥13mm，一般不伴有左心室腔的扩大，同时需排除负荷增加如高血压、主动脉瓣狭窄和先天性主动脉瓣下隔膜等引起的继发性左心室壁增厚。根据超声心动图检查时测定的左心室流出道与主动脉峰值压力阶差（left ventricular outflow tract gradient，LVOTG），可分为梗阻性、非梗阻性及隐匿梗阻性3种类型。肥厚的室间隔向左心室凸起，多位于左心室流出道，造成左心室流出道梗阻，LVOTG（静息或运动时）≥30mmHg为肥厚型梗阻性心肌病（hypertrophic obstructive cardiomyopathy，HOCM）；静息状态下时LVOTG正常，运动或药物激发状态下LVOTG≥30mmHg为隐匿梗阻性HOCM；安静或负荷时LVOTG均＜30 mmHg为非梗阻性HOCM。

手术方式

经标准内科治疗而症状不能缓解，且静息或运动后LVOTG≥50mmHg或合并有其他心脏疾病的HOCM患者需外科手术治疗。该手术的金标准术式为"心肌切除术"，也称为"Morrow手术"，最初由Andrew Glenn Morrow医生在1963年创立，经过几十年的发展和改进，切除范围逐渐扩大，也称为"扩大心肌切除术"或"扩大Morrow手术"。该术式范围固定，可重复性好，且能够有效解除左心室流出道梗阻，所以2011年AHA/ACC及2014年ESC指南将该术式推荐为药物难治性HOCM患者的首选有创治疗方法。关于手术入路，包括经典的正中开胸经主动脉入路、经左心房二尖瓣入路（正中开胸或经胸腔镜）、经心尖入路和经主动脉+心尖联合入路等。

护理评估

（一）病史评估

评估患者既往病史、家族史、手术史、用药史及过敏史、传染病史、吸烟史等。

（二）身体评估

患者意识状态、心律、心率、心功能分级、肺功能情况，有无呼吸困难、胸痛及晕厥等临床症状，营养状况（BMI指数）、皮肤和黏膜情况，坠床及压疮风险评估，四肢活动功能及术野皮肤准备情况（胸前、会阴部及双侧腹股沟）等。

（三）相关检查

胸部X线片、超声心动图、十二导联心电图，必要时冠状动脉造影。

（四）心理-社会状况评估

评估患者文化程度、医疗意愿及对手术治疗的认知程度，心理状态和家庭社会支持情况等。

术前准备

（一）仪器设备

胸腔镜设备、B超机、经食管超声心动图（TEE）探头、除颤仪、临时起搏器、电子天平秤等。

（二）手术器械及用物

1. 器械　成人体外循环器械、腔镜手术附加包、专用拉钩等。

2. 特殊用物　股动、静脉插管用物，一次性胸外AED除颤电极片，无菌棉签，测量尺，10号/11号/15号手术刀片，亚甲蓝药物等。

3. 高值耗材　外科生物补片、二尖瓣生物/机械瓣膜、二尖瓣成形环等。

护理配合

（一）正中开胸经主动脉入路行改良扩大Morrow术主要手术步骤

1. 开胸、建立体外循环　胸骨正中切口，常规主动脉及静脉建立体外循环。

2. 转流降温，阻断主动脉，经主动脉灌注心肌保护液，心脏停搏，在窦管交界上方1cm左右处做一横行或斜行主动脉切口。

3. 室间隔肥厚心肌切除范围　从右冠瓣中点下方至二尖瓣前外交界下方，深至二尖瓣前乳头肌根部水平，同时切除异常肌束。

4. 二尖瓣处理　完成心肌切除后，根据二尖瓣病变程度，结合术前TEE评估的瓣膜形态及功能，同期对二尖瓣叶和乳头肌进行处理。缝合主动脉切口，倒抽排气，开放主动脉，心脏复搏后，经TEE评估有无左心室流出道残余梗阻、二尖瓣反流、SAM征及室间隔穿孔等并发症。

5. 逐步撤除体外循环，止血关胸，术后测量切除心肌组织大小及质量。

（二）全胸腔镜下经左心房二尖瓣入路行改良扩大Morrow术主要手术步骤

1. 建立体外循环　右侧颈内静脉及右侧股动、静脉建立外周体外循环。

2. 手术切口　取第4肋间腋前线至锁骨中线间约3.5cm切口为主操作孔，以第4肋间腋中线处约1.2cm切口为辅助孔。

3. 心脏停搏后切开房间沟，显露二尖瓣，用沾有亚甲蓝的无菌棉签标记二尖瓣前叶中线，呈弧形切开前叶，暴露室间隔。

4. 探查瓣下结构及室间隔心肌切除范围。

5. 切除室间隔心肌并同时切除异常肌束。

6. 二尖瓣处理 根据病变程度同期行置换术或成形术，例如用外科生物补片行心包补片扩大成形术。

7. 缝合左心房切口，开放主动脉，经TEE评估手术治疗效果，逐步撤除体外循环，止血关胸。

🔊 护理关注点

1. 由于心室肌肥厚、心肌缺血、心房扩大等因素，HOCM患者常伴发心房颤动、室性早搏、室上性或室性心动过速等心律失常，以心房颤动最常见，围手术期护理的关键在于预防心律失常。

2. 详细评估HOCM患者心功能情况，严密监测血压、心律、心率，询问有无明显的呼吸困难、胸痛及晕厥等临床症状，预防猝死意外。

3. 腔镜手术中采取左侧单肺通气，易造成低氧血症，评估肺功能情况，详细询问有无吸烟史，肺部疾病史，查看胸部X线片、超声心动图是否存在肺部感染、肺动脉高压等。

4. 由于腔镜手术体位摆放要求，评估患者有无周围神经疾病、卒中偏瘫史，观察双上肢活动度，询问有无疼痛、麻木不适等症状，排除肢体运动功能障碍。摆放体位时，注意保持右上肢处于功能位，降低发生体位相关性周围神经损伤并发症。

5. HOCM患者发生晕厥和猝死与情绪激动有关，全面评估患者心理需求及应对手术能力，对所提出的需求耐心解答，缓解因缺乏治疗HOCM相关知识而产生的恐惧心理和焦虑情绪。就手术过程、手术期间注意事项与患者及家属沟通解释，增强手术安全感，帮助建立手术信心。

6. 手术期间实时监测病情变化，做好急救准备，提前配置急救药品，备齐除颤设备及临时起搏器，腔镜手术前正确粘贴一次性胸外AED除颤电极片。抢救时立即配合麻醉、外科、体外循环医生对症处理，积极预防与治疗心律失常，保证手术顺利完成。

（宋海娟　谢　庆　陈晓霞）

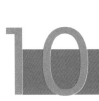

第十节

心包疾病手术护理配合

疾病概述

心包疾病主要是由各种病因引起炎症侵犯心包所致，表现为心包组织结构受到破坏，或心包夹层内液体迅速增加，影响心脏搏动及造成全身循环障碍。

常见疾病类型包括：①心包炎（pericarditis）：可分为急性、亚急性、慢性和复发性，由感染、自身免疫、物理及化学等因素引起，常累及心外膜下心肌，临床上以胸痛、心包摩擦音和连续的心电图变化为特征，伴或不伴心包积液，严重时可出现心脏压塞。②心包积液、心脏压塞：以各种原因导致心包液体的产生增加及心包液体吸收减少，从而压迫心脏，造成心脏收缩功能受限的疾病，通过超声心动图定量，心包积液可分为轻度（<10mm）、中度（10~20mm）、重度（>20mm），积液到一定程度，可出现心脏压塞。③缩窄性心包炎（constrictive pericarditis，CP）：是由于各种原因以心包的炎症侵犯、纤维素沉积导致心包增厚、粘连、挛缩甚至钙化，使心脏的舒张和收缩功能受限，心功能逐渐下降，造成全身循环功能障碍的疾病，其中慢性缩窄性心包炎常见。④心包囊肿：指发生于心包的一种先天性纵隔囊肿，亦称为间皮囊肿等，囊肿与心包腔隔绝，如果经蒂与心包腔相通，则称为心包憩室。本章节重点阐述慢性缩窄性心包炎相关内容。

手术方式

慢性缩窄性心包炎因心包增厚粘连，压迫心房和心室，造成心脏舒张充盈功能损害，一经确诊，应尽早控制炎症，完善术前准备安排手术，其中结核性缩窄性心包炎需在规范抗结核治疗满6个月后方可手术。手术方式目前以非体外循环下胸骨正中开胸心包切除（剥脱）术为主，当心包粘连致密或广泛钙化，剥离有困难，术中误伤心肌致大出血或严重心律失常，或合并心内畸形需同期纠正的患者，可选在体外循环下行心包切除（剥脱）术。

护理评估

（一）病史评估

评估患者既往病史、手术史、感染史、传染病史、用药史及过敏史等。

（二）身体评估

患者意识状态、心律、心率、尿量，有无呼吸困难、心功能不全及心脏受压的临床症状，营养状况（BMI指数）、皮肤和黏膜情况，坠床及压疮风险评估等。

（三）相关检查

胸部X线片、超声心动图、十二导联心电图、MRI/CT、生化、凝血功能、血常规、肝肾功能等。

（四）心理-社会状况评估

评估患者文化程度、医疗意愿及对手术治疗的认知程度，心理状态和家庭社会支持情况等。

术前准备

（一）仪器设备

B超机、经食管超声心动图（TEE）及探头、除颤仪、血液回收机等。

（二）手术器械及用物

1. 器械　成人体外循环器械、剥离器、咬骨钳等。

2. 特殊用物　一次性胸外AED除颤电极片、15号手术刀片、体外循环用物等。

3. 高值耗材　涤纶心脏修补材料（毡型）。

护理配合

非体外循环下心包切除（剥脱）术主要手术步骤：

1. 松解胸骨后前纵隔的粘连，暴露心脏前面的壁层心包。

2. 纵行切开左心室心尖部无血管区的心包3～5cm，并逐步加深分离面。

3. 心尖部心包做"十"字形切口。

4. 扩大心包切口，采用钝性分离或锐性

分离方法剥离心包，心包剥离的顺序和范围：常规为心尖部→左心室前壁和侧壁→右心室流出道及心脏大血管根部→右心室前壁→右房室沟→上、下腔静脉入口。右侧心包分离至左侧的房室沟，上至胸腺的下方；左侧心包上界分离至主肺动脉干，并将其缩窄环切断，下界将膈肌以外的增厚心包完全游离或切除，后界尽可能将左心室表面的心包完全游离，尽可能松解左心房与下腔静脉附近的环形缩窄。术中根据中心静脉压情况判断剥离范围，避免引起肺水肿和心室膨胀。

5. 心包剥离效果满意后，止血关胸。

护理关注点

1. 慢性缩窄性心包炎由于心肌严重损害，心脏收缩力减弱，全身状况差，完善的术前准备是手术顺利进行和术后尽早康复的重要保障。术前做好充分准备，详细评估患者营养状况、心肺及肝肾功能。

2. 手术期间动态监测膀胱温度变化，做好保温措施，预防发生低体温。

3. 术前正确粘贴一次性胸外AED除颤电极片，在剥离心包过程中，严密监测心功能，如发生心动过缓、血压下降或心律失常，立即暂停手术操作，积极配合麻醉医生、外科医生对症处理。

4. 在心脏出口及心室面缩窄的心包未完全剥离前，监测尿量情况，并根据CVP严格控制静脉输液入量和滴速，防止发生急性心力衰竭。

5. 心包剥离手术过程中避免强行操作造成心肌破裂引起出血，一旦发生出血，立即配合外科医生压迫止血，明确出血部位后，采用聚丙烯线进行"8"字缝合或加涤纶心脏修补材料（毡型）褥式缝合止血。若出血量较大，难以止血时，使用血液回收机，并立即建立体外循环，在心肺转流下心脏无张力，可彻底缝合止血。

6. 必要时遵医嘱应用正性肌力药物如多巴胺，增强心肌收缩力，改善末梢灌注，预防低心排血量综合征，若药物治疗无效者，全面评估后使用主动脉内球囊反搏。

（宋海娟　谢　庆　潘晓彤）

第十一节
心脏肿瘤手术护理配合

疾病概述

心脏肿瘤罕见，确切的发病率还不是很清楚，多发生于成人，儿童少见。心脏肿瘤可分为原发性心脏肿瘤和继发性心脏肿瘤。继发性心脏肿瘤均为恶性，是由身体其他部位恶性肿瘤转移至心肌组织，其发病率远较原发性心脏肿瘤高，为原发性心脏肿瘤的30~40倍。原发性心脏肿瘤非常少见，发生率为0.05%~0.20%。约75%为良性肿瘤，其中黏液瘤占成人原发性心脏肿瘤的80%~90%，还可见脂肪瘤、乳头状弹力纤维瘤等；横纹肌瘤、纤维瘤是儿童常见原发性心脏肿瘤。约25%为恶性肿瘤，对于成人患者，大部分恶性肿瘤为肉瘤。

由于肿瘤生长于心脏，即使是良性肿瘤也可因阻塞心腔而导致心力衰竭，或因肿瘤和血栓栓子脱落发生肺循环与体循环栓塞，乃至猝死等严重并发症。决定症状的相关因素包括肿瘤的大小、位置、活动度。最常见的临床表现是：胸痛、昏厥、充血性左心和/或右心衰竭、瓣膜狭窄或关闭不全、心律失常、传导障碍、心内分流、缩窄性心包炎、血性心包积液或心包填塞等。非心脏性全身表现，比如发热、贫血、消瘦、红细胞沉降率加快及恶病质等；心脏肿瘤表面碎片或血栓脱落引起栓塞的临床表现，包括体动脉和/或肺动脉栓塞症状，例如偏瘫、失语等，特点是体位的改变可能诱发或加重症状。

手术切除是治疗心脏肿瘤的首选治疗方法，其预后取决于肿瘤的病理类型及侵及范围。良性心脏肿瘤只要能够切除，预后是良好的，黏液瘤复发率较低。恶性心脏肿瘤手术治疗可以明确肿瘤性质，解除机械梗阻，缓解患者症状，但几乎所有的心脏恶性肿瘤都预后不良，外科治疗仅仅是姑息手术，易复发，平均生存时间在3~12个月；进行心脏移植有很多要求，且结果不确定。对于心脏淋巴瘤，化疗是唯一的选择。临床上一旦诊断心房黏液瘤，应立即行手术治疗。心脏黏液瘤在左心房的发生率最高，本节重点阐述左心房黏液瘤切除手术护理配合。

🏥 手术方式

左心房黏液瘤切除术在体外循环辅助下完成，手术方式有正中开胸手术和腔镜微创手术两种。主要的外科操作包括：彻底切除肿瘤的同时应充分保留心室肌肉、保护传导组织、维持瓣膜功能。在切除心房黏液瘤时，应将瘤蒂同时切除，并将瘤蒂根部周围至少1cm的卵圆窝组织一并切除，以降低复发风险。避免捏夹瘤体，防止发生栓塞。

💓 护理评估

（一）心理评估

患者是否有精神紧张、焦虑不安等情绪。

（二）身体评估

包括呼吸频率、节律、深度，脉搏，血压，心律等；意识状况，体位，面容和表情，皮肤黏膜有无发绀，肢体活动情况。

（三）相关检查

术前超声心动图检查，评估肿瘤大小、位置、活动度等。

🩺 术前准备

1. 仪器准备　高频电刀、除颤仪、临时起搏器等，腔镜手术备腔镜设备。

2. 器械准备　成人开胸器械、血栓钳、瓣膜成形器械等，腔镜手术备腔镜微创器械。

3. 特殊用物　自体心包或牛心包补片、瓣膜成形环等。

❤️ 护理配合

（一）正中开胸心房黏液瘤摘除术

1. 正中开胸　常规开胸建立体外循环，阻断主动脉。

2. 切开心房

（1）右心房入路　切开右心房，于切口边缘悬吊2-0涤纶牵引线。探查肿瘤是否波及右心房，于卵圆窝前做房间隔切口，进入左心房，或者于房间隔上肿瘤蒂处吊线，沿蒂周围剪开房间隔（图15-11-1）。

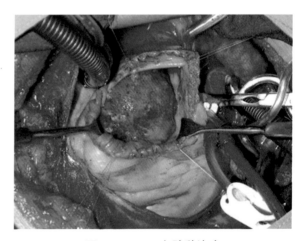

图15-11-1　心脏黏液瘤

（2）左心房入路　在右肺静脉前切开左心房，于切口边缘缝2-0涤纶牵引线。

3. 显露肿瘤　暴露肿瘤基底或蒂，用剪刀切除瘤体与周边的一部分房间隔或心房壁组织。检查肿瘤是否完整，用电凝灼烧基底边

4. 冲洗心房　严格按照无瘤技术，更换接触肿瘤的器械，减少肿瘤细胞的种植和播散。用注射用水冲洗心房和心室腔，确保心腔内没有残留肿瘤碎片。

5. 修补房间隔　用自体心包或牛心包、5-0聚丙烯线修补房间隔和心房壁，如累及瓣膜，重建瓣叶。

6. 5-0聚丙烯线缝合心房切口，开放主动脉，植入临时起搏器。

（二）腔镜微创手术

1. 建立体外循环　按腔镜手术常规经外周插管建立体外循环，阻断主动脉。

2. 心内操作　同正中开胸手术。

3. 瘤体取出　从腔镜操作孔取出瘤体时，往往因为瘤体大于操作孔，需要放入胸腔一个无菌标本袋，将肿瘤放入袋内再从操作孔拉出，避免瘤体破碎，不能完整取出胸腔。

护理关注点

1. 监测血压、心率　术前注意瘤体对心律、血压的影响，根据肿瘤情况控制血压，减少活动，避免剧烈翻身，防止瘤体堵塞腔静脉或二尖瓣。必要时按医嘱调节体位。

2. 确保肿瘤完整　切除的肿瘤放在弯盘摆好，供主刀医生检查完整性，防止瘤体碎片跌落心腔引起栓塞。

3. 运用无瘤技术　接触瘤体的器械要及时更换，防止肿瘤种植、转移、复发。

4. 病理标本管理　按医嘱留取肿瘤病理标本。瘤体切下来30min内送病理检查，或用10%甲醛液固定标本后集中送检，怀疑恶性肿瘤者当即送冰冻切片检查。

（张　燕　谢　庆）

第十二节

12 一站式心血管复合手术护理配合

概　述

"一站式"复合（hybrid）技术是在同一空间和时间内运用心血管介入与外科手术的复合技术，充分发挥心血管介入治疗和外科手术的优势，治疗复杂的心血管疾病。"一站式"复合技术治疗心血管疾病是当今心脏外科领域中一个全新的治疗理念，其意义在于以患者为中心，融合多学科的知识和理念，针对患者不同的病理生理状态，设计出最佳的治疗组合方案，从而以最小的代价，获得最佳的疗效。

临床应用

（一）冠心病治疗

由于乳内动脉旁路移植手术的远期高通畅率得到公认，小切口、胸腔镜辅助或者全内镜下的乳内动脉至左前降支旁路移植手术，加上经皮冠状动脉内支架植入治疗右冠状动脉和左回旋支动脉，这样的"一站式"复合技术在治疗冠状动脉多支病变取得了很好的疗效，甚至可用于治疗左主干病变。

（二）先天性心脏病治疗

受血管径路的限制，一些介入治疗在新生儿和婴儿受到限制，如新生儿和小婴儿室间隔完整的肺动脉闭锁、严重肺动脉狭窄、左心室发育不良综合征等，通过外科手术径路可以安全有效地施行介入治疗。

（三）大血管疾病治疗

针对A型主动脉夹层的"全主动脉弓置换+支架象鼻子技术"和针对B型夹层的"全主动脉弓置换+远端支架血管植入技术"明显提高了手术的安全性，降低术后并发症的发生率。

（四）瓣膜疾病治疗

对于患有严重钙化性原发性主动脉瓣狭窄（AS）并有瓣膜置换指征的患者，干预措施包括手术主动脉瓣置换（SAVR）或经导管主动脉瓣植入术（TAVI，也称为经导管主动脉瓣置换或TAVR）。目前，TAVI作为外科手术主动脉瓣置换术（SAVR）的替代作用正在逐渐发展。

手术方式

（一）锁骨下动脉-颈总动脉旁路移植及降主动脉腔内血管覆膜支架植入术

1. **外科人工血管吻合阶段** 患者取颈部横切口，分离出右颈总动脉、左颈总动脉，在左锁骨上窝解剖左锁骨下动脉，注意保护臂丛神经、迷走神经；待肝素化，将人工血管经过双侧胸锁乳突肌后方，两端分别达左锁骨下动脉以及右颈总动脉，进行两端端—侧吻合；吻合后，待人工血管排气、检查吻合口出血，进行止血。最后，在左锁骨下动脉吻合口近端以10#丝线结扎、环缩远端以减少竞争血流。

2. **介入支架植入阶段** 暴露患者双侧腹股沟，经穿刺冠脉造影检查后，明确夹层破口位；取腹股沟区纵形切口显露股动、静脉，待肝素化后用阻断带控制血流；根据术前CTA及造影结果选择合适的支架；X线透视下沿加硬导丝置入主动脉支架推送器、定位，控制性降压，维持收缩压在80~90 mmHg；释放支架，退出推送器；重新置入猪尾导管造影；确定支架展开良好，主动脉内膜撕裂口消失。

（二）经导管主动脉瓣置入术（TAVI）

1. **概念** TAVI是指将组装好的主动脉瓣经导管置入到主动脉根部，替代原有主动脉瓣，在功能上完成主动脉瓣的置换，故也称经导管主动脉瓣置换术（TAVR）。适用于重度主动脉瓣狭窄或有明确症状的主动脉瓣中重度反流、高龄及合并高危因素，且不适合进行传统开胸手术的患者。

2．正向路径　正向路径包括心尖路径和股静脉路径。心尖路径作为一种基于导管的替代方法，包括直接左心室尖穿刺和经前外侧胸廓切开术顺行主动脉瓣植入，而无须进行心肺分流或胸骨切开术。这种方法特别适合患有严重外周动脉疾病，钙化严重的升主动脉和主动脉弓的患者，这些患者使用其他路径会增加卒中和其他栓塞事件的风险。

3．逆向路径　逆向路径包括经股动脉、升主动脉、锁骨下动脉、腋动脉路径。

（1）经股动脉路径　是最为常用的TAVR路径（约占70%），技术也较为成熟。

（2）经升主动脉路径　是通过一个小的右侧或正中胸骨切开术作为瓣膜置入的替代路径。尽管需要胸骨切开，但这一路径避免了大腔导管通过髂、股动脉和主动脉弓，避免了心尖穿刺。

（3）经锁骨下动脉路径　是经左侧锁骨下动脉路径切开穿刺，替代经股动脉置入瓣膜途径，需要外科切开分离锁骨下动脉。

（4）经腋动脉路径　与锁骨下动脉路径相似，外科切开分离腋动脉，经腋动脉置入鞘管和输送导管。

护理评估

（一）病史评估

评估患者手术路径或手术方式。

（二）身体评估

TAVR手术重点评估患者年龄、虚弱程度、自理能力、有无严重的肺部及左心室疾病，有无出现呼吸急促、心悸、胸痛、晕厥等症状、左心室射血分数、NYHA心功能分级。

（三）心理-社会状况评估

评估患者文化程度、医疗意愿及对手术治疗的认知程度，心理状态和家庭社会支持情况等。

（四）相关检查

常规血液检查（包括全血细胞计数、凝血酶原时间、活化的部分凝血活酶时间、电解质、血尿素氮和血清肌酐），经胸腹主动脉、冠状动脉计算机断层扫描血管造影（CTA）、超声心动图、碘过敏试验、CT、MRI、外周血管B超。

术前准备

（一）复合手术室准备

1．应在一站式复合手术室进行，同时具备全投射角度心血管造影机、麻醉及体外循环机、经食管超声系统和三维CT采集系统等设备。

2．检查介入手术床、心电监护导联、压力监测连线；打开多导联生理记录仪、信号放大器、X线发生器、球管、高压注射枪、血管造影机C型臂等，保证其功能良好，能正常使用并妥善安置适当的位置。

3．手术床铺一次性保温毯（身下型）及塑料防水单，撤除循环式变温水床（影响显影效果）；将C型臂放至手术床头端，高压注射器放至导管床左侧床尾位置，测压装置安放于导管床左侧，术者一侧安置铅板用于保护操作人员，避免受到辐射危害。

4．杂交手术间体外循环机装机处于干备或者湿备状态。

（二）用物准备

1．TAVI手术用物　常规准备体外循环手术器械包、导管器械包、导管瓣膜组装器械包、一次性介入手术敷料包、肝素钠盐水30mL（1 250U/mL）、生理盐水5 000mL、无菌冰盐水2袋、注射器等；如经心尖路径，在以上用物基础上加备小切口牵开器、笔式针持、涤纶毡片和3-0聚丙烯线。

2. 导管介入用物　双压力传感器系统、各型号穿刺鞘（股动脉鞘、桡动脉鞘）、扩张鞘、导丝、造影导管、扩张球囊、球囊压力泵、抓捕器、临时起搏导线、血管缝合器、

三通阀、Y阀、螺口注射器、主动脉瓣膜及输送器。

3. 瓣膜支架清洗用物　200cm×70cm×80cm的介入器械台、瓣膜组装器械包。

（三）人员准备

包括心内科医生、心外科医生、血管外科医生、麻醉科医生、超声心动图医生、放射科医生、导管室技师、手术室护士、体外循环医生及瓣膜组装技术专员等（图15-12-1）。

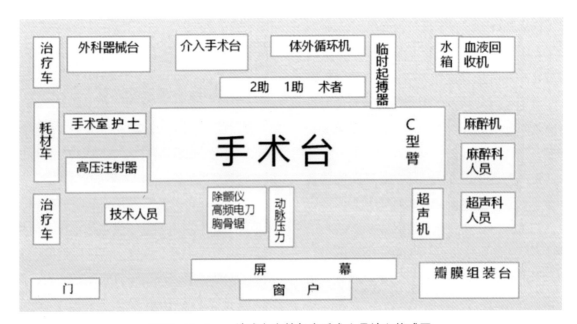

图15-12-1　一站式心血管复合手术人员站立构成图

护理配合

（一）管道安全护理

由于介入手术床长度近3m，需延长动、静脉穿刺管道，做好标识并固定在床沿；妥善固定气道管道、心电监测线、起搏器使用延长线装置等，防止C型臂机移动引起管道脱落。

（二）防辐射管理

1. 手术人员必须做好自我防护，巡回护士指导监督所有人员正确穿戴铅衣、铅围脖及铅眼镜后进入手术间。

2. 控制手术间人数，关闭手术室电动门，禁止人员出入，减少辐射暴露。

（三）预防感染

1. 规范使用手术预防性抗生素，以减少切口感染和心内膜炎的风险。

2. 按照外科手术要求消毒铺巾，严格无菌操作。

3. 督促瓣膜组装技术专员加强无菌意识，限制参观人员，减少工作人员走动。

（四）介入手术配合流程

1. 连接换能器　肝素钠盐水连接三联三通和换能器，排气、校零、监测屏幕压力线为零。

2. 准备穿刺用品　准备治疗碗，将穿刺针、长导丝、支架全部浸泡肝素钠盐水。

3. 穿刺　穿刺后术者使用肝素钠盐水3 000U肝素化，连接换能器排气。

4. 清洗瓣膜

（1）将输送装置置于安装台上，准备水槽、治疗碗。其中3个大碗分别倒入500mL生理盐水，1个小碗内置500mL生理盐水加入500U肝素、长方形水槽内置2 000mL生理盐水以及500mL生理盐水冰袋2袋、30mL注射器1个。

（2）瓣膜支架从戊二醛保存液取出后，需经过无菌生理盐水漂洗3遍，每遍轻度晃动300次，使瓣膜在冰水混合液中重新塑形。

（3）通过专用设备压制，固定于输送装置上，塑形完成后使用肝素钠盐水冲洗排气。

5. 对照跨瓣压差　术前进行压力校零测试后，待入导丝进行跨瓣测压，记录血流动力学压力曲线图；待释放瓣膜后，记录术后血流动力学压力曲线，评估瓣膜的位置和深度、反流情况。

护理关注点

1. 联合多学科团队共同探讨术中可能发生的紧急状况及术后潜在并发症，制定手术应急预案及护理对策，针对患者个体情况进行全面的观察、护理。

2. 术前按照外科手术流程准备，外科医生、体外循环师在控制室待命，器械护士术前与巡回护士清点开胸器械备用，随时做好紧急开胸准备。

3. 术前使用一次性胸外AED除颤电极片，并连接好心电图导联连接线；由麻醉医生安置心内膜临时起搏电极，妥善固定，避免在移动C型臂与杂交手术床时造成导线脱落；术中密切观察患者生命体征，注意心率、心律变化，出现异常及时除颤或对症处理；观察术中有无出现并发症，如计划外的体外循环支持、心脏压塞、ECMO（体外膜肺氧合）等，应立即配合外科医生、体外循环师做好紧急手术。

4. 术中体内肝素钠使用剂量为70～100U/kg，手术时间超过1h，每半小时监测ACT数值，根据患者基本情况及ACT数值追加肝素钠，控制ACT数值在250～300S。

5. 手术过程中动态监测体温变化，预防低体温的发生。全程使用吹风式保温机，必要时使用液体加温仪。

（严冰华　韩盖宇　谢　庆）

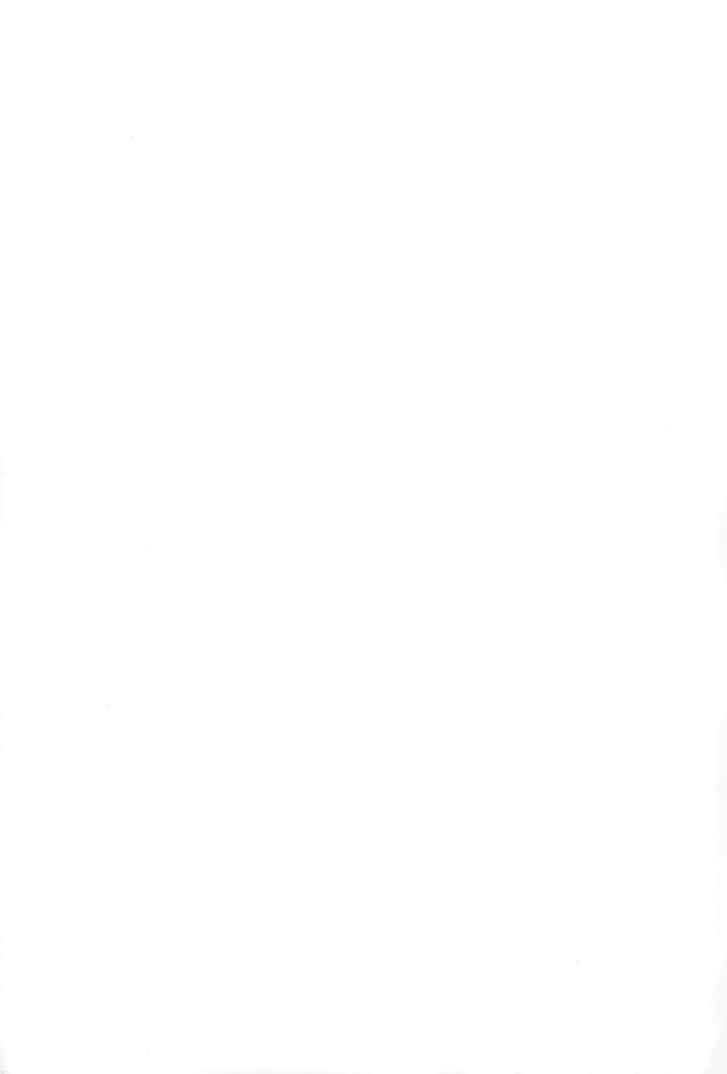

CHAPTER 16

第十六章

心脏康复

第一节
心脏康复概述

从心脏康复学的角度看，心脏康复学主要包括两大部分的内容：一部分是心脏疾病的预防，另一部分是心脏疾病后的功能恢复即心脏的康复医疗。日本心脏康复学会对心脏康复的定义如下：心脏康复，是以改善心血管疾病患者的身体、心理、社会、职业状态，抑制或延缓早期动脉粥样硬化及心力衰竭病情发展，减少疾病复发，再次住院及死亡，实现舒适积极生活为目的，由多专业医务人员共同参与，针对每个患者实施的，包括医学评估、基于运动处方的运动治疗、纠正心脏疾病危险因素、患者教育及心理咨询、最优化的药物治疗等在内的多方面综合性的医疗措施。

总的来说，心脏康复的目标是让患者的心功能得到显著的改善，对慢性疾病过程的心理适应，建立可以改变远期预后的长期行为与生活方式的基础，减少患者不恰当的虚弱感，并使心脏病患者能重返职场和个人满意的角色。可见，心脏康复是一个综合性措施，是一个系统工程，是一门预防和减轻心脏功能残疾的跨学科医学新专业。

一、康复的分期与内容

（一）康复分期

1. 一期康复（院内康复期）　这个阶段的康复计划是促进患者恢复日常生活能力和运动能力，识别并处理心理问题，增强患者的信心，缩短住院时间。

2. 二期康复（一般是出院后到6个月的早期康复）　这期的康复计划最主要是在心电监测下的运动强度的训练，包括有氧运动、抗阻训练、柔韧训练。二期康复是核心阶段，既是一期的延续，又是三期的基础。

3. 三期康复（6个月至终生的时间）　此期最关键是维持已经形成的健康生活方式和运动习惯，从而降低再次患病风险和再入院率。

（二）康复内容

1. 康复评估　包括心血管危险因素的识别，疾病及其所导致的功能障碍的评估以及患者进行运动的危险性评估。

2. 心血管危险因素的管理　包括血脂管理、高血压管理、戒烟、糖尿病管理和体重管理。

3. 营养咨询和饮食干预。

4. 体力活动咨询和运动训练。

5. 管理社会心理因素　关注精神心理状态和睡眠质量，提高生命质量，促进患者回归社会。

二、心脏康复的意义

（一）对患者的意义

心血管疾病康复二级预防是一个全面的和全程的团队医疗过程。通过5大处方：药物处方、运动处方、心理处方（含睡眠管理）、戒烟处方、营养处方联合作用，为心血管疾病患者在急性期、恢复期、维持期，直至整个生命过程提供心理、生物和社会等多方面、长期综合的管理服务和关爱，减少猝死率，改善自主神经功能，改善末梢循环，改善炎症指标，解除焦虑、抑郁症状，提高生存质量，提高社会复职回归率，全面改善生命预后。

（二）对社会的意义

心血管疾病患病率的需求：全国心血管疾病的患者约2.3亿，每5个成年人中就有1人患有心血管疾病，庞大和持续上升的患病数量，使心血管疾病预防和心血管疾病康复的需求更加紧迫。目前我国心血管治疗技术已达到国际先进水平。经皮冠状动脉介入治疗（PCI）植入型心律转复除颤器（ICD）、心脏再同步化治疗（CRT）等并未使心血管疾病的死亡率降低，也没有降低心血管疾病的复发率和急性心血管事件。心脏康复将坚持和落实"以防为主，防治结合"，从根本上扭转"只治不防"的单纯生物医学模式，从心理、生物和社会多方面为患者提供长期综合的管理服务和关爱。

（三）对医疗保险的意义

1. 新医改政策的需求 加快发展社会办医，促进健康服务产业的发展。鼓励外资和社会资本直接投向康复医院、老年病医院等资源稀缺和满足多元需求的服务领域。这使得心血管疾病预防和康复领域成为资本投资的热点，解决医疗资源过度浪费的热点和建立良好医患沟通关系的热点。

2. 减少医疗保险负担 德国和日本的经验告诉我们，心血管疾病康复和二级预防可以大幅提高心血管疾病患者的复职回归率，从而促进再就业的医疗保险费用支付和新的社会产值的创造，不仅减少政府因失业带来的财政支出，还可通过再就业续接上医保费用，减少医疗保险负担。虽然短期内由于心血管病康复和二级预防的费用支出提高了，但从长期看，随着疾病复发率下降，急性事件减少，再入院率下降和反复介入或手术费用的减少，使费用效用比显著改善，医疗经济效果极大提高。

三、心脏康复的适应证和禁忌证

（一）适应证

①稳定型心肌梗死；②稳定型心绞痛；③冠状动脉旁路移植术（CABG）；④经皮冠状动脉腔内成形术（PTCA）；⑤由收缩或舒张功能障碍引起的稳定型心力衰竭（心肌病）；⑥心脏移植；⑦心瓣膜疾病或手术；⑧外周动脉疾病（PAD）；⑨确诊糖尿病、血脂异常、高血压或肥胖的冠状动脉疾病高危患者；⑩基于内科医生的推荐和康复团队的共识，能从有计划的运动和/或耐心的教育中获益的其他患者。

（二）禁忌证

①不稳定性心绞痛；②未控制的高血压，即安静状态下收缩压>180mmHg和/或舒张压>110mmHg；③直立后血压下降>20mmHg并伴有症状者；④严重的动脉狭窄（主动脉瓣区

<1.0cm²）；⑤未控制的房性或室性心律不齐；⑥未控制的窦性心动过速（＞120次/min）；⑦未控制的心力衰竭；⑧Ⅲ度房室传导阻滞且未植入起搏器；⑨活动性心包炎或心肌炎；⑩新近形成的栓塞（肺循环或体循环）；⑪急性血栓性静脉炎；⑫夹层动脉瘤；⑬急性全身性疾病或发热；⑭未控制的糖尿病；⑮影响运动的严重运动系统异常；⑯其他代谢异常，如：急性甲状腺炎、低血钾、高血钾或血容量不足（未得到适当处理前）；⑰严重的心理障碍。

四、护理在心脏康复中的作用

（一）心脏康复护士的要求

目前，在我国高等护理教育课程设置中尚未设置专门心脏康复护理的课程，护理教育中涉及的心脏康复方面的内容较少，相关文献报道心脏康复的内容归纳为：改变不良的生活方式，规范用药，心血管-心理健康，有良好的生活质量和职业的恢复。其中每一项内容均涵盖了一部分护理工作，因此，护士的角色在心脏康复的工作中发挥了比较重要的作用。这要求心脏康复科的护士不仅需具有比较全面的心血管专业知识，还要有康复运动医学、营养学、心理学、药剂学等知识，并要有相应的改善危险因素的护理策略，符合心脏康复核心能力需求。

（二）心脏康复护士的作用

1. 在健康教育中的作用　对不同时期的心血管疾病患者以及家属进行健康宣教，使其了解心脏康复的相关内容，改善患者的自我效能感，有助于患者主动参与心脏康复整体计划。包括：预防危险因素策略，运动的宣教，用药的重要性，随访的重要性，定期筹备针对不同心血管疾病的住院患者的健康教育讲座和家属的急救培训，定期筹备举办不同主题的大型义诊活动和公众急救培训，制作并定期更新康复宣传栏。

2. 在运动训练中的作用　①运动前：负责接待患者，建立病例档案健康教育，风险评估，运动前准备工作，执行稳定期患者的运动处方。②运动中：负责训练过程中对患者进行心率、心律、血压监测等各项生理指标的监护，观察患者心理变化，及时向医生和治疗师反馈，必要时调整运动方案，执行医疗急救措施，配合抢救工作。在三期康复中，还需兼顾医生和治疗师的部分功能。③运动后：继续监测生命体征，观察患者的运动后反应，拆除运动设备和监测设备。

3. 随访中的作用　主要负责管理随访患者，指导并监督患者5大处方的具体执行情况，包括：①指导患者预约挂号。②协助患者设定康复目标，制定随访的流程。③预约营养指导。④心理睡眠问题调查，必要时转介心理指导。⑤实施危险因素的管理及改变生活习惯等，指导患者在家正确执行运动处方，如散步和慢跑。⑥用药指导。⑦戒烟指导。⑧建立护理随访的数据库。

4. 在科室管理中的作用　①协调作用：和病房的护士保持沟通，做到信息共享，有助于康复患者的康复方案的有效的实施。协调营养师给予患者饮食指导和营养配餐计划。对有中、重度的心理或者睡眠障碍的患者转介到心理专科。②组织筹备：筹备或参与科室举办的各种心脏康复学习班、会议以及各种义诊工作。③教学科研：参与护理进修生和实习生的带教工作，制定心脏康复护理的带教标准流程、护理教学目标和教学计划等，并参与心脏康复科室的研究工作。

5．展望 总的来说，心脏康复设置专职护士主要是保证团队之间的交流更加顺畅，使心脏康复的工作流程更加细致和优质，也更加有效率。目前我国的心脏康复更多的是集中在一期和二期康复，由于各种因素的影响，心脏康复内容也相对不完善，有些往往只涉及运动

和用药，或是饮食中的一项，特别在社区或家中进行的三期康复就更少了，护理工作者作为心脏康复的重要一员，还需要继续探讨如何为有效开展系统化的心脏康复，如何利用有效的资源，调动心脏病患者群积极参与并为坚持心脏康复而努力。

（郭 兰 林丽霞 詹惠敏）

第二节
康复评定

心脏康复评估是一个系统的工程，心脏康复评估贯穿在实施心脏康复前、康复中以及康复后，是确保康复安全有效的前提。临床病情和治疗的评估是基础，5大处方都有相应的评估方法，本节主要是针对运动治疗，在心肺功能（有氧运动能力）、运动风险分层、指导运动治疗方面做阐述。

一、康复评估的意义

确定一个安全有效的、降低心血管危险、促进疾病康复的方案，任何进入心脏康复程序的患者均需要进行详细的医疗评估。评估动脉硬化发展及未来心血管事件发生的风险，设计及实施安全的心脏康复方案，制定运动阶段医

疗监护的水平。精确的医疗评估、危险分层是心脏康复规避运动风险的基础。

二、康复评估的内容

心脏康复/二级预防的具体内容包括：①系统评估：初始评估、阶段评估和结局评估是实施心脏康复的前提和基础。②循证用药：控制心血管危险因素。③改变不健康生活方式：主要包括戒烟、合理饮食和科学运动。④情绪和睡眠管理：关注精神心理状态和睡眠质量对生活质量和心血管预后的不良影响。⑤健康教育行为改变：指导患者学会自我管理是心脏康复的终极目标。⑥提高生活质量、回归社会、职业回归。

其中，临床病情和治疗的评估是基础，包括：患者资料评估（病史、体格检查）、危险因素评估（血脂、高血压、肥胖、糖尿病、吸烟）、营养评估（营养处方、营养治疗总原则）、社会心理学评估、体力活动评估等。

三、康复评估的特殊考量

除了患者的既往病史、现病史、家族史等全部的相关病史，特殊考量的检查有：包含与运动相关的平衡、协调功能的检查，心肺储备功能检查（超声心动图、运动负荷试验、必要时心肺功能的检测）及共存疾病的评估。

严重限制运动的疾病，如心力衰竭、肺疾病、周围血管病变、髋关节疾病、下肢残疾、卒中后步态不协调，这些虽然不是禁忌证，但在选择康复方法时是需要特殊考虑的，目的是整体评价患者的全身机能，排除康复治疗的风险。

四、运动风险评估

作为心脏康复的重要部分，运动治疗始终贯穿整个康复程序。运动是一种治疗手段，需要一定强度的运动量才能够实现，在保证患者安全的前提下促进机体功能改善的运动强度称为有效运动。为患者提供安全和有效的运动治疗需两部分内容，首先必须对患者进行运动风险评估，根据危险分层方案评价患者运动风险，然后根据危险分层及运动处方原则提供个体化运动处方。

（一）运动负荷试验

运动负荷试验作为无创的心血管储备功能的检查，能给患者提供运动能力心理积极影响，识别潜在的心肌缺血，预测出院后心脏事件风险，制订运动处方。本文以冠心病为例进行阐述，缺血性ST-T变化（动态变化）是冠心病（CAD）诊断的重要信息，心电图运动负荷试验是显示缺血性ST-T变化的重要方法。运动试验检测CAD机制是通过增加运动负荷，提高受试者的心率，增加心肌耗氧量，监测冠状动脉供血情况。如冠状动脉明显狭窄，运动达到一定负荷时，冠脉血流量不能相应增加，即发生心肌缺血反应，例如心绞痛、ST-T改变、心律失常、运动耐力低下等表现。

（二）评估的内容

包括：基本资料（如年龄、性别等）、病情、功能储备、风险评估、康复治疗目标、生活习惯和爱好、运动试验提供的参数。

1. 运动试验能提供的参数　①运动耐量；②运动时血流动力学参数；③心电图ST段改变；④潜在的心律失常；⑤限制运动能力的临床指征或症状；⑥药物对心率、血压的影响；⑦排除运动潜在风险。

2. 运动试验的诊断作用　①确定冠心病的诊断；②胸痛的鉴别诊断；③早期检出隐匿性冠心病；④确定与运动有关的心律失常；⑤查找运动受限的原因；⑥早期检出隐匿型高血压；⑦确定窦房结功能。

*以冠心病为例，运动试验的诊断作用：

（1）判定对单支冠状动脉病变的敏感性为25%～71%。

（2）运动诱发ST段压低所提供的诊断信息有75%～80%表现在V_4～V_6导联。

（3）冠状动脉造影结果正常，而运动试验过程中有缺血性ST段改变和左心室收缩与舒张功能异常者，提示冠状动脉扩张储备功能异常。

3．运动试验的评价 ①评价心功能等级；②评价冠心病内科治疗效果（抗心绞痛治疗、抗心律失常药物治疗等）；③评价外科治疗或介入治疗效果（如CABG、PCI）；④评价心肌梗死患者预后；⑤心脏康复评定、制定运动处方；⑥筛选高危患者进入进一步诊治等；⑦特殊人群筛查；⑧客观评定心功能，合理安排劳动和运动量。

（1）运动试验提示预后不佳及冠脉多支病变有关的依据 ①症状限制性运动试验运动耐量<6Mets[*]。②运动高峰收缩压不能达到>120mmHg或收缩压下降>10mmHg或低于静息水平。③ST段压低>2mm。④下斜型ST段压低。⑤ST段压低出现早，尤其是运动开始后的前3min出现。⑥ST段压低在恢复期持续5min以上。⑦ST段压低导联超过5个。⑧ST段压低出现于运动负荷<6Mets时。⑨运动诱发的ST段抬高。⑩运动中出现心绞痛。⑪出现持续或有症状的室性心动过速。

（2）运动试验评价疗效及预后的依据 无症状性心肌缺血已确诊的冠心病患者，无论运动试验时有无心绞痛发作，一旦出现运动诱发的缺血性ST段压低，均提示将来发生心脏事件的危险性增加。

1）冠状动脉旁路移植术（CABG） CABG可用于危险分层及再狭窄的判断。有资料认为，8Mets或以上的运动量说明预后良好。

CABG术后，运动诱发的心肌缺血部分取决于血管再通的程度及左心室功能。冠脉再通晚期（如5~10年），运动试验的诊断及预后意义大大优于早期。

2）经皮冠状动脉成形术（PCI） PCI术后数日内运动试验常有助于制订治疗方案及患者出院后的运动处方。PCI后<1月运动心电图试验阳性与PCI不理想、扩张成功的冠脉储备功能受损或血运重建不完全有关。PCI成功后1个月发现异常的心电图运动试验结果，可预测多支血管病变患者随后的心脏事件。随后出现心脏事件的多支血管病变患者，运动的持续时间要显著缩短。PCI术后初次运动试验正常而6个月内出现阳性结果，尤其发生于低运动负荷时，通常与再狭窄有关。

（三）运动试验评估的必要性

一旦决定对患者进行康复治疗，必须对患者在康复过程中再次发生严重心血管事件的危险程度进行评估与危险分层，掌握患者的总体健康状况和生活质量，这对实施个体化的心脏康复/二级预防计划具有重大意义。危险分层的意义：低危患者可以像大多数成年人一样在无监护条件下锻炼；而中、高度危险患者则需要延迟运动，或在医生/康复治疗师监护下进行锻炼。运动试验是评估指导和制订运动处方及评估治疗的重要手段（表16-2-1）。

表16-2-1 危险分层

低危	中危	高危
运动或恢复期无症状，包括无心绞痛症状或缺血性心电图表现	中度运动（5~6.9Mets）或恢复期出现心绞痛症状或心电图表现	低水平运动（<5Mets）或恢复期出现心绞痛症状或心电图表现
无休息或运动引起的复杂性心律失常	休息或运动时未出现的复杂性心律失常	有休息或运动时出现的复杂性心律失常

*Mets，代谢当量，用来衡量运动强度和制定运动处方。

续表

低危	中危	高危
AMI溶栓血管再通、PCI或CABG术后无合并症	AMI、PCI或CABG术后无合并心源性休克或心力衰竭	AMI、PCI或CABG术后合并心源性休克或心力衰竭
运动或恢复期血流动力学正常		猝死或心脏停搏的幸存者；运动血流动力学异常（特别是运动负荷增加时SBp不升或下降，或诱发心律失常）
无心理障碍（抑郁、焦虑等）	无严重心理障碍（抑郁、焦虑等）	心理障碍严重
LVEF＞50%	LVEF 40%～49%	LVEF＜40%
功能储备≥7Mets	功能储备5～6.9Mets	功能储备＜5Mets
血肌钙蛋白浓度：正常	血肌钙蛋白浓度：正常	血肌钙蛋白浓度：升高
每一项都存在时为低危	不符合典型高危或低危者为中危	存在任何一项为高危

（四）运动试验在心脏康复中的实施与应用

运动负荷试验是心脏康复计划开始和结束时进行临床评估最重要的部分，可为临床提供以下数据：心肺功能状态、运动时血流动力学的变化。运动试验是评估指导和制订运动处方及评估治疗的重要手段，用于诊断、评估预后和治疗选择，也用于评估患者重返工作的能力，增加患者和其家庭恢复健康的信心。有无心肌缺血、运动是否诱发或加重心律失常，以及有氧运动时目标心率的计算。

除上述客观参数，运动负荷试验能使患者认识到其心脏事件后实际心脏功能通常比预计的好，还可为患者及家人提供重要的心理支持，有利于患者生活质量的改善。随访过程中，通过运动试验评价运动康复过程中临床状态的变化，有助于更新运动处方强度，衡量心脏康复获益，以及对预后做出总体评价。

在执行试验前，心电图需稳定48～72h。亚极量运动试验：没有并发症的患者3～5天，症状限制的运动试验：急性心肌梗死（AMI）5天或其后（不能设定预计目标心率和代谢当量）。

运动试验方法的选择：临床常用的运动试验按复杂程度由低到高依次为6min步行试验、心电图运动试验、心肺运动试验。

1. 6min步行试验　6min步行试验简单易行，只需要患者在平直走廊里尽可能快地行走，测定6min的步行距离以及观察心率、血压、血氧饱和度变化即可，是用于评定一期康复和不适合中等强度运动的慢性心力衰竭患者、肺动脉高压等患者的运动耐力的适合方法。本试验除用以评价心脏的储备功能外，常用以评价心力衰竭治疗的疗效。具体试验方法和临床应用详见"第十七章第一节6min步行试验检查护理"。

2. 心电运动负荷试验　运动负荷试验一般采用踏车或平板运动形式，包括心电运动负荷试验和心肺运动试验，后者更准确，但对临床医师的操作质量和结果判读能力要求较高。踏车运动方案通常从无负荷热身开始，随后根据运动方案，功率递增可以选择线性递增（Ramp方案）或阶梯递增（Increment方案），无论哪一种运动方案，理想的运动时间以8~12min为宜。一般是在8~12min内达到运动负荷峰值。平板运动方案一般采用BRUCE方案（每3min递增坡度和速度），活动能力相对差的患者，或者恢复期的患者可采用BRUCE改良方案。临床上，应根据患者的病史、心功能和运动能力选择不同的运动负荷方案，包括极量、亚极量、低水平和症状限制性运动负荷试验。

（1）极量运动试验 适用于特殊人群的体能评价，是指目标心率达自己的生理极限的负荷量，多采用统计所得的不同年龄组的预计最大心率的指标。最大心率计算方法为：220-年龄。

（2）亚极量运动试验 适用于无症状心肌缺血及健康人冠状动脉血供和心功能评定，目标心率达到最大心率的85%，即运动中最高心率=195-年龄。

（3）低水平运动试验 适用于急性心肌梗死后1周左右的患者，运动时限制最大心率<120次/min，收缩压增加不超过20~40mmHg。

（4）症状限制性运动负荷试验 通常应用于急性心肌梗死后14天以上的患者。要求患者坚持运动，直到出现运动试验必须终止的症状和体征或心电图ST段下降>1mm（或在运动前的基础上ST段下降>1mm），或血压下降或过高。运动中血压下降是最危险信号，常提示左主干或对等病变。如无上述设备条件完成运动负荷试验，可酌情使用6min步行试验、400m步行试验等替代方法。

3.心肺运动试验 有氧运动能力作为个人整体健康水平评估的手段之一，阐明了运动负荷下人体对氧的利用能力，能够发现心肺循环过程中血流动力学异常，故被称为第五大生命体征。有氧运动能力低下的个体易患心血管疾病，并可增加其他疾病发生率与相关死亡率的风险。心肺运动试验（CPET）通过分析运动负荷状态下的气体交换，评估氧气在体内的运输和利用，帮助了解疾病的病理生理学改变，因而被广泛应用于心血管临床工作之中。CPET可以评估心血管疾病的疗效及其预后的风险预测，并指导患者进行运动康复等。

与患者心血管死亡及事件风险有关的因素包括峰值摄氧量、无氧阈时的摄氧量和二氧化碳通气当量。峰值摄氧量（Peak VO$_2$）是从心肺运动试验中获得的参数，受试者在测量期间竭尽全力，循环系统和呼吸系统发挥最大作用时所能摄取的氧量即峰值摄氧量，Peak VO$_2$=最大心率×最大每搏输出量×外周组织摄氧量，是评价心肺运动耐量的金标准，是心血管病患者预后评价的最有效指标。在50%~70%的峰值摄氧量范围内进行运动训练，不仅安全且获益最大，因此峰值摄氧量也是决定理想运动强度的重要指标。无氧阈值也是从心肺运动试验中获得的参数，也可通过运动中监测血乳酸水平获得。它是指一定运动强度时血乳酸浓度突然大幅度增加的临界点，提示有氧代谢进入无氧代谢，正常值>40%的峰值摄氧量，通常在50%~60%的峰值摄氧量时达到无氧阈值。超过无氧阈值后，交感神经活性显著增加，血乳酸堆积，体内酸碱失衡，发生心脏骤停风险和肌肉损伤风险明显增加。研究显示，接近无氧阈值的运动是有效安全的运动，且不依赖主观运动意愿，是制定运动处方和评价训练效果的良好指标。

二氧化碳通气当量又称VE/VCO$_2$，是通气量（VE）与二氧化碳排出量（VCO_2）的比值，正常人群在极量或亚极量运动测试中，二氧化碳通气当量的斜率（VE/VCO$_2$ slope）为30左右，偏高提示通气反应增高，意味着气体交换效率降低。慢性心力衰竭患者该斜率通常明显增加，且随心力衰竭程度加重斜率越陡峭。VE/NCO$_2$ slope对预测心力衰竭患者的预后具有重要价值，是心力衰竭患者不良事件的有力预测因子。

最大摄氧量（VO_2max）与无氧阈（AT）最重要的一个方面是可根据其数值确定运动者的心功能状态，不同于NYHA分级。心功能分级是根据Weber KT标准，按VO_2max/kg及AT分级，见表16-2-2。

表16-2-2　心功能分级（Weber KT标准）

心功能分级	VO_2max/kg	AT
A级	>20	>14
B级	16~20	11~14
C级	10~16	8~11
D级	<10	<8

代谢当量（Mets）是指安静时平均VO_2，1个Mets相当于$3.5mL \cdot kg^{-1} \cdot min^{-1}$的摄氧量，用来衡量运动强度和制定运动处方，评估生活活动强度及指导工作，见表16-2-3。

表16-2-3　活动强度与代谢当量值

代谢当量（Mets）	活动种类
1	静坐
2	伏案工作、进餐
3	烹饪、购物、淋浴
4	提东西、扫地、吸尘、缓慢步行

续表

代谢当量（Mets）	活动种类
5	干轻度木工活、刷油漆、清扫、除草、拔草
6	洗车、跳舞、快速步行
7	低负荷远足、中速爬楼梯、打高尔夫
8	步行上山、干农活、提27kg的东西
9	快速爬楼梯、移动沉重的家具、搬运杂物上楼

（五）利用运动试验指导运动处方

利用运动测试得出的最大心率和最大摄氧量，可以制定适合患者的运动处方，临床上比较常用的指导运动强度的监测方法是靶心率（HR target）。制定运动强度，常用的计算方法是HRtarget=60%~75%HRmax；对于服用影响心率的药物，例如β受体阻滞剂，常用的方法是HRtarget=（HRmax−HRrest）×（0.4~0.7）+HRrest。其中HRmax−HRrest是储备心率（HRreserve）。

自我感觉用力程度RPE也是非常适用于符合生理感觉的方法，RPE在13~16表示自我感觉用力程度在稍稍用力至用力之间。轻/低等强度：RPE<12，<40%HRreserve+HRrest，40%VO$_2$reserve+VO$_2$rest；中等强度：RPE12~13，40%~60%HRR+HRr，40%~60%VO$_2$reserve+VO$_2$rest；高等强度：RPE14~16，≥60%HRR+HRr，≥60%VO$_2$reserve+VO$_2$rest。非常重要的是，如果运动试验诱发了缺血时，运动强度要低于缺血阈10次/min。

（六）评估生活活动强度及指导工作

可以参考能量消耗水平的量表，根据患者运动耐量进行相应的日常生活、职业相关、休闲活动和体育锻炼活动（表16-2-4）。

表16-2-4　各种获得的能量消耗水平

<3Mets	3~5 Mets	5~7 Mets	7~9 Mets	≥9 Mets
◆日常生活活动◆				
洗漱、剃须、穿衣、案头工作、洗盘子、轻家务、开车	擦窗、耙地、使用自动除草机、铺床、脱衣服、搬运6.5~13.5kg重物	花园中简单挖土、手工修剪草坪、慢速爬楼梯、搬运13.5~27.5kg重物	锯木、较重的挖掘工作、中速爬楼梯、搬运27.5~40kg重物	搬运>40kg重物的重物爬楼梯、快速爬楼梯、大量的铲雪工作
◆职业相关活动◆				
端坐（办公室）、打字、案头工作、站立（店员）	摆货架（轻物）、修车、轻电焊/木工	户外木工、锯木、铲土、操作电动工具	用铲挖沟、林业工作、干农活	伐木、重劳动者、重挖掘工作
◆休闲活动◆				
高尔夫（乘车）、编织、手工缝纫	交际舞、高尔夫（步行）、帆船、乒乓球、双人网球、6人排球、夫妻性生活	羽毛球（竞技）、网球（单人）、滑雪（下坡）、低负荷远足、篮球、橄榄球、河中捕鱼	独木舟、登山、乒乓球、步行（8km/h）	手球、足球（竞技）、壁球、越野滑雪、激烈篮球比赛
◆体育锻炼活动◆				
固定自行车、很轻松的健美操	步行（4.8~6.4km/h）、骑行（10~13km/h）、较轻松的健美操	步行（7.2~8km/h）、骑行（14~16km/h）、蛙泳	慢跑（8km/h）、自由泳、骑行（19km/h）、划船机、高强度的健美操	跑步（>10km/h）、骑行（>21km/h）、跳绳、步行上坡（8km/h）

（张国林）

第三节
心脏康复五大处方的内涵

日本、美国、欧洲各国都已认识到心脏康复对心血管病患者预后的重要价值，均将心脏康复纳入医疗保险范畴，实现了三级医院－社区－家庭的心脏康复体系。国内心脏康复发展开始于20世纪80年代，但由于人们对心脏康复缺乏重视，而且心脏康复专业性强，流程相对复杂，存在一定的操作风险，康复模式与肢体康复完全不同，经过30多年发展，心脏康复的发展明显滞后于肢体康复，90%的医院没有开展心脏康复。为了促进我国心脏康复工作的开展，中国康复医学会心脏康复委员会根据心脏康复的内涵，提炼出五大康复处方概念，包括运动处方、营养处方、心理处方、戒烟处方和药物处方，并分别就五大处方撰写了具体操作专家共识，目的是让我国临床医生利用这些指导性工具尽快开展心脏康复工作，使患者享受到心脏康复的益处。同时，心脏康复五大处方也是心血管疾病一级预防的重要内容，充分体现了健康管理的内涵。现将心脏康复五大处方的内涵作简单介绍。

一、运动处方

运动康复是心脏康复的重要组成部分，安全有效的运动能更加显著提高患者的运动能力，改善症状和心功能。目前我国心血管医生缺乏运动指导经验，心脏病患者的运动常处于两极分化状态，大部分患者不敢运动，少部分患者又运动过量。

根据患者的评估及危险分层，给患者安全有效的运动，制定运动处方制定是关键。每位冠心病患者的运动康复方案必须根据患者的实际情况量身定制，即个体化原则，不存在对所有人都适用的运动方案，但应遵循普遍性的指导原则。运动处方指根据患者的健康、体力和心血管功能状态，结合学习、工作、生活环境和运动喜好等个体化特点制定的运动康复方案，每一运动处方包括：

1. 运动形式　主要包括有氧运动和无氧运动。

（1）有氧运动　包括行走、慢跑、游泳、骑自行车等。

（2）无氧运动　包括静力训练、负重等运动。心脏康复中的运动形式以有氧运动为主，无氧运动作为补充。

2. 运动时间　心脏病患者的运动时间通常为10～60min，最佳运动时间为30~60min。对于刚发生心血管事件的患者，从每天10min开始，逐渐增加运动时间，最终达到每天30～60min。

3. 运动强度　运动强度的评估有3种方法：最大耗氧量、最大心率以及自我感觉用力评分法，详见表16-3-1。建议患者开始运动从50%的最大耗氧量或最大心率运动强度开始，运动强度逐渐达到80%的最大耗氧量或最大心率，主观劳累程度分级法（RPE）达到10～14级（耗氧量和最大心率通过心肺运动试验测得）。

表16-3-1　自我感觉用力评分法

计分	自觉的用力程度
6	非常非常轻松
7	
8	
9	很轻松
10	
11	轻松
12	
13	稍稍用力
14	
15	用力
16	

续表

计分	自觉的用力程度
17	很用力
18	
19	非常非常用力
20	

引自：郭兰、王磊、刘莲心、心脏运动康复［M］. 南京：东南大学出版社，2014.

4. 运动频率　每周至少3~5天。

5. 运动过程中的注意事项　运动过程中，要对患者进行监测，并给予必要的指导。运动时或运动后出现以下情况，暂时停止运动：①运动时感觉胸痛、呼吸困难、头晕；②运动时心率波动范围超过30次/min；③运动时血压升高＞200/100mmHg，收缩压升高＞30mmHg或下降10mmHg以上；④运动时心电图监测ST段下移≥0.1mv或上升≥0.2mv；⑤运动时或运动后出现严重心律失常。

二、营养处方

膳食营养是影响心血管病的主要环境因素之一。总能量、饱和脂肪和胆固醇摄入过多、蔬菜水果摄入不足等不平衡膳食增加心血管病发生的风险，合理科学的膳食可降低心血管疾病风险。医学营养治疗和/或治疗性生活方式改变作为二级预防的措施之一，能降低冠心病的发病率和死亡率，且经济、简单、有效、无副作用。

膳食处方制定步骤如下。

1. 评估　包括营养问题和诊断，即通过膳食回顾法或食物频率问卷，了解、评估每日摄入的总能量，膳食所含的脂肪、饱和脂肪、钠盐和其他营养素摄入水平；饮食习惯和行为方式；身体活动水平和运动功能状态；以及体格测量和适当的生化指标。

2. 制定个体化膳食营养处方　根据评估结果，针对膳食和行为习惯存在的问题，制定个体化膳食营养处方。

3. 膳食指导　根据营养处方和个人饮食习惯，制定食谱；健康膳食选择；指导行为改变，纠正不良饮食行为。

4. 营养教育　对患者及其家庭成员，使其关注自己的膳食目标，并知道如何完成；了解常见食物中盐、脂类和水分的含量，各类食物营养价值，食品营养标签等。

5. 注意事项　将行为改变模式与贯彻既定膳食方案结合起来。膳食指导和生活方式调整应根据个体的实际情况考虑可行性，针对不同危险因素进行排序，循序渐进，逐步改善。

三、心理处方

心内科就诊的患者中大量存在精神心理问题，由于传统的单纯医学模式，常忽视精神心理因素，使患者的治疗依从性、临床预后和生活质量明显降低。心血管疾病多数是致命性疾病，而心脏科患者存在的精神心理问题通常是亚临床或轻、中度焦虑抑郁，没有达到精神疾病的诊断标准，这部分患者由心脏科医生处理更安全方便。在面对患者时，建议采用以下流程。

1. 详细询问病史　常规询问患者的现病史、既往病史及用药情况，询问一般生活中的普通症状，如食欲、进食、二便、睡眠问题等；适当问及情绪困扰（如最近情绪怎么样，是否容易紧张或担心、兴趣活动缩窄等），帮助患者梳理各种症状与情绪波动有无相关性，对帮助患者认识某些躯体症状与情绪的关系有帮助。

2. 做必要的相关心血管病检查，使医生对患者躯体疾病或生理功能紊乱的判断更有依据，如：主诉中哪些可用心血管疾病解释，哪些不能；针对心血管疾病的性质和程度，应有什么处理等。向患者讲清楚诊断的理由和依据，非常有助于患者接受医生的诊断和建议。

3. 如果患者存在睡眠障碍和情绪低落或容易担心，或发现其他心理问题线索，可有针对性使用相关量表进行评估，如躯体症状自评量表、抑郁症自我评估量表（PHQ-9）、广泛性焦虑障碍量表（GAD-7）等。

4. 如果精神症状已存在较长时间（1个月以上）或症状明显造成生活紊乱，在认知行为治疗和征得患者认同情况下，及时给予抗抑郁焦虑药物治疗。患者在获得诊断和治疗决策阶段，以及后续治疗和康复阶段，可能经历多种心理变化，作为心脏科医生主要的帮助手段是认知行为治疗和运动指导。

5. 在治疗过程中可以使用心理量表评分，根据量表分值变化观察药物治疗是否有效、是否需加药或换药。

对于心血管护士来讲，并不要求所有护士都成为心理专科护士。但鉴于精神心理因素可以诱发和加重心血管疾病，导致患者的预后不良和生活质量下降，作为心血管护士，有责任关注患者的精神心理状态，这就需要我们心血管护士至少能够识别出患者的精神心理问题。

四、戒烟处方

戒烟可降低心血管疾病的发病和死亡风险。戒烟的长期获益至少等同于目前常用的冠心病二级预防药物如阿司匹林和他汀类药物，戒烟也是挽救生命最经济有效的干预手段。作为冠心病一级预防和二级预防最重要的措施之一，戒烟具有优良的成本-效益比。为提供临床医生具体的戒烟方法和技巧，提高我国心血管医生戒烟干预能力，推荐戒烟处方如下。

第一步（询问）：每次就诊询问患者烟草使用情况及被动吸烟情况；对吸烟患者，应询问吸烟年限、吸烟量和戒烟的意愿，评估烟草依赖程度，记录在病历上或者录入信息系统。在病历中标明吸烟者戒烟思考所处的阶段，符合诊断者明确诊断"烟草依赖综合征"。提供戒烟咨询和戒烟计划。

第二步（建议）：使用清晰强烈的个性化语言，积极劝说每一位吸烟患者戒烟，如"戒烟是保护身体健康最重要的事情"。

第三步（评估）：评估尝试戒烟的意愿，评估烟草依赖程度。戒烟动机和决心大小对戒烟成败至关重要，只有在吸烟者确实想戒烟的前提下才能够成功戒烟。对于那些还没有决定戒烟的吸烟者，不能强迫他们戒烟，而是提供动机干预。

对于有戒烟意愿的患者：重点放在帮助制定戒烟计划，处理出现的戒断症状，指导使用戒烟药物，监测戒烟药物治疗效果和不良反应，提供给患者戒烟药物资料和戒烟自助资料等，并安排随访。在戒烟的健康获益方面，戒烟药物是能够挽救生命的有效治疗手段，结合行为干预疗法会提高戒烟成功率。基于戒断症状对心血管系统的影响，首先建议接受冠状动脉介入治疗、冠状动脉旁路移植术以及心肌梗死的吸烟患者使用戒烟药物戒烟，以减弱神经内分泌紊乱对心血管系统的损害。

对于没有戒烟意愿的患者，采用"5R"法

进行干预，包括强调健康相关性（relevance）、危害（risk）、益处（rewards）、障碍（roadblocks）和重复（repetition）。前三步与上述戒烟处方相似，关键是掌握两个步骤：①障碍：引导吸烟者了解戒烟过程中可能遇到的各种障碍，并教授处理技巧。例如：信心不足、缺乏支持、体重增加、出现戒断症状等。②重复：在每次接触中反复重申建议，不断鼓励吸烟者积极尝试戒烟。促使患者进入戒烟思考期和准备期，开始给予患者戒烟行为指导。

五、药物处方

国内外冠心病指南一致强调，改善冠心病患者预后的重要措施是充分使用有循证证据的二级预防药物。我国目前冠心病患者二级预防用药状况非常不理想，前瞻性城乡流行病学研究（prospective urban rural epidemiological study，PURES）给我们敲响了警钟。坚持使用有循证证据的二级预防用药，有医生的责任，也有患者的责任。医生为患者开处方药物，需要个体化调整药物剂量，嘱患者注意药物不良反应。护士有责任教育、监督、鼓励患者坚持用药，及时发现患者的心理、生理和经济问题，及时告知医生适当调整方案，提高患者用药的依从性。患者方面药物治疗依从性差的原因，包括：主观上不重视服药，担心药物的副作用或出现药物的副作用，经济上无法承受，存在焦虑或抑郁，不了解服药方法，缺乏对疾病知识的了解以及治疗有效自行停用等。建议对患者的药物处方如下：

1. 处方 患者出院前应开始服用抗血小板类、降脂类、降压类等药物，叮嘱患者出院后长期坚持使用。

2. 教育 向患者介绍他汀的副作用，如他汀对肝功能的影响很小，让患者不要过于担心，嘱患者服用他汀类药物1~2个月间复查肝功能、肌酶和血脂，如正常，以后可半年复查一次，并向患者介绍心肌梗死患者低密度脂蛋白胆固醇（low density lipoprotein chesterol，LDL-C）应达到的目标值，强调长期坚持服用他汀类药物在二级预防中的重要性；强调双联抗血小板药物应用1年对避免支架内血栓发生的重要性，1年后仍应终身坚持服用一种抗血小板药物，以避免再发心血管事件，并观察胃肠道副作用；血管紧张素转化酶抑制剂（ACEI）是心肌梗死后二级预防的重要药物，考虑到患者服用ACEI后可能出现咳嗽，告知患者这种不良反应，并随访监测；告知患者晨起后自测脉搏，如静息时脉搏在55~60次/min，提示服用β受体阻滞剂的剂量达到了治疗效果，不要减量，应坚持服用。

六、随访

嘱患者出院后1个月、3个月、6个月、9个月、12个月进行门诊随诊，以了解患者是否坚持用药，治疗后血脂、血压、血糖是否达标。如没有坚持服药，及时了解原因，如出现药物副作用或担心药物副作用、或无法承受高药物价格，或治疗后因血压、心率、血脂降低而自行停用。指导并教育患者恢复用药，如果因药物价格无法承受，为患者选择国产价格低廉的药物替代。

（詹惠敏 陈贤元 汪 萍）

第四节
4 心肌梗死患者的康复

 概 述

急性冠状动脉综合征（acute coronary syndrome，ACS）是指冠状动脉粥样硬化斑块破裂或侵蚀，继发完全或不完全闭塞性血栓形成所致的急性心肌缺血综合征。通常包括ST段抬高型心肌梗死、非ST段抬高型心肌梗死和不稳定性心绞痛。

急性心肌梗死常有不可预期的风险，很多人误以为冠心病患者需静养，尤其是心肌梗死急性期。然而，有荟萃分析调查运动对急性ST段抬高心肌梗死患者预后的作用的结果显示，病情稳定的心肌梗死患者早期活动有利于减轻心肌梗死的心室重构过程，改善心功能。此外，卧床静养可加重患者对预后的恐惧和担忧，容易发生体位性低血压、运动耐量降低以及血栓栓塞并发症。病情稳定的患者早期活动有利于增强自信心，避免并发血栓栓塞，促进患者早日恢复日常活动能力，促进心功能的恢复。

而运动作为一种健身手段，也是防病治病的措施，已获得医学界的肯定。通过有效强度的运动刺激，可改善血管内皮功能，稳定冠状动脉斑块，促进侧支循环建立，改善心功能，降低再住院率和死亡率，提高生活质量。因此，随着ACS的治疗与研究的不断深入，运动疗法已经成为急性心肌梗死康复的一大重要手段。然而运动强度大小对于心脏、血管功能、体能和预后的改善效果不同，在一定范围内运动强度越大心血管获益越大，但同时伴随运动风险增加。在保证患者安全的前提下，如何为患者提供有效、科学的运动处方，已经成为急性心肌梗死后心脏康复与护理的焦点。

评 估

在临床上，心脏康复与二级预防密不可分。心脏康复/二级预防作为融合生物医学、运动医学、营养医学、心身医学和行为医学的专业防治体系，是以医学整体评估为基础，通过五大核心处方［药物处方、运动处方、营养处方、心理处方（含睡眠管理）和戒烟限酒处方］的危险因素干预，为心血管疾病患者在急性期、恢复期、维持期以及整个生命过程中提供全面、全程治疗与管理。急性心肌梗死患者的康复指导，应包括药物治疗的依从性和剂量调整、心脏康复、饮食和心理干预、戒烟计划等。同时在出院后应积极控制心血管危险因素，进行科学合理的二级预防和以运动为主的心脏康复治疗，以改善患者的生活质量和远期预后。

运动是一种治疗手段，需要一定强度的运动量才能够实现，在保证患者安全的前提下促进机体功能改善的运动强度称为有效运动。为患者提供安全和有效的运动治疗需两部分内容，首先必须对患者进行运动风险评估，根据危险分层方案评价患者运动风险，然后根据危险分层及运动处方原则提供个体化运动处方。

（一）评估内容

所有心肌梗死患者在实施康复计划前都需要进行风险评估。评估内容包括：心血管病史及其他器官疾病病史；体格检查，重点检查心肺和肌肉骨骼系统；了解最近的心血管检查结果，包括血生化检查、十二导联心电图、冠状动脉造影、超声心动图、运动负荷试验、血运重建效果、起搏器或置入式心脏复律除颤器功能；目前服用的药物，包括剂量、服用方法和不良反应；心血管病危险因素控制是否达标；日常饮食习惯和运动习惯。在完成上述评估后，根据运动危险分层进行风险评估，为制定运动处方提供安全保障，其中运动负荷试验和危险分层是运动风险评估中的重点内容。

（二）实施康复的指征

过去8h内没有新的或再发胸痛；肌钙蛋白水平无进一步升高；没有出现新的心力衰竭失代偿征兆（静息时呼吸困难伴湿啰音）；过去8h内没有新的明显的心律失常或心电图动态改变；静息心率50~100次/min；静息血压（90~150）/（60~100）mmHg；血氧饱和度>95%。

❤ 康复计划

（一）住院期间的早期运动和日常生活指导计划

住院患者的运动康复和日常活动指导必须在心电、血压监护下进行。通常活动过程从仰卧位到坐位、到站立、再到下地活动。如活动时没有出现不良反应，可循序渐进到患者能耐受水平，如活动时出现不良反应，无论坐位和站位，都需终止运动，重新从低一个级别运动量开始。一般完成四步运动康复步骤后基本可以胜任日常生活活动。适应证：入院后8h，无胸痛和呼吸困难等不适主诉，穿刺部位无出血、血肿；心率50~90次/min，血压（90~150）/（60~100）mmHg，呼吸16~24次/min，血氧饱和度95%以上。

1. 功能锻炼方案

A级：上午取仰卧位，双腿分别做直腿抬高运动，抬腿高度为30°；双臂向头侧抬高深吸气，放下慢呼气；5组/次。下午取床旁坐位和站立5min。

B级：上午在床旁站立5min；下午在床旁行走5min。

C级：在床旁行走10min/次，2次/天。

D级：在病室内活动，10min/次，2次/天。

2. 活动观察内容　连接心电监测设备，严密监测患者症状及穿刺部位情况；如出现胸闷、胸痛，运动心率比静息心率增加≥20次/min，呼吸≥30次/min，血氧饱和度<95%，立即停止活动，行床旁心电图检查，并通知医生；第2天活动量减半，或将活动计划推延。

（二）院外康复和日常生活指导计划

1. 运动康复　患者出院后应尽快开始门诊运动康复计划。一般患者可在出院后1~3周内开始运动康复。建议患者参加有医生参与、心电监护下的运动康复指导，一般每周3次，持续36次或更长时间。如患者不能坚持门诊康复，建议低危患者至少参加心电监护下运动6~18次（或至出院后1个月），中危患者至少参加心电监护下运动12~24次（或至出院后2个月），高危患者至少参加心电监护下运动18~36次（或至出院后3个月）。

完成院内门诊运动康复计划的患者，已获得相关运动技能，养成运动习惯，掌握危险因素控制相关知识，建议回家继续坚持规律的适当强度运动，推荐使用心率表或移动式心电监测系统保证运动安全性和运动效果，同时定期（每3~6个月）返院测定心肺运动能力，评估运动效果，不断调整运动处方。

避免或停止运动的指征包括：运动时心率增加>20次/min；舒张压≥110mmHg；与静息时比较收缩压升高>40mmHg，或收缩压下降>10mmHg；明显的室性和房性心动过速；Ⅱ°或Ⅲ°房室传导阻滞；心电图有ST段动态改变；存在不能耐受运动的症状，如胸痛、明显气短、心悸和呼吸困难等。

2. 院外运动步骤

（1）准备活动 多采用低水平有氧运动和静力拉伸，持续5~10min。以放松和伸展肌肉，提高关节活动度和心血管的适应性，降低运动损伤的风险。

（2）训练阶段 包含有氧运动、抗阻运动和柔韧性运动等，总时间30~60min。其中，有氧运动是基础，抗阻运动和柔韧性运动是补充。

1）有氧运动 包括步行、慢跑、骑自行车、游泳和爬楼梯，以及在器械上完成的步行、踏车和划船等。出院后1个月内不建议选择慢跑、骑自行车、爬楼梯和游泳等运动，建议以步行为主。每次运动时间为10~60min。经历心血管事件的患者建议初始运动从15min开始，包括热身运动和放松运动各5min，运动

训练5min/次，根据患者的体适能水平、运动目的、症状和运动系统的限制情况，每周增加1~5min的有氧运动时间。运动频率3~5次/周。建议患者从50%的峰值摄氧量或最大心率开始运动，运动强度逐渐达到80%的峰值摄氧量或最大心率。

2）抗阻运动 一般为中等负荷、持续、缓慢、大肌群和多次重复的肌肉力量训练，如徒手运动训练，包括俯卧撑、仰卧蹬腿、腿背弯举、仰卧起坐、下背伸展和提踵等；运动器械，包括哑铃、多功能组合训练器、握力器、腹力器和弹力带等；自制器械，包括不同重量的沙袋和500mL矿泉水瓶等。上肢肌群、核心肌群（包括胸部、肩部、上背部、下背部、腹部和臀部）和下肢肌群可在不同日期交替训练；每次训练8~10个肌群，每个肌群每次训练1~4组，从1组开始循序渐进，每组10~15次，组间休息2~3min。老年人可以增加每组重复次数（如15~25次/组），减少训练次数至1~2组。每周应对每个肌群训练2~3次，同一肌群练习时间应间隔至少48h。应注意训练前必须有5~10min的有氧运动热身，推荐初始运动强度，上肢为一次最大负荷量（即在保持正确的方法且没有疲劳感的情况下，仅1次重复能举起的最大重量）的30%~40%，下肢为一次最大负荷量的50%~60%，通常抗阻运动的最大运动强度不超过一次最大负荷量的80%。切记运动过程中的正确呼吸方式：举起时呼气，放下时吸气，避免屏气动作。如果无禁忌证，康复早期可开始关节活动范围内的肌肉活动和1~3kg重量的抗阻训练，促进患者体能尽快恢复。常规的抗阻训练是指患者能举起≥50%一次最大负荷量的训练，它要求在经皮冠状动脉介入治疗后至少3周，且应在连续2周

有医学监护的有氧训练之后进行；心肌梗死或冠状动脉旁路移植术后至少5周，且应在连续4周有医学监护的有氧训练之后进行；冠状动脉旁路移植术后3个月内不应进行中到高强度上肢力量训练，以免影响胸骨的稳定性和胸骨伤口的愈合。

3）柔韧性运动　老年人和心血管病患者柔韧性差，使日常生活活动能力降低，保持躯干上部和下部、颈部和臀部的柔韧性尤其重要。训练原则应以缓慢、可控制方式进行，逐渐加大活动范围。训练方法：每一部位拉伸6～15s，逐渐增加到30s，如可耐受可增加到90s，期间正常呼吸，强度为有牵拉感觉同时不感觉疼痛，每个动作重复3～5次，总时间10min左右，每周3～5次。

4）神经肌肉训练　其包括平衡性、灵活性和本体感觉训练。老年人摔倒的危险性增大，建议将神经肌肉训练作为心血管病老年患者综合提高体适能和预防摔倒的重要内容。活动形式包括太极拳、蛇形走、单腿站立和直线走等。活动频率：每周2～3次。

5）放松运动　放松运动是运动训练必不可少的一部分。通过让运动强度逐渐降低，可以保证血液的再分布，减少关节和肌肉组织的僵硬和酸痛，避免静脉回流突然减少导致运动后低血压和晕厥的风险。放松方式可以是慢节奏有氧运动的延续或是柔韧性训练，根据患者病情轻重可持续5～10min，病情越重放松运动的持续时间宜越长。

（三）患者教育

1．指导患者了解自己在运动康复过程中身体的警告信号，包括胸部不适或其他类似心绞痛症状、轻度头痛或头晕、心律不齐、体重增加和气喘等。

2．对于患者出现的身体不适及时给予评估和治疗。患者在运动中若出现胸痛、头昏目眩、过度劳累、气短、出汗过多、恶心呕吐以及脉搏不规则等，应马上停止运动。停止运动后上述症状仍持续，特别是停止运动5～6min后，心率仍增加，应继续观察和处理。如果感觉到有任何关节或肌肉不寻常疼痛，可能存在骨骼、肌肉的损伤，也应立即停止运动。

3．强调遵循运动处方运动的重要性，即运动强度不超过目标心率或自感用力程度，并应注意运动时间和运动设备的选择。

4．强调运动时热身运动和整理运动的重要性，这与运动安全性有关。

5．提醒患者根据环境的变化调整运动水平，比如冷热、湿度和海拔变化。

（四）药物指导

循证用药，控制心血管危险因素，定期评估患者的体重、血糖、血脂、血压等心血管危险因素；评估患者对药物的认知程度，因患者的认知与药物治疗依从性密切相关。

（五）营养指导

应根据患者的文化、喜好以及心血管保护性饮食的原则制定疾病食谱。定期测量体重、体重指数（BMI）和腰围。建议超重和肥胖者在6～12个月内减轻体重5%～10%，使BMI维持在18.5～23.9kg/m^2；腰围控制在男≤90cm、女≤85cm。

（六）戒烟

对吸烟患者，应询问吸烟年限、吸烟量和戒烟的意愿，评估烟草依赖程度，为吸烟患者

表16-4-1　急性心肌梗死PCI术后康复临床路径

术后天数	第1天	第2天	第3天	第4天	第5天	第6天	第7天	第8天	第9天	第10天	第11天	第12天	第13天	第14天
阶段		急性期（CCU）			恢复期早期（普通病房）				恢复期（普通病房）					
目标	预防急性心肌梗死和导管检查并发症		预防急性心肌梗死并发症	无心肌缺血	1. 无心肌缺血；2. 服药可自我管理；3. 了解出院后ADL注意事项			1. 无心肌缺血；2. 理解出院后ADL注意事项			1. 低强度负荷下无缺血；2. 掌握出院后ADL注意事项			出院
负荷试验和康复	1. 去除充气止血血带，伤口消毒；2. 室内上厕所训练	拔导尿管后厕所排便训练		1. 200m步行负荷试验；2. 合格后进行200m步行练习，3次/天；3. 营养指导	心脏康复专科介入	1. 在心脏康复入人选评估测试 2. 心脏康复非入选患者进行500m步行负荷试验		在心脏康复室实施运动疗法（心脏康复后入选患者实施亚计量负荷试验和入浴负荷试验）						
日常活动量	去除充气止血血带后床上自由活动	床边自由活动	床到厕所间的步行	200m病区内自由活动	亚计量负荷试验合格后可入浴，院内自由									
进食	1. 循环系统疾病普通饮水量；2. 规定水量			1. 循环系统疾病普通饮食；2. 无饮水限制	循环系统疾病普通饮食									
排泄	1. 留置导尿管；2. 床边排便		排尿，排便：厕所											
洗漱	1. 床上洗脸；2. 清洁全身：背，足需帮助			1. 洗脸：洗手盆；2. 全身清洁：足，背需帮助		1. 洗脸：洗手盆；2. 按照患者的要求清洁					1. 洗脸；2. 按照患者的要求入浴			

引自：上月正博.心脏康复[M].江钟立，译.北京：人民卫生出版社，2017.

提供戒烟咨询和戒烟计划。戒烟是能够挽救生命的有效治疗手段。面对吸烟患者,需用明确清晰的态度建议患者戒烟,以减弱神经内分泌紊乱对心血管系统的损害。同时建议所有患者避免暴露在工作、家庭和公共场所的环境烟草烟雾中。

(七)心理与睡眠指导

及时介入治疗患者心理问题及睡眠问题。一般采用"患者健康问卷-9项(PHQ-9)""广泛焦虑问卷7项(GAD-7)"评估患者的焦虑抑郁情绪。采用匹兹堡睡眠质量评定量表客观评价患者的睡眠质量。

基于运动的心脏康复可降低急性心肌梗死患者的全因死亡率和再梗死,有助于更好地控制危险因素、提高运动耐量和生活质量。如患者病情允许,应在住院期间尽早开始康复治疗。建议患者住院期间进行运动负荷试验,客观评估运动能力,以指导日常生活或制定运动康复计划。急性心肌梗死早期行心肺运动试验具有良好的安全性与临床价值,详见表16-4-1急性心肌梗死PCI术后康复临床路径。

(刘　智　黄嘉熙)

5 | 第五节 |
慢性心力衰竭的康复

概　述

心力衰竭是一种临床综合征,定义为由于任何心脏结构或功能异常导致心室充盈或射血能力受损的一组复杂临床综合征,其主要临床表现为呼吸困难和乏力(活动耐量受限),以及液体潴留(肺瘀血和外周水肿)。而慢性心力衰竭通常是各类心脏疾病进展的最后阶段,具有发病率高、死亡率高的特点。而针对此疾病阶段传统的治疗手段一般为:强制性的卧床休息、避免体力活动以降低心脏负荷以及代谢需求,从而减少诱发心力衰竭的潜在因素的影响。随着医学的进步,早期的卧床疗法所获得的益处如降低周围血管阻力、利尿、减少肾上腺素能神经的活动等,已经逐步被药物治疗所替代,但是限制体力活动带来的不利影响却在逐渐增大(包括远期运动耐量的降低、压疮、静脉血栓、肺栓塞和肌肉萎缩等)。因此,自1990年以来,针对慢性心力衰竭患者的康复与治疗方法,逐步从卧床疗法转变为运动疗法,特别是慢性心力衰竭症状发生早期的常规治疗的一部分。目前,美国心脏学会及美国心血管学会已确认运动可以作为慢性、稳定型心力衰竭患者的常规疗法。欧洲心脏协会也明确指出运动训练提高心力衰竭患者的运动耐量和生存质量，不会对左心室重塑带来不利影响，并且可能降低轻至中度心力衰竭患者的死亡率及住院率，强调规律性参加体力活动和运动训练对心力衰竭患者带来的益处。

评 估

慢性心力衰竭患者的康复评估应包括心血管危险因素的识别、疾病及其所导致的功能障碍的评估，以及患者进行运动的危险性的评估等。评价心力衰竭患者的最好时机是药理学上认为他们已获得最好的治疗时，即在他们最好状态下被评价，若患者心力衰竭发作当时或恢复以后立即获取信息则会低估患者的能力，高估了危险性。

（一）病史

慢性心力衰竭诊断和手术治疗病史（需注意左心室功能评估）；合并症（外周动脉疾病、脑血管疾病、肺部疾病、肾脏疾病、糖尿病、肌肉骨骼疾病、神经肌肉疾病、抑郁及其他持续存在的疾病）；心力衰竭的症状；用药情况（剂量、次数和依从性）；心血管危险因素；生活方式；进行教育的障碍和偏好等。

（二）体格检查

心肺系统［心率、心律、血压、心肺听诊、下肢触诊（水肿及动脉搏动）］；心血管手术和操作后的伤口；体重变化情况；骨科和神经肌肉状态；认知能力。

（三）实验室检查和辅助检查

空腹和餐后血糖、糖化血红蛋白、低密度脂蛋白、高密度脂蛋白、三酰甘油、肌钙蛋白、心肌酶、脑钠肽等，心电图，超声心动图，运动试验，冠脉造影结果等。

（四）运动试验

慢性心力衰竭患者的主要症状为疲乏、无力、运动不耐受、水肿、咳嗽和气促等，其中重要的两个症状疲乏和运动不耐受均与心力衰竭患者运动耐量下降有关，因此评估患者的运动耐量是心力衰竭患者临床评估的重要的组成部分。可进行运动心肺试验以了解患者的峰值摄氧量（VO_2）、无氧阈，对患者的运动指导、预后预测均有较大意义。由于VO_2的测定所需设备和操作比较复杂，而且测定时需要患者运动到极限，但心力衰竭患者常常无法达到极量运动试验的运动峰值耗氧量的稳定平台，同时极量运动对心力衰竭患者而言风险较大，并且所得到的最大运动耐量不能反映日常生活活动能力。因此，也可采用6min步行试验进行评估，该试验风险低，心力衰竭患者乐于接受。

（五）问卷和量表评估

营养和饮食问卷、体力活动量表、尼古丁依赖量表、标准化的心理评测、普适和疾病特异生存质量量表等。

康复计划

（一）心脏康复总原则

Ⅰ期心脏康复目标：缩短住院时间，促进日常生活能力及运动能力的恢复，增加患者自信心，减少心理痛苦，减少再住院；避免卧床带来的不利影响（如运动耐量减退、低血容量、血栓栓塞性并发症），提醒戒烟并为Ⅱ期心脏康复提供全面完整的病情信息和准备。

Ⅱ期（院外早期康复或门诊康复期）心脏康复一般在出院1~6个月进行，与Ⅰ期康复不同，除患者评估、患者教育、日常活动指导和心理支持外，Ⅱ期康复计划增加了每周3~5次的中等强度运动，包括有氧代谢运动、抗阻运动以及柔韧性训练。至少每次持续30~90min，共3个月左右，推荐运动康复次数为36次，不低于25次。因目前我国冠心病患者住院时间控制在7天左右，因此Ⅰ期康复时间有限，Ⅱ期康复为冠心病康复的核心阶段，既是Ⅰ期康复的延续，也是Ⅲ期康复的基础。

Ⅲ期心脏康复（院外长期康复）也称社区或家庭康复期，专为心血管事件1年后的院外患者提供预防和康复服务，是Ⅱ期康复的延续，此期的关键是维持已形成的健康生活方式和运动习惯，运动的指导因人而异，低危患者的运动康复无须医学监护，仍为高危患者的运动康复需医学监护。对患者的评估十分重要，低危患者及部分中危患者可进入Ⅲ期康复，高危患者及部分中危患者应转上级医院继续康复，纠正危险因素和心理社会支持仍需继续。

（二）健康教育

使患者了解运动对心力衰竭的益处，特别是提高运动耐量，降低住院率和死亡率，督促患者按照物理治疗师制定的运动处方，养成定期定量运动的习惯。改变不健康的生活方式，生活方式管理主要包括运动处方、营养处方和戒烟处方，此3项的管理是心脏康复的重要内容。

（三）药物治疗

循证用药，控制心血管危险因素：心脏康复医师需掌握并及时更新心血管疾病药物治疗相关指南核心内容，熟练掌握心血管危险因素控制目标、心血管保护药物的选择和治疗靶目标。定期评估患者的体重、血糖、血脂、血压等心血管危险因素；评估患者对药物的认知程度，因患者的认知与药物治疗依从性密切相关；以确保患者得到充分的药物治疗。

（四）营养咨询和个体化饮食方案的制定

由营养科的医生和营养师根据患者的营养状态进行专业的评估，然后给患者制定合理的营养处方，由护士负责患者的营养指导。心脏康复专业人员应掌握营养素与心血管疾病健康的关系以及营养评估和处方制订方案。所有患者应接受饮食习惯评估，评估工具可采用饮食日记、食物频率问卷、脂肪餐问卷以及饮食习惯调查问卷，评估患者对心血管保护性饮食的依从性，评估患者对营养知识的了解程度，纠正错误的营养认知。对于患者的营养处方建议，应根据患者的文化、喜好以及心血管保护性饮食的原则制定。定期测量体重、体重指数（BMI）和腰围。建议超重和肥胖者在6~12个月内减轻体重5%~10%，使BMI维持在18.5~23.9kg/m^2；腰围控制在男≤90cm、女≤85cm。

（五）心理管理

由心脏康复的医生和护士对心力衰竭患者进行心理评估和干预，如果患者有严重的心理障碍，应及时转介给专业的心理精神科的医生。通过问诊了解患者的一般情绪反应，进一步使用心理筛查自评量表，推荐采用"患者健康问卷-9项（PHQ-9）""广泛焦虑问卷7项（GAD-7）"评估患者的焦虑抑郁情绪。对于评估结果提示为重度焦虑抑郁（PHQ-9或GAD-7≥15分）的患者，请精神专科会诊或转诊精神专科治疗；对于评估结果为轻度焦虑抑郁的患者（PHQ-9或GAD-7评分5~9分）或PHQ-9或GAD-7评分10~15分，尤其伴有躯体化症状的患者，心脏康复专业人员可先给予对症治疗，包括正确的疾病认知教育、运动治疗和抗抑郁药物对症治疗，推荐首选5-羟色胺再摄取抑制剂、氟哌噻吨美利曲辛片和苯二氮䓬类药物。

（六）体力活动指导和运动训练

心脏康复专业人员应接受运动处方相关知识培训，熟练掌握运动生理学、运动风险评估、运动处方制定原则、运动效果评估、运动风险控制以及心肺复苏技能培训。制定运动处方的目的是指导患者提高心肺耐力，改善心肌缺血和心功能，改善日常生活能力和生活质量，降低再发心血管事件和早期死亡风险。运动的获益与运动量密切相关。运动量通常定义为每周运动训练能量消耗的总量。对于有氧运动训练，运动量是频率（每周几次）、强度、类型（运动形式）和时间（总持续时间）的组合。在有氧运动训练中通常以每周消耗能量的千卡作为定义运动量的一种手段。对于一般人群，指南建议每周至少1 000kcal（1kcal=4.184kJ）运动量维持机体健康。对于心脏康复患者来说，心脏康复的目标是提高心肺运动耐量和阻止动脉粥样硬化的进展，每周至少消耗1 500kcal能量。另一种计算运动量的方法是计算运动过程中每分钟的代谢当量（Met-min）。例如，患者在3个代谢当量（Met）的运动强度下运动10min，总运动量为30Met-min。研究显示，每周的运动量在500~1 000Met-min，可对人体产生明显好处，如降低冠心病的发病率和早期死亡率。根据患者的健康、体力、心血管功能状态和危险分层，结合学习、工作、生活环境和运动喜好等个体化特点制定运动处方，每一运动处方内容遵循运动频率、强度、形式、时间和运动量渐进性原则。

1. 运动训练禁忌证

（1）前3~5天进行性运动不耐受及休息时出现呼吸困难。

（2）低强度运动出现显著的心肌缺血。

（3）未控制的糖尿病。

（4）新近的血栓。

（5）血栓性静脉炎。

（6）新发心房颤动、心室颤动、心房扑动。

2. 运动训练危险性增高

（1）过去1~3天体重增加＞1.8kg。

（2）正在进行持续性或间歇性的多巴胺治疗。

（3）运动时收缩压下降。

（4）MYHA心功能Ⅳ级。

（5）休息以及在用力时出现的复杂性室性心律失常。

（6）卧位休息心率＞100次/min。

（7）已有的限制运动耐量的合并症。

3. 运动的类型　对于心血管疾病患者，无论有氧运动还是阻抗运动，运动处方制定的原则已获得共识，然而在运动处方中往往被低估和最不完善的组成部分是在运动治疗过程中如何增加运动量。对从事心脏康复的专业人员来讲，这是临床操作实践中最困难也最容易被忽视的组成部分，也是体现心脏康复运动处方个性化和个体化的关键。

有氧运动处方的渐进性调整原则为"通过调整运动持续时间、频率和/或强度逐渐增加运动量，直到达到预期目标为止；抗阻训练通过对每组更大的阻力和/或更多的重复，并且和/或增加频率来调整"。美国心肺康复学会提出关于运动量渐进性方案的具体建议如下：①为每个患者制定个性化渐进性运动方案；②每周对运动方案进行1次调整；③一般来说，每次只对运动处方的1项内容（如时间、频率、强度）进行调整；④每次增加有氧运动的持续时间1~5min，直到达到目标值；⑤每次增加5%~10%的强度和持续时间，一般耐受性良好；⑥建议首先增加有氧运动的持续时间至预期目标，然后增加强度和/或频率。

（1）有氧训练　对于失适应比较严重的患者，起始的运动强度要降低，进展速度放缓，如低强度运动5~10min，每周2次。如果患者耐受良好，先增加每次训练的时间，然后增加每天训练的次数，最终达到每周3~5天，20~60min的中等到高强度的运动。运动强度的设定最好能通过症状限制性的心肺运动试验获得的最大摄氧量来确定，这是运动强度评估的金标准。运动强度设定可参照最大摄氧量VO_2，推荐的运动强度为：起始阶段40%~50%VO_2，逐步进展到70%~80%VO_2。

（2）抗阻训练　对于进展期心力衰竭的患者以及运动耐量极低的患者，抗阻训练可以安全地实施，只要是小的肌肉群进行训练，训练回合减少，每次训练的肌肉收缩次数限定，且收缩/休息比值至少达到1:2。对于这些心力衰竭患者，可以用弹力带进行抗阻训练，为了

确保训练的最大安全性，心力衰竭患者启动抗阻训练时必须由有经验的运动治疗师在医疗监护下实施。运动方案是个体化的，每一个患者独立进行。

（3）呼吸训练　研究表明，慢性心力衰竭的患者进行呼吸肌训练可提高运动耐量和生活质量，尤其对已有呼吸肌力量减弱的患者。因此，对于需要在通常的耐力训练增加呼吸肌训练的患者，应常规进行呼吸肌肌力的测试。开始进行呼吸肌训练的起始强度为30%最大口腔内压（Pmax），每7~10天调整一次，最大为60%Pmax，每次训练20~30min，每周3~5次，最少训练8周。为获得最佳效果，需考虑任何训练刺激，无论是特异性针对呼吸肌的，或非特异性的如有氧训练等，均可以增加已有呼吸肌力量减弱的患者的呼吸肌力量和功能。对于呼吸肌力量正常的患者，呼吸肌训练也有助于改善运动耐量。

（七）建立随访系统

1. 心力衰竭的随访管理　根据患者情况制定随访频率和内容：心力衰竭住院患者出院后2~3个月内每2周一次，病情稳定后改为每1~2个月一次。

2. 随访内容

（1）监测症状、NYHA心功能分级、血压、心率、心律、体重、肾功能和电解质。

（2）调整神经内分泌拮抗剂剂量达到最大耐受或目标剂量。

（3）利尿剂剂量逐渐过渡为口服最小有效量。

（4）针对病因的药物治疗。

（5）合并症的药物治疗。

（6）评估治疗依从性和不良反应。

（7）必要时行BNP/NTproBNP、胸片、超声心动图、动态心电图等检查。

（8）关注有无焦虑和抑郁。

3. 慢性心力衰竭的动态管理内容　需注意，患者如出现原因不明的疲乏或运动耐力明显降低，以及心率增加15～20次/min，可能是心力衰竭加重的最早期征兆。观察到患者体重短期内明显增加、尿量减少、入量大于出量提示液体潴留，需要及时调整药物治疗，如加大利尿剂剂量或静脉应用利尿剂，根据患者生命体征调整其他药物的剂量，必要时转专科医院。

（八）预防

1. 对心力衰竭危险因素的干预

（1）高血压　血压应控制在130/80mmHg以下。

（2）血脂异常　对冠心病患者或冠心病高危人群，推荐使用他汀类药物预防心力衰竭。

（3）糖尿病　近来研究显示SGLT2抑制剂能降低具有心血管高危风险的2型糖尿病患者的死亡率和心力衰竭住院率。

（4）其他危险因素　对肥胖、糖代谢异常的控制，戒烟和限酒有助于预防或延缓心力衰竭的发生。

（5）检测BNP筛查高危人群　建议检测BNP水平以筛查心力衰竭高危人群（心力衰竭A期），控制危险因素和干预生活方式有助于预防左心室功能障碍或新发心力衰竭。

2. 对无症状的左心室收缩功能障碍的干预　所有无症状的LVEF降低的患者，推荐使用ACEI或ARB和β受体阻滞剂预防或延缓心力衰竭发生。血压不达标患者应优化血压控制，预防发展为有症状的心力衰竭。冠心病伴持续缺血表现的患者应尽早行血运重建治疗。

依从性差是慢性心力衰竭患者运动康复存在的主要问题，而坚持长期运动康复才能保证慢性心力衰竭患者长期获益，因此建立随访系统显得尤其必要。随访系统的建立可以提高患者的认知水平、药物治疗的规范性并及时调整治疗方案，提高依从性，增加医患沟通。建立完善的随访系统，通过对患者心脏康复方案的具体实施，并及时进行评估、随访和监督，从而保证心脏康复方案的有效性、安全性和依从性。

（陈贤元　詹惠敏　黄嘉熙）

6 | 第六节 |
心脏瓣膜病外科治疗围术期的康复

概 述

心脏瓣膜疾病作为心脏疾病中最常见的疾病之一，一般采用外科手术方法进行治疗，然而患者在进行外科手术后，可能会出现肺不张、感染、呛咳、活动无耐力、焦虑抑郁等问题，不但给患者的工作与精神带来巨大的障碍，而且给家庭和社会带来巨大的经济负担和劳力损失。因此，心脏瓣膜外科治疗后进行心脏康复是十分重要的。

心脏瓣膜外科治疗后患者的心脏康复分为3期，即急性期的Ⅰ期康复（院内康复期）、Ⅱ期康复（门诊康复期）及居家的Ⅲ期康复。Ⅰ期康复主要以住院期间的康复为主，涵盖术前预康复、ICU期间康复及术后病房康复，主要减少患者术后并发症，增加患者的康复意识；Ⅱ期康复主要以门诊形式开展，涉及运动、营养、心理、睡眠、疼痛管理等方面的康复内容，帮助患者培养健康的生活方式；Ⅲ期康复主要开展于患者的家庭或社区，帮助患者巩固Ⅱ期康复效果，并养成长期健康的生活方式，改善生活质量，提高生活满意度。

评 估

（一）心脏瓣膜外科患者术前评估

1. 病史 心血管诊断和手术治疗史，合并症（外周动脉疾病、脑血管疾病、肺部疾病、肾脏疾病、糖尿病、肌肉骨骼疾病、神经肌肉疾病、抑郁症及其他持续存在的疾病），现有的症状，用药情况（剂量、次数和依从性），左心室功能。

2. 体格检查 心率，心律，血压，心肺听诊，下肢触诊（水肿、动脉搏动情况），心血管手术和操作后的伤口（有既往手术史）；体重变化情况；骨科和神经肌肉状态；认知能力。

3. 实验室检查和辅助检查 空腹和餐后血糖、糖化血红蛋白、低密度脂蛋白、高密度脂蛋白、甘油三酯、肌钙蛋白、心肌酶、脑钠肽等，以及心电图、超声心动图、胸部X线片、冠脉造影等检查。

4. 运动试验 患者常规进行手术风险和运动风险的评估，主要为6min步行试验和心肺运动试验。

5. 问卷和量表评估 营养和饮食问卷、体力活动量表、尼古丁依赖量表、标准化的心理评测、普适和疾病特异生存质量量表等。

（二）心脏瓣膜外科患者术后康复评估

1. 病史　心血管诊断和手术治疗史，既往合并症（外周动脉疾病、脑血管疾病、肺部疾病、肾脏疾病、糖尿病、肌肉骨骼疾病、神经肌肉疾病、抑郁症及其他持续存在的疾病），现有的症状，用药情况，左心室功能，现有管道情况，出入量，是否使用呼吸机及模式。

2. 体格检查　心率，心律，血压，心肺听诊，下肢触诊（水肿、动脉搏动情况），外科手术和操作后的伤口，徒手肌力，疼痛，配合度，吞咽功能。

3. 实验室检查和辅助检查　空腹和餐后血糖、糖化血红蛋白、低密度脂蛋白、高密度脂蛋白、甘油三酯、肌钙蛋白、心肌酶、脑钠肽等，以及心电图、超声心动图、胸部X线片、冠脉造影等检查。

4. 运动试验　患者术前进行手术风险和运动风险的评估，主要为6min步行试验和心肺运动试验。

5. 问卷和量表评估　营养和饮食问卷、体力活动量表、尼古丁依赖量表、标准化的心理评测、普适和疾病特异生存质量量表等。

6. 术后的功能问题　气道廓清障碍，呼吸困难，运动耐量降低，气体交换受损，气流受限，呼吸肌功能障碍，肌肉骨骼功能受限（姿势异常、胸廓顺应性降低或畸形）等。

♥ 康复计划

（一）I期康复（院内康复期）

I期心脏康复主要针对心脏瓣膜外科治疗后的患者在住院期间开展的早期康复，尽早进行干预，可改善患者术后的血流动力学，增加左心室射血功能，提高身体功能及运动储备，减少术后并发症和住院时间，降低全因死亡率，提高患者的生活质量。术前心脏康复评估一般包括：患者的基本情况、心血管危险因素、运动能力、营养、睡眠、心理、戒烟、心肺功能等方面。

心脏瓣膜外科患者术前预康复主要包括指导患者有效咳嗽的方法，通过腹式呼吸、缩唇呼吸、呼吸训练器等改善术前肺容量；对肩颈、胸椎段进行肢体训练，增大胸廓活动度；对下肢大肌群进行活动，增加下肢肌肉力量；给予患者社会支持，减少可能出现的术前焦虑。

1. 术前康复宣教　包括术前有氧训练和吸气肌训练的益处，以及术后早期活动和呼吸训练对其术后恢复的作用。很多研究表明术前有氧训练和吸气肌训练可有效降低心外科术后患者的肺部并发症和缩短住院时间。根据术前的运动试验和最大吸气压制定的运动处方，在物理治疗师的监督下规律地进行运动训练和吸气肌训练。

2. 心血管危险因素的管理　包括血脂管理、高血压管理、戒烟、糖尿病管理和体重管理。

3. 心理咨询和减压　我们应该关注患者对自身疾病和手术的未知产生的恐惧感，给予心理支持和减压，让其了解手术前准备，手术中的过程和手术后在ICU的情况，减少未知带来的恐惧。

（二）心脏瓣膜外科患者术后康复

1. 禁忌证　①未控制的高血压，即安静时收缩压>180mmHg和/或舒张压>110mmHg；②未控制的窦性心动过速（>120次/min）；

③未控制的心力衰竭；④Ⅲ度房室传导阻滞且未安置起搏器；⑤未控制的糖尿病；⑥其他代谢异常，如急性甲状腺炎、低血钾、高血钾或血容量不足（直到得到适当处理后）。

2. 术后I期康复

（1）ICU期间早期康复　对于术后进入ICU的患者，每日对患者的心肺功能、血压、中心动脉压、氧分压、呼吸状况、神经系统情况、体温、疼痛、睡眠、心理、营养、谵妄进行评估。

1）肺功能康复　术后患者可能合并肺功能减弱，肺康复可缓解该部分患者的呼吸困难，减少机械通气时间和肺部并发症，提高运动能力，改善生活质量。①对于需要脱机的机械通气患者，需对动脉血气、胸片、症状等情况综合评估，指导患者进行腹式呼吸训练，推荐患者在自主呼吸的状态下进行；②对于有气道分泌物的患者，可通过正确咳痰训练，促进肺内分泌物的有效排出；③对于呼吸肌力量不足、肺不张的患者，可通过高强度吸气肌训练、腹式呼吸、腹部抗阻训练、深呼吸训练，增加最大吸气压力，加强膈肌及腹部力量，改善术后肺活量，增加潮气量；④对于术后可能出现肺功能障碍的患者，可进行呼吸训练器的练习，提高气道气流流通功能；⑤对于术后的常规非机械通气的患者，可进行包括腹式呼吸、呼吸训练器、有效咳嗽、胸部叩击和呼吸操等呼吸锻炼，增加肺部功能，降低可能出现的肺部感染。

2）早期床上活动　早期在ICU内的活动，可促进肺功能康复，防止或延缓肌肉萎缩，提高身体机能。患者一旦脱离急性危险期、病情稳定并排除禁忌证后，即可开始早期床上活动：①早期床上活动可从增加患者的床头角度开始，使患者逐步开始半坐位、坐位、独立坐位、床旁坐位。对于肌力<3级的患者，可进行被动关节活动训练，主动助力活动，静力性肌肉收缩训练。对于肌力≥3级的患者，可开始主动关节活动训练、抗阻训练。②肢体活动从5~10min开始，逐步增加。在床上活动过程中，活动强度依据心率、血压、血氧饱和度、呼吸频率和Borg评分而定（Borg评分12~13分为佳）。③对于超过3天未从ICU转回普通病房的患者，在排除禁忌证后，可在ICU阶段开始逐步的肢体活动。

3）治疗谵妄　非药物治疗可作为预防和治疗术后谵妄的一线干预措施，具体的非药物治疗方案包括呼吸训练、疼痛管理、睡眠管理、早期活动。尽早下地离床可预防和改善患者的早期谵妄。

4）心脏康复终止指标　平均动脉压<65mmHg，或>110mmHg；心率<50次/min，或>130次/min；呼吸频率<12次/min，或>40次/min；氧饱和度<88%；出现明显的人机对抗；患者主观感受状态很差；出现恶性事件，如患者出现摔倒、气切管移位、引流管脱垂等情况应及时暂停ICU阶段康复内容，并告知主管医师。

（2）病房期间早期康复　心脏瓣膜外科术后，由于长期卧床，易引发身体功能失调，出现各种并发症。在患者血流动力学和其他生命体征相对稳定的情况下尽早常规进行肢体活动，胸廓扩张训练和体位改变（由高卧位到坐位再到站位，一般常规每天坐起3次，每次20min），针对患者术后出现的并发症针对性地进行物理治疗主观检查和客观检查，得出目前存在的问题，特别是术后出现肺部并发症，如肺部感染引起的痰液潴留、伤口疼痛和/或肺不张引起的肺容量降低，应基于物理评估制定多种联合的（如主动呼吸循环技术、侧卧位、俯卧位、胸部叩击、振动和摇动、徒手过度通气等）物理治疗技术。另外患者术后出现肌力下降，应及时予神经肌肉电刺激和肢体活动，以促进肌力恢复。

患者回到病房后，每天进行下肢训练20min增强下肢肌力、肌耐力和肺功能。拔除胸腔引流管后鼓励患者在能耐受的情况下尽早步行，一般从3～5min慢慢增加至半小时，以降低肺部并发症的风险，缩短患者的住院时间。出院前提醒患者在家维持适量的活动量，术后3个月回院康复评估。

（三）术后 II 期康复

有氧运动是基础，抗阻训练、柔韧性训练和平衡训练是有效补充。如无禁忌证，大多数患者可在出院后1～3周内开始门诊运动康复，即有医生参与、心电监护下的运动康复方案。一般每周3次，持续36次或更长时间。

一般患者出院后3个月左右回到心脏康复门诊做心肺运动试验和6min步行试验，以评估患者术后的功能恢复情况，特别是运动耐量，然后根据运动试验评估指定运动处方，指导患者如何安全而有效地进行运动训练，提高运动耐量和生活质量，降低再次住院的风险。

（陈贤元 詹惠敏 黄嘉熙）

第七节
7 心脏移植患者的康复

概　述

心脏移植作为终末期心脏疾病最后的治疗手段之一，在给患者带来生存希望的同时，对患者的生理及心理带来一定的创伤，患者术后可能会出现肺不张、感染、呛咳、活动无耐力、排斥、焦虑抑郁等问题，不但给患者的工作与精神带来巨大的障碍，而且给家庭和社会带来巨大的经济负担和劳力损失。因此，对心

脏移植术后患者进行心脏康复指导，对患者的生理和心理带来巨大的帮助。

评　估

（一）心脏移植前

1. 康复问题　①手术前患者已重危，有恐惧思想，情绪复杂；②严重的心脏残损和严重的去适应（失用）表现；③活动时气短，并

有心脏性恶病质，有较高的心脏猝死的危险，因此康复性运动有高度和中度的危险。

2. 康复评估 评估患者焦虑情绪，帮助患者建立治疗信心，指导医患相互配合，避免失用性肌萎缩等。

（1）主观评定 包括临床过程（病程、衰退等级、入院情况）；经历过的症状；对活动的主要影响；平常能够进行的活动；现在/以前的运动和恢复情况；娱乐爱好和职业；社会支持；患者的目标和对移植的期望。

（2）肌肉骨骼评估 包括姿势；关节活动度；肌肉长度；肌肉力量；肌肉的密度。如果发现肌肉骨骼异常，这需要更加深入的评估。结构和体位性驼背，肩部疾病（肩峰下撞击综合征），变短的腓肠肌，腘绳肌和髂腰肌肌肉密度下降在心脏移植患者中很常见。

（3）运动能力 包括6min步行试验、心肺运动试验。

（4）呼吸功能评估 包括呼吸模式（辅助呼吸机的使用，呼吸功）；肺部听诊；咳嗽的效果；辅助呼吸（氧疗，无创通气）；清理气道（痰液的性状和量，现有技术的有效性，各种技术的参数选择）。

（二）心脏移植后

1. 康复问题 ①患者必须接受免疫抑制剂以控制排斥，他们很容易并发严重感染并呈现动脉硬化性体质。②移植的心脏舒张期功能不全，并常伴有慢性高血压的反应。③由于骨骼肌肉的衰弱，激素治疗引起的无力和心脏的失神经支配使运动时心率反应减弱、心排出量较低。常常需要经过较长时间才能在移植手术后稳定下来。④手术后虽然症状及心功能均有很大改善，但会考虑有别人的器官植于自己体

内和对预后的不测不免有些担心，还会害怕活动后发生意外。

2. 康复评估 心脏移植后的康复治疗需根据对每个患者情况的完整评估和处理而得出。完整评估分为主观评估和客观评估。主观评估包括疼痛控制、术前的身体健康状况、情绪调节。客观评估包括最新的感染指标和细菌培养结果、动脉血气分析，胸片，心电图，血压，移植心脏的功能，是否存在并发症（血糖不稳定的糖尿病）、术后并发症（急性排斥、肺部感染、肾功能不全、继发于激素治疗的精神障碍等）。

♥ 康复计划

（一）心脏移植前

1. 健康宣教 包括患者及其家属的宣传和咨询，需开导教育和赋予生命的希望。

2. 康复训练 应该由物理治疗师决定是否需要运动训练并给出术前关于运动和维持体能的建议。标准的全监测下的运动试验可能是有益处的，但运动性训练应十分谨慎地进行，以改善患者的肌肉和活动情况，以便为移植创造更好的条件。术前训练因患者心肺功能的限制需按具体情况选择进行。

（二）心脏移植后

需要根据手术后病情及患者思想情绪进行康复指导。

（1）心理 通过问诊了解患者的一般情绪反应，进一步使用心理筛查自评量表，推荐采用"患者健康问卷–9项（PHQ-9）""广泛焦虑问卷–7项（GAD–7）"评估患者的焦虑抑郁情绪。对于评估结果提示为重度焦虑抑郁的

患者，请精神专科会诊或转诊精神专科治疗；对于评估结果为轻度焦虑抑郁的患者，尤其伴有躯体化症状的患者，心脏康复专业人员可先给予对症治疗，包括正确的疾病认知教育、运动治疗和抗抑郁药物对症治疗。

（2）生活质量　推荐使用健康调查简表SF-36、SF-12、达特茅斯生活质量问卷、明尼苏达心力衰竭生活质量问卷等。通过对接受心脏康复治疗前后的生活质量评价，有助于了解心脏康复获益。通过量表评价患者对疾病的认知和自我管理效能，判断患者改变健康行为的能力。

（3）睡眠　通过问诊了解患者对自身睡眠质量的评价；采用匹兹堡睡眠质量评定量表客观评价患者的睡眠质量。处理失眠症时应注意确定失眠原因，同一患者可能有多种原因，包括心血管疾病各种症状所致失眠、冠状动脉缺血导致失眠、心血管药物所致失眠、心血管手术后不适症状所致失眠、因疾病发生焦虑抑郁导致失眠、睡眠呼吸暂停以及原发性失眠。了解患者睡眠行为，纠正患者不正确的失眠认知和不正确的睡眠习惯。

（4）Ⅰ期康复　手术后，住院期的运动训练应该在生命体征稳定的情况下开始对患者进行肢体被动运动。在可承受的范围内进行最长20~30min的步行或者功率车运动。如果出现中、重度排斥反应，需要对运动计划进行调整。如果是中度排斥反应，患者可以继续目前水平的运动，但在排斥反应解决前不要再加量。严重的急性排斥反应则必须停止除被动运动以外的所有体力活动。

（5）Ⅱ期康复　心脏移植患者出院后即可参加门诊心脏康复训练。在开始门诊运动项目之前进行6min步行试验，心肺运动试验应该在手术后6~8周进行。心脏移植患者的运动处方因失神经支配不使用目标心率，除非患者表现出对运动产生部分标准化的心率反应。

抗阻训练应纳入运动康复训练之中。术后的最初6周，双侧肩关节前屈应限制在<4.5kg的范围内以避免胸骨开裂。建议在有氧运动处方后（放松运动后）立即进行抗阻训练。由于心脏移植患者可能有降压药物治疗，建议在有氧和抗阻运动时定期测量血压。

运动试验（6min步行试验和心肺运动试验）和运动训练（有氧训练和抗阻训练）是心脏移植患者治疗的关键部分。心脏移植组的团队成员应该鼓励患者终身持续运动项目，长期不间断地在监护下运动训练。

（陈贤元　黄嘉熙）

CHAPTER 17

第十七章

心血管疾病常用诊疗技术及护理

第一节

6min步行试验检查护理

概 述

6min步行试验是一种亚极量的运动试验，是让患者在平坦硬地上以快速步行的方式，测试其在6min内的步行距离，它评价了运动过程中所有系统全面完整的反应，包括肺、心血管系统、体循环、外周循环、血液、神经肌肉单元和肌肉代谢。此试验简单易行，不需要运动器材或对技术员进行高级培训，并且比其他运动试验更能反映患者的日常体力活动的功能代偿能力水平。

6min步行试验主要用于测量中度到重度心脏或肺疾病患者对于医疗干预的反应（心力衰竭、肺动脉高压、先天性心脏病、肺的康复、肺切除、肺移植、COPD），也可用于评价患者功能状态（心力衰竭、复杂性先天性心脏病、周围血管疾病、COPD、纤维肌痛、老年患者）或预测发病率和死亡率（心力衰竭、特发性肺动脉高压、复杂性先心病、COPD）。1个月内有不稳定性的心绞痛或心肌梗死的患者禁止行6min步行试验检查。但静息状态心率超过120次/min、收缩压＞180mmHg、舒张压＞100mmHg的患者则详细评估后慎重检查。

护理评估

（一）病史评估

评估患者生命体征、血氧饱和度、既往史、用药史及心功能分级。

（二）身体评估

评估患者精神状态、认知能力、理解配合程度、活动能力。

（三）相关检查

患者提供6个月内的心电图、胸部X线片、心脏B超。

专科护理

（一）操作前准备

1. 环境准备 30m直线距离无障碍走廊，通风透气，可以及时恰当处理突发事件的应急环境。

2. 物品准备 计时和计圈器（可用手机秒表代替），两个小锥体，一把可灵活移动的椅子，记录表，血压计，血氧饱和度监测仪，氧气，除颤器（高危患者），电话或其他求救方式。

3. 药品准备 硝酸甘油喷雾剂、阿托品、肾上腺素。

（二）相关知识宣教

1. 检查前

（1）穿戴　衣着舒适，选择适合步行的鞋子，可用平时步行时的辅助物（拐杖、助行器等）。

（2）活动　试验前2h内避免过度运动。

（3）饮食　试验前可以清淡饮食，正常用药。

（4）指导语言　这个试验的目的是在6min之内步行尽可能远的距离，需要您在这个走廊来回尽可能快地步行，但不能跑和跳，绕过锥体时不要犹豫停留，现在我示范给您看，请注意我转身时没有犹豫停留。您可能会感到气喘吁吁或筋疲力尽，必要时可以放慢速度，甚至停下来休息，但应尽快继续试验（告知患者出现问题时的处理方式，缓解紧张情绪）。

2. 检查中

（1）开始前让患者阅读量表并对照量表询问患者呼吸困难和疲劳的级别。

（2）测试者在测试过程中站在出发线附近，不要跟着患者步行，不能跟任何人交谈，用平缓的语调和声音鼓励患者，并且要用标准语言：

第一分钟：您做得很好，还有5min。

第二分钟：再接再厉，您还有4min。

第三分钟：很好，您已经走完一半的时间了。

第四分钟：加油，只剩2min了。

第五分钟：您做得很好，再走1min就结束了。

当剩15s时说：过一会我说停下时您要立即停在原地，我会过来。6min时要说停。

（3）测试过程中不要使用其他鼓励性语言（或肢体语言）。如果患者试验过程中需要休息时不要停止计时，直到6min计时才能停止，在记录表上记下步行距离和停止时间，以及停止的原因。不要走神而忘记计数圈数，血氧饱和度要使用轻便的，以免影响患者的步幅，许多手持血氧饱和度监测仪运动伪影相当大而不能在步行时准确读数，要注意观察患者运动中的反应（面色、呼吸、神情、步态、精神症状等）。

（4）记下停止的地方或距离，如果患者感到疲惫，无法继续进行试验，应该马上拿椅子给患者休息。

（5）出现以下情况时要终止试验，如胸痛、不能耐受的呼吸困难、下肢痉挛、走路摇晃、出汗、面色苍白或灰白等。

（三）检查后

1. 结束步行后，记录呼吸困难程度（使用表17-1-1）、疲劳水平（使用自我感觉用力评分法，表16-3-1）和步行距离。

2. 鼓励患者饮用温开水。

3. 密切观察检查后病情变化，特别是缺氧症状是否缓解。

表17-1-1　Borg评分表

可觉察到的呼吸困难程度	评估记分
正常	0
极轻微（刚刚能察觉到）	0.5
很轻微	1
轻微（轻度）	2
中度	3
有些严重	4
严重	5～6
非常严重	7～9
非常非常严重	10

（詹惠敏　张国林　陈淑玲）

第二节

食管心脏B超检查护理

概　述

食管超声心动图（transesophageal echocardiography，TEE）检查是将探头从食管插入到心脏后方的左心房附近，从心脏后面观察心脏内部病变的侵入性检查。它克服了因肥胖、肺气肿、胸廓畸形或限制性体位等多种因素导致经胸超声心动图（transthoracic echocardiography，TTE）成像不佳的问题。目前，TEE的内涵和应用范围在不断完善和扩展，它有完善和补充术前诊断、术中心功能监测、术中即刻评价手术效果及容量监测等临床应用价值。优点是图像更加清晰，缺点是切面图像获取较少。值得注意的是，诊断时患者即使进行口咽部麻醉，但由于将镜体置入食管的刺激比较强烈，对清醒患者来说仍较难耐受。

TEE不仅适用于因肺气肿、过度肥胖、胸廓畸形或限制性体位致使TTE图像不满意者，还有助于：①明确左心耳有无血栓；②明确人工瓣膜置换术后可疑合并症；③提高赘生物、卵圆孔未闭等的检出率；④在心脏介入手术中引导房/室间隔缺损封堵、左心耳封堵、房间隔穿刺以及梗阻性肥厚型心肌病化学消融等；⑤在心脏外科手术中监测引导瓣膜修复术或置换术、先天性心脏病矫治术等；⑥在心脏或非心脏手术中监测心功能。

护理评估

（一）病史及心理-社会反应

1. 既往史　心血管系统、呼吸系统、上消化道等疾病史，药物过敏史（如镇静麻醉药物使用史），牙齿健康情况，用药情况等。

2. 年龄、生活习惯、嗜好、文化程度。

3. 心理、社会情况　评估患者对该检查的认识程度及接受程度，家庭成员对患者的关心和支持程度；有无焦虑抑郁等负面情绪及程度。

（二）身体评估

患病起始时间，有无诱因，主要症状，心脏专科查体，呼吸系统查体，纽约心脏协会（NYHA）心功能分级，生命体征、体位，口腔、牙齿、咽部黏膜情况。

（三）实验室检查及其他辅助检查

血常规、凝血功能、感染筛查（乙型肝炎、丙型肝炎、艾滋病、梅毒）；心电图检查、心脏超声心动图等。

专科护理

（一）检查前护理

1. 相关知识宣教

（1）心理护理　检查前，护士向患者及家属说明检查的目的及费用，让患者了解检查的目的和方法，检查配合要求，做好解释工作，取得配合，以消除恐惧和紧张情绪。

（2）签署知情同意书检查前与患者进行谈话，征得患者和家属的同意，对术中可能发生的意外情况向家属说明，以取得理解和协助，患者及家属签署TEE检查知情同意书。该检查需家属陪同，需家属陪同下携带食管超声的申请单。

（3）患者需空腹8~12h，穿宽松柔软衣着，有活动义齿的需提前取下。

（4）需全身麻醉的患者提前做好全身麻醉准备。

（5）事先评估好患者目前状态是否有不适。

2. 物品及药品准备

（1）备好丁卡因注射液10mL，于检查前10min内分2~3次嘱患者吞服，密切观察患者情况，以防发生麻醉药物过敏反应。备好抢救车及除颤仪以备急救用。

（2）更换经食管超声心动图的超声探头。

（3）将消毒好的镜子和推车放置患者的床头。

（4）将连接好的心电监护仪放置在患者的床头。

（5）将备好的口罩、帽子、手套、口咽通气道、压舌板、剪刀、医疗垃圾袋放置在床头的治疗车上。

（6）全身麻醉的患者备好氧气装置和抢救物品。

（二）检查中护理配合

1. 嘱患者松解衣领扣和裤带，取左侧卧位，枕下垫以高度适宜的枕头，下颌稍向内收，使头略低前倾，以减少脊柱前凸的程度。左侧面部口腔下铺毛巾并在口下方放置弯盘，用于接收患者的口腔分泌物或呕吐物。

2. 护士位于患者的右侧，注意保持患者头部不动，尽量让患者头向后仰、增加口咽弧度，便于插镜。

3. 嘱患者在分泌口水时不能吞咽，应让其流出到口腔下的弯盘内，同时做深呼吸，缓解操作过程中的紧张感，松弛咽部肌肉。在插入探头的过程中，如遇到阻力，可让患者休息片刻后再尝试插入，嘱患者做吞咽动作，顺势将探头插入，而不可强行插入，以防止损伤食管。

4. 在插镜时患者有恶心、呕吐反应，防止口咽管气道脱出，指导患者缓慢深呼吸；嘱咐患者勿吞咽，以免呛咳，及时处理呕吐物，防止误吸、窒息。

5. 在插入过程中应密切观察患者的反应，必要时应进行安抚，并转移其注意力，使患者保持平静，防止因烦躁而导致不稳定血栓脱落。

6. 患者出现呛咳时，及时观察患者的神志面色、末梢血运、脉搏和生命体征。

7. 全身麻醉的患者配合好麻醉师备心电监护、吸氧、建立静脉通路及抢救设备。待患者无意识时给患者带好口咽通气道、头偏向一侧，患者的口角旁备好医疗垃圾袋。

（三）检查后护理

1. 检查结束后拔出内镜，及时擦干净镜体上的分泌物，拔出口咽通气管，擦净患者口角的分泌物。

2. 协助患者平卧休息片刻，观察生命体征平稳后，去掉身上的心电监护，协助患者穿好衣物后下床休息。

3. 告知注意事项　检查后1h可进食。由于咽喉部或疼痛，宜进半流食或软食，避免进食生硬、粗糙、辛辣等刺激性食物。

4. 终末消毒　①使用后内镜→水洗→多效酶洗5～10min→水洗→戊二醛消毒；②阳性患者：使用后先消毒45min→水洗→酶洗→水洗→浸泡30min→水洗；③镜体和超声的探头用含氯消毒剂或75%酒精擦拭。消毒好内镜放在专用的固定架以备用。

（四）潜在并发症护理

尽管术中患者对TEE检查耐受良好，发生严重并发症的概率很小，但也有一些潜在损伤的可能。诸如造成唇齿外伤、口咽部损伤、气管受压、气管导管移位、食管内壁热灼伤、食管黏膜撕裂伤及一过性的高血压、一过性的心律失常等，因此TEE使用过程中还应多加注意。

1. 一过性高血压　由于目前对于一过性高血压并无指南可循，因此，通常的做法是在血压急性升高时，给予降压药治疗，当血压得到控制以后，不需要长期服用降压药。精神药物、心理治疗和行为疗法能预防和减少一过性高血压的发生。

2. 一过性心律失常　密切观察病情，监测心率、心律变化，及早发现危险征兆。及时测量生命体征，如出现危险心律，及时通知医生并配合处理。

3. 恶心、呕吐不适　检查后饮水、进食不可过早，防止因吞咽反射未完全恢复，呛咳诱发恶心、呕吐。观察患者出现恶心、呕吐先兆时予半卧位，头轻轻偏向一侧，颈下垫单，陪伴在旁，做好解释，嘱其放松，深慢呼吸。呕吐严重者，暂停进食，备齐吸痰用具，防止呕吐物引起窒息或误咽，必要时遵照医嘱应用止吐药。若伴有血压升高、头痛等，应及时汇报医生处理。

4. 食管穿孔、出血或局部血肿　食管穿孔病情危重，病情发展快，一旦诊断明确，无论有无呼吸困难、晕厥、呕血等表现，均应立即给予持续吸氧、心电监护，迅速建立静脉通道，严密监测生命体征变化，尤其血压、体温变化，随时通知医生处理。

5. 黏膜麻醉剂过敏反应　仔细观察患者的呼吸、血压、皮肤改变，注意有无呼吸困难，一旦发生过敏反应，应立即停药，吸氧，予抗过敏治疗，对过敏性休克要及时抢救。

6. 口咽部损伤　保持气道、口咽部湿润。初次饮食时选用流质或半流质，避免食物干、硬，损伤咽部。

7. 口腔黏膜内容物误吸入气管导致窒息　根据患者发生窒息情况，正确实施窒息的急救手法，分别采用腹部挤压法和胸部挤压法，对意识不清者用胸部猛推法进行急救。

🧬 健康教育

1. 休息　指导患者卧床休息，并告知其可能出现咽部疼痛或不适，甚至声音嘶哑，但在短时间内会有好转，属于正常现象，不必惊慌。

2. 饮食指导　检查结束后1h方可进食温凉流食，避免进食生硬、粗糙、辛辣等刺激性食物，减少对食管和胃黏膜的摩擦和刺激，同时应避免剧烈活动。

3. 生活指导　检查后24h内不应开车。

（罗思妮　刘树烨）

3 第三节
食管心房调搏术护理

📷 概　述

经食管心房调搏术是一种无创的临床电生理诊断和治疗技术，具有安全、可靠、简便、有效的特点。是应用心脏电生理刺激仪经放置在食管的电极导管，间接刺激心房，同时记录食管导联心电图，诱发不易观察到的心律失常的方法；而且可在快速心律失常发作时通过食管导联心电图明确心律失常的诊断，并通过心脏电生理刺激仪终止心动过速发作；但在操作中电极导管插入食管和起搏电压的大小均会给患者带来一定的痛苦，因此，应做好食管调搏的护理，使患者能顺利完成食管电极插入，判断最佳起搏位置，把患者的痛苦程度降到最低。

临床应用　适应证：①严重的窦性心动过缓，原因不明的黑矇、晕厥患者，进行窦房结功能和房室结功能的评估；②阵发性心悸，发作呈突发突止，脉律快而整齐，未能记录到发作时心电图的患者；③心电图记录到阵发性室上性心动过速，进行食管心房调搏检查以明确心动过速的类型与机制；④对显性预激综合征患者，了解旁路的电生理特性和诱发心动过速；⑤终止室上性心动过速、典型心房扑动及部分室性心动过速；⑥对复杂心律失常进行鉴别诊断；⑦射频消融术前筛选及术后判断疗效等。禁忌证：①食管疾病如食管癌、严重食管静脉曲张等；②持续性心房颤动；③有严重心脏扩大、重度心功能不全；④心电图有心肌缺血改变、近期未控制的不稳定型心绞痛或心肌梗死；⑤急性心肌炎、心内膜炎、心包炎以及肥厚型梗阻性心肌病等；⑥严重电解质紊乱、心电图QT间期明显延长、高度房室阻滞、频发多源性室性期前收缩、尖端扭转型室速；⑦严重高血压患者等。但上述禁忌证中③~⑥因紧急治疗需要终止心动过速或需鉴别心动过速类型时不在此限，应根据条件权衡。

护理评估

（一）病史及心理-社会反应

1. 评估患病的起始时间，有无诱因，主要症状，用药情况〔详细询问患者近期服用的药品，停用能够影响检查结果的抗心律失常等心血管药物，常见有β受体阻滞剂（5个半衰期以上）。〕，既往史（此项检查需注射阿托品，检查前要仔细询问老年男性患者是否患有前列腺炎或前列腺增生；明确是否患有青光眼，不确定者要求查眼压，以保证患者的安全。严格把握好禁忌证，如严重心功能不全、近期未能缓解的不稳定性心绞痛，QT间期延长且有室性心动过速、阿斯综合征发作史者应取消检查）。

2. 评估患者对检查的配合程度，对疾病的了解，家庭成员对患者的关心、支持及家庭经济情况。

3. 评估患者日常生活是否规律，有无烟酒嗜好或摄入含咖啡因过多的食物。

（二）身体评估

1. 评估患者目前的主要不适及病情变化。

2. 评估患者的生命体征、体位、皮肤黏膜情况。

3. 评估患者出血风险及用药情况，如抗凝药等。

（三）相关检查

血常规、血生化、凝血指标、心电图检查、心脏超声心动图、X线胸片等。

专科护理

（一）检查前

1. 相关知识宣教

（1）消除恐惧和紧张情绪，耐心细致地做好患者检查前的思想工作，同时向患者和家属讲解本检查的意义及检查中出现的轻微反应，消除患者紧张情绪，指导患者练习吞咽动作，使患者能在检查中充分配合，减少操作时间，保证检查顺利完成。

指导患者如何配合检查，尽量避免对咽部刺激的建议：①详细向患者解释配合方法。经鼻腔先插至咽喉部15～20cm时，电极导管至咽喉部，嘱被检查者吞咽配合。②注意手法轻柔，当导管前端有阻力时，上抬导管的同时嘱患者做吞咽动作，即可顺利通过咽部，减少插管对咽部的刺激。③鼻腔刺激重者，建议经口插管。

（2）签知情同意书，检查前与患者进行谈话，征得患者和家属的同意，对术中可能发生的意外情况向家属说明，以取得理解和协助，并签知情同意书，并留家属一位陪护。

2. 饮食宣教

（1）给予富含纤维素的食物，以防便秘；避免饱餐及摄入刺激性食物如咖啡、浓茶等。

（2）检查前要求餐后2h以上，相关抗心律失常药物一般应停用5个半衰期以上（大约3天以上）。

3. 备物　准备好除颤器、急救药品与物品、吸氧用物一套及相关检查用药，备好心脏电生理刺激仪、心电图机、食管电极导管，并检查各种物品的性能，保证无故障正常使用（图17-3-1至图17-3-3）。

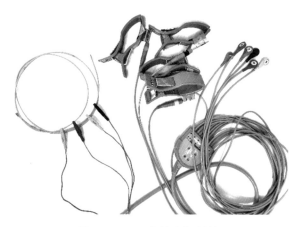

图17-3-1 食管电极导线

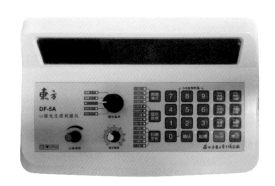

图17-3-2 心电图机

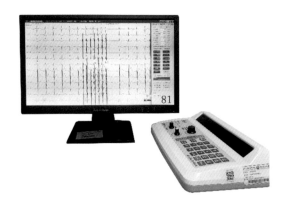

图17-3-3 心脏电生理刺激仪

4．根据病史和十二导联心电图评估，必要时检查前预置静脉通路以防意外。

（二）检查中

1．经鼻腔插入食管电极的长度根据患者的身高估计，一般为32～40cm。使患者安静，给予平卧位，将食管电极导管插入食管时注意动作要轻柔，避免因导管刺激咽喉部引起恶心、呕吐甚至误吸，因此需安慰患者，注意观察患者面色、神志、脉搏和心率，如突然出现呛咳、呼吸困难、心率突然加速等症状即迅速拔管，给予吸氧等相应抢救措施。

2．插管成功后，用胶布固定导管在鼻翼两侧，预防导管滑动刺激患者。实施刺激前要告诉患者调搏刺激会引起短暂的心慌、心跳加剧等不适，鼓励患者积极配合。

3．密切观察患者的神智、面色、呼吸，监测心率、心律变化，若出现异常，立即报告医生并及时处理。在诱发心动过速时，应连续记录心电图。

（三）检查后

1．患者经治疗恢复为窦性心律后，多数无自觉症状，不需特殊处理，拔除电极即可。部分患者有不适，需卧床休息，根据病情给予吸氧及生命体征监测。对年龄较大、发作时间较长或反复发作心电图示心肌缺血的患者，应给予24h心电监护，同时密切观察心律、心率、脉搏、血压等生命体征。

2．检查完毕后为患者讲解注射阿托品后会出现头晕、眼花、心悸、口干的症状，安慰患者并告知药物反应会在40min左右逐渐消失，因有个体差异有患者可能会持续时间稍长，不必紧张或恐慌。

3．检查后1h方可进食温凉柔软的饮食，检查后要注意休息，减少活动，适当多饮水。

（四）不良反应的观察护理

食管调搏可终止心动过速，但也可诱发心动过速，甚至导致心室颤动等致命性心律失常，术中及术后要密切监护心电，常规吸氧。

🩺 健康教育

1. 避免诱因　指导患者避免心律失常的诱因，心律失常的发生与精神紧张、大量吸烟、饮酒、喝浓茶或咖啡、过度疲劳、严重失眠等系列因素存在密切的关系。

2. 饮食指导　检查后1h方可进食温凉柔软的饮食，检查后要注意休息，减少活动，适当多饮水。

（罗思妮　刘树烨）

第四节
4 肾素-血管紧张素-醛固酮检查护理

📋 概　述

肾素-血管紧张素-醛固酮系统（renin-angiotensin-aldosterone system，RAAS），是血管收缩舒张及水、盐代谢调节的循环内分泌系统，在高血压发病过程中起着重要作用。因此，检测肾素-血管紧张素-醛固酮系统相关指标，可有效诊断原发性高血压。

肾素是肾小球入球动脉的球旁细胞合成和分泌的蛋白水解酶，可水解肝脏所分泌的血管紧张素原，产生血管紧张素 I（AI），血管紧张素 I 在体内循环过程中经血管紧张素转换酶（ACEI）的作用形成血管紧张素 II（AII），AII是RAAS的主要效应物质，其作用于血管紧张素 II 受体，使小动脉平滑肌收缩，同时可刺激肾上腺皮质球状带分泌醛固酮。醛固酮可促进钠的重吸收，具有保钠排钾的作用。通过交感神经末梢突触前膜的正反馈使去甲肾上腺素分泌增加，使得血压升高。临床上主要通过对血钠、血钾、血浆肾素活性（plasma renin activity，PRA）、皮质醇和醛固酮水平检查，以及24h尿醛固酮、钠、钾及24h尿香草扁桃酸（VMA）等检查进行诊断。

❤ 护理评估

（一）病史及心理-社会反应

1. 评估患者有无高血压病家族史、晕厥

史等。

2. 评估患者有无不良生活习惯。

3. 评估患者文化程度及对疾病的认识等。

4. 评估患者心理、精神状态及家庭社会支持情况等。

（二）身体评估

1. 评估患者生命体征、意识状态等情况。

2. 评估患者的生活自理能力，评估患者静脉血栓、跌倒等风险。

3. 评估患者药物史、过敏史，女性患者避开月经期。

（三）其他相关实验室结果

评估患者电解质及肾功能情况。

♥ 专科护理

（一）免色素饮食

指导患者在留取24h VMA前3天需进行免色素饮食。

1. 勿进食下列食物　①含咖啡因的饮料和食物，如咖啡、茶、可乐、碳酸饮料及去咖啡因的咖啡等　②含枸橼酸的水果及果汁，如橘子、柠檬、葡萄柚等；③含香草或香草精的食物，如蛋糕、小西点、布丁等；④含巧克力和可可的饮料及食物。

2. 停用干扰测定结果的部分药物，如核黄素、β受体阻滞剂、利尿剂、扩血管的药物等。

3. 选用无色素的食物，如粥、米饭、馒头、牛奶、鸡蛋白、马蹄糕、白菜、冬瓜、节瓜、豆腐、菜花、去皮青瓜、马蹄、白萝卜、瘦肉、鱼肉、鸡肉等。

（二）血液标本采集

指导患者正确配合抽血（表17-4-1），基础态及激发态需冰水浴送检。

1. 入院后嘱患者0：00后勿进食进水，4：00—6：00平卧，不可坐起、下床活动及如厕，6：00卧位抽取静脉血，项目包括ALD（醛固酮）、PRA（肾素活性）及AⅡ（血管紧张素Ⅱ）的基础态。

2. 6：00抽血后，立即予呋塞米肌内注射（呋塞米剂量按千克体重计算，0.7mg/kg，总量不超过50mg），注射后告知患者保持站立或者走动，不坐不蹲不饮水2h，如出现低血糖、头晕、心律失常等其他不适症状应及时报告医生是否终止此次项目检查。

3. 8：00坐位抽取静脉血，项目包括ALD、PRA及AⅡ的激发态，后方可进食。

4. 当日16：00抽取静脉血测皮质醇和促肾上腺皮质激素。

5. 次日0：00、8：00抽取静脉血测皮质醇。

表17-4-1　肾素-血管紧张素-醛固酮检查抽血时间表

时间	抽血项目
6:00	①肾素/醛固酮 ②血管紧张素Ⅱ（基础态）
8:00	①肾素/醛固酮 ②血管紧张素Ⅱ（激发态） ③促肾上腺皮质激素 ④皮质醇
16:00	①促肾上腺皮质激素 ②皮质醇
次日0:00	皮质醇
次日8:00	皮质醇

（三）指导患者正确留取24h尿标本

1. 晨7:00排空第一次小便。

2. 第二次小便开始留取在专用桶内，同时告知护士加入防腐剂，直至次晨7:00起床最后一次小便到专用桶内，即为24h尿标本。检查24h尿皮质醇、钠、钾，应倒入硼酸作为防腐剂；检查24h尿香草扁桃酸，应倒入浓盐酸作为防腐剂。

3. 计算桶内24h尿标本总量（mL），摇匀尿标本后取10mL装入相应尿试管中，并记录总量于标签后送检。

健康教育

1. 休息指导　指导患者规律作息，保证充足睡眠，学会监测血压，调整膳食，戒烟限酒，适量运动，保持心情愉快等。

2. 药物指导　向患者介绍所用药物的作用及不良反应，提高患者依从性。

3. 相关知识宣教　详细讲解检查的目的及配合方法，予提供温馨提示卡并及时向患者解读各项检验结果。

（杨旭希　苏敏玲　唐撷宇）

5 | 第五节 |
心肌灌注显像检查护理

概　述

心肌灌注显像根据显像设备的不同，分为心肌灌注单光子发射型计算机断层显像（single photon emission computed tomography，SPECT）和心肌灌注正电子发射型计算机断层显像（positron emission computed tomography，PECT）。本文主要介绍SPECT的检查护理。心肌灌注显像是利用正常或有功能的心肌细胞选择性摄取某些碱性离子或核素标记化合物的作用，应用SPECT进行心肌平面或断层显像，可

使正常或有功能的心肌显影，而坏死以及缺血心肌则不显影（缺损）或影像变淡（稀疏），从而诊断心肌疾病和了解心肌供血情况，包括静息心肌灌注显像和负荷（运动或药物）心肌灌注显像。心肌灌注显像可准确反映心肌缺血的部位、范围和程度。

心肌灌注显像检查适用于：可疑冠心病；判断冠心病心肌缺血范围、程度；冠心病危险分层及预后评估（包括冠心病患者非心脏手术术前评估）；冠状动脉微血管疾病的诊断；心肌病和心肌炎的辅助诊断；存活心肌检测。对

急性心肌梗死（1周内）、严重心律不齐、病窦综合征或 II 度、III 度房室传导阻滞、高血压病患者（基础血压＞180/100mmHg）等禁止行心肌灌注显像检查，有相关药物（显像剂等）过敏者不宜行药物负荷试验，不能进行有效运动者不宜选用运动负荷试验，可选药物负荷试验。

护理评估

（一）病史及心理-社会反应

1. 评估患者既往史、用药史及过敏史等，重点评估既往有无冠心病、心肌病及再血管化治疗史，有无冠心病的危险因素，有无左束支传导阻滞及心脏起搏器植入史，有无显像剂、腺苷等药物过敏史。

2. 评估患者是否有不适症状，有无心律失常、心源性休克、呼吸困难、心力衰竭的表现。

3. 评估患者对检查的认知程度、心理状态和社会支持情况。

（二）身体评估

评估患者的意识状态、生命体征、肢体活动能力。怀孕妇女禁止做SPECT检查，哺乳期妇女慎行SPECT检查。

（三）相关检查

心电图、心脏超声、影像学检查、相关血液标本检测结果，如肌钙蛋白、心功酶、脑利钠肽、D二聚体等。

专科护理

（一）检查前

1. 相关知识宣教

（1）向患者及家属说明SPECT显像检查的目的、流程、注意事项、保护措施，做好解释工作，取得配合，并签署检查知情同意书。向患者解释SPECT显像检查中的放射剂量为安全检查量，检查属无创检查，不会对患者机体构成不良影响，解除思想顾虑。

（2）检查分为2天进行，第一天做静息灌注显像，第二天做运动或药物负荷显像。检查前24～48h停服 β 受体阻滞剂、硝酸酯类药物、钙拮抗剂、茶碱类药物。

（3）检查前一天晚上洗澡，清洗干净上半身皮肤的油脂。

（4）检查当天去除各种首饰及金属物品（如手表、腰带、钥匙、项链、硬币、含金属成分的胸罩等）以免影响检查结果，贵重物品请妥善保管。

（5）因检查室的温度较低，可建议患者自备外套保暖。运动负荷心肌显像检查当日可带1～2套替换衣物，穿运动鞋。

（6）检查前需排空小便，避免尿液污染体表和衣裤。

2. 饮食宣教

（1）检查前一天清淡饮食，禁止患者饮用咖啡、茶叶等兴奋性饮料。

（2）检查当日请自备2只油煎鸡蛋（可以放盐，不会对检查结果产生影响）和350mL牛奶等脂肪餐到核医学科，鸡蛋过敏或牛奶不耐受者可以选择其他脂肪餐，如油条3根等。食用脂肪餐的时间为注射显像剂15min后，以促使胆道内的显像剂排出，减少对心肌显像的干扰。

（3）运动试验检查前须空腹2h，易发生低血糖者请自备一支含糖饮料。

（二）检查中

1. 注射药物后，患者的手不可触摸注射点，以防污染，一旦污染衣物应及时更换。注射药物后可能会出现一过性臭味及口苦，偶有面部潮红，均可自行消失。

2. 注射药物后等待检查期间，尽量多走动，多喝白开水，进检查室扫描前，排空小便，适量喝水后再进去，减少肠道显像对心脏显像的干扰。

3. 运动负荷过程中要保持运动节律，避免爆发性加力或随意停顿、用力不均。有任何不适感觉，如胸闷、胸痛等应告知医务人员以便根据情况随时终止运动；如体力明显不支、不能继续运动也提前告知。

4. 在扫描期间，切勿深呼吸，正常呼吸即可，务必保持身体不能有任何移动。

（三）检查后

患者返回病房后要严密观察病情，特别是有无心律失常、血压异常、心肌缺血、心力衰竭等的表现。

健康教育

1. 饮食宣教　^{99m}Tc-MIBI显像剂元素的半衰期较短，仅为6h，主要通过肾脏排出，嘱患者多饮水、多排尿以增快显像剂的排泄，饮食以高蛋白质、低盐、低脂、高维生素为主。

2. 相关知识宣教　检查后患者体内核素显像剂还未彻底排出，虽然其辐射量小，但尽量避免与孕妇及婴幼儿密切接触，避免在人流量大的公共场所活动。与周围人群保持1m以上距离，咳嗽或讲话时避免唾液飞溅，不可随地吐痰。哺乳期女性服用放射性药物后，应建议其酌情停止喂乳，直至其体内放射性药物分泌量不再给婴儿带来不可接受的剂量为止。

（丘伟燕　张　晨　赖敏华）

6 第六节
无创呼吸机护理

概 述

无创正压通气（noninvasive positive pressure ventilation，NPPV）是指患者通过鼻罩、口鼻面罩等无创方式将患者与呼吸机连接进行正压机械通气，可缓解患者呼吸肌疲劳，改善肺通气，促进气体交换，减少CO_2潴留，降低患者气管插管率。《无创正压通气临床应用专家共识》明确指出，NPPV是慢性阻塞性肺疾病急性加重期的常规治疗手段，现已广泛应用于临床。

NPPV是一种正压通气方式，可在一定程度上开放塌陷的上气道，提高肺通气容积，改善通气与通气/血流比值，改善氧合及二氧化碳潴留等。临床常用的模式有持续气道正压（continuous positive airway pressure，CPAP）、双水平气道正压（bi-phasic positive airway pressure，BIPAP），以及保证平均容量的压力支持（average volume assured pressure support，AVAPS）等。

（一）持续气道正压（CPAP）

CPAP是指在患者自主呼吸条件下，在整个呼吸周期中，呼吸机持续给予同一水平的正压支持，辅助患者完成全部的呼吸运动。吸气时，正压有利于克服气道阻力，减少呼吸肌做

功；呼气时，气道内正压可防止小气道陷闭，增加功能残气量，改善氧合。此外，CPAP产生的胸腔正压，可减少回心血量（前负荷），对于急性心源性肺水肿患者的综合效应是有益的，但对于已存在明显心排出量降低的患者，过高的CPAP则可能有害。

（二）双水平气道正压（BIPAP）

BIPAP（图17-6-1）是时间切换-压力控制的机械通气模式，可分别调节吸气相气道正压（inspiratory positive airway pressure，IPAP）和呼气相气道正压（expiratory positive airway pressure，EPAP），是CPAP模式的扩展。根据吸-呼相转换机制，BIPAP可分为自主呼吸（spontaneous，S）通气辅助模式、时间控制（timed，T）模式和自主呼吸通气辅助结合时间控制（S/T）模式等。S模式由患者通过超过一定阈值的吸气流速或吸气负压信号触发呼吸机按预置的IPAP辅助通气，当气体流速或压力降到预置的阈值时，转换为呼气相，按预置的EPAP通气；T模式相当于控制呼吸模式，呼吸机按预置的时间常数（或频率）进行吸-呼相转换；S/T模式由患者自主呼吸频率和机控呼吸频率共同控制吸-呼相转换，机控频率设置通常低于患者自主呼吸频率但高于最低安全频率，呼吸机按患者自主频率触发呼吸机辅助呼

吸，当自主呼吸频率过慢或呼吸停止、吸气流速或负压不够，不能触发呼吸机时，呼吸机按照机控频率工作。BIPAP（S/T）模式可保留患者自主呼吸并使其与呼吸机有较好配合。采用小吸气流量触发预置的IPAP可避免吸气相内压力下降过快，减少患者吸气做功，增加肺泡通气量；但过低的吸气流量触发易被非呼吸因素误触发，导致人机不协调。EPAP可防止呼气相小气道过早闭合，促进人工气道内CO_2排出。自主呼吸时，IPAP和EPAP两个压力水平各自的时间由设定的呼吸时间决定。

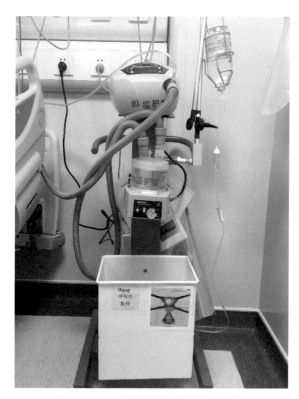

图17-6-1　无创呼吸机（BIPAP）

（三）保证平均容量的压力支持（AVAPS）

AVAPS是一种混合通气模式，其基本原理仍然是压力支持。为达到预定的通气潮气量，吸气压设置在一个范围区间而不是一个固定

值。呼吸机根据测量到的通气容积，自动调节IPAP，以达到预定的通气潮气量。通常情况下，提高CPAP和EPAP水平，有助于改善缺氧和维持上呼吸道开放；增加IPAP与EPAP的差值或增加通气容积，有助于改善肺泡通气，增加CO_2排出，减少患者吸气做功。

NIPPV的急诊临床应用目前仍缺乏统一标准，这与患者病情轻重、病程进展、意识状况、医护人员经验及设备条件等多种因素有关。NIPPV临床应用需考量的主要因素包括：①适应证与禁忌证；②患者选择；③呼吸机选择与人机连接方式；④通气模式选择及参数设置。

1. 适应证　主要适用于轻、中度呼吸衰竭的早期救治；也可用于有创-无创通气序贯治疗和辅助撤机。其参考指征如下：

（1）患者状况　①神志清醒；②能自主清除气道分泌物；③呼吸急促（频率>25次/min），辅助呼吸肌参与呼吸运动。

（2）血气指标　海平面呼吸室内空气时，动脉血氧分压（PaO_2）<60mmHg伴或不伴二氧化碳分压（$PaCO_2$）>45mmHg。

2. 禁忌证

（1）绝对禁忌证　心脏骤停或呼吸骤停（微弱），此时需要立即心肺复苏、气管插管等生命支持。

（2）相对禁忌证　①意识障碍；②无法自主清除气道分泌物，有误吸的风险；③严重上消化道出血；④血流动力学不稳定；⑤上呼吸道梗阻；⑥未经引流的气胸或纵隔气肿；⑦无法佩戴面罩的情况，如面部创伤或畸形；⑧患者不配合。相对禁忌证者应用NIPPV，需综合考虑患者情况，权衡利弊后再做决策，否则增加NIPPV治疗失败或可能导致患者损伤的风险。NIPPV常用通气参数的参考值见表17-6-1。

表17-6-1 NIPPV常用通气参数的参考值

参数	常用值
潮气量	7～15mL/kg（标准体质量）
备用呼吸频率	10～20次/min
吸气时间	0.8～1.2s
吸气压力	10～30cmH$_2$O
呼气末正压（PEEP）	依患者情况而定（常用4～8cmH$_2$O，Ⅰ型呼吸衰竭时需要增加6～12cmH$_2$O）
持续气道内正压（CPAP）	6～15cmH$_2$O

护理评估

（一）病史及心理-社会反应

评估患者患病及诊治经过，疾病的类型、相对应的适应证及有无禁忌证。评估患者及家属对该项无创操作的认知程度、心理状态和社会支持情况。

（二）身体评估

评估患者精神意识状态、生命体征，心脏的听诊情况，评估患者是否适合该仪器。

（三）相关检查

心电图、血气等检查。

专科护理

（一）患者教育

与有创通气不同，NIPPV需要患者的合作，因此，对患者的教育可以消除恐惧，争取配合，提高患者的依从性与舒适感，也有利于提高患者的应急能力，如在咳嗽、咳痰或呕吐等紧急情况下能够迅速拆除连接，提高安全性。教育的内容包括：治疗的作用和目的（缓解症状、帮助康复）；连接和拆除的方法；治疗过程中可能会出现的各种感觉，帮助患者正确区分和客观评价所出现的症状；可能出现的问题及相应措施，如鼻/面罩可能使面部有不适感，使用鼻罩时要闭口呼吸，注意咳痰和减少漏气等；指导患者有规律地放松呼吸，以便与呼吸机协调；鼓励主动排痰并指导吐痰的方法；嘱咐患者（或家人）出现不适时及时报告医务人员等。

（二）NIPPV的基本操作

1．患者的评估：适应证和禁忌证。
2．选择治疗场所和监护的强度。
3．患者的教育。
4．患者的体位 常用半卧位（30°～45°）。
5．选择和试佩戴合适的连接器。
6．选择呼吸机。
7．开启呼吸机、参数的初始化和连接患者。
8．逐渐增加辅助通气的压力和潮气量（适应过程）。
9．密切监护（漏气、咳痰等）。
10．治疗1～2h后评估疗效。
11．决定治疗的时间和疗程。
12．监控和防治并发症和不良反应。
13．视病情辅助湿化、雾化等。

（三）连接方法的选择

由于不同患者的脸型和对连接方法的偏好不一样，应提供不同大小和形状的连接器供患者试用。通常轻症患者可先试用鼻罩，急性肾衰竭患者多需用口鼻罩，老年或无牙齿的患者口腔支撑能力较差，可尝试使用全面罩。

佩戴的过程本身对患者的舒适性和耐受性有影响，建议在吸氧状态下将罩或接口器连接（此时不连接呼吸机或给予CPAP 4～5cmH₂O），摆好位置并调节好头带松紧度后，再连接呼吸机管道，避免在较高的吸气压力状态下佩戴面（鼻）罩。

（四）头带、侧带和下颌托带

头带和侧带可固定人机连接界面，应富有弹性、方便调节、易于佩戴和拆洗，其附件如尼龙褡裢、拉扣或卡扣等应便捷、牢靠和耐用。并非头带、侧带越紧绷漏气就越小，而是强调头带松紧适度且力量均衡。下颌托带舒适性差，还可因托带移位导致吞气腹胀，仅在习惯性张口呼吸或确定压力足够但仍张口呼吸时考虑应用。要点：人机连接界面应舒适密封、易于佩戴。应用NPPV治疗时首选鼻罩。人机连接界面佩戴过紧易造成局部压迫，而且降低密封性导致漏气。

（五）气道护理

应用鼻罩、鼻枕时鼻腔为唯一呼吸通道，应用呼吸机前必须检查并保证其畅通无阻。如存在鼻塞，可提前吸入糖皮质激素，口服抗过敏药物。必要时应进行鼻咽镜检查以除外鼻息肉、鼻甲肥大和鼻中隔偏曲，并酌情外科治疗。湿化器可内置或外接于主机，分为冷湿化和加温湿化。冷湿化不具备加温功能，湿化效果有限。加温湿化器通过加热板使储水盒中水温升高，可维持吸入气的适宜温度和较大湿度，减轻黏膜干燥而提高舒适感。实验表明令人满意的温度为26～28℃，相对湿度为70%～80%。除加温湿化器外，还可以选择加温湿化管路，进一步提高湿化效果，以防止气

体在输送过程中因降温而在管路中出现冷凝。加温湿化特别适用于干燥环境和经口漏气或鼻充血的患者。应当根据气候、环境、室内温湿度、使用压力水平及患者的感受来调节加温湿化水平。为防止冷凝水倒灌入患者呼吸道，呼吸机放置位置应低于患者头部水平，还可以下调加温湿化档位、使用管路隔热套或加温管路，减少冷凝水的形成。尽管加温湿化可否提高NPPV治疗的接受性和长期治疗的依从性尚无定论，但对于存在经口漏气、鼻充血或口鼻干燥的患者，在压力滴定时及长期治疗过程中推荐使用。要点：应用鼻罩、鼻枕前必须检查鼻腔并保证其通畅。根据气候、温湿度、压力水平，特别是患者的主观感受来应用和调整加温湿化水平。经口漏气、鼻充血或口鼻干燥患者在压力滴定和长期治疗过程中使用加温湿化可以获益。

（六）通气参数的初始化和适应性调节

通气参数的初始化是指开始治疗时设置的参数。由于患者从完全的自主呼吸过渡到正压通气，需要有一个适应过程，因此，通常给予比较低的吸气压力。调节过程是指当患者逐渐适应正压通气后，逐渐增加吸气压，有利于提高舒适性和依从性，以及保证辅助通气的效果。具体方法：从CPAP（4～5cmH₂O）或BIPAP（吸气压8～10cmH₂O、呼气压4～5cmH₂O）开始，经过2～20min逐渐增加到合适的治疗水平，建议压力支持在10cmH₂O以上。整个NIPPV治疗过程都需要根据患者病情的变化随时调整通气参数，最终达到改善临床状况包括动脉血气的目标。

（七）密切监测

应用NIPPV期间，密切监测是判断疗效、发现不良反应和问题，继而调节合理参数的重要措施，是提高患者耐受性和疗效的重要条件，也是避免因NIPPV治疗无效而延误气管插管的重要环节。监测内容可根据实施NIPPV的场所、导致呼吸衰竭的疾病、是否合并其他并发症等有所不同。常规监测包括临床表现、通气参数和生理学指标。

（八）疗效判断

起始治疗后1~2h基于临床表现和动脉血气的变化来评价NIPPV是否有效，进而对其后的治疗决策起重要作用。评价NIPPV有效的最佳指标为：①临床表现，气促改善、辅助呼吸肌运动减轻和反常呼吸消失、呼吸频率减慢、心率改善等。②血气分析，如PaO_2和氧合指数改善、$PaCO_2$下降、pH值改善。最终治疗效果的评估通常采用气管插管率和病死率。

（九）NIPPV的治疗时间和撤除

NIPPV的治疗时间目前尚没有明确的标准，也与基础疾病的性质和严重程度有关。与有创通气不同，即使是在治疗的急性阶段，NIPPV也不是强制性或持续性的，患者可以暂时停止NIPPV治疗而接受其他治疗，如雾化吸入、常规给氧或进食。现有的临床研究报道中，NIPPV在初始24h内实施的时间以及整个NIPPV治疗疗程变化很大，应视患者的具体情况而定。NIPPV的撤除目前主要依据患者临床症状及病情是否稳定。撤除的方法有：①逐渐降低压力支持水平；②逐渐减少通气时间（先减少白天通气时间，再减少夜间通气时间）；③使用AVAPS模式；④以上方式联合使用。

（十）NIPPV常见不良反应

1. 人机连接界面相关的不良反应

（1）眼干甚至结膜炎　多为鼻罩或口鼻罩上方漏气直接刺激眼睛所致，应选择合适的人机连接界面并强调上下平衡适度。

（2）皮肤压痕、破损和不适感　往往由头带、侧带过紧造成，需对称调整，以侧带两侧各可容纳一指为宜，也可尝试更换不同大小或类型的人机连接界面如鼻枕，还可以使用皮肤保护垫或贴膜。若皮肤破溃或过敏严重可暂停NIPPV治疗。

（3）人机连接界面移位　多由佩戴过松引起，可适当调紧头带、侧带或加用额垫，还可通过减小头部与枕间摩擦阻力来防止移位。

2. 口干　最主要的原因是鼻充血、压力设置过高过低或习惯性张口呼吸引起的经口漏气。应首先治疗鼻塞、提高加温湿化程度，还可调整压力或使用呼气压力释放技术。习惯性张口呼吸多见于老年、卒中后或佩戴义齿的患者，可加用下颌托带，少数情况下可换用口鼻罩。

3. 鼻部症状

（1）鼻充血、鼻塞　可通过开启或提高加温湿化来缓解，还可经鼻吸入糖皮质激素、使用抗过敏药物、鼻腔生理盐水冲洗、更换为口鼻罩或调整治疗压力而改善。可以短期使用局部缩血管剂。

（2）鼻衄、鼻黏膜干燥、疼痛　可经鼻腔喷吸生理盐水，应用或提高加温湿化程度。

（3）鼻炎、流涕　可经鼻吸入糖皮质激素。

4. 其他

（1）幽闭恐惧症　患者佩戴人机连接界面后立即感觉窒息、呼吸不畅和莫名恐惧，通过解释疏导、习惯适应、使用鼻枕和开启延时升压可能改善。必要时可以短期服用镇静药物。

（2）吞气、腹胀　首先要查明原因，如使用口鼻罩时有无鼻塞。使用BIPAP、开放呼气压力释放或适当降低治疗压力可以改善症状。必要时可采取半卧位、口服活性炭或促进肠蠕动药物等措施。

（3）胸部隐痛　推测与呼吸机治疗过程中压力升高、胸廓扩张相关，多为自限性。需排除气胸等严重并发症。

（4）压力不耐受　可表现为呼气费力，相应对策包括设置延时升压、开放呼气压力释放、改换为BIPAP或CPAP治疗模式，还可以采取抬高床头、侧卧睡眠和控制体重等辅助措施。

（5）噪音影响睡眠　可换用低噪音呼吸机，睡眠中佩戴耳塞或将呼吸机置于双耳水平之下。

（十一）无创呼吸机的规范使用与日常维护

1. 呼吸机的日常使用操作

（1）呼吸机放置于床头稳固的平面上，略低于头部水平。

（2）湿化器　储水盒中加入纯净水或蒸馏水至近最高水位标记。

（3）开启电源。

（4）必要时调整延迟升压时间和加温湿化档位，观察核对压力设置。

（5）佩戴人机连接界面应松紧适度，转动头部，保证舒适密封。

（6）分别在仰位、左侧、右侧不同体位下调整管路，便于睡眠中翻身活动。头部周围管路不宜留置过长，防止缠绕头颈。

（7）断开管路连接时应握住管路的硬橡胶端，而非管体。

（8）按动开关键或以吸气启动呼吸机。

（9）停止治疗时关闭开关键，摘除人机连接界面。

2. 注意事项

（1）确保设备无任何损坏。

（2）发现呼吸机性能出现任何不明原因的变化，如异常噪声、异味、机壳损毁、液体浸入或电线磨损，则停止使用并送检修。

（3）呼吸机非平行移动之前应清空储水盒。

（4）勿自行调整系统设置或开启机壳。

（5）勿与他人共用或借用呼吸机。

（6）治疗过程中同时进行氧疗，应先开启呼吸机，确保已输送气流，而后开启氧气；停止治疗时，先关闭氧气，后关闭呼吸机。

（7）熟悉移出和重新插入智能卡的操作，定期下载数据，坚持随访。

（8）每年校准压力。

3. 清洁保养　不得使用含漂白剂、氯、酒精或芳香剂的溶液清洗主机、湿化器、管路和面罩。

（1）主机　放置时周围应干燥清洁，空气流通，勿阻塞空气输入口和人机连接界面或接头处的排气孔。附近不可存在易燃、易爆品和有毒、有害气体，远离加热或冷却设备。室温＞35℃时应防止散热不利而产生的高温气流刺激气道。使用时不宜直接放置在地毯、织物或其他可燃材料之上。尽量勿与其他电器共用电源。清理时拔掉电源插头。定期以湿软布擦拭灰尘或以少许中性清洁剂清洗外壳，严禁冲洗浸泡。

（2）湿化器　使用时储水盒中加入纯净水，不得加入任何添加剂。水量不可超过最高水位标记。每天早晨清空储水盒，每日换水。停用时将储水盒中余水完全倒出。清理时分别清洗储水盒和加热板。每周清洁储水盒，如果储水盒中使用的是蒸馏水，可以使用中性清洁剂清洗、冲洗并晾干。如果储水盒中使用的是自来水或瓶装水，应该使用1∶10的醋水混合溶液浸泡数小时以便清除储水盒壁的残留水碱，使用前用清水彻底冲洗。必要时可采用约93℃热水对储水盒进行10min浸泡消毒，自然晾干。

（3）管路和人机连接界面　放置时勿近高温，避免利器刮划。定期检查完整性，出现任何裂纹或明显老化、变硬应更换。使用时勿强力旋转或插拔。每周以温水或中性清洁剂清洁管路，彻底冲洗，自然晾干。每日晨起以温水清洁与皮肤接触的部分，隔日使用无泡中性皂液和清水清洁人机连接界面，彻底冲洗并晾干。建议每年或酌情更换管路和人机连接界面。

（4）空气过滤膜　定期检查过滤膜的完好性和清洁度，根据使用时间、环境和保护程度酌情更换。确保清洁过的过滤膜干燥、无损方可装入。泡沫过滤膜可重复使用，定期弹灰，至少每周清洁一次，用温水或中性洗涤剂清洗后冲净晾干，禁止搓拧。超细过滤棉为一次性产品，脏污后弃之。

（5）头带、侧带和下颌托带　每月或根据需要使用清洁剂手洗头带、侧带和下颌托带，冲洗干净并悬挂晾干。

健康教育

1．相关知识宣教　术前向患者和家属解释NIPPV治疗的意义。

2．体位宣教　术后患者平卧或抬高床头30°～45°。

3．心理指导　鼓励患者配合治疗，做好充分解释工作，教会患者缓解心理压力的放松技巧。

（林丽霞　赖敏华　黄嘉熙）

7 第七节

有创呼吸机护理

概 述

呼吸机是一种能代替、控制或改变人的正常生理呼吸，增加肺通气量，改善呼吸功能，减轻呼吸功消耗，节约心脏储备能力的装置。在确保患者获得正压通气帮助的同时，应减少其对患者可能产生的生理及心理的影响。机械通气是临床上利用机械辅助通气的方式改变气道或胸腔的压力，达到维持、改善和纠正患者因诸多因素所致的急、慢性重症呼吸衰竭（包括通气衰竭、氧合衰竭）的一种治疗措施。

呼吸机按辅助通气程度分：

（一）控制通气（controlled ventilation，CV）

是指呼吸机完全替代患者的自主呼吸，其呼吸频率、潮气量、气道压力、吸呼比及吸气流速均按预设值进行。该模式常用于严重呼吸抑制、呼吸衰竭或呼吸停止患者。常用的是容量控制通气（volume controlled ventilation，VCV）和压力控制通气（pressure controlled ventilation，PCV）。

1. VCV 是在选择呼吸机每次给予固定潮气量的模式下进行通气，气道压力在不同呼吸周期之间都可能不同。

2. PCV 是指固定每次呼吸周期中吸气时相的压力，但因患者气道阻力的变化，不同呼吸周期之间的潮气量也存在一定漂移，即潮气量为不确定参数。

（二）辅助通气（assisted ventilation，AV）

是患者自主吸气触发呼吸机输气以辅助通气的方式。常用的是同步间歇指令通气（synchronized intermittent manclatory ventilation，SIMV）和压力支持（pressure suppor ventilation，PSV）。

1. SIMV 是在设置合适指令频率、潮气量、吸气时间或流速以及触发灵敏度等基础上，呼吸机按预设指令对患者提供正压通气，两次指令之间的呼吸为患者的自主呼吸，而且指令通气与患者的自主呼吸同步。此模式可依据病情需要提供1%~100%的支持，属于部分通气支持。SIMV既保留了自主呼吸功能，又逐渐降低呼吸机辅助支持的水平，有利于撤机。因此，即可作为长期通气支持的方式，也是准备撤机前使用的序贯模式。

2. PSV 是在患者吸气触发后按预设压力提供压力支持，而流速方式、呼吸深度、吸呼比均由患者自行调节。其特点是气流提供方式与患者自主呼吸力学相协调，同步性能良好。PSV可保持患者自主呼吸，仅提供部分通气支持，可长期使用，常作为撤机前的过渡，也是常用的模式之一。

（三）自主呼吸

常用的是持续气道内正压（CPAP）。应用于有自主呼吸者，是在呼吸周期的全过程中使用正压的一种通气模式。吸气期与呼气期均保持气道正压，因而可防止肺泡萎陷，增加功能残气量，改善肺顺应性。该模式常用于撤除呼吸机时，可与SIMV交替使用。

呼吸机参数设定：潮气量（VT）：8~12mL/kg；呼吸频率（f或rate）：12~20次/min；吸气时间（Ti）：0.8~1.2s；通气压力（PS）：15~20cmH$_2$O；每分通气量（MV）：6~8L/min；呼吸比（I：E）：1：（1.5~2）；峰值流速（Peak）：40~100L/min；吸入氧浓度（FiO$_2$）：长期使用呼吸机吸入氧浓度应在50%以下，以免发生氧中毒，在急救中如果需要在50%以上时，持续时间尽可能不要超过24h。呼气末正压通气（PEEP）：一般来说，对COPD患者选用2~5cmH$_2$O的PEEP可以起到良好的通气和氧合效应，不致引起不良反应，对8cmH$_2$O以上的PEEP则需持特别慎重的态度。

有创呼吸机适用于各种需短期机械辅助通气的气管插管患者或需长期机械辅助通气的气管切开患者。主要的目的是：①维持适当的通气量，使肺泡通气量满足机体需要；②改善肺气体交换功能，维持有效气体交换，纠正低氧血症及急性呼吸性酸中毒等；③减少呼吸肌做功，恢复呼吸肌疲劳，减轻呼吸窘迫，降低呼吸氧耗；④改变压力容积关系，防止肺不张，改善肺的顺应性；⑤预防性机械通气用于休克等情况下呼吸衰竭的预防性治疗，防止并发症的发生。适应证：①预防性通气治疗（具有发生呼吸衰竭高度危险性的患者，如长时间休克、术后严重败血症等）。②治疗性通气治疗（呼吸道疾病所致的呼吸衰竭）。③肺外伤所致的呼吸衰竭。禁忌证：①巨大肺泡或肺囊肿。②张力性气胸伴/不伴纵隔气肿，没有进行适度引流时。③大咯血发生窒息及呼吸衰竭，因气道被血块堵塞，正压通气可将血块压入小气道。此时应先吸净气管内的血块，使气道通畅后再行机械通气治疗。④活动性肺结核播散。

气管插管的适应证：①心搏骤停。②呼吸衰竭的治疗或急救。③各种原因的通气功能障碍（如昏迷、中毒、颅内疾病、神经肌肉疾病、多发性肋骨骨折、气管内肿瘤以及急性呼吸道梗阻等）。④全身麻醉或者骨骼肌松弛药应用者。⑤面罩供氧技术治疗无效，呼吸衰竭加重者。禁忌证：①急性咽峡炎、气管黏膜下血肿。②主动脉瘤压迫气管时为相对禁忌证。

气管切开是将颈部气管前壁切开，通过切口将适当大小的套管插入气管，患者可以直接经套管呼吸的急救方法。适应证：①气管插管超过2周，需长期机械通气者。②已插入气管插管，但仍不能顺利吸除气管内分泌物。③呼吸道梗阻、严重喉部损伤或喉头水肿等，不能行气管插管者。④先天性呼吸道畸形。⑤口腔或鼻腔插管导致并发症者（如声门下狭窄等）。

护理评估

（一）病史评估

评估患者过去有无气管插管病史，有无使用有创呼吸机的适应证及禁忌证，有气管插管困难病史的应提醒医生，注意患者气道问题。

（二）身体评估

患者精神意识状态、生命体征，心脏的听诊情况，评估患者是否适合该有创操作。根据患者体型选择合适的气管插管型号，检查患者口腔是否有活动义齿，是否有喉头水肿、咽喉部是否有炎性肿块，如扁桃体肥大等。

（三）相关检查

胸部X线检查、CT检查、超声心动图，心电图，血生化、凝血功能、血常规、肝肾功能等检查。

（四）心理-社会状况评估

评估患者及家属对该项有创操作的认知程度、心理状态和社会支持情况。对清醒的患者应做好解释工作，同时评估者心理状态以及合作程度，视患者情况给予不同处理。对于意识不清且躁动的患者或清醒但不能配合的患者，应告知患者家属签署《护理安全知情同意书》后可适当使用约束带，必要时遵医嘱使用镇静药物。

专科护理

（一）有创呼吸机的使用步骤

1. 正确连接管路。

2. 检查并确认气源有足够的压力，连接气源，打开气源阀门，调整输出压力为0.4MPa。

3. 检查并确认各按键是否能灵活使用。

4. 连接电源，开始用户自检，根据报警情况确定呼吸管路是否漏气。

5. 检查并确认湿化器内水量足够，连接湿化器电源。

6. 调节呼吸机参数、湿化器温度值。

7. 调节好参数后，连接患者，开始机械通气。

8. 如果发生报警，首先检查患者、呼吸机功能，然后再根据需要对各参数值进行调整。

（二）机械通气过程中的护理要点

1. 维持有效及安全的通气治疗

（1）有效性　即指要维持连续性及密切性的监测，以确保呼吸机的正常运作，以及确保患者能获得足够的氧供和通气。

（2）安全性　即指为要确保患者在突发事故时（例如意外脱管）能及早获救，呼吸机的报警系统应保持开放，任何时间都应有护士在床边进行监测，以防止任何事故发生；并且观察患者是否因病情恶化或机械故障引起的呼吸窘迫或呼吸衰竭；床旁应常规备有简易呼吸器、氧气装置及负压吸引装置，以便急救时应用。

2. 维持足够的供氧和通气　呼吸机的设定须按照医嘱、患者的病情、血气检查等做出调节。护理人员应定时检查呼吸机的设定，以确保呼吸机设定没有被意外改动。

3. 维持足够的心排血量及组织灌注量

（1）病情观察　①意识状态：观察患者是处于清醒、嗜睡、浅昏迷、深昏迷或镇静状态。②呼吸：机械通气过程中要密切检测患者自主呼吸的频率、节律与呼吸机是否同步。机械通气后，通气量合适，患者安静；如出现烦躁，人机对抗，多由于通气不足或痰堵，应及时清除痰液，增加通气量。如自主呼吸过强过快，可酌情给予镇静剂或镇痛药，以控制呼吸，减少能量的过度消耗。③胸部体征：机械通气时，注意观察两侧胸廓动度、呼吸音是否对称，否则提示气管插管进入一侧气管或有肺不张、气胸等情况。④心率及血压：机械通气时气道内压增高、回心血量减少，可引起血压下降、心率反射性增快。⑤体温：体温升高是感染的一种表现，也意味着氧耗量及二氧化碳产量的增多，除采用相应降温措施外，还应适当降低湿化器的温度。体温下降伴皮肤苍白湿冷，则是休克的表现，应及时报告医生，找出原因，采取相应的措施。⑥尿量：准确记录出入量，它是反映体液平衡及心肾功能的重要指标。⑦皮肤：皮肤潮红、多汗和表浅静脉充盈，提示有二氧化碳潴留；肤色苍白、四肢末梢湿冷，提示有低血压、休克或酸中毒的表现。在机械通气过程中，如出现表浅静脉充氧怒张，提示周围静脉压增高、循环阻力增加，应及时通知医生，对呼吸机参数进行调节。⑧血气检测：血气分析是机械通气过程中判断通气及氧合情况的重要指标，要及时、动态地观察，尤其是在机械通气开始阶段和病情变化时，并根据检查结果及时调节呼吸机参数。

（2）给予患者适量的止疼药及镇静剂　为确保患者在接受机械通气治疗期间能减少不适和焦虑，应给予适量的止疼药及镇静剂。

（3）防止人工气道阻塞　气道阻塞可严重影响通气效果，所以在机械通气过程中应注意湿化的效果。若患者出现气道痉挛，可借助雾化器给予支气管扩张剂。清除气道内分泌物，除借助物理治疗外，护士应采用正确的吸痰方法经常为患者清除痰液。

（4）患者突然出现缺氧呼吸困难的处理　此时应立即断开呼吸机用呼吸球囊进行手动通气，然后找出问题发生的原因并做出适当处理。

4．维持正常的胃肠道完整并提供足够的营养支持　护士应时常观察并预防因焦虑引起的胃肠溃疡。一般预防及处理方法包括：使用鼻胃管引流过多的胃酸并减少胃肠胀气；应早施行胃肠营养；应用胃肠黏膜保护剂。营养不良会导致肌肉无力、感染及延长机械通气时间等并发症，所以必须保证患者摄入足够的营养。营养补给可通过胃肠内（鼻胃管）和胃肠外营养（TPN）两种途径。在营养补给过程中，应评估患者的反应，例如是否有体重增加、腹泻、血糖异常等情况。

5．预防感染

（1）勤洗手。

（2）采用无菌吸痰技术或使用密闭式吸痰管。

（3）呼吸机管路每周更换一次或有污染时及时更换。

（4）患者采取半卧位（如无禁忌，床头摇高30°～45°）。

（5）尽量采用胃十二指肠管，以减少反流和误吸。

（6）经常监测患者的心率、呼吸、体温、白细胞计数等，了解患者的感染情况。

（三）呼吸机报警的检测及处理

密切观察呼吸机的运转情况及各项指标的设置是否合适，如有报警，应迅速查明原因，给予及时排除，否则会危及患者的生命。如报警原因无法确定时，首先要断开呼吸机，使用简易呼吸器进行人工呼吸维持通气和氧合，保证患者的安全，再寻求其他方法解除报警并对呼吸机进行检修。

1．检查故障的一般规律

（1）按照报警系统提示的问题进行检查。

（2）检查气源（氧气、压缩空气），注意管道连接是否紧密，有无漏气。

（3）观察各监测参数有无异常，分析原因。

（4）查看各连接部分是否紧密，尤其是管道各部分的连接处、湿化罐、接水瓶等。注意管道不要打折、扭曲。

（5）及时清除管道内积水，呼吸机管道水平应低于患者的呼吸道，以防引起呛咳、窒息及呼吸机相关肺炎的发生。

（6）机械通气中，气囊充气后（气囊要求25~30cmH_2O）使插管与气管之间的气道保持密闭状态，其作用主要有两个：在正压通气时，既可保证潮气量的给入，又可预防口腔内分泌物和胃内容物的误吸。

2. 气道压力的监测

（1）高压报警 ①患者呼吸道分泌物过多；②湿化效果不好刺激呼吸道；③患者气道痉挛或有病情变化（气胸、支气管痉挛、肺水肿等）；④呼吸机管道内积水过多，管道受压、打折等；⑤患者激动、烦躁；⑥气道内痰堵、异物堵塞。

（2）低压报警 ①气囊漏气、充气不足或破裂造成；②呼吸机管路（包括接水瓶、湿化罐等）破裂、断开或接头衔接不紧造成漏气；③气源不足造成通气量下降；④患者通气量不足时，设置方式参数不正确。

对于气道压力的报警，一旦找到原因要及时处理，不能随便消掉报警或置之不理。

（四）撤机的护理

患者进行机械通气的最终目标是早日康复，撤除呼吸机，让患者自行呼吸。为让患者有一个顺利的撤机过程，护士应给予生理和心理的准备。撤机技术包括逐渐增加患者自主呼吸的时间或逐渐降低通气支持的水平。需严密监护新近撤机患者的病情，因撤机后患者失去了呼吸支持，需要自我保护气道，这意味着他必须神志清楚，能够正确吞咽而不误吸，咳嗽排痰有力。患者脱机，持续按压STANDBY（开机/确认）键3s以上，即可停机。

1. 撤机的指征

（1）患者氧合良好，在吸氧浓度<60%的情况下，PaO_2>60mmHg。

（2）能够维持CO_2分压在相对正常范围内。

（3）可以满足断开呼吸机后的呼吸功耗。

（4）神志清楚，反应良好，患者应有张口呼吸及有效咳嗽咳痰。

2. 心理准备 患者要有足够的心理准备，才能成功撤机。在撤机过程中，护士应鼓励患者多做自主呼吸，锻炼呼吸肌，增强自信。并告之患者，倘若在撤机过程中出现呼吸困难，一定会有相应的呼吸支持，以确保其有足够的供氧及通气，减少患者的焦虑情绪，增加撤机成功率。

（五）呼吸机的消毒、保养

1. 日常消毒 更换呼吸机管道1次/周或有污染时及时更换，湿化注射用水有效期1天，密闭式吸痰管每日更换。

2. 终末消毒 停机后各管路系统彻底消毒。消毒方法，主机用消毒湿巾擦拭，传感器包括温度、压力及流量传感器均属精密电子，应小心保护，采用酒精浸泡30min后取出用清水轻柔冲洗、待干即可。各呼气阀、过滤器送供应室消毒。

健康教育

1. 使用有创呼吸机前充分与家属解释并签署知情同意书，清醒患者予解释、安慰，减轻其焦虑及恐惧。

2. 使用呼吸机过程中，清醒患者应给予心理及精神上的支持，吸痰时动作尽量轻柔并告知可能会有不适。

3. 撤机锻炼时，嘱患者自主呼吸。

4. 撤机后，告知患者喉咙可能会有疼痛等不适感，暂勿说话，以免损伤声带，2h内暂勿进食。

（林丽霞　赖敏华）

第八节

脉搏指示连续心排血量监测护理

概　述

脉搏指示连续心排血量监测（pulse index continuous cardiac output，PiCCO）基本原理：利用经肺热稀释技术和动脉脉搏轮廓分析技术，进一步测量血液动力监测和容量管理，并使大多数患者不再需要放置肺动脉导管。经肺热稀释技术：经肺热稀释测量只需要在中心静脉内注射冷（<8℃）或室温（<24℃）生理盐水。动脉脉搏轮廓分析：通过动脉压力波形的形状获得连续的每搏参数。通过经肺热稀释法的初始校正后，该公式可以在每次心脏搏动时计算出每搏量（SV）。该监测仪采用热稀释参数测量单次的心输出量（CO/CI）、全心舒张末期容积（GEDV）、胸内血容量（ITBV）、血管外肺水指数（EVLWI）和肺毛细血管通透性指数（PVPI）。通过连续测量的脉搏轮廓参数来获得脉搏连续心输出量（PCCO/PCCI）、每搏量（SV/SI）、动脉压（MAP、APsys，APdia）、全身血管阻力（SVR）和每搏量变异（SVV）。

主要参数正常值及临床应用：①CI［3~5L/（min·m^2）］：CI<2.5L/（min·m^2）时可出现心力衰竭，<1.8L/（min·m^2）并伴有微循环障碍时为心源性休克。②ITBI（850~1 000mL/m^2）：小于低值为前负荷不足，大于高值为前负荷过重。③GEDI（680~800 mL/m^2）：小于低值为前负荷不足，大于高值为前负荷过重。④ELWI（3~7mL/kg）：是否会发生或已经出现肺水肿。⑤PVPI（1~3）：提示肺水肿形成

的原因。⑥SVV≤10%，PPV≤10%：对于一个完全机械性通气且心率稳定的患者，能帮助判断增加前负荷是否会引起心输出量的增加；⑦dPmax（1 200~2 000mmHg/s）：反映心肌收缩力。⑧SVRI（1 700~2 400dyn·s·cm^{-5}·m^2）：反映左心室后负荷大小；体循环中小动脉病变，或因神经体液等因素所致的血管收缩与舒张状态，均可影响结果。

一般监护的常用参数（无创血压、脉搏血氧饱和度、心率/心电图）可能适合于健康、稳定的患者，但在许多情况下不能充分评估患者的血流动力学状态，因为这些参数不能反映或充分反映患者血流量、氧供及其潜在的关键问题。ICU患者往往已经有一个或多个器官系统功能障碍，或者有脏器功能障碍的风险。当心血管系统不稳定原因尚未查清时，无法确定使用何种血管活性药物。借助PiCCO血流动力学监测，医生可以了解患者的容量状态、容量反应性、收缩力、后负荷、氧供与氧耗等有关信息，根据不同状况确定不同的治疗方案。适应证：凡需要进行心血管功能和循环容量状态测定的患者，均可用PiCCO，如休克、ARDS、急性心力衰竭、严重创伤、大手术等。相对禁忌证：出血性疾病；主动脉瘤、大动脉炎；动脉狭窄、肢体有栓塞史；肺叶切除、肺栓塞、胸内巨大占位性病变；体外循环期间；体温、血压短时间变异过大；严重心律失常；严重气胸、心肺压缩性疾病；心腔肿瘤；心内分流。

❤ 护理评估

（一）病史及心理-社会反应

评估患者患病及诊治经过，疾病的类型、相对应的适应证及有无禁忌证。评估患者及家属对该项有创操作的认知程度、心理状态和社会支持情况。

（二）身体评估

评估患者精神意识状态、生命体征，心脏的听诊情况，评估患者是否适合该有创操作。还需评估术野皮肤情况特别是腹股沟备皮情况，必要时应对手臂、腋窝等皮肤备皮。

（三）相关检查

胸部X线检查、CT检查、超声心动图，心电图，血生化、凝血功能、血常规、肝肾功能等检查。

❤ 专科护理

（一）穿刺配合

1. 术前向患者和家属介绍PiCCO的作用、术中的配合和术后的注意事项，检查患者和/或家属在置入PiCCO导管知情同意书上的签名。

2. 准备ICU标准床单位，协助患者平卧位并快速进行皮肤准备（包括双腹股沟及双颈部），一般选取粗壮的主动脉血管（如股动脉）及距离右心房较近的粗壮静脉血管（如颈内静脉）。

3. 快速准备用物　PiCCO及连接线、中心静脉导管、PiCCO导管（动脉管）（图17-8-1）、压力监测套件（包括连接静脉热敏电阻）、两个压力袋及肝素盐水和穿刺用物。

4. 开始消毒铺巾前将PICCO仪器连接完好。

5. 协助医生行中心静脉、有创动脉穿刺置管术及连接管路。

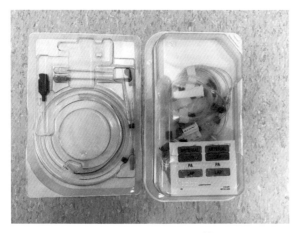

图17-8-1 PiCCO导管

（二）病情观察

1. 观察患者病情变化 密切关注患者的生命体征、意识、瞳孔及PiCCO各项参数的变化情况，观察并记录患者的舒张末容积指数、CVP、全心射血分数以及CI等指标。防止患者血压骤降并维持其收缩压＞80mmHg。患者如留置尿管，需记录患者的输液情况及每小时的尿量，合理应用胶体、晶体以及利尿剂，遵医嘱及时调整血管活性药物，维持患者心功能水平。若患者使用微量注射泵，应注意保护血管，以免因药物外渗引起患者的局部组织坏死等不良情况。

2. PiCCO的正确测量 患者取平卧位，测量过程中无咳嗽、躁动等影响。采用热稀释法进行PiCCO的测量，定标3次以上，每8h测量1次，4s内均速注入冰盐水10～15mL，并暂停中心静脉输注30s。

3. 穿刺部位的护理 PiCCO监测需用中心静脉导管和股动脉导管各1根，除需做好每日的消毒、更换敷料等导管常规的护理外，还要做好以下护理。由于中心静脉导管和股动脉导管比一般的导管直径大，在穿刺24h内容易发生穿刺部位的渗血，因此导管穿刺后24h内，

需密切观察穿刺部位有无渗血或渗液，一旦发现，应及时报告医生并更换敷料，注意保持穿刺部位的干燥和无菌。凝血功能较差的患者股动脉导管穿刺部位出现渗血、肿胀或瘀血时，在穿刺后24h内给予盐水袋进行加压。对股动脉导管置入侧的肢体应注意观察其足背动脉的搏动情况、足部的颜色及温度，如有异常及时报告医生，给予保温及活动肢体等处理。拔除导管时对动脉导管可适当给予加压包扎或盐水袋压迫，加压时间约30min。

4. PiCCO导管的维护 置入导管成功后，注意保持PiCCO导管连接紧密和通畅，防止导管的阻塞、脱出、漏气、扭曲或者打折等情况，注意观察导管内有无血液的反流。每日均需对导管进行冲洗：中心静脉导管在每次测压时进行，冲洗液为注入了625U肝素的100mL氯化钠溶液；股动脉导管则采用加压装置进行持续冲洗，冲洗液为注入了12 500U肝素的500mL氯化钠溶液。注射器及肝素氯化钠溶液需每日更换。观察患者有无高热、寒战等感染症状出现，若出现上述症状，应及时报告医生，给予拔管并送导管尖端液作细菌培养。

5. 加强基础护理 做好病房的消毒工作，保持适宜的温度、湿度，确保患者的床单整洁。对患者翻身时，禁止对置入股动脉导管的肢体大幅度翻动。给予患者肢体适当的按摩，以免发生压疮。对于自知力逐渐恢复的患者，为其讲解治疗知识，缓解其内心的焦虑和恐惧感，劝诫其积极配合治疗。

6. 并发症的观察及护理

（1）严密监测患者神志及四肢活动、生命体征及尿量情况，PiCCO装置的工作情况和波形。

（2）密切观察患者下肢血液循环的情况。

（3）随时监测PiCCO置入穿刺处情况，准确评估并记录出血、血肿、肿胀、皮下瘀斑等情况。

（4）评估双侧下肢循环，24h内每小时评估1次，24h后每4h评估1次；若出现异常，及时告知医生，至少每30min评估1次。评估内容包括：外周脉搏（足背动脉搏动）、温度、颜色、肌张力、腿围、毛细血管回流、感觉/触觉、渗血等情况。

（5）协助患者早期进行双下肢的功能锻炼，对没有禁忌证的患者，用血栓泵进行体疗或肢体被动活动，每4～6h1次，对肢体末梢给予保暖。

健康教育

1. 相关知识指导　术前向患者和家属解释PiCCO治疗的意义。

2. 体位与活动指导　术后患者平卧或抬高床头不超过30°，术侧停留PiCCO管道的肢体应避免屈膝抬腿，以防管道移位脱出。术后活动应动作缓慢，保持机器正常运作。告知患者使用PiCCO期间的体位要求及活动的注意事项。

3. 心理指导　鼓励患者配合治疗，做好充分解释工作，教会患者缓解心理压力的放松技巧。

（林丽霞　赖敏华　黄嘉熙）

第九节

肺动脉漂浮导管护理

概　述

肺动脉漂浮导管又称Swan-Ganz导管或右心导管，当其途经右心系统不同部位时，通过压力传感器能够获取右心房压（RAP）、右心室压（RVP）、肺动脉压（PAP）和肺毛细血管楔压（PCWP）。通过漂浮导管除了可持续监测中心静脉压（CVP）、肺动脉压，还可提供左心充盈的信息，可以取肺动脉血了解混合静脉血的血氧饱和度（SvO_2），运用热稀释技术测量心排出量（CO）、心指数（CI）、每搏输出量（SV）、肺循环压力（PVR）、体循环压力（SVR）等，可用于指导危重患者的治疗。

漂浮导管全长110cm，每10cm有一刻度，气囊距导管顶端约1mm，气囊充气阀连接注射器，用以气囊的充放气。临床常见四腔至七腔漂浮导管。七腔漂浮导管各腔名称详见图17-9-1。

肺动脉漂浮导管的置管部位首选右颈内静脉。原因主要有：①右侧胸膜低于左侧，不易刺入胸膜；②右侧无胸导管；③右侧解剖变异

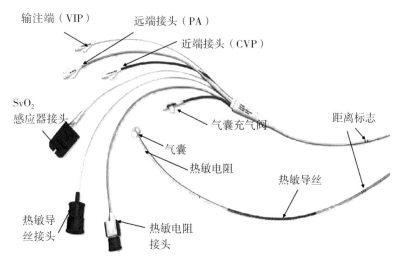

图17-9-1 七腔漂浮导管

少；④右颈动脉位于静脉的后侧且平行走行。也可通过锁骨下静脉和股静脉穿刺置管。

临床应用

（一）肺动脉漂浮导管适应证

目前，肺动脉漂浮导管的运用没有普遍适用的指标，而是取决于管理血流动力学不稳定患者时需要解决的具体临床问题，特别是当这些问题不能够通过更为无创的方法解答时。

1. 左心功能不全EF<40%或CI<2.0L/（min·m^2）。

2. 心源性休克或多器官功能衰竭。

3. 近期心肌梗死或不稳定心绞痛。

4. 心脏大血管手术估计伴大出血或大量液体丧失。

5. 有心功能不全、肺动脉高压和慢性阻塞性肺疾病。

6. 指导血管活性药物在容量复苏过程中的应用。

7. 心源性和非心源性肺水肿的鉴别。

8. 血流动力学不稳定需要强心药或IABP维持等。

（二）肺动脉漂浮导管禁忌证

1. 绝对禁忌证

（1）导管经过的通道上存在严重的解剖畸形，导管无法通过，如右心室流出道狭窄、严重三尖瓣或肺动脉瓣狭窄、肺动脉严重畸形等。

（2）三尖瓣或肺动脉瓣行人工瓣膜置换术后，可能对瓣膜造成损伤。

（3）三尖瓣或肺动脉瓣上存在赘生物，或右心系统存在血栓或肿瘤。

（4）乳胶过敏者。

（5）肺切除术后。

（6）法洛四联症。

2．相对禁忌证

（1）急性感染性疾病、细菌性心包炎或动脉内膜炎。

（2）心脏束支传导阻滞，尤其是完全性左束支传导阻滞。

（3）近期频发心律失常或室性心律失常。

（4）其他　活动性风湿性疾病、凝血功能障碍、近期放置心脏起搏器和疑有室壁瘤且不具备手术条件者。

护理评估

（一）病史及心理-社会反应

1．评估患者疾病及诊治经过，疾病的类型、相对应的适应证及有无禁忌证。

2．评估患者及家属对该项有创操作的认知程度、心理状态和社会支持情况。

（二）身体评估

1．评估患者的精神意识状态、生命体征，测量患者的身高和体重。

2．评估术野皮肤情况。

（三）相关检查

超声心动图、心电图、凝血功能等检查。

专科护理

（一）术前护理

1．患者准备　建立静脉通路，协助患者取合适体位，头转向左侧，暴露穿刺部位皮肤。

2．用物准备　漂浮导管、压力传感器套件、监护设备、除颤仪及抢救药品、小缝合包、皮肤消毒液、肝素钠盐水/盐水、利多卡因、注射器、皮肤贴膜、三通、纱布、治疗碗、加压袋等。

（二）置管配合

1．协助术者消毒、铺巾、局部麻醉、测试气囊完整性、静脉穿刺、放置鞘管并缝合固定。

2．压力传感器连接肝素盐水或生理盐水，进行管路排气，确保管路内无气泡。

3．将肝素盐水或生理盐水放入加压袋中，压力加至300mmHg。

4．压力传感器校正零点　患者平卧位，以腋中线与第4肋间交点为零位基准点，压力传感器置于该水平，并与外界大气相通进行校零。

5．心电监护仪上设定肺动脉压力报警界线，压力标尺为20～60mmHg。

6．置管过程中监测心律、心率、血压的变化，以防发生心律失常。

7．在置管过程中，根据导管在心脏和血管内的位置不同，监护仪显示不同压力波形曲线和压力数值，见图17-9-2。

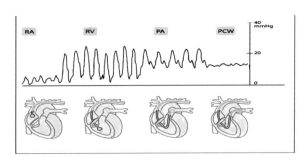

图17-9-2　正常置管过程波形变化

8．漂浮导管尖端应位于左心房同一水平，可以拍胸片了解导管位置，见图17-9-3。

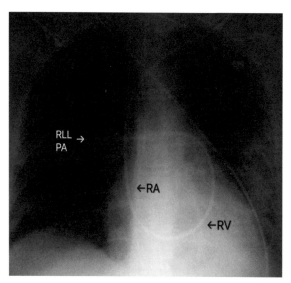

图17-9-3 胸片中导管的理想位置

（三）术后护理

1. 导管维护

（1）穿刺部位的护理 观察置管局部有无渗血和红肿热痛的变化，用开口的无菌贴膜稳妥固定好管道，防止导管移位、打折。

（2）保持管路通畅 由于管路细长易发生管内栓塞，持续用肝素盐水/生理盐水冲洗。维持加压袋的压力在300mmHg，可保持3~5mL/h液体持续冲管，保持管路通畅。

（3）严格执行无菌操作技术 严格消毒、无菌穿刺，用无菌敷料覆盖，有渗血或污染时及时换药。保持外层保护膜的完整性，维持膜内导管无菌。

（4）注意各管腔的用途，以正确测压和用药。

（5）拔除导管时，应在监测心律、心率的条件下进行。拔管后，穿刺局部应压迫止血，观察穿刺口有无渗血及颈部肿胀。拔出导管后检查其完整性。

2. 压力监测

（1）监测中心静脉压，右心房、右心室

的压力和波形变化。

（2）监测肺动脉压，正常值为（15~30）/（6~12）mmHg，注意压力波形是否准确，及时调整漂浮导管的位置。

（3）测量肺毛细血管楔压（PCWP） 将气囊缓慢充气，最大充气量<1.5mL。导管在肺动脉内的基础上缓慢前进直至出现嵌顿波形，获得肺毛细血管楔压，正常值6~12mmHg，气囊放气后导管又退回原处，持续监测肺动脉压。如果气囊充气后不出现楔压图形，应考虑导管退出肺动脉或气囊破裂，不可再充气。

在监测过程中，为保证数据准确，压力传感器与零位基准点置同一水平。床位和体位改变时，及时校正零点。当压力波形改变时，检查导管是否移位或管腔部分堵塞。

3. 并发症观察及护理

（1）心律失常 是导管置入最常见的并发症，当漂浮导管进入到右心时导管裸露部分触及心内膜可以引起心律失常。超过80%的心律失常类型为室性期前收缩或非持续性室速。防治：①严密心电监护，监测心电变化，心律改变时及时退出至腔静脉。②导管到达上腔静脉时，将气囊充气覆盖导管尖端，在静脉回流的作用下带入右心房，遇阻力不可强行进行。③置管和调节导管时动作轻柔。④准备好抗心律失常药物和除颤设备。

（2）球囊破裂 是最严重的并发症之一，球囊充气时能感觉到阻力，松手时注射器活塞通常应回弹。如果未遇到充气阻力，则应假设球囊破裂，立即停止充气，导管可以继续用于监测血流动力学指标。防治：①球囊缓慢充气，充气量<1.5mL。②避免楔压测量操作时间过长，气囊充气时间为2个呼吸周期，即10~15s，如遇到困难停止测楔压。③疑气囊破

裂做好标识，禁止再充气。

（3）血栓形成　常见于血液高凝状态的患者，栓子进入肺循环引起肺栓塞。防治：①肝素盐水或生理盐水持续冲管，维持加压袋的压力在300mmHg，可保持冲管液3~5mL/h，以保持管路通畅。②观察心腔压力和波形的改变，判断管路的通畅。③每次气囊充气时间不能持续超过30s。

（4）导管扭曲打结或折断　最常见是环绕于右心室所致。防治：①置管过程中注意观察置入深度和压力波形的变化，导管进入右心房或右心室后，继续推进15cm仍未记录到右心室压或肺动脉压力波形，提示可能在心腔内成袢，应退出。②遇阻力不强行进管。③在监测肺动脉压过程中疑打结，应行胸片检查，可用导丝解除或送导管室取出。

（5）败血症/感染　主要是无菌操作不严、导管维护中的污染导致。防治：①置管、测量、换药过程中按规范严格执行无菌操作。保持敷料的密闭性，如有渗血须及时更换。②保持管道保护膜的完整性，以维持内管的无菌。漂浮导管外露部分用无菌治疗巾包裹后固定于床头。③管道一般留置72h，病情许可时，尽早拔除管道。④观察穿刺部位有无渗血、红肿热痛的感染表现。

（6）肺动脉破裂　此为置管中比较凶险的并发症。导管的尖端位于肺动脉的小分支，气囊充气膨胀直接损伤肺血管引起破裂出血，多见于肺动脉高压，血管变性的患者，其血管壁薄且脆。临床表现为突发咳嗽、大量咯鲜红色血液。防治：①测量楔压时间尽量缩短，球囊充气时间<10~15s。②避免高速、高压向气囊内注气，充气量<1.5mL。③严密监测肺动脉压力的变化。

4. 心排出量（CO）测量

（1）物品准备　CO感应线、零度/室温下0.9%NS或5%GS、10mL/20mL注射器。

（2）数据准备　CVP、PCWP、身高（cm）、体重（kg）。

（3）CO测量原理　利用热稀释法技术测量。冷指示剂10mL通过漂浮导管注入右心房→血温下降流到肺动脉→热敏电阻探测血温变化→计算出CO→低温血液被清除→血温逐渐恢复（图17-9-4）。

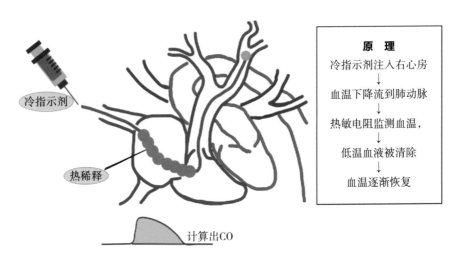

图17-9-4　测量心排出量

（4）按监护仪的提示快速将10mL盐水推入，仪器显示心输出量数值。

（5）测量3次，取平均值→输入身高、体重可得出CI→保存结果。

为保证测量数据准确：①测CO操作应同一人完成，避免误差。②室温计暴露空气中，避免接触任何物体。③抽取室温NS和注射时，避免手温对盐水温度的影响。

（6）常用测量数值正常值范围

心输出量（CO）：4 ~ 8L/min

心指数（CI）：2.5 ~ 4.5L/（min·m²）

肺循环阻力（PVR）：150 ~ 250dyn·s·cm⁻⁵

体循环阻力（SVR）：900 ~ 1 800dyn·s·cm⁻⁵

肺毛细血管楔压（PCWP）：5 ~ 15mmHg

每搏输出量（SV）：60 ~ 90mL

健康教育

1. 术前向患者和家属解释肺动脉漂浮导管监测对治疗的意义。

2. 告知患者使用漂浮导管期间的体位要求及活动的注意事项。

3. 鼓励患者配合治疗，做好充分解释工作，教会患者缓解心理压力的放松技巧。

（凌　云　杨满青　宋亚敏）

第十节
10 腰大池持续引流护理

概　述

主动脉夹层是一种急性大血管疾病，起病较急、病情凶险、病死率高。随着治疗的进展，其围手术期神经系统并发症逐渐受到重视，目前，尚未完全明确其确切机制，预防措施十分有限。其中，脊髓缺血性损伤是较为严重的并发症，有效预防及早期治疗是十分必要的。腰大池持续引流是指从蛛网膜下腔腰大池处将脑脊液持续不断地引流到体外的密闭、无菌的技术，由于其操作简单且创伤小而被广泛应用于脑部术后的辅助治疗和创伤性硬脑膜损伤的治疗。腰大池引流术是以L₃~₄/L₄~₅椎间隙为穿刺点，腰椎穿刺成功后，向骶尾部置入引流管3 ~ 5cm，将脑脊液引流至体外，以便观察脑脊液量、性质、颜色、性状及注射有效抗生素，消除颅内炎症等；从而达到治疗颅内感染，减轻血性脑脊液对脑和脑膜的刺激，促进脑脊液的循环和吸收，促进新的脑脊液代谢，有效迅速监控颅内压，缓解脑血管痉挛，改善脑缺血状态及脑水肿症状。

本文所介绍的腰大池持续引流主要用于预防或治疗主动脉夹层腔内修复术后并发急性脊髓缺血所导致的躯体感觉及运动功能障碍。通过腰大池持续引流技术减轻脊髓腔内压力，从而达到缓解躯体感觉及运动功能障碍的目的。

腰大池持续引流适应证：①蛛网膜下腔出血或积血、脑脊液呈现血性者。②各种脑脊液耳鼻漏、切口漏患者。③颅内感染者。④颅内病变显微手术术后残血引流。⑤其他疾病（术后）引起的脊髓缺血。禁忌证：①已有枕骨大孔疝表现者。②梗阻性脑积水。③穿刺部位皮肤或软组织感染者。④颅内压不均匀。⑤颅内压>22.5mmHg。⑥全身严重感染和休克。⑦严重脑肿胀，中线移位大于0.1cm。⑧脑室和腰池不通。⑨患者不配合。

护理评估

（一）病史及心理-社会反应

评估患者患病及诊治经过，疾病的类型、相对应的适应证及有无禁忌证。评估患者及家属对该项有创操作的认知程度、心理状态和社会支持情况。

（二）身体评估

评估患者的精神意识状态、生命体征，四肢血运及肌力情况，评估患者是否适合该有创操作。还需评估术野皮肤情况，必要时应对背部皮肤备皮。

（三）相关检查

血管造影检查（CTA）和磁共振血管造影（MRA）等检查。

专科护理

（一）术前护理

1. 术前用物准备　①常规消毒包1套。②腰椎穿刺包：内有腰椎穿刺针、测压管及三通管、5mL注射器、7号针头、血管钳1把、洞巾、纱布、棉球、试管3个。③腰大池持续引流包：内有腰椎置入引流管（细、柔软、长1m），三通连接头，引流连接管，引流袋。④其他用物：无菌手套、无菌衣、一次性无菌治疗巾（大、小）、利多卡因、10mL注射器。

2. 术前心理护理　神志清醒患者常有恐惧心理，术前需向患者及其家属说明治疗的目的性及重要性，讲明手术过程中可能发生的不良反应，让患者配合医护人员。

3. 术前用药护理　术前30min快速静滴20%甘露醇降低颅内压，以避免因脑脊液压力梯度差过大诱发脑疝形成。患者情绪躁动需使用约束带保护，遵医嘱使用镇静剂，同时常规准备安定及脱水药物以便术中急用。

4. 体位要求　嘱患者侧卧于硬板床上，背部与床面垂直，头向前胸部屈曲，两手抱膝紧贴腹部，使躯干呈弓形；或由助手在术者对面用一手抱住患者头部，另一手挽住双下肢腘窝处并用力抱紧，使脊柱尽量后凸以增宽椎间隙，便于进针。

（二）术中护理

1. 穿刺过程配合

（1）协助患者行穿刺卧位，确定穿刺

点，以髂后上棘连线与后正中线的交会处为穿刺点，一般取第3～4腰椎棘突间隙，有时也可在上一或下一腰椎间隙进行。

（2）打开消毒包，协助医生常规消毒皮肤，穿戴无菌衣及手套。

（3）协助医生打开一次性无菌巾包及铺巾，开包递取一次性用物。准备麻醉用物（利多卡因、10mL注射器，由医生自皮肤到椎间韧带逐层做局部浸润麻醉）。

（4）协助医生打开腰椎穿刺包。术者用左手固定穿刺点皮肤，右手持穿刺针以垂直背部的方向缓慢刺入，成人进针深度为4～6cm，儿童则为2～4cm。当针头穿过韧带与硬脑膜时，可感到阻力突然消失有落空感。此时可将针芯慢慢抽出（以防脑脊液迅速流出，造成脑疝），即可见脑脊液流出。

（5）在放液前先接上测压管测量压力。正常侧卧位脑脊液压力为0.69～1.764kPa或40～50滴/min。

（6）撤去测压管，收集脑脊液2～5mL送检；如需作培养时，应用无菌操作法留标本。

（7）协助医生打开腰大池持续外引流系统，由医生从穿刺针处送入引流管（送入长度为进入腰椎管3～5cm），见引流管流畅引出脑脊液后拔出穿刺针，连接好外引流系统。

（8）术毕，穿刺口处覆盖消毒纱布或棉球，引流管沿脊柱向头部平顺延伸，从肩胛伸出，并用大块透明敷料从穿刺口到引流管伸出处覆盖固定引流管。引流管与引流袋连接部位用无菌敷贴包裹保护，防止脱落或漏气。引流袋妥善固定于床旁输液架上。

（9）术后患者去枕平卧4～6h，以免引起术后低颅压头痛。

2. 穿刺中护理观察要点

（1）认真观察和详细记录体温、脉搏、呼吸、血压、神志及瞳孔变化。如患者出现双侧瞳孔不等大或同时缩小、对光反射迟钝或消失、意识不清、呼吸不规则等症状时，提示脑疝形成，应立即报告医生，停止操作，配合医生采取相应的抢救措施。

（2）术中注意事项　严格无菌操作，嘱患者勿乱动。对于意识障碍的患者，应固定体位。腰大池引流操作时动作应轻柔、熟练，放脑脊液速度要慢，以免因颅内压骤降引起再出血和脑脊液压力波动过大诱发脑疝形成。

（三）术后护理

1. 严密观察患者瞳孔、意识状态、生命体征及有无头痛、呕吐、肢体活动障碍、颈部抵抗感等，密切鉴别术后并发症。置管后要去枕平卧6h，12h内要密切观察，24h后根据患者的病情定时监测，发现异常立即报告医生，及时处理。

2. 密切鉴别术后并发症

（1）颅内高压性头痛　是由于颅内压增高所引起，临床表现为：①头痛：最常见的症状，发生率为80%～90%；初时较轻，进行性加重，并呈持续性发作，阵发性加剧，清晨时加重是其特点，用力、咳嗽、弯腰或低头时加重。②恶心、呕吐：与饮食无关的喷射性呕吐，可伴恶心，以头痛剧烈时明显；出现呕吐是因为迷走神经受到刺激引起。③视盘水肿：是由于颅内高压影响眼底静脉回流所致，是重要的客观体征，发生率为60%～70%。表现为视神经乳头充血，边缘模糊不清，中央凹消失，视盘隆起，静脉怒张，动脉扭曲。护理措施：密切注意引流管路是否打折、堵塞，悬挂高度是否过高，患者是否有病情变化或病情加重。

（2）颅内低压性头痛　通常在术后数小时内出现枕部或额部的钝痛或搏动性痛，坐起或站位时头痛加剧，平卧后好转。一般在1～3天内自然恢复，少数病例可持续更长时间。可有眩晕和呕吐，严重者可有意识障碍。护理措施：密切注意引流管路是否松脱，悬挂高度是否过低，患者脑脊液引流量是否过多，引流速度是否过快，患者是否同时使用大剂量的脱水剂。

（3）颅内感染　在腰大池持续引流的患者中也较为常见。有以下表现可视为颅内感染发生：发热（体温＞38℃）、头痛、颈项强直、脑膜刺激症状、脑神经症状、过敏症状和意识障碍加深等。或伴有以下生化指标改变：白细胞升高，蛋白含量增加，脑脊液中葡萄糖含量降低，脑脊液革兰染色阳性，脑脊液、血液、尿液中有阳性抗原，诊断性抗体IgM或IgG阳性等。腰大池持续引流导致颅内感染的主要原因有：①腰大池引流装置本身的缺陷。由于腰椎穿刺针较粗钝，需先用破皮针破皮，再将腰椎穿刺针刺入腰椎间隙达蛛网膜下腔，然后将硬膜外导管从腰椎穿刺针里面导入蛛网膜下腔。由于硬膜外导管远比腰椎穿刺针细，故退出腰椎穿刺针后即使包扎固定良好，也难以避免脑脊液从引流管外针孔内漏出的情况，因此增加了逆行感染的机会，可导致颅内感染。②固定方式。腰大池引流一般采用将引流管沿脊柱方向侧向头部延长固定，从颈部引出后接引流袋的固定方式。该固定方式在患者抬高头部或改变体位时存在脑脊液逆流的潜在危险，脑脊液逆流会导致颅内感染。③更换置管部位纱布或更换引流袋时没有严格执行无菌操作，可导致逆行感染。④冲管及注射药物。发生堵管时，往往用生理盐水冲管，反复冲管会导致

逆行感染。腰大池引流可通过引流管向鞘内注射药物，操作不当会导致逆行感染。

为了减少颅内感染的发生，对行腰大池持续引流患者需采取以下护理措施：①密切观察穿刺部位敷料以及背部皮肤情况，一旦发现敷料潮湿、污染，立即更换。②为了防止脑脊液逆流，患者往往需遵医嘱严格卧床，如需要改变体位时应通知护士调节引流袋高度。③每日更换引流袋，接口处采用2%碘酊和75%乙醇严格消毒，用无菌纱布包裹，并严格无菌操作。④密切观察引流液的性质。正常脑脊液为澄清、透明，当引流液变为黄色、浑浊、出现絮状物时即提示发生了感染，需立即通知医生，给予相应的处理，如给予物理降温和抗生素治疗等。⑤避免从引流袋中取脑脊液检查，应在严格无菌操作下从引流管中留取。为了更好地预防颅内感染，可用一种带有弹性装置的引流管弥补瘘道来解决脑脊液从瘘口漏出的问题；改善固定方式，避免脑脊液逆流。

（4）堵管　是腰大池持续引流最常见的并发症。发生堵管后，脑脊液流出不畅，会加重原有的颅内感染；颅内压增高，患者会出现头痛、头晕、恶心呕吐，严重者甚至发生脑疝、脑积水等严重并发症，最终导致患者死亡。发生堵管的主要原因有：①患者体位改变容易使管路受压、折叠、成角、扭曲，这是发生堵管最常见的原因。②引流速度不恒定，时快时慢，速度慢时容易导致脑脊液中的蛋白或血性成分积聚，容易引起堵管。③某些患者病情严重，脑脊液中血细胞、蛋白含量较高，其分子量较大，引流管管腔较细，易发生堵管。④患者自行进食时需要抬高床头或坐起，或进行其他医疗护理操作，如CT、MRI检查时体位改变较频繁，引流速度不能相对准确地控制，

临床上往往夹闭引流管暂停引流，待进食或操作完成后恢复引流，暂停引流增加了堵管发生的概率。护士需经常巡视病房，密切观察管路情况，及时发现有无堵管现象，做到有效预防和及时处理。一旦发生堵管，护士需由近端向远端轻轻挤压引流管，使引流恢复通畅。若挤压后仍不能通畅，一般使用2~5mL生理盐水冲管，必要时更换引流管或重新置管。若仍不能恢复通畅，则需在另一腰椎间隙重新置管。

（5）颅内积气　腰大池持续引流有时也会导致颅内积气的发生。发生颅内积气后，可刺激脑膜出现相应的脑膜和脑的刺激症状，表现为恶心、呕吐、头痛、出汗等；少量颅内积气一般可逐渐被吸收而自行消失，而大量颅内积气可引起颅内压增高、脑脊液循环障碍、脑实质受压等，严重时患者可出现突发的意识障碍加重和神经功能缺陷，甚至诱发脑疝导致患者死亡。颅内积气的发生与以下因素相关：①有硬脑膜瘘的患者会出现张力性气颅，由于脑部和引流装置的压力梯度，使外部空气从瘘口进入颅内。②更换引流袋时操作不当或引流管与引流袋因连接不牢固发生意外分离，会使空气进入蛛网膜下腔导致颅内积气。③引流速度过快、过量时，颅内压与外界大气形成负压梯度，空气沿瘘口进入颅内。④从引流管向鞘内注射药物时，操作不当会使气体进入颅内引起颅内积气。为了避免颅内积气的发生，医护人员在更换引流袋时，应先夹闭引流，待换好后再恢复引流，这样能防止外界空气进入蛛网膜下腔；妥善固定引流管，各连接处牢固连接，可用无菌敷贴包裹，不随意打开连接，避免引流管与引流袋发生分离；尽量保持匀速引流，避免颅内压与外界大气形成负压梯度。一旦发生颅内积气，应立即关闭引流，安置患者

为平卧位或头低足高卧位，给予高流量吸氧，进行持续监测。

（6）神经根刺激症状　患者出现神经根刺激症状的主要表现为会阴部或下肢不适，下肢酸痛麻木、轻度神经根痛，一般拔管后可自行消失。出现神经根刺激症状的主要原因为引流管较硬，管路安置部位不当，刺激到马尾神经。此外，下肢酸痛还与患者长期卧床，担心引流管脱出不敢活动有关。当出现下肢酸痛麻木时，医生可将引流管轻轻拉出一点，减少对马尾神经的刺激；护士应指导患者进行下肢活动，指导家属帮助患者按摩腿部肌肉。若患者下肢和会阴部酸痛麻木的不适感难以忍受，需重新置管。减少对马尾神经的刺激、避免神经根刺激症状仍然是临床亟需解决的问题，需要医护人员做进一步的研究。

3．密切观察引流量、颜色和性状，严格控制引流的速度，避免引流过量，防止继发枕骨大孔疝、颅内出血、低颅压及气颅等。根据每天引流量调节引流袋高度。正常的颅内压在70~180mmH$_2$O，脑脊液一天产生约500mL，自体储存约150mL，所以引流量不宜超过300mL，一般控制在200mL，即10mL/h，速度控制在2~5gtt/min。蛛网膜下腔出血时引流液为浅红色，如果脑脊液由清凉变浑浊、有沉淀物或出现鲜红色脑脊液时，应立即报告医生。

4．注意患者体位和引流管的高度，一般集液袋入口处高于外耳道平面10~20cm为佳。引流管沿脊柱向头部平顺延伸，从肩胛伸出，并用大块透明敷料从穿刺口到引流管伸出处覆盖固定引流管。引流管与引流袋连接部位用无菌敷贴包裹保护，防止脱落或漏气。引流袋妥善固定于床旁输液架上。这样固定的好处，可以防止引流管打折，方便患者翻身，又远离肛

周而减少引起感染的机会。患者翻身或躁动时常可致引流管脱落或不通畅，每次巡视时，仔细检查引流管有无弯曲、受压、折叠等现象。搬动患者或者转运的途中应先关闭引流管，以免脑脊液逆流。烦躁不安的患者，应该给予适当的镇静和约束。建议患者卧床（可适当抬高床头30°）但可以左右翻身，变换体位时暂时夹闭引流管，变换体位后重新调节集液袋入口处与外耳道平面的高度差再开放引流管。积极消除引起颅内压变化的因素，如控制患者大力、剧烈咳嗽、保持大便通畅等。必要时患者每天测颅内压一次，腰池脑脊液压力超过2kPa界定为颅内压增高。

5. 保持穿刺点敷料干燥及完整，如发现敷料潮湿，应立即查明原因，并及时更换，避免增加感染的机会。

6. 腰大池持续体外引流会使患者丢失大量的蛋白质，要鼓励患者进食或鼻饲高蛋白、高纤维素、高热量的食物，补足所需的营养。

7. 随着脑脊液颜色的澄清，各项指标的恢复（脑脊液中红细胞$< 100 \times 10^6$/L，蛋白< 0.8g/L），脑脊液漏的消失，患者一般情况的好转，应及时拔管，以防止引流过久，诱发

或加重感染。拔管后严密观察患者的意识状态、瞳孔、生命体征，以防脑脊液漏的再发生。

8. 主动脉夹层患者在腰大池持续引流过程中，患者可平卧或半坐位，护士要根据患者的体位调节引流袋入口的高度，管路应固定良好，以防管道移位脱出。

9. 腰大池引流管拔出后，患者去枕平卧4~6h，以免引起术后低颅压头痛。

健康教育

1. 相关知识指导　术前向患者和家属解释腰大池持续引流的意义。

2. 体位与活动指导　术后床上翻身活动应动作缓慢，以防管道移位脱出。告知患者在腰大池持续引流期间的体位要求及活动的注意事项。

3. 心理指导　鼓励患者配合治疗，做好充分解释工作，教会患者缓解心理压力的放松技巧。

（林丽霞　黄嘉熙　赖敏华）

CHAPTER 18

第十八章
心脏辅助装置护理

第一节

主动脉内球囊反搏护理

概　述

主动脉内球囊反搏（intra-aortic balloon pump counterpulsation，IABP）是目前应用最广泛的机械循环辅助装置之一，是一种按反搏原理设计的对衰竭的左心室提供辅助作用的机械装置（图18-1-1，图18-1-2）。置管时，气囊导管的尖端位于左锁骨下动脉分叉口下端降主动脉内。当主动脉瓣关闭，心脏开始进入舒张期的瞬间，气囊快速膨胀充盈在主动脉内，使主动脉内的压力增加，使相对静止的血液大部分反向流向大脑、冠状动脉及上肢，增加大脑、

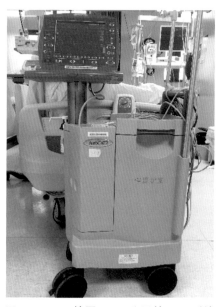

图18-1-2　美国Arrow公司的IABP系统

冠状动脉等重要器官的灌注，小部分血液流向下肢及肾脏等；在主动脉瓣开放前瞬间，原本充盈在主动脉内的气囊快速收缩，使主动脉内压力下降，伴随主动脉瓣的开放，利用"虹吸原理"使心脏后负荷减轻，左心室射血阻力降低，减少左心室收缩时做功，降低心肌耗氧。

IABP的适应证：①各种原因引起的心泵衰竭的患者（如急性原因引起的心泵衰竭、围手术期发生的心肌梗死、体外循环后低心排血量综合征、心脏挫伤、中毒性休克、病毒性心肌炎等）。②急性心肌梗死后发生的机械性并发症的患者（如室间隔穿孔、乳头肌断裂致二

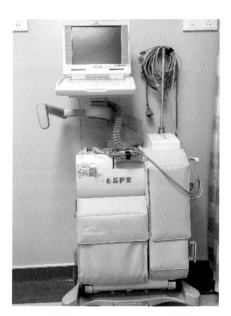

图18-1-1　美国Maquet Datascope公司的IABP系统

尖瓣关闭不全、大室壁瘤等）。③内科治疗无效的不稳定型心绞痛的患者。④心肌缺血而致的室性心律失常的患者。⑤进展性心肌梗死的患者。⑥围手术期用于重症患者的支持和保护（如严重心肌缺血患者做冠脉造影、PTCA、溶栓术、麻醉诱导，以及高危重症患者作心导管检查、心脏手术、普外手术）。⑦重症冠心病行冠状动脉搭桥合并巨大室壁瘤的患者。⑧心脏外科术后出现顽固性低心排血量、严重心律失常、应用大剂量辅助心功能药物无效、血压继续下降者。⑨心脏移植前后的辅助治疗。⑩人工心脏的过渡治疗。⑪手术中产生搏动性血流等。禁忌证：①主动脉瓣中、重度关闭不全者。②主动脉夹层动脉瘤、胸主动脉瘤。③严重的凝血功能障碍。④不可逆性脑损害。⑤严重的主动脉-髂动脉病变。

护理评估

（一）病史及心理-社会反应

1. 评估患者患病及诊治经过，疾病的类型、相对应的适应证及有无禁忌证。

2. 评估患者及家属对该项有创操作的认知程度、心理状态和社会支持情况。

（二）身体评估

1. 评估患者的精神意识状态、生命体征，心脏的听诊情况。

2. 评估患者是否适合该有创操作。

3. 评估术野皮肤情况特别是腹股沟备皮情况，必要时应对手臂、腋窝等皮肤备皮。

（三）相关检查

胸部X线检查、超声心动图，心电图，血生化、凝血功能、血常规、肝肾功能等检查。

专科护理

（一）术前护理

1. 术前向患者和家属介绍主动脉内球囊反搏的作用、术中的配合和术后的注意事项，检查患者和/或家属在置入主动脉内球囊反搏术知情同意书上的签名。

2. 准备ICU标准床单位，协助患者平卧位并快速进行皮肤准备。

3. 快速准备用物　①根据患者身高、体型结合球囊规格选择导管型号：美国Arrow公司的30mL球囊导管一般适用于身高147～162cm，40mL球囊导管适用于身高162～182cm，身高>182cm选50mL球囊导管。美国Maquet Datascope公司的（Sensation和Linear系列）34mL球囊导管一般适用于身高152～162cm，40mL球囊导管适用于身高162～183cm；Mega系列主要针对特殊体型患者，30mL球囊导管一般适用于身高<152cm，40mL球囊导管一般适用于身高152～162cm，50mL球囊导管一般适用于身高>162cm的患者。②无菌物品：手术衣×2、大单×2、无菌包×2（共4条无菌巾）、静脉切开包×1、注射器5mL×3、注射器10mL×2、大针头×1、换药包/大棉签×1、无菌纱块×5、3M透明敷贴×2、无菌手套×2。③药物：利多卡因×1、穿刺用肝素钠盐水（生理盐水250mL+肝素钠2 500U）×1、冲管用肝素钠盐水（生理盐水500mL+肝素钠5 000U）。④安尔碘皮肤消毒液×1。⑤弹力胶布。⑥输液加压袋。⑦压力转换套件。实际物品的种类和数量可根据具体情况进行调整和替换（图18-1-3）。

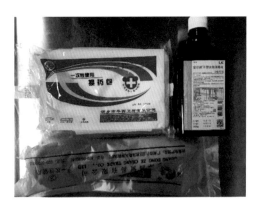 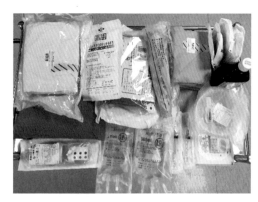
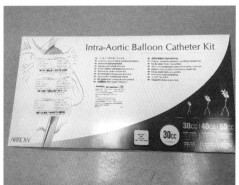 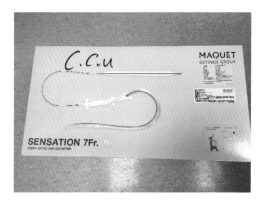

图18-1-3　用物准备

4. 开始消毒铺巾前将IABP仪器的心电监护连接完好。

（二）术中护理

1. 置入IABP的操作包括：协助术者进行IABP置管、IABP连接以及传递物品。

2. 配合医生连接压力套组，IABP导管预冲肝素盐水。

3. 连接安全电源，打开电源及IABP开关。

4. 打开氦气瓶，检查氦气压。

5. 将IABP外部心电图信号线连接监护仪或除颤器以获取心电信息。

6. 动脉压力套组连接至IABP机上，观察屏幕动脉血压波形，配合医生校对"零点"。

7. 连接氦气导管。

8. 检查连接无误，启动IABP。

9. 观察反搏波形并做好相关记录。

10. 确认IABP导管位置，即刻拍摄胸部X线确认导管尖端位置，确定位置后协助医生固定、贴膜保护并注明置管日期。

11. 冲洗IABP导管，用加压输液袋加压滴入，压力为300mmHg，保持管路肝素化，防止管腔内阻塞。

（三）术后护理

1. IABP管路管理

（1）每小时冲一次管道以保持管路通畅，避免导管扭曲、移位、脱出。

（2）协助患者采取舒适体位，床头抬高应<30°。在血流动力学稳定的情况下，可每2h进行翻身，置管侧肢体应保持功能位，抬高

15°，防止过度弯曲。

（3）IABP管路建议采用双重固定，穿刺口用缝线固定加透明贴膜外贴保护穿刺口，管路保持平直，管路分叉处予弹力胶布固定，固定位置应避开关节弯曲处。更换体位时需注意固定IABP导管以防脱管。

2. 保证IABP的有效触发（严格按照说明书使用）

（1）IABP置入后如有调整导管，需拍胸部X线确定导管位置。

（2）选择高质量的心电图信号（建议使用R波明显且主波向上的导联）或压力信号触发。

（3）选择球囊100%充气，IABP 1∶1反搏辅助；避免使用1∶3反搏超过8h或停搏超过30min。

（4）护士密切监测心率、心律及IABP反搏效果，分析IABP机报警原因，迅速告知医生处理。

3. 各班护士持续监测反搏效果

（1）每小时记录反搏压及血压，监测IABP机的参数及波形。

（2）记录使用血管活性药物的种类和剂量。

（3）监测组织灌注情况（尿量、乳酸）。

4. 给予抗凝并监测抗凝效果

（1）监测血红蛋白、血小板计数、凝血酶原时间、活化部分凝血活酶。根据专家共识推荐：置入IABP后给予普通肝素抗凝的患者，维持活化部分凝血活酶时间在50～70s，活化凝血时间在150～180s。

（2）禁用肝素的患者，遵医嘱使用其他抗凝方式。

（3）观察穿刺口及管道有无渗血，及时

跟医生沟通抗凝剂的剂量和用法。

5. 预防感染

（1）严格无菌操作。

（2）监测体温、白细胞计数、抗生素使用的效果及不良反应。

（3）发生明显寒战、高热等感染征象时，进行血培养及痰培养检测。

6. 并发症的观察及护理 IABP的并发症主要包括下肢动脉缺血和血栓、血小板减少、急性肾功能不全、球囊破裂等。

（1）严密监测患者神志、四肢活动、生命体征及尿量情况，IABP装置的工作情况和反搏波形。

（2）加强对应用鞘管穿刺法置入IABP的患者下肢血液循环的观察。

（3）应用IABP治疗一般常规需要进行抗凝治疗，需密切监测凝血指标、血小板计数和血球破坏指标（血红蛋白和游离血红蛋白），同时密切观察患者有无出血倾向，观察术区有无出血、渗血及皮温、足背动脉搏动情况；观察各个穿刺处及切开伤口处有无渗血、皮下血肿；观察全身系统有无出血征兆，如神经系统改变（意识神志变化）、消化系统改变（大便颜色、性状及量变化）、呼吸系统改变（咯血）、泌尿系统改变（血尿）及皮肤黏膜情况（有无皮下散在出血点、瘀斑或口腔黏膜、牙龈出血）等，如有变化，及时向医生汇报。

（4）评估双侧下肢循环，2h内每小时评估1次，24h后每4h评估1次；若出现异常，及时告知医生，至少每30min评估1次。评估内容包括：外周脉搏（足背动脉搏动）、皮肤温度、颜色、肌张力、腿围、毛细血管回流、感觉/触觉、渗血等情况。

（5）若反搏压进行性下降，氦气管道内

发现血液，提示球囊破裂，立即停止反搏并告知医生。

（6）协助患者早期进行双下肢的功能锻炼，对没有禁忌证的患者，用血栓泵进行体疗或肢体被动活动，每4~6h1次，对肢体末梢给予保暖。

7. 安全转运

（1）IABP机蓄电充足，携带不间断电源。

（2）氦气气源充足。

（3）评估患者血流动力学稳定、IABP触发有效。

（4）转运过程中保护隐私，预防意外脱管。

（5）备好急救药品。

（6）与相关科室（如输送队伍）确认转运路径及时间。

（7）有重症转运资质的医生与护士共同转运，与相关科室做好交接。

8. IABP拔管时机与护理

（1）IABP撤除前和撤除后要做好全面评估，以预防IABP相关并发症的发生。

（2）IABP撤除指标　血流动力学稳定，心排血量指数＞2.5L/（m^2·min），平均动脉压＞80mmHg；意识清楚，末梢循环良好，尿量＞1mL/（kg·h）；多巴胺用量＜5μg/（kg·min），且依赖性小，药物减量对血流动力学影响小；心电图无心律失常或心肌缺血的表现；血气正常。

（3）撤除前　评估患者的意识状态、血流动力学指标、血管活性药物剂量、尿量、血气结果、乳酸、B型脑钠肽、肌钙蛋白和心脏超声心动图。

（4）撤除时　①备齐用物，协助医生停IABP机。②医生拔除IABP导管时，建议留取IABP尖端进行培养。③穿刺点上方（近心端方向）压迫止血30min，观察评估下肢及切口情况。④将撤除的导管和鞘管毁形置于医用垃圾袋。⑤整理机器，使其处于备用状态。

（5）撤除后　6h内每小时评估，6h后改为每4h评估，直至24h。评估内容包括：血流动力学是否稳定，穿刺处局部有无出血、血肿，双下肢足背动脉搏动是否良好，双侧大、小腿围及肌张力是否正常，皮肤温度、颜色是否正常。

（6）穿刺口予弹力绷带局部加压包扎24h，穿刺处放置1kg沙袋压迫6h。

（7）拔管6h后协助患者主动和被动活动双下肢。

健康教育

1. 相关知识指导　术前向患者和家属解释IABP治疗的意义。

2. 体位与活动指导　术后患者平卧或抬高床头不超过30°，术侧停留IABP管道的肢体应避免屈膝抬腿，以防管道移位脱出。术后活动应动作缓慢，保持机器正常运作。告知患者使用IABP期间的体位要求及活动的注意事项。

3. 心理指导　鼓励患者配合治疗，做好充分解释工作，教会患者缓解心理压力的放松技巧。

（林丽霞　赖敏华　黄嘉熙）

第二节
体外膜肺氧合护理

📷 概　述

　　体外膜肺氧合（extracorporeal membrane oxygenation，ECMO）是以体外循环系统为其基本设备，采用体外循环技术进行操作和管理的一种辅助治疗手段。

　　ECMO的原理是将静脉血从体内引流到体外，经过膜式氧合器氧合后，通过血泵驱动将血液灌入体内。临床上主要用于心脏功能不全和呼吸功能不全的支持。简单来说，ECMO就是心肺替代，维持机体血液及氧气供应，使心、肺得到充分休息，有效增加心输出量和/或有效改善低氧血症，为心肺功能恢复赢得宝贵的时间。它是一种可以在心肺停止或衰竭的情况下替代心肺系统工作的医疗急救设备。

　　ECMO基本组成包括：控制台、变温水箱、离心泵、ECMO管路、氧合器等。常见插管位置为股部或颈部动、静脉，开胸心脏手术后患者可见正中开胸经主动脉及右心房插管。根据血液回输的途径不同，ECMO技术主要有静脉到动脉（VA-ECMO）和静脉到静脉（VV-ECMO）两种形式，前者具有循环和呼吸辅助作用，后者具有呼吸辅助作用，还有其他特殊形式如AV-ECMO（体外二氧化碳清除）或联合两种辅助方式。

📷 临床应用

　　1. VA-ECMO适应证　①心脏术后心源性休克患者，不能脱离体外循环机或在ICU出现药物和IABP辅助治疗仍无效的低心排出量。②各种原因引起的心脏骤停或心源性休克，如急性心肌梗死、爆发性心肌炎、心脏介入治疗突发事件、等待心脏移植、长期慢性充血性心力衰竭患者急性失代偿等。

　　禁忌证：①慢性器官功能不全。②肺动脉高压。③肝衰竭、门脉高压、肝硬化为绝对禁忌证。④年龄＞70岁为相对禁忌证。

　　2. VV-ECMO适应证　①新生儿肺部疾患引起的呼吸衰竭，如胎粪吸入性肺炎综合征、透明膜肺病、先天性膈疝、新生儿顽固性肺动脉高压等。②各种原因（外伤性、感染性、手术后、肺移植前后）导致的内科治疗无效的严重ARDS。

　　禁忌证：①不可恢复性中枢神经系统损伤。②严重慢性肺疾患。③伴有重度预后不良性疾病（如终末期癌症）。④免疫抑制性疾病。⑤多器官功能衰竭。⑥颅内出血大于Ⅱ级。

护理评估

（一）病史及心理-社会反应

1. 评估患者既往病史、现病史，了解患者病程。

2. 评估患者心理状态及配合程度。

3. 了解患者家庭的经济承受能力和社会支持情况。

（二）身体评估

1. 评估患者生命体征、呼吸和氧合情况、营养状况、各器官功能、血气分析结果、出入量、用药及治疗。

2. 评估患者意识、面容与表情、体位，皮肤黏膜的颜色、肢端温度等。

3. 评估各管道安全及护理安全等。

4. 评估患者插管部位皮肤状况、ECMO辅助的方式。

（三）相关检查

包括血液检查、心电图检查、心脏彩超、动态血压监测、心脏影像学检查、ACT、血气分析、X射线检查等。

一般护理

（一）保持病室安静、清洁、空气流通，减少探视

（二）休息及卧位

绝对卧床，给予减压床垫，禁翻身期间应做好皮肤护理，避免压疮发生，血流动力学稳定者每2h更换体位，鼓励床上踝泵运动。通过控制灯光营造昼夜规律，减少刺激。进食、鼻饲或口腔护理时适当抬高床头（保证管路安全及血流通畅）并维持1h。

（三）饮食护理

请营养科定期会诊指导，评估病情及身体需求给予足够热量，尽早给予肠内营养支持。

（四）排泄护理

监测每小时尿量；评估大便情况，必要时给缓泻剂/止泻药，做好会阴部和肛周皮肤护理。

（五）关心、鼓励患者，做好充分解释、安慰工作，树立信心，配合治疗

专科护理

（一）术前护理

1. 明确适应证、禁忌证。

2. 观察患者病情变化、监测生命体征。

3. 检查用物准备，预充ECMO管路 需要完备的ECMO装备车、训练有素的ECMO团队，快速进行救治。

4. 根据插管方式摆放合适体位，充分暴露操作野。

5. 配合插管部位的严格消毒、置管。

（二）术后护理

1. 循环系统的评估和护理

（1）严密监测患者的心律、心率、血压、心输出量、中心静脉压，评价全身组织灌注情况。评估中心静脉压、尿量、水肿以及肢体末梢皮肤颜色、温度、肿胀程度；观察足背动脉搏动情况、血气中的乳酸情况。如远端灌

注不良，须及早处理。通过调节ECMO流量、合理输血输液补充容量、使用血管活性药物等措施保证循环。

（2）液体管理　监测每小时出入量，结合患者心脏功能状态、循环状态和组织灌注情况等因素综合考虑，进行精细液体管理。中心静脉压并不能真实反映患者的容量状态，但可作参考。积极处理容量超负荷，严格限制液体入量，同时需注意避免出现有效循环血量严重不足，影响ECMO流量和患者血流力学平稳。

（3）体温管理　因为血液在管路中流动，很多热量在体外循环过程中丢失，可设置ECMO变温水箱的水温为血液加温，并根据患者体温需求调节水的温度。

（4）每日行心脏B超评估心功能，特别是对左心功能的监测。

2. 呼吸系统的评估和护理

（1）评估患者呼吸状态，使用呼吸机的患者按"肺脏休息原则"，呼吸机设定在低参数状态（低频正压），以利肺脏休息，避免肺水肿和肺不张。

（2）定期检查动脉血气分析，监测患者氧合功能。此时的动脉血气是ECMO灌注血和患者主动脉输出血的混合（VA-ECMO），或ECMO灌注血与右心房血的混合（VV-ECMO）。通过调节氧浓度和血流量，维持合适的PCO_2和PaO_2水平，建议维持SvO_2在65%~75%。异常血气结果立即报告医生处理。

（3）持续血氧饱和度监测，饱和度探头多贴在右手（VA-ECMO时）；观察是否出现"南北综合征"现象，即上、下半身氧供不对称，如不及时处理，可造成心、脑组织缺血。

（4）做好气道管理，预防感染与出血。无禁忌证者适当抬高床头，按需低负压吸痰，

每日3次口腔护理，操作均应轻柔，防止气道与口腔黏膜出血；观察痰液的性状和量，按需送检培养；注意无菌操作，加强气道湿化护理，预防感染；定期"肺锻炼"，予呼吸囊手控通气5~10次。

（5）严密观察自主呼吸患者的呼吸状况，无禁忌证者尽早抬高床头，做好胸部物理治疗。

3. 神经系统的评估和护理

（1）密切进行脑科观察　每1~4h进行Glasgow昏迷评分，检查瞳孔大小、对光反射及全身肌张力情况，及时发现神经系统方面的变化，必要时行近红外光谱方法（NIRS）监测脑组织局部氧饱和度；适当抬高床头，维持患者头部正中位，以促进静脉回流。

（2）充分镇静、镇痛　在插管及开始ECMO的早期，患者充分镇静、镇痛，并做好镇静、疼痛评分监测。根据患者的烦躁程度采取适当的安全约束等。长时间持续镇静和麻醉的患者需每日制订唤醒计划。

（3）心脏骤停患者应使用冰帽进行脑保护。注意四肢及耳廓的保暖，可使用手套、棉袜、暖风机等保温措施，禁用热水袋加温。

（4）患者清醒后及时做好相关宣教，征得患者的配合，指导正确的床上活动。

4. 胃肠道和营养的评估与护理

（1）监测胃肠道功能　定时进行胃肠道的评估与记录：是否有腹胀，肠鸣音是否正常，有无消化道出血等；观察胃液性质、大便的性状，做好排泄管理；加强营养状况评估和支持：维持鼻胃管通畅，进行胃肠内或肠外营养，保证热量摄入。

（2）关注液体平衡　在进行静脉输液时，慎用脂性药物，如脂肪乳剂，以免造成膜肺渗

漏，如图18-2-1。护理中密切观察有无黄色血浆渗出，若有渗出及时报告医生，评估更换时机。

（3）监测肝、肾功能及血糖水平。

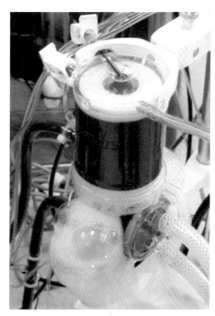

图18-2-1　膜肺渗漏

5. 肾功能不全的评估与护理

（1）评估肾功能指标的变化　监测血浆肌酐水平、氮质血症、尿量、水电解质和酸碱平衡等情况。维持肾脏血液循环和组织供氧，ECMO过程中尽可能减少血管收缩药物的应用。

（2）观察水肿程度　关注毛细血管渗漏综合征、腿围、腹围的变化，做好皮肤护理。

（3）尿量监测　少尿是ECMO过程中的常见现象，关注液体平衡，控制晶体液入量，维持尿管通畅；观察每小时尿量，及时处理少尿原因。肾功能衰竭的患者及时行CRRT透析治疗，CRRT可以与ECMO联机进行（图18-2-2）。

（4）观察是否有血红蛋白尿的情况　ECMO机械辅助可造成红细胞的破坏，表现为血红蛋白尿，继发肝、肺、肾等多脏器功能的损害。严密监控溶血指标、血尿的颜色和量的变化，必要时予碱化尿液。

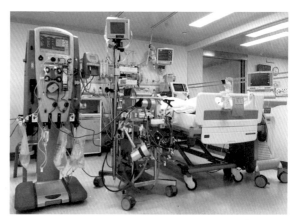

图18-2-2　ECMO联机CRRT

6. 凝血功能评估与护理

（1）ECMO由于全身抗凝、血小板功能低下、凝血功能障碍，出血是该患者群体最常见的并发症。临床遵循个体化原则，监测ACT、APTT、凝血因子、血小板、纤维蛋白原水平和血栓弹力图的结果，结合患者病情综合判断抗凝强度，如有出血倾向，遵医嘱调整肝素剂量，输注止血药物和血制品。

（2）密切观察患者是否有肉眼可见的出血情况，如手术切口和穿刺口渗血、皮下出血、血痰、血尿、血便、血性胃液等。

（3）观察患者隐性出血情况，如穿刺部位周围肿胀、腹胀、神志改变等，应尽量避免不必要的穿刺。

（4）实施浅层、密闭式、低负压吸引的方法吸痰；在吸痰、留置胃管和尿管等操作时，应动作轻柔，避免黏膜受损出血。

（5）ECMO辅助循环导致大量血液成分破坏引起血液高凝状态，如抗凝不充分、血流运行障碍、肢体制动血流缓慢等均可引起栓塞，出现神经系统和外周组织梗死的相应症状。需密切观察：①肢体疼痛、肿胀、颜色改变情况。②加强肢体主动或被动的功能锻炼。③注意神志、瞳孔、肌力的动态变化。④用电筒细心检查ECMO的氧合器、离心泵、管路、接头里有无血栓形成，必要时给予更换。管路血栓见图18-2-3，膜肺血栓见图18-2-4。

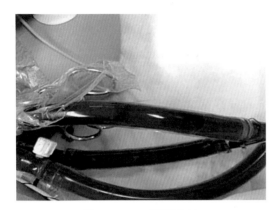

图18-2-3 管路血栓

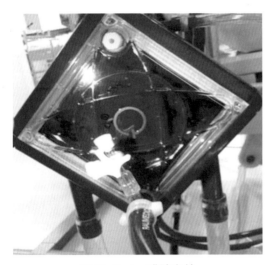

图18-2-4 膜肺血栓

7. 体位及皮肤护理

（1）体位 绝对卧床，给予减压床垫，协助患者翻身，采用轴线翻身法翻身，保证管道安全和血流通畅。麻醉复苏后尽早逐渐抬高床头，但不宜超过30°。

（2）做好基础护理，伤口及穿刺口有渗血、渗液时通知医生及时更换。每天床上擦浴、会阴抹洗，定期床上洗头，保证床单位清洁干燥。

（3）禁翻身期间，保持床单平整。做好压疮评估和预防，每2~3h轻移动患者枕部、手肘、足跟等易受压部位，臀部、骶尾部等高风险部位常规垫减压垫，全身受压部位外涂赛肤润；定期4人协助平托抬起患者局部减压。

8. 感染预防

（1）严格无菌置管、换药，置管处贴无菌手术膜保护。做好导管和穿刺点的维护，有渗血、渗液时及时换药。

（2）严格手卫生。

（3）ECMO输液接口予护理干预 氯己定消毒液对接头进行环形摩擦，擦拭2次，每次15s。

（4）加强气道管理，预防呼吸机相关性肺炎。

（5）每日评估ECMO管道、气管插管、尿管、中心静脉导管的必要性。避免过多的有创管路和操作。

（6）根据病情进行相关病原学培养，规范使用抗生素。

9. ECMO管路安全

（1）观察ECMO穿刺管的固定情况及置入的长度或外露的刻度，做好标识与记录。

（2）妥善摆放穿刺口缝线+无菌贴膜固定，管道的延长部分用弹力胶布塑形固定+皮钳固定，避免管道打折，管道与皮肤接触面需用棉垫、泡沫敷料或水胶体敷料隔开，以防管道压迫皮肤，发生压疮。

（3）观察管道是否有"抖管"现象，如有需对症处理。如因为有效血容量不足造成的抖管，需适当补充血容量；如因插管原因导致的抖管，需调整管道位置。

（4）管道移位/脱管、更换管路等情况处理 机器上备4把夹管钳，需停循环紧急处理时，首先应钳动、静脉管路。科室制定脱管的应急处理流程，发生意外按流程及时处理。

10. 机器观察

（1）主机　密切观察流量、转速情况，是否在正常范围；电源是否正常使用，科室配备应急电源。

（2）手摇柄　以备应急之需，如突发停电、仪器故障或环境变化等。

（3）空氧混合器　观察供氧流量、氧浓度，科室备氧气筒以应急。

（4）膜肺氧合器　观察膜肺是否有血凝块，必要时监测膜前后的压力及膜后的氧分压。

（5）水箱　观察水箱的设定温度与实际温度是否一致，根据患者低温或发烧情况调节水箱温度。

（6）离心泵　观察离心泵是否正常运转，用听诊器细心听诊，有异常运转声音应及时报告医生。

（7）仪器运作时挂提醒标识牌，将ECMO机妥善安置在安全的位置，避免来往或操作时的碰撞或线路牵拉。

11. 安全转运

（1）当患者需要院际转运或院内转运时，如转院、转科送CT检查等，应做好充分的转运准备（转运指征、用物准备、人员准备、环境准备、患者准备、路线准备），按照转运流程执行。

（2）提前做好转运路线的安排，与患者、家属及接受科室做好充分沟通。

（3）转运过程氧气、电源、维持及应急的药物、用物准备充分，安全转运。

（4）减少不必要的管道与线路，安全固定各种管路。团队协作，听从指挥，由专人负责ECMO管路的安全，与患者保持同步，以防转运、过床过程中，管路移位或脱管。

（5）转运过程通过监护仪密切观察心率、心律、血压、呼吸、血氧饱和度的变化，监测ECMO是否正常运作。

（三）ECMO撤除

当患者各项指标符合以下情况，可考虑试行停止ECMO辅助。①心电图恢复正常。②动脉和混合静脉血氧饱和度恢复正常。③血流动力学稳定，各参数恢复正常。④气道峰压下降、肺顺应性改善。⑤胸部X线片改善。⑥血气和水、电解质正常。如ECMO支持1周后出现不可逆的脑损伤或肺损伤、其他重要器官功能衰竭或顽固性出血，应终止ECMO。

在试行停止ECMO期间，辅助流量较低时，应按医嘱适当增加肝素抗凝剂量，预防血栓形成；撤除ECMO后密切观察患者的生命体征、ECMO穿刺伤口的情况，做好患者的心理护理。

健康教育

1. 相关知识指导　向患者及家属解释ECMO的治疗意义

2. 体位与活动指导　ECMO辅助期间，患者应卧床休息，为预防管道移位或脱管，活动应动作缓慢，保持机器正常运作，指导或帮助患者踝泵运动。

3. 呼吸锻炼指导　辅助呼吸的患者，指导其配合呼吸机锻炼呼吸，尽早恢复自主呼吸，撤除呼吸机；自主呼吸患者指导有效的呼吸、咳嗽，鼓励咳痰。

4. 心理指导　做好解释工作，鼓励患者，增强治疗信心，认真配合治疗。

（凌　云　杨满青　宋亚敏）

第三节

心室辅助护理

概 述

心室辅助装置（ventricular assist device，VAD）是治疗严重心力衰竭最有效的手段之一。心室辅助装置可直接将心室的血液泵到动脉系统，减少心脏负荷，代替心室做功，保证体内重要脏器血液供应。在临床中可作为心脏功能恢复的辅助治疗、心脏移植的过渡治疗和终末替代治疗。

无论何种类型的心室辅助装置（VAD），就它们的主要部件而言，基本上由血泵、驱动系统、检测控制系统及能源系统4部分组成。血泵是整个VAD系统的核心。驱动系统是推动血泵做功的源动力，目前临床上多为气动和电动驱动系统。VAD通过对血泵功能、驱动系统的各项指标及血液循环、生理变化3个方面进行监测与控制，以适应人体生理功能的变化。VAD能源有电能、核能、化学能等多种形式。电能是目前VAD的主要能源，分为直流电、锂电池和镍铬电池，以后两种能源较为理想。

根据辅助部位的不同，VAD分为左心室辅助（LVAD）、右心室辅助（RVAD）和双心室辅助（BVAD）。根据美国NHLBI的统计，全球每年有5万～10万患者从心脏辅助装置治疗中获益。心室辅助治疗中左心室辅助的运用占首位；10%～20%只接受左心室辅助的患者

在辅助过程中需要短期或长期的右心室辅助治疗。目前广东省人民医院右心室辅助多用于心脏移植伴有肺动脉高压患者。

目前全世界有30余种心室辅助装置应用于临床或处于临床试验阶段。常用的辅助装置有HeartMate Ⅰ、HeartMate Ⅱ、HeartMate Ⅲ、Novacor LVAS、Thoratec VAD、BVS5000、Berlin Heart、Impella Recover Pump、Jarvik 2000、DuraHeart LVAS和HeartWare HVAD等。

临床应用

（一）适应证

1. 终末期心力衰竭患者在等待心脏移植期间病情恶化，心力衰竭难以控制者。

2. 心脏直视术后严重低心排血量，使用IABP仍不能脱离体外循环者。

3. 急性病毒性心肌炎心力衰竭，不能用药物控制者，尤其是年轻患者，此类患者心功能恢复后可撤除VAD。

4. 急性大面积心肌梗死，心源性休克经用IABP不能纠正者。

5. 顽固性恶性心律失常，经各类药物治疗无效者，多需要双心室辅助。

6. 其他如PTCA或CABG术中的循环支持。

（二）禁忌证

1. 严重的肝肾功能衰竭。

2. 凝血功能障碍。

3. 不能控制的脓毒血症。

4. 恶性肿瘤转移者。

5. 严重的右心衰竭合并肺动脉高压难以逆转者。

6. 其他 如患者体表面积<$1.2m^2$，不适合植入性LVAD等。

（三）置管位置

1. 左心室辅助装置的流入口连接在左心房插管上，血液从左心房或左心室引出；流出口连接升主动脉插管，人工心室将血液输入动脉系统，部分或全部代替左心室功能，详见图18-3-1。辅助左心室时，放置心室辅助的同时应常规放置左心房测压管，当左心辅助血流不好时，借以鉴别是容量不足还是导管位置不正确的原因。

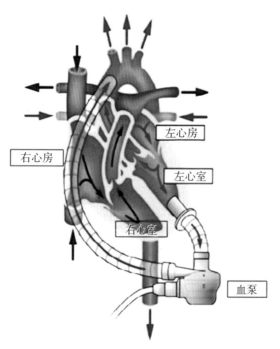

图18-3-1 LVAD血流动力图

2. 右心辅助装置是将引流管置于右心房，血液经过离心泵流入肺动脉，使更多血流克服高肺循环阻力（PVR）流入左心房，降低右心房压力，增加左心供血，为右心恢复提供宝贵时间，可用于肺动脉高压和肺循环阻力增高、右心功能减弱或消失、左心收缩良好的心脏移植术后患者。术前行右心导管，准确收集PVR数据。

♥ 护理评估

（一）病史及心理-社会反应

1. 评估患者患病及诊治经过，疾病的类型、相对应的适应证及有无禁忌证。

2. 评估患者及家属是否存在焦虑、恐惧和无助的心理。

3. 了解患者家庭的经济承受能力和社会支持情况。

（二）身体评估

评估患者的精神意识状态、生命体征；评估患者的心功能和肺功能情况。

（三）相关检查

胸部X线检查、超声心动图，心电图，血生化、凝血功能、血常规、肝肾功能等检查。

♥ 专科护理

1. 密切观察血流动力学指标、液体出入量、凝血指标等，保持MAP 65～80mmHg，右心房、左心房压5～15mmHg，CI2.2～3.0L/（m^2·min），SvO_2 65%～70%，药物支持减至最低程度。在左心支持状态下，药物支持的作用主要在于改善右心室功能。

2. 定时监测ACT、PT和INR值，以调节抗凝剂用量。对外置血泵应注意泵内有无血栓形成。

3. 监测流量，观察血泵的充盈和压缩的运转情况。

4. 床边放置应急电源，气动泵备好打气筒等。

5. 术后早期绝对卧床，充分镇静、镇痛。减少疼痛的同时，防止管道移位和出血。

6. 观察尿液的性质和尿量变化，如少尿，应警惕是否发生急性肾功能衰竭。

7. 及时纠正电解质紊乱和酸碱失衡。

8. 早期加强营养支持。

9. 加强心理护理。

10. 常见并发症与防治

（1）出血 出血是术后常见并发症之一，其发生率为20%～45%。辅助过程中抗凝和凝血因子的消耗是出血的主要原因。护理中需注意：①监测ACT，根据患者出血情况，通过肝素化调整ACT的值。肝素用微量泵持续泵入，避免一次性静脉推注，使ACT值忽高忽低。②注意观察血压、中心静脉压、胸腔引流量及血红蛋白的变化。术中如血容量不足应及时补充新鲜全血或血浆等，以免影响人工心室充盈，导致心输出量降低。术后胸液鲜红量多，应警惕活动性出血，及时通知医生，复测ACT，调整肝素用量。③观察患者有无其他脏器，如神经系统、消化系统及泌尿系统等出血和溶血现象。保持胸腔引流管的通畅，术后注意观察有无心包填塞的征象，如胸液突然减少、血压下降、中心静脉压进行性升高、心率加快、X线心影变宽等应及时报告医生，做好二次开胸的准备。

（2）血栓栓塞 主要原因是各种机械原因导致细胞损伤和人工心室的血流速度减慢、抗凝不足以及感染败血症等。护理中需注意：①维持患者心率在80～100次/min，心率慢易形成血栓；监测心电图的变化，注意观察患者的神志变化、肢体活动以及其他脏器有无栓塞的征兆。②术后应重视抗凝治疗，血栓栓塞所致的神经系统并发症最为常见，因此要严密观察血泵内是否有血栓形成。一旦发现血泵内附着血栓，应及时更换，避免血栓引起的神经系统并发症。成人血流量维持在2～4L/min，以保证充足的体循环灌注。随着血流量的减少，应及时调整肝素抗凝治疗。

（3）右心衰竭 左心辅助后，由于静脉回流增多和室间隔的移位，易出现右心功能不全的可能。右心衰竭发生率为11%～20%，尤其在急诊手术时更易发生，处理不当将明显影响患者的恢复。治疗包括补充容量，应用正性肌力药及前列腺素等，效果不佳时尽早植入右心辅助（RVAD）或双心辅助。

（4）感染 VAD术后发生感染主要是由于辅助时间长，患者机体虚弱，抗感染能力下降，因此围术期处理非常重要。除了术中严格无菌操作外，术后在监护病房内要加强消毒隔离，预防性应用抗生素；控制血糖、改善营养，控制易感因素。VAD置管口用无菌手术膜密封，外面无菌巾保护，每班更换无菌巾，维持置管口的无菌环境；注意观察患者有无感染征象，如体温、血常规、伤口颜色、分泌物和X线胸片。此外术后加强伤口的护理、呼吸道护理和尿管护理。一旦发生全身感染，VAD将作为异物成为感染无法根治的来源，最终导致VAD的失败。

5. 撤除左心辅助装置 通过漂浮导管、

左心房测压管等监测患者的血流动力学指标，包括SvO_2、CI、PAP、LAP、BP等，通过食管B超测定左心室射血分数和观察室壁运动，判断是否可以停用左心室辅助装置；适量减少正性肌力药物，如LAP$<$20mmHg、动脉收缩压$>$100mmHg、CI$>$2.0L/（min·m^2）时，即可停用左心辅助，撤除左心室辅助装置。撤除心室辅助装置后，严密监测患者的生命体征，及时调整镇静、镇痛药物，协助医生行床边心脏B超检查。

健康教育

1．术前向患者和家属解释心室辅助的目的和意义。

2．术后患者镇静镇痛，肢体活动受限，以防管道移位脱出。

3．鼓励患者配合治疗，做好充分解释工作，教会患者缓解心理压力的放松技巧。

（杨满青　宋亚敏　凌　云）

[1] 黄惠根, 黄蝶卿, 陈凌. 疾病护理常规 [M]. 西安: 第四军医大学出版社, 2011.

[2] 尤黎明, 吴瑛. 内科护理学 [M]. 6版. 北京: 人民卫生出版社, 2017.

[3] 李乐之, 路潜. 外科护理学 [M]. 6版. 北京: 人民卫生出版社, 2017.

[4] 张文龙. 新编心脏外科学 [M]. 长春: 吉林科学技术出版社, 2017.

[5] 汪曾炜, 刘维永, 张宝仁. 心脏外科学 [M]. 2版. 北京: 人民军医出版社, 2016.

[6] 曹相原. 重症医学教程 [M]. 北京: 人民卫生出版社, 2014.

[7] 马增山. 全胸腔镜手术技术在心脏外科的应用 [M]. 北京: 人民卫生出版社, 2019.

[8] 葛均波, 徐永健, 王辰. 内科学 [M]. 北京: 人民卫生出版社, 2018.

[9] 杨思源, 陈树宝. 小儿心脏病学 [M]. 北京: 人民卫生出版社, 2012.

[10] ROBERT O. BONOW, DOUGLAS L. MANN, DOUGLAS P. ZIPES, et al. 心脏病学 [M]. 陈灏珠, 译. 北京: 人民卫生出版社, 2016.

[11] 波诺, 陈灏珠. 心脏病学—心血管内科学教科书 [M]. 9版. 北京: 人民卫生出版社, 2016.

[12] 李乐之, 路潜. 外科护理学 [M]. 6版. 北京: 人民卫生出版社, 2018.

[13] 张文龙. 新编心脏外科学 [M]. 长春: 吉林科学技术出版社, 2017.

[14] Thomas L. Spray, Michael A. Acker. 罗伯&史密斯心脏外科手术学 [M]. 6版. 丁以群译. 西安: 西安世界图书出版公司, 2020.

[15] 孙立忠. 主动脉外科学 [M]. 北京: 人民卫生出版社, 2012.

[16] 李淑迦, 应岚. 临床护理常规 [M]. 北京: 中国医药科技出版社, 2013.

[17] 林曙光. 心脏病学进展 [M]. 北京: 人民军医出版社, 2014.

[18] 陈孝平, 汪建平, 赵继宗. 外科学 [M]. 9版. 北京: 人民卫生出版社, 2018.

[19] 林果为, 王吉耀, 葛均波. 实用内科学 [M]. 15版. 北京: 人民卫生出版社, 2017.

[20] 孙玉梅, 张立力. 健康评估 [M]. 4版. 北京: 人民卫生出版社, 2017.

[21] 朱晓东, 张宝仁. 心脏外科学 [M]. 北京: 人民卫生出版社, 2007.

[22] 罗心平, 施海明, 金波. 实用心血管内科医师手册 [M]. 2版. 上海: 上海科学技术出版社, 2017.

[23] 吴惠平, 付方雪. 现代临床护理常规 [M]. 北京: 人民卫生出版社, 2018.

[24] 郭加强, 吴清玉. 心脏外科护理学 [M]. 北京: 人民卫生出版社, 2003.

[25] 葛均波, 徐永健. 内科学 [M]. 8版. 北京: 人民卫生出版社, 2013.

[26] Richard A. Jonas. 先天性心脏病外科综合治疗学 [M]. 2版. 刘锦纷, 孙彦隽, 译. 上海: 世界图书出版上海有限公司, 2016.

[27] 林碧, 陈良龙. 介入心血管病护理学 [M]. 北京: 科学技术文献出版社, 2013.

[28] 岑慧红, 冯丽华. 内科护理学 [M]. 北京: 人民卫生出版社, 2013.

[29] 中华医学会. 临床诊疗指南心血管分册 [M]. 北京: 人民卫生出版社, 2013.

[30] 陈孝平, 汪建平. 外科学 [M]. 8版. 北京: 人民卫生出版社, 2017.

[31] 朱家恺, 黄洁夫, 陈积圣. 外科学辞典 [M]. 北京:

北京科学技术出版社, 2003.

[32] 中华医学会. 临床诊疗指南[M]. 北京: 人民卫生出版社, 2011.

[33] 丁文祥, 苏肇伉. 小儿心脏外科重症监护手册[M]. 上海: 世界图书出版社公司, 2009.

[34] Constantine Mavroudis, Car L Baker. 小儿心脏外科学[M]. 4版. 刘锦纷, 孙彦隽, 译. 上海: 上海世界图书出版公司, 2014.

[35] 刘新民. 内科学第一卷[M]. 北京: 军事医学科学出版社, 2008.

[36] 张曹进. 心导管检查临床应用及操作规范[M]. 北京: 科学技术文献出版社, 2017.

[37] 刘中民. 实用心脏外科学[M]. 北京: 人民卫生出版社, 2010.

[38] 王曙红, 李庆印. 胸心外科分册[M]. 长沙: 湖南科学技术出版社, 2008.

[39] 王继华, 刘小明. 护理常规分册[M]. 长沙: 湖南科学技术出版社, 2008.

[40] 席淑华, 祝筠. 中华外科护理"三基"训练手册[M]. 济南: 山东科学技术出版社, 2006.

[41] 丁文祥, 苏肇伉. 现代小儿心脏外科学[M]. 济南: 山东科学技术出版社, 2013.

[42] 李艳芳, 聂绍平, 王春梅. 2015 ACC/ESC 心血管疾病研究进展[M]. 北京: 人民军医出版社, 2015.

[43] Harald Lapp, Ingo Krakau. 心脏导管手册: 诊断与介入治疗[M]. 宋光远, 主译. 济南: 山东科学技术出版社, 2015.

[44] 柳景华, 程姝娟, 马长生. 心脏起搏器[M]. 北京: 中国协和医科大学出版社, 2014.

[45] 王立忠. 主动脉外科学[M]. 北京: 人民卫生出版社, 2012.

[46] 魏革, 刘苏君, 王芳. 手术室护理学[M]. 3版. 北京: 人民军医出版社, 2014.

[47] 龚仁蓉, 黄智慧, 陈芳. 图解心血管外科手术配合[M]. 天津: 天津科学技术出版社, 2015.

[48] 郭莉, 何丽, 徐梅, 等. 手术室护理实践指南(2019年版)[M]. 北京: 人民卫生出版社, 2019.

[49] 龙村. 体外循环学[M]. 北京: 人民军医出版社, 2010.

[50] 龙村, 李欣, 于坤. 现代体外循环学[M]. 北京: 人民卫生出版社, 2017.

[51] 徐光亚, 吴叔明. 图解心脏外科手术学[M]. 2版. 北京: 科学出版社, 2010.

[52] 伊冬春树(日本), 日本心脏康复委员会. 心脏康复口袋指南[M]. 程淑娟, 张兰, 主译. 北京: 科学技术文献出版社, 2018.

[53] 胡大一. 心脏康复[M]. 北京: 人民卫生出版社, 2018.

[54] 郭兰, 王磊, 刘遂心. 心脏运动康复[M]. 南京: 东南大学出版社, 2014.

[55] 董吁钢, 柳俊. 心血管疾病预防与康复[M]. 广州: 中山大学出版社, 2013.

[56] Khonsari S, Sintek C F. 心脏外科手术技术: 安全措施及失误防范[M]. 周睿, 朱洪生, 译. 上海: 上海科学技术出版社, 2005.

[57] Doty D B, Doty J R. 心脏外科手术技巧[M]. 2版. 王春生, 孙晓宁, 译. 上海: 上海科学技术出版社, 2014.

[58] 徐志伟, 陆兆辉. 先天性心脏病疑难手术图谱[M]. 北京: 人民军医出版社, 2010.

[59] 侯桂华, 霍勇. 心血管介入治疗护理实用技术[M]. 2版. 北京: 北京大学医学出版社, 2017.

[60] 中华医学会心血管病学分会心力衰竭学组, 中国医师协会心力衰竭专业委员会, 中华心血管病杂志编辑委员. 中国心力衰竭诊断和治疗指南2018[J]. 中华心血管病杂志, 2018 (10): 760-789.

[61] 中国医师协会心血管外科分会胸腔镜学术委员会. 胸腔镜心脏外科手术中国专家共识[J]. 中华胸心血管外科杂志, 2012, 28 (4): 193-194.

[62] 国家心血管病中心, 中国医师协会心力衰竭专业委员会, 北京护理学会. 成人急性心力衰竭护理实践指南(2016)[J]. 中国护理管理, 2016, 16 (9): 1179-1188.

[63] 杨杰孚, 王华. 2015年《HFA/ESC/EuSEM/SAEM急性心力衰竭入院前及院内早期管理的建议》解读[J]. 中国循环杂志, 2015, 11 (30): 6-7.

[64] 中华医学会急诊医学分会心脑血管病学组. 中国急诊急性心力衰竭单元建设与管理专家共识[J]. 中国急救医学, 2019, 39 (6): 532-537.

[65] 心血管系统疾病基层诊疗指南编写专家组. 慢性心力衰竭基层诊疗指南(实践版·2019)[J]. 中华医学会杂志社, 2019, 18 (10): 948-956.

[66] 陈伟伟, 高润霖, 刘力生, 等. 《中国心血管病报告2017》概要[J]. 中国循环杂志, 2018, 33 (1): 1-8.

[67] 中华医学会. 慢性心力衰竭基层诊疗指南(2019年)[J]. 中华全科医师杂志. 2019, 18 (10): 936-947.

[68] 李康, 丁燕生. 2016年欧洲心脏病学会心力衰竭治疗指南解读——射血分数降低的心力衰竭非外科置入装置(埋藏式心律转复除颤器/心脏再同步化治疗)治疗[J]. 中国介入心脏病学杂志, 2016, 24 (6): 356-360.

[69] 中华医学会心血管病学分会, 中国老年学学会心脑血管病专业委员会. 华法林抗凝治疗的中国专家共识[J]. 中华内科杂志, 2013, 52(1): 76-82.

[70] 中华心血管病杂志血栓循证工作组. 非瓣膜病心房颤动患者应用新型口服抗凝药物中国专家建议[J]. 中华心血管病杂志, 2014, 42(5): 362-369.

[71] 中华医学会心血管病学分会, 中国生物医学工程学会心律分会, 中国医师协会循证医学专业委员会, 等. 心律失常紧急处理专家共识[J]. 中华心血管病杂志, 2013, 41(5): 363-376.

[72] 刘彤, 谷云飞. 2019ESC室上性心动过速患者管理指南解读[J]. 中国心血管病研究, 2019, 17(10): 878-880.

[73] 李瑶, 张海澄. 2019欧洲室上性心动过速管理指南核心要义[J]. 中国循环杂志, 2019, 34(s1): 34-43.

[74] 中国医师协会心律学专业委员会. 室性心律失常中国专家共识[J]. 中华心律失常学杂志, 2016, 20 (4): 279-326.

[75] 黄从新, 张澍, 黄德嘉, 等. 心房颤动: 目前的认识和治疗建议(2018)[J]. 中华心律失常学杂志, 2018, 8(22): 279-346.

[76] 姚焰. 2019 EHRA无症状性心律失常管理的专家共识解读[J]. 中国循环杂志, 2019, 34(s1): 31-33.

[77] 姚焰, 胡志成. 2019AHA/ACC/HRS心房颤动患者管理指南更新解读[J]. 中国心血管病研究, 2019, 17(4): 289-293.

[78] 白新鸽, 崔军利. 心律失常和心脏电生理特性与年龄的相关性分析[J]. 临床医学研究与实践, 2016, 1(27): 77-78.

[79] 张澍, 杨艳敏, 黄从新, 等. 中国心房颤动患者卒中预防规范[J]. 中华心律失常学杂志, 2018, 22 (1): 17-30.

[80] 中华医学会心电生理和起搏分会. 2016年室性心律失常中国专家共识[J]. 中国心脏起搏与心电生理杂志, 2016, 30(4): 283-325.

[81] 中华医学会心电生理和起搏分会, 中国医师协会心律学专业委员会, 心房颤动防治专家工作委员会. 心房颤动: 目前的认识和治疗的建议-2018[J]. 中国心脏起搏与心电生理杂志, 2018, 32(4): 315-368.

[82] 中华医学会, 中华医学会杂志社, 中华医学会全科医学分会, 等. 室性心动过速基层诊疗指南(实践版·2019)[J]. 中华全科医师杂志, 2019, 18 (11): 1057-1063.

[83] 胺碘酮规范应用专家建议专家写作组. 胺碘酮规范应用专家建议[J]. 中华内科杂志, 2019, 58 (4): 258-264.

[84] 牛芳. 术中应用临时起搏器的价值研究[D]. 天津: 天津医科大学, 2014.

[85] 中华医学会心电生理和起搏分会, 中国医师协会心律学专业委员会, 心房颤动防治专家工作委员会, 等. 左心耳干预预防心房颤动患者血栓栓塞事件: 目前的认识和建议(2019)[J]. 中华心律失常学杂志, 2019, 23(5): 372-392.

[86] 熊剑秋, 苏云艳, 李丽, 等. 69例心房颤动外科射频消融术后复发行电复律治疗的护理[J]. 中华护理杂志, 2015, 50(6): 671-673.

[87] 曹钰, 何亚荣, 郝迪, 等. 2019年美国心脏协会心肺复苏和心血管急救指南更新解读——成人基本/高级生命支持和院前急救[J]. 华西医学, 2019, 34 (11): 1217-1226.

[88] 曹钰, 李东泽, 余海放, 等. 2018年美国心脏协会心肺复苏与心血管急救指南更新解读——抗心律失常药物在成人心脏骤停高级生命支持及自主循环恢复后的应用[J]. 华西医学, 2018, 33(11): 1352-1355.

[89] 中国研究型医院学会心肺复苏学专业委员会, 中华医学会科学普及分会. 2018中国心肺复苏培训专家共识[J]. 中华危重病急救医学, 2018, 30(5): 385-400.

[90] 黄榕翀, 郭宏洲.《2019欧洲心脏病学会慢性冠脉综合征的诊断和管理指南》解读[J]. 实用心脑肺血管病杂志, 2019, 27(10): 1-5.

[91] 中国医师协会急诊医师分会, 国家卫健委能力建设与继续教育中心急诊学专家委员会, 中国医疗保健国际交流促进会急诊急救分会. 急性冠脉综合征急诊快速诊治指南(2019)[J]. 中华急诊医学杂志, 2019, 28(4): 421-428.

[92] 中国医师协会心血管内科医师分会预防与康复专业委员会. 经皮冠状动脉介入治疗术后运动康复

专家共识[J].中国介入心脏病学杂志,2016,24
(7):361-369.

[93]中华医学会心血管病学分会,中华心血管病杂志编
辑委员会.急性ST段抬高型心肌梗死诊断和治疗
指南[J].中华心血管病杂志,2015,43(5):380-
393.

[94]中华医学会心血管病学分会,中华心血管病杂志编
辑委员会.急性冠脉综合征早期抗栓治疗及院间
转运专家共识[J].中华心血管病杂志(网络版),
2019,2(1):1-9.

[95]中华医学会心血管病学分会介入心脏病学组,中国
医师协会心血管内科医师分会血栓防治专业委员
会,中华心血管病杂志编辑委员会.中国经皮冠状
动脉介入治疗指南(2016)[J].中华心血管病杂
志,2016,44(5):382-400.

[96]中国医师协会心血管内科医师分会预防与康复专
业委员会.经皮冠状动脉介入治疗术后运动康复
专家共识[J].中国介入心脏病学杂志,2016,24
(7):361-369.

[97]中国康复医学会心血管病专业委员会,中国营养学
会临床营养分会,中华预防医学会慢性病预防与控
制分会,等.心血管疾病营养处方专家共识[J].中
华内科杂志,2014,53(2):151-158.

[98]中华医学会心血管病学分会介入心脏病学组,中国
医师协会心血管内科医师分会血栓防治专业委员
会,中华心血管病杂志编辑委员会.中国经皮冠状
动脉介入治疗指南(2016)[J].中华心血管病杂
志,2016,44(5):382-400.

[99]中国动脉化冠状动脉旁路移植术专家共识组.中国
动脉化冠状动脉旁路移植术专家共识2019版[J].
中华心胸外科杂志,2019,34(4):193-200.

[100]国家心血管病专业质控中心专家委员会血管外
科专家工作组.胸主动脉腔内修复手术质量评价
指标体系的中国专家共识[J].中国循环杂志,
2018,33(7):627-630.

[101]中国医师协会心血管外科分会大血管外科专业
委员会.主动脉夹层诊断与治疗规范中国专家共
识[J].中华胸心外科血管杂志,2017,33(11):
641-654.

[102]袁丁,赵纪春,王家嵘,等.2018年美国血管外科
学会(ASVS)腹主动脉瘤诊治临床实践指南解读
[J].中国循证医学杂志,2018,18(12):1273-
1280.

[103]刘长建,刘昭.腹主动脉瘤规范化治疗争议与共
识[J].中国实用外科杂志,2017,37(12):1345-
1349.

[104]王磊,潘柏宏,杨璞,等.美国血管外科学会2018
年腹主动脉瘤诊治指南解读[J].中国普通外科
杂志,2018,27(12):1504-1510.

[105]中华医学会心血管病学分会大血管学组,中国医
师协会心血管内科医师分会指南与共识工作委
员会.胸主动脉腔内治疗围手术期管理中国专家
共识[J].中华医学杂志,2019,99(32):2489-
2496.

[106]谢万木,黄可,张泽宇,等.肺动脉高压诊断和治
疗指南解读之定义与分类[J].中华医学杂志,
2016,96(10):827-828.

[107]中国医师学会心血管内科医师分会.2015年先
天性心脏病相关性肺动脉高压诊治中国专家共
识[J].中国介入心脏病学杂志,2015,23(2):
61-69.

[108]中华医学会心血管病学分会肺血管病学组.急性
肺栓塞诊断与治疗中国专家共识(2015)[J].中
华心血管病杂志,2016,44(3):197-211.

[109]中华医学会呼吸病学分会肺栓塞与肺血管病学
组,中国医师协会呼吸医师分会肺栓塞与肺血管
病工作委员会,全国肺栓塞与肺血管病防治协作
组.肺血栓栓塞症诊治与预防指南[J].中华医学
杂志,2018,98(14):1060-1087.

[110]大动脉炎性肾动脉炎诊治多学科共识专家组.中国
大动脉炎性肾动脉炎诊治多学科专家共识[J].
中华风湿病学杂志,2019,23(9):581-587.

[111]中华医学会外科学分会血管外科学组.下肢动脉硬
化闭塞症诊治指南[J].中华普通外科学文献(电
子版),2016,10(1):1-15.

[112]魏益平,陈立如,徐建军,等.食管异物及合并主
动脉食管瘘的诊断与治疗[J].中国胸心血管外科
临床杂志,2014,21(04):563-566.

[113]白玉凤,牛娟琴,成满平.胸主动脉夹层腔内支
架隔绝术后胸主动脉假性动脉瘤-食管瘘形成1
例[J].中国医学影像技术,2016,32(05):815-
816.

[114]张殿堂,张荣华,朱水波,等.食管异物并主动
脉食管瘘的外科治疗探讨[J].中华外科杂志,
1996,34(10):611-613.

[115]沈如婷,黄迎春,高学金,等.肠系膜上动脉压迫

综合征患者经胃/空肠造瘘管家庭肠内营养支持方案的实施[J].护理学杂志,2019,34(13):96-98.

[116]董凤良,黄晓东,胡建文,等.主动脉食管瘘临床诊治分析[J].中华急诊医学杂志,2019,28(11):1432-1434.

[117]中华医学会,中华医学会杂志社,中华医学会全科医学分会,等.高血压基层诊疗指南(实践版2019)[J].中华全科医师杂志,2019,18(8):723-731.

[118]中华医学会心血管病学分会精准医学学组,中华心血管病杂志编辑委员会,成人暴发性心肌炎工作组.成人暴发性心肌炎诊断与治疗中国专家共识(2017)[J].中华心血管病杂志,2017,45(9):742-752.

[119]欧洲心脏病学会.2015欧洲心脏病学会(ESC)心包疾病治疗指南更新要点[J].实用心脑肺血管病杂志,2015,23(9):41.

[120]梁峰,胡大一,方全.2015年欧洲心脏学会关于感染性心内膜炎并发症治疗的指南解读[J].中国循证心血管医学杂志,2017,9(5):513-517.

[121]中国高血压防治指南修订委员会,中国医师协会高血压专业委员会,中国医疗保健国际交流促进会高血压分会,等.中国高血压防治指南(2018年修订版)[J].中国心血管杂志,2019,24(1):1-46.

[122]中华医学会心血管病学分会,中国成人肥厚型心肌病诊断与治疗指南编写组,中华心血管病杂志编辑委员会.中国成人肥厚型心肌病诊断与治疗指南[J].中华心血管病杂志,2017,45(12):1015-1032.

[123]王昆,郭靖涛.缺血性心肌病血运重建策略及相关指南荟萃[J].中国循证心血管医学杂志,2018,10(11):1281-1284.

[124]中华医学会心血管病学分会,中国心肌炎心肌病协作组.中国扩张型心肌病诊断和治疗指南[J].临床心血管病杂志,2018,34(5):421-434.

[125]中华医学会心血管病学分会结构性心脏病学组,中国医师协会心血管内科医师分会结构性心脏病专业委员会.中国经导管主动脉瓣置换术临床路径专家共识[J].中国循环杂志,2018,33(12):1162-1169.

[126]中国医师协会心血管内科医师分会结构性心脏病专业委员会,中华医学会心血管病学分会结构性心脏病学组.经导管主动脉瓣置换术中国专家共识[J].中国介入心脏病学杂志,2015,23(12):661-667.

[127]中华医学会心血管病分会结构性心脏病学组,中国医师协会心血管内科医师分会.中国经皮球囊二尖瓣成形术指南(2016)[J].中华医学杂志,2016,96(36):2854-2856.

[128]中国风湿性二尖瓣外科治疗指征专家共识专家组.中国风湿性二尖瓣疾病外科治疗指征专家共识(2018年)[J].中华胸心血管外科杂志,2018,34(1):193-195.

[129]孙琨,李奋,张智伟,等.2015儿童常见先天性心脏病介入治疗专家共识[J].中华儿科杂志,2015,1(53):1-6.

[130]中华医学会心血管病分会结构性心脏病学组,中国医师协会心血管内科医师分会结构性心脏病专业委员会.中国动脉导管未闭介入治疗指南2017[J].中国介入心脏病学杂志,2017,25(5):241-248.

[131]中华医学会器官移植学分会.中国心脏移植免疫抑制治疗及排斥反应诊疗规范(2019版)[J].中华移植杂志,2019,13(1):15-19.

[132]中华医学会器官移植学分会.中国心脏移植供心获取与保护技术规范(2019版)[J].中华移植杂志,2019,13(1):8-10.

[133]中华医学会器官移植学分会.中国心脏移植受者术前评估与准备技术规范(2019版)[J].中华移植杂志,2019,13(1):1-7.

[134]中华医学会器官移植学分会.中国心脏移植术后并发症诊疗规范(2019版)[J].中华移植杂志,2019,13(1):21-23.

[135]中华医学会器官移植学分会.中国心脏移植术后随访技术规范(2019版)[J].中华移植杂志,2019,13(1):24-27.

[136]中华医学会器官移植学分会.心脏移植护理技术操作规范[J].实用器官移植电子杂志,2019,7(5):337-339.

[137]中华医学会妇产科学分会产科学组.妊娠合并心脏病的诊治专家共识(2016)[J].中华妇产科杂志,2016,51(6):401-409.

[138]张豪锋,张军.《2018 ESC 妊娠期心血管疾病管理指南》解读[J].中国全科医学,2018,21

（36）：4415-4423.

［139］葛均波，王伟民，霍勇. 冠状动脉内旋磨术中国专家共识［J］. 中国介入心脏病学杂志，2017，25（02）：61-66.

［140］陈韵岱，范永臻，郭丽君，等. 中国冠状动脉血流储备分数测定技术临床路径专家共识［J］. 中国介入心脏病学杂志，2019，27（3）：121-133.

［141］罗建方，刘华东. 2014年欧洲心脏病学会主动脉疾病诊治指南解读［J］. 岭南心血管病杂志，2014，20（6）：691-696.

［142］袁丽霞，丁荣晶. 中国心脏康复与二级预防指南解读［J］. 中国循环杂志，2019，34（51）：86-89.

［143］国家心血管中心. 冠状动脉旁路移植术后心脏康复专家共识编写委员会. 冠状动脉旁路移植术后心脏康复专家共识［J］. 中国循环杂志，2020，35（1）：4-15.

［144］中华医学会心血管病学分会预防学组，中国康复医学会心血管病专业委员会. 冠心病患者运动治疗中国专家共识［J］. 中华心血管病杂志，2015，43（7）：575-588.

［145］中国康复医学会心血管病专业委员会. 中国心脏康复与二级预防指南2018精要［J］. 中华内科杂志，2018，57（11）：802-810.

［146］中华医学会心血管病学分会，中华心血管病杂志编辑委员会. 急性ST段抬高型心肌梗死诊断和治疗指南（2019）［J］. 中华心血管病杂志，2019，47（10）：766-783.

［147］中国康复医学会心血管病专业委员会. 中国心脏康复与二级预防指南2018精要［J］. 中华内科杂志，2018，57（11）：802-810.

［148］唐红. 经食管超声心动图检查规范解读［J］. 中国医学影像技术，2017，33（3）：323-324.

［149］浙江省医学会心电生理与起搏分会无创心电学组. 浙江省食管法心脏电生理技术操作与诊断规范（试用版）［J］. 心电与循环，2015，34（4）：241-246.

［150］吴兆苏，霍勇，王文，等. 中国高血压患者教育指南［J］. 中华高血压杂志，2013，21（12）：1123-1149.

［151］中华医学会核医学分会，中华医学会心血管病学分会. 核素心肌显像临床应用指南（2018）［J］. 2019，47（7）：519-526.

［152］中华医学会核医学分会《核素心肌显像规范化报告书写专家共识》编写委员会. 核素心肌显像规范化报告书写专家共识（2018版）［J］. 中华核医学与分子影像杂志，2018，38（12）：805-808.

［153］中国医师协会急诊医师分会，中国医疗保健国际交流促进会急诊急救分会，国家卫生健康委能力建设与继续教育中心急诊学专家委员会. 无创正压通气急诊临床实践专家共识（2018）［J］. 中华急诊医学杂志，2019，28（1）：14-24.

［154］中华医学会呼吸病学分会睡眠呼吸障碍学组. 家庭无创正压通气临床应用技术专家共识［J］. 中华结核和呼吸杂志，2017，40（7）：481-493.

［155］Smeds MR, Duncan AA, Harlander-Locke MP, et al. Treatment and outcomes of aortic endograft infection［J］. J Vasc Surg, 2016, 63（2）：332-340.

［156］Kamigaichi A, Hamai Y, Emi M, et al. Three-step surgical treatment of aortoesophageal fistula after thoracic endovascular aortic repair: a case report［J］. Int J Surg Case Rep, 2019, 65: 221-224.

［157］Periprocedural Management of Anticoagulation Writing Committee. 2017 ACC Expert Consensus Decision Pathway for Periprocedural Management of Anticoagulation in Patients With Nonvalvular Atrial Fibrillation［J］. JACC, 2017, 69（7）：871-898.

［158］Helmut B, Volkmar F, Jeroen JB, et al. 2017 ESC/EACTS Guidelines for the mangagement of valvular heat disease: the task force for the management of valvular heart disease of the European society of cardiology（ESC）and the European association for cardio-thoracic surgery（EACTS）［J］. European Heart Journal, 2017, 38: 2739-2791.

［159］Park S, Kim J, Jung S, et al. Outcomes of extracorporeal life support for low cardiac output syndrome after major cardiac surgery［J］. J Thorac Cardiovasc Surg, 2014, 147: 283-289.

［160］van der Heijden CAJ, Vroomen M, Luermans JG, et al. Hybrid versus catheter ablation in patients with persistent and longstanding persistent atrial fibrillation: a systematic review and meta-analysisdagger［J］. Eur J Cardiothorac Surg, 2019, 56: 433-443.

［161］Berman DP. Use of a novel hybid approach to salvage an attempted transcatheter pulmonary valve implant［J］. Pediatr Cardiol, 2012, 33（5）：839-842.

［162］Kienzl Daniela, Prosch Helmut, Töpker Michael, et al. Imaging of non-cardiac, non-traumatic causes of acute chest pain［J］. Eur J Radiol, 2012, 81: 3669-3674.

［163］Yap Tracey L, Kennerly Susan M, Horn Susan D, et al. TEAM-UP for quality: a cluster randomized controlled trial protocol focused on preventing pressure ulcers through repositioning frequency and precipitating factors［J］. BMC Geriatr, 2018, 18: 54.

［164］Kato N, Shimono T, Hirano T, et al . Transluminal placement of endovascular stentgraft for the treatment of type Aaortic dissection with an entry tear in the descending thoracicaorta［J］. J Vasc Surg, 2001, 34: 878-887, 1023-1028.

［165］January CT, Wann LS, Calkins H, et al. 2019 AHA/ACC/HRS focused update of the 2014 AHA/ACC/HRS guideline for the management of patients with atrial fibrillation: a report of the American college of cardiology/American Heart Association Task Force on clinical practice guidelines and the Heart Rhythm Society in collaboration with the Society of Thoracic Surgeons［J］. Circulation, 2019, 140: e125-e151.

［166］TS L, SJ M, RJ D. Minimally invasive surgery for atrial fibrillation［J］. Trends in cardiovascular medicine. 2016, 26: 268-277.

［167］Kress DC, Erickson L, Choudhuri I, et al. Comparative effectiveness of hybrid ablation versus endocardial catheter ablation alone in patients with persistent atrial fibrillation［J］. JACC Clin Electrophysiol, 2017, 3: 341-349.

［168］Hodges K, Rivas C G, Aguilera J, et al. Surgical management of left ventricular outflow tract obstruction in a specialized hypertrophic obstructive cardiomyopathy center［J］. J Thorac Cardiovasc Surg, 2019, 157(6): 2289-2299.

［169］Yehuda Adler, Philippe Charron, Massimo Imazio, et al. 2015 ESC Guidelines for the diagnosis and management of pericardial diseases: the task force for the diagnosis and management of pericardial diseases of the European Society of Cardiology (ESC)［J］. European Heart Journal, 2015, 36(42): 2921-2964.

［170］Ross R , Blair S N , Arena R , et al. Importance of assessing cardiorespiratory fitness in clinical practice: a case for fitness as a clinical vital sign: a scientific statement from the American Heart Association［J］. Circulation, 2016, 134: e653-e699.

［171］Ciro Santoro, Regina Sorrentino, Roberta Esposito, et al. Cardiopulmonary exercise testing and echocardiographic exam: an useful interaction［J］. Cardiovascular Ultrasound, 2019, 17: 29.